사상의학 새 연구

四象醫學新研究

나와 같은 길을 걷고 있는
두 아이들 호윤, 유나가
훌륭한 한의사 되기를 기대하며

이 도서의 국립중앙도서관 출판시도서목록(CIP)은 e-CIP 홈페이지(http://www.nl.go.kr/cip.php)에서
이용하실 수 있습니다. (CIP제어번호 : CIP2010002303)

정원조

사상의학 새 연구

이론편

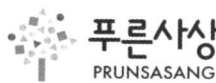

푸른사상
PRUNSASANG

서문(序文)치고는 좀 생뚱맞지만 우선 재미있는 이야기로 시작해보자.

한 노인이 죽기 전, 자신의 소유 낙타 17마리를 세 아들에게 나눠주고 떠나면서 분배 원칙을 알려 주었다. 큰 아들은 전체의 반을, 둘째는 전체의 3분의 1을, 그리고 막내는 전체의 9분의 1을 각각 나눠 가지라는 것이다.

장례 후 자식들은 몇 날 밤을 꼬박 새웠지만 아버지 유언대로 유산을 나눌 방법이 없어 고민했다. 낙타 17마리를 1/2로, 1/3로, 1/9로 나눌 수 없었기 때문이다. 그때 마침 낙타를 타고 지나가던 한 현인이 난처한 이야기를 전해 듣고 도움을 주었다.

"내 타고 있는 낙타를 보탤테니 선물로 받게. 그것을 더하면 18마리가 되지. 그러면 맏 아들은 전체의 절반인 아홉 마리를 가질 수 있고, 둘째는 3분의 1인 여섯 마리를, 막내는 9분의 1인 두 마리를 가질 수 있네."

뜻하지 않은 현인의 호의로 비로소 아버지 유언대로 분배할 수 있게 된 아들들은 매우 만족했다. 그때 현인이 말했다.

"이제 자네들이 받은 낙타 수를 합쳐 보게나. 맏이의 아홉 마리, 둘째의 여섯 마리, 막내의 두 마리… …모두 17마리군……. 그렇다면 한 마리가 남으니 그대들에게 애초 보태준 내 낙타는 도로 가져가도 되겠군."

현인은 웃으며 타고 왔던 낙타를 다시 타고 유유히 사라졌다는 것이다.

이 이야기는 모종의 교훈을 위해 어떤 분이 지어낸 말이겠지만 이 이야기를 접하는 순간 나는 앞으로 내가 쓸 책의 서문으로 매우 적절한 인용문이 되리라 생각했다.

자체적으로 도저히 풀리지 않는 어떤 난해한 문제, 그 것이 엉뚱하게 낙타 한 마리를 더 보태는 기발한 발상으로 신기하게 해결된다 ― 이 비슷한 이야기를 독자들은 이제부터 이 책에서 읽게 될 것이다.

사상의학을 내가 처음 접한 것이 경희대 한의대에 갓 입학한 1971년이었다.

당시는 학교 커리큘럼에 사상의학이란 과목이 없었는데도 이상하게도 한의학도 사이에서 "사상의학"이 가장 많이 회자되던 단어였다. 배워 본 적 없는 학문에 대해 느끼는 기묘한 매력은 나 뿐 아니라 당시 많은 한의대 동기생들이 함께 공감했던 것이었다.

한의대를 졸업하고 일선에서 임상의 길을 걸을 때도 여전히 사상의학은 나를 사로잡아 놓아주지 않았다. 제대로만 하면 종종 기적 같은 효능을 보인다는 체질의학에 대한 막연한 기대는 특히 임상에서 벽에 부딪힐 때 마다 더욱 커졌다.

교과서에서 배운 대로 치료했지만 낫지 않을 때, 옳은 변증으로 투여한 처방이 누구에게는 효과가 있고 누구에게는 없을 때, 사상의학이 문제 해결의 돌파구가 될 수 있지 않을까 하는 기대를 버릴 수 없었다.

그러나 문제는,

난공불락(難攻不落), 아무리 도전해도 풀리지 않는 사상의학의 난해함이었다. 이것이 나를 무던히도 괴롭혔다.

몸 상체가 양(陽)에 속하고 하체는 음(陰)에 속하는 사실에 착안해 최소 양체질, 음체질 정도는 구별할 수 있지 않을까 하여 몇 달 동안 내원 환자들의 상, 하체를 측정해 그 비율을 내 보기도 했고 그 외 체질을 알기 위해 알려진 방법들이라면 모두 섭렵하는 등, 남들 하는 만큼 참 무던히도 갖은 노력을 다 해봤다.

오링 테스트가 체질감별에 반응하는 것을 확인했을 때는 마치 세상을 다 가진 것 같았다. 체질이 감별되니 세상 모든 병들을 다 고칠 수 있게 된 것처럼 흥분했었다. 그러다 오링 테스트의 한계와 오류를 확인했을 때는 그 좌절감이 매우 컸다.

내게는 이 체질 감별이 아무리 머리를 싸매고 쥐어짜도 결코 풀어지지 않는 난해한 셈 같은 것이었다. 그렇게 출구가 보이지 않는 미로(迷路)를 하염없이 헤매는 시간들이 흘렀다.

아마 그 때문이었을 것이다.

오랜 시간동안 기대를 놓지 않고 몰라도 끝까지 붙들고 늘어졌던 그 악착같음에 하늘이 감복한 때문이었을까. 낙타 한 마리를 더하는 기발한 착상에 풀리지 않던 문제가 일거에 풀리는 그 비슷한 경험을 내가 하게 된 것이다.

그것은 지금까지 넷으로만 알았던 체질이 실상은 여덟의 형태로 존재한다는 깨달음이었다. 넷의 잣대로는 절대 나눠지지 않던 것이 여덟의 잣대를 갖다 대니 비로소 풀리기 시작한 것이다. 그것은 동서남북이 네 방위(方位)지만 실상은 여덟 개의 독립적 방위로 존재한다는 단순한 사실을 깨달은 것과 같은 것이었다.

그 깨달음 속에서 겉으로는 체형, 용모, 기질이 전혀 달라 보이는 사람들이 사실은 같은 체질로 묶이게 되는 놀라운 사실들이 발견되었고 그 가운데 지금까지 도무지 풀리지 않았고 애매모호했던 감춰진 체질감별의 비밀들이 희미하게나마 보이기 시작하였다.

과연 체질이 존재하기나 하는 것일까, 이런 근본적 회의로부터도 자유롭지 못했던 내가 감조차 잡지 못했던 상태에서 기본적이고 전형적인 체질의 외형적 형태들을 볼 수 있게 된 것은 내 체질연구 과정에 급진적이고도 놀라운 진보를 가져다주었다.

외형으로 체질감별이 다 되는 건 아니지만, 그러나 외형만으로 판별이 가능한 몇몇 체질들이 보이기 시작했다는 것은 그 자체로 내게 놀라운 의미로 다가왔다.

첫째, 체질이 분명히 존재한다는 확신이 생겼고 이로서 지금까지 사상의학 학문 자체에 갖었던 일각의 회의(懷疑)가 온전히 사라지게 되었다.

둘째, 이런 자각은 십 수 년의 방황에 종지부를 찍고 체질연구에 비로소 본격적으로 매진하는 계기를 만들어 주었다.

연구 과정에서 내가 가장 심혈을 기울인 분야는 체질맥진 분야다.

체질이 분명 존재한다면 그에 상응하는 체질맥 역시 존재해야 옳을 것이었다. 체질감별은 체질의학에서 진단과 치료를 동시에 의미하는 것이므로 감별을 위한 맥진연구는 치열할 수밖에 없었다.

처음엔 권도원 선생의 체질맥진과 내가 발견한 체질형태를 결합시켜보는 시도를 했다. 그러나 이론과 실제가 맞지 않는 괴리를 발견하면서부터 소위 팔체질(八體質) 의학에 대한 기대를 접었다.

체질맥진에 미친 사람처럼 정신없이 매진한 지 수 년이 지난 어느 날, 문득 맥을 짚을 줄 아는 한의사가 되었다는 생각이 들면서 평생 잊을 수 없는 환희를 경험하였다.

비로소 사상의학의 긴 미로(迷路)를 헤쳐 나온 것 같았다. 감히 알 수 있을 것 같지 않았던 사상의학의 판도라 상자 속을 들여다본 느낌이다.

사람들은 아직도 사상의학은 난해하다고 한다. 그러나 사실대로 말하자면 사상의학은 결코 어려운 학문이 아니다.

나 자신 헤매고 방황하는 긴 과정을 거쳐 오늘에 왔지만 미리 이 길을 알았더라면 그 지루하고 먼 길을 돌아오지 않았을 것이다.

"만 가구 사는 마을에 그릇 만드는 사람이 한 사람 뿐이면 그릇이 모자랄 것이고, 백 가구 사는 마을에 의사가 한 사람 뿐이면 사람 살리는 일이 부족할 것이다. 그러니 **반드시 이 의학을 세상에 널리 알려 집집마다 이 의학을 알게 하고 사람마다 병을 알게 하라.** 그 때야 비로소 사람들은 천수를 누리게 되고 기운을 지킬 수 있을 것이다."

이제마 선생님 말씀이다.

만일 사상의학이 그토록 난해하여 대학 6년에 임상 10년을 해도 잘 안 되는 것이라면 어느 세월에 세상에 널리 알려 모자라고 똑똑한 세상 모든 사람들에게 이 이 의학을 알게 할 수 있을 것인가?

이제마가 꿈꾼 자신의 의학은 머리 좋은 소수의 의사만이 활용할 수 있는 난해한 의학이 아니다. 집집마다 사람마다 이 의학을 배워 활용하는 생활의학, 국민의학, 대중의학이다.

그러기에 그는 이 의학을 세상에 널리 알리라 했고 자신이 떠난 지 백년이 지나면 결국 모든 사람들이 이 의학을 하는 시대가 올 것이라 예언했던 것이다.

이제 그의 예언은 반은 맞고 반은 틀린 것이 되었다.

대한민국 한의사라면 사상의학쯤은 다 할 줄 아는 것으로 사람들은 알고 있고 솔직하게 사상의학을 잘 모른다고 말 하고서는 제대로 한의원을 할 수 없는 지경이 되었다. 남녀노소 막론하고 한국인이라면 적어도 태음인 소양인이란 말을 안 들어 본 사람이 없다.

예언대로 사상의학이 세상에 널리 퍼진 시대가 된 것이다.

문제는 사상의학을 제대로 하고 있는 사람이 부족하다는 것이다.

여러 한의사들에게 체질을 물을 때 모두 제각기 답이 나오는 현실, 임상 진료를 일 백

프로 사상의학으로만 하는 전문가 수가 희소(稀少)한 것, 오래 사상의학을 했다는 분들 조차도 체질 확신이 안 설 때 몇 첩의 약을 시험적으로 써보고야 확진하는 현실들이 그것이다.

이러한 시점에서 펴내는 이 책자가 어떤 의미가 되기를 기대한다.

이 책은 대중 일반을 주 독지층으로 삼고 쓴 책은 아니다. 그렇다고 전문가를 위한 난해한 서적도 아니다. 사상의학을 잘 모르는 사람들을 위한 입문서로 썼고 따라서 전문용어도 가능한 한 줄이고 문장도 최대한 평이한 일상용어를 사용해 이해하기 쉽도록 노력했다.

이 책은 지금까지 알려진 것과 전혀 다른 새로운 사상의학의 접근방법을 제시한다. 이런 접근이 정통 이제마 이론에 부합하지 않는다고 비판하는 사상의학자들이 혹 있을지 모르겠다.

그러나 서문 모두(冒頭)에서 인용했듯 여기 제시하는 방식은 자체만으로는 풀리지 않는 문제에 외부로 부터 새로운 잣대를 더 한 것으로 이해되길 바란다. 이 책을 "사상의학의 새 연구"라 이름 한 것도 그 때문이다.

이 책이 먼 길을 돌아가고 있는 분들에게 이렇게 가면 빨리 갈 수 있음을 알리는 기쁜 소식이 되길 바란다.

2010년 5월
워싱톤 예담 서재에서
한의학 박사 정 원 조

| 차 례 |

■ 머리말 • 4

제1장 새 패러다임의 의학

사람 고치는 의학, 병 고치는 의학 • 17

체질의학의 치료 메커니즘 • 22

이병동치(異病同治), 동병이치(同病異治) • 29

변증의학(辨證醫學)과 변상의학(辯象醫學) • 31

유형론(類型論)과 맞춤의학 • 38

제2장 체질론

체질(體質)의 의미 • 45

동서양의 체질의학 이론들 • 48

기질(氣質)에 대하여 • 52

기질과 체질의 상호관계 • 56

사상의학에 있어서 체질과 기질의 문제 • 60

MBTI와 사상체질 • 64

체질감별(體質鑑別)의 문제 • 70

체질감별의 절대기준 • 77

체질감별을 위한 오링 테스트의 문제점 • 81

제3장 사상의학과 여덟 체질

이제마의 체질의학(體質醫學) • 89

이제마의 장부론(臟腑論) • 92

태소음양인(太少陰陽人)의 의미 • 96

선천적 장부구조(臟腑構造)의 차이 • 99

체질(體質)의 분화(分化)적 관점 • 103

사체질(四體質)에서 팔체질(八體質)로 분화 • 106

태극(太極), 양의(兩儀), 사상(四象), 팔괘(八卦)의 분화적 관점 • 112

체질의 복합성 • 116

병증론(病證論)의 팔병태(八病態)와 여덟 체질 • 118

태양인의 한열(寒熱)문제 • 124

팔병태(八病態)와 여덟 체질 장부구조(臟腑構造) • 126

여덟 체질의 장부음양(臟腑陰陽) 구조 • 130

열(熱)체질, 한(寒)체질이 되는 이유 • 136

장부병증과 체질병증의 관계 • 139

여덟 체질의 16유형 분화 • 142

16유형에서 비수(肥瘦)의 상관(相關)관계 • 146

16유형의 비수(肥瘦)분포 • 150

비(脾)기능과 비수(肥瘦)와의 상관관계 • 154

제4장 비만(肥滿)과 체질현상

셋 포인트(Set Point, 고정점) 이론 • 159

비만(肥滿)과 태음인(太陰人) • 163

육(肉)과 근(筋)의 비간(脾肝) 배속문제 • 165

흡취지기(吸聚之氣)와 출납지기(出納之氣) • 169

비만(肥滿)과 수척(瘦瘠)이 되는 체질 • 172

비만(肥滿)과 체질의 한열(寒熱)현상 • 174

한열(寒熱)체질의 세분(細分) • 178

제5장 여덟 체질의 실제

열소양인 • 185   한소양인 • 195
열태음인 • 203   한태음인 • 209
열소음인 • 215   한소음인 • 220
열태양인 • 227   한태양인 • 233

제6장 체질맥

체질맥진(體質脈診)의 본질 • 241
전통맥진(傳統脈診)의 문제 • 246
맥(脈)의 기본원리 • 249
체질맥 성립의 이론근거 • 255
체질맥 진맥부위와 촉진방법 • 259
체질맥의 훈련 • 266
체질맥의 재현(再現)성과 객관(客觀)성 • 270

제7장 체질침

침법(鍼法)의 고찰 • 279
오수혈(五輸穴)의 기능 • 283
오수혈(五輸穴)의 구조 • 286
사암침(舍岩鍼)의 처방원리 • 290
사암침의 한계(限界) • 296
상생(相生)상극(相克)의 새로운 해석(解釋) • 299
체질침(體質針)의 원리 • 304

수상의학 새 요구

사암침과 체질의학의 결합 • 309

사암체질침 처방 구성원리 • 315

체질침 처방과 장부론의 상충문제 • 319

16유형의 사암체질침 처방 • 322

기본방(基本方)과 부치료방(副治療方) • 329

사암체질침의 보사(補瀉) • 334

사암체진침의 자침(刺鍼)법 • 337

사암체질침의 효과반응 • 341

제8장 체질치료의 실제

체질치료의 구체적 접근방법 • 351

비만체질의 치료 — 열소양 1형과 열태음 1형 • 355

체질약 처방과 배변(排便)문제 • 366

수척(瘦瘠)체질의 치료 — 한소양 2형과 한소음 2형 • 371

■ 맺는글 • 381

■ 부록

   독자들이 많이 하는 질문들 • 383

   권도원 팔체질 의학 관련 글 • 391

■ 찾아보기 • 410

제8장 체질치료의 실제편은 앞으로 나올 "사상의학의 새 연구, 체질치료 실제편" 앞부분을 미리 소개한 것이다. 2권에서는 이 책에서 다룬 이론에 근거하여 실제적인 치료에 적용하는 내용이 다뤄진다.

사체질 16유형 도표

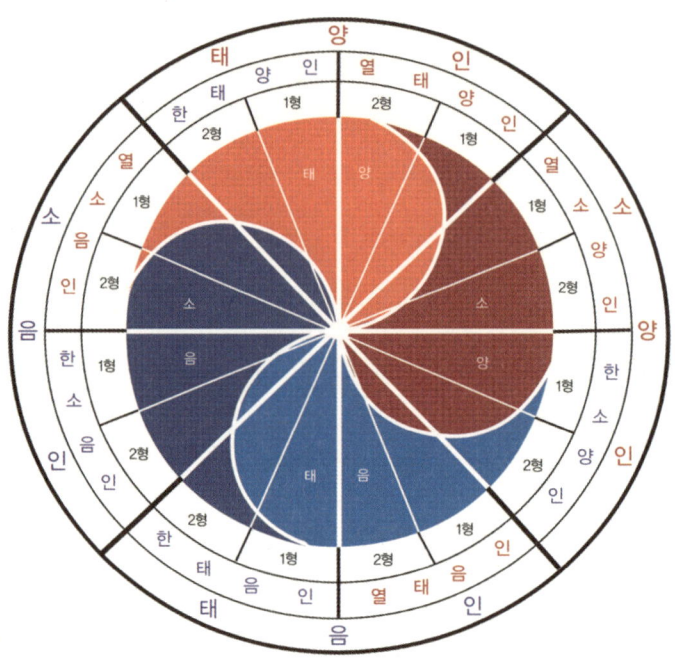

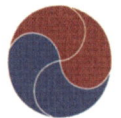	붉은 색의 양(陽)기운은 위에, 푸른 색의 음(陰)기운은 아래에 위치하여 서로 마주 보고 있으며 이는 태극(太極)에서 둘로 분화한 음양(陰陽)이다
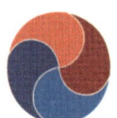	붉은 색의 양(陽)기운은 소양, 태양의 두 가지 양(陽)기운으로 다시 분화한다. 소양(少陽)기는 진붉은 색으로, 태양(太陽)기는 덜 붉은 색으로 표기하는데 이는 두 가지 양의 기운 중에서 소양의 기운이 태양의 기운보다 양성(陽性)이 더 강하기 때문이다.
	푸른색의 음(陰)기운 역시 소음, 태음의 두 가지 음(陰)기운으로 분화한다. 소음(少陰)기는 진한 청색으로, 태음(太陰)기는 덜 진한 청색으로 표기하는데 이는 두 가지 음의 기운 중에서 소음의 기운이 태음의 기운보다 음성(陰性)이 더 강하기 때문이다.
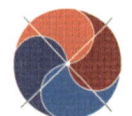	음양이 각기 둘로 분화된 태소음양 그림에서 엑스(x)자 형태로 굵은 선을 그으면 태소음양인의 4 체질이 된다.
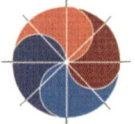	위의 4 체질 그림에서 십(十)자 모양으로 선을 더 그으면 4체질이 한열로 분화된 여덟 체질이 된다.
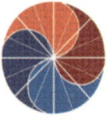	여덟 체질 그림에서 다시 가는 선으로 둘로 나누면 각 체질의 유형을 1, 2형으로 나눈 것이 되며 도합 16유형을 표시한다.

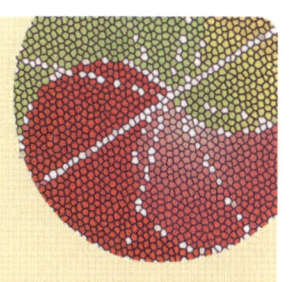

제1장

새 패러다임의 의학

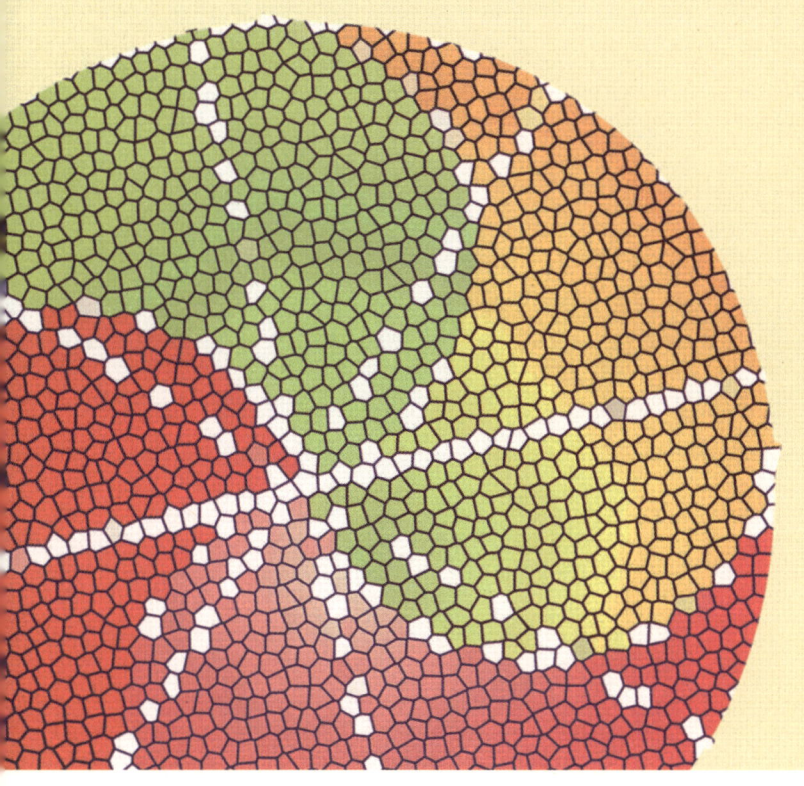

사람 고치는 의학, 병 고치는 의학

한 번 생각해 보자.

여기 질병으로 고통 받는 어떤 환자가 있다.

이를 해결하기 위한 가장 우선적 조치는 의학적인 진찰, 혹은 진단이 될 것이다. 무슨 병인지, 질병을 야기한 원인은 무엇인지를 찾아내기 위한 일련의 과정을 우리는 진단이라 하고 이 진단의 과정이 있은 후에 증상과 원인을 해소하는 치료과정을 밟게 될 것이다.

그런데 놀랍게도 이런 통상적 의학 메커니즘과 달리 질병 치료과정에서 진단의 대상 이 '질병' 아닌 '질병에 걸린 사람'이 되는 치료체계가 있다.

그러니까 병을 진단하는 게 아니라 사람을 진단한다는 말이 되겠는데 이 새로운 의학 체계에서는 병이 문제가 아니라 병에 걸린 사람이 항상 문제가 되며 따라서 치료의 목표 와 대상 역시 '질병'이 아닌 질병에 걸린 '사람'이 된다.

이를 문자로 달리 표현하면 병 고치는 의학을 치병의학(治病醫學), 사람 고치는 의학 을 치인의학(治人醫學)이라 할 수 있겠다. 바로 이 치인의학이야 말로 이제부터 우리가 공부하고자 하는 체질의학의 본질이다.

옛말에 "보통 의사는 병을 고치고, 그 보다 차원 높은 의사는 사람을 고치며, 더 큰 의 사는 나라를 고친다"는 말[1]이 있는데, 도대체 병을 고치는 게 아니고 사람을 고친다는

---

1) 少醫治病, 中醫治人, 大醫治國.

게 무슨 말인가. 결론은 한 가지인 것을 가지고 괜히 현학적(玄學的), 수사학적(修辭學的)으로 표현하는 말장난이 아닌가, 이렇게 생각할 사람들이 있을지 모르겠다.

사실 기존의 의학 패러다임에 익숙한 사람들로서는 이러한 새로운 체질의학적 패러다임을 이해하는 것이 쉬운 일이 아니다. 그러므로 이해를 돕기 위해 구체적 예를 들어 설명해 보기로 한다.

허리에 통증을 호소하는 환자가 있다.

이 환자가 병의원을 찾아가면 의사는 우선 그 통증이 나타나는 양상을 살펴보고 그 원인이 어디에 있는지를 진단한다. 통증 범위가 허리에만 국한되어 나타나는지, 좌측이나 우측의 요부, 둔부(臀部)까지 퍼져 있는지, 아니면 좌우 한편의 다리 밑쪽으로 통증과 저림이 함께 나타나는지를 살피고 이 과정에서 환부를 눌러 보거나 누운 환자의 다리를 교대로 들어 보는 기본적 진단을 시행하고 필요에 따라 엑스레이나 MRI 촬영을 할 수도 있다.

허리 통증의 원인이 단순히 요추에 가해진 역학적 스트레스로 인한 것인지, 아니면 보다 복잡한 추간판이나 추간관절의 문제로 오는 것인지를 가려낸 의사는 진단 결과에 따라 물리치료 같은 단순 보존치료를 할 수도 있고 약물요법, 운동요법을 쓰거나 혹 필요에 따라 수술을 동원할 수도 있을 것이다.

만일 이 요통 환자가 한의원을 찾는다면 어떻게 될까?

한의사는 당연히 한의학적 방법론으로 진단할 것이다.

허리를 굴신(屈伸)시켜 보아 몸을 굽히거나 젖힐 때 어느 경우 통증이 더 심해지는지 감별해 족태양경(足太陽經)이나 족소음경(足少陰經) 중 각기 어느 경락의 경근(經筋) 이상으로 오는지를 살필 것이다.

결과에 따라 해당 경락을 보(補)하거나 사(瀉)하는 침법을 쓰기도 하고, 통증의 양태가 은은(隱隱)하여 만성의 경향을 띄거나 굴신(屈伸)시 시큰거리는 느낌이 나타나 신장(腎臟)이 허해 오는 증상으로 진단되면 이번에는 침 대신 해당 장부를 조절하는 처방으로 한약을 쓸 것이다. 또는 습울(濕鬱)이나 어혈(瘀血)이 원인이 되어 발생하는 요통이라고 판단될 경우라면 이를 제거하는 약물을 처방할 것이다.

한방(韓方)이든 양방(洋方)이든 각기의 의학적 시스템에 따라 진단 결과가 나오면 문제를 교정하기 위한 치료수순으로 들어가는데, 이런 관점에서 본다면 양방이나 한방이나 치료에 있어서 그 대상이 질병이 된다는 점에서 두 의학은 방법론만 다를 뿐 패러다임에 있어서는 근본적으로 같은 의학체계라 할 수 있다.

그러나 체질의학적 치료는 패러다임 측면에서 전혀 다르다.
만일 요통 환자가 체질치료를 전문으로 하는 의사에게 진료를 받는다면 치료에 대한 접근에 있어 지금까지 양방이나 한방에서와 받았던 것과는 전혀 다른 방식을 접하게 된다.
체질의학 전문 치료자는 환자가 고통 받는 상태나 증세와는 전혀 관계가 없어 보이는 엉뚱한 질문, 예컨대 이 환자가 평소 땀을 잘 흘리는지, 대변의 상태는 어떤지, 심지어 무슨 음식을 즐겨 먹는지 등의 질문을 함으로 환부에 대한 진찰을 기대하고 있는 환자를 당혹케 할지도 모른다. 물론 진맥도 하지만 진맥의 방법 역시 기존의 전통 진맥과 비교하면 부위도 다르고 맥 짚는 방법도 전혀 달라 환자가 혼란스러워 할 수도 있다.

그러나 체질의학적 치료에 있어 다른 치료체계와 구별되는 가장 근본적 차이는 외견상 달라 보이는 이러한 세세한 진단상의 차이에 있는 게 아니라 치료 내용 그 자체에 있다.
예컨대 어떤 질병을 앓고 있는 사람들이 있다 했을 때, 진단결과 원인과 증상이 동일한 질병으로 판명되면 당연히 동일한 치료법이 동원되지만, 체질치료에서는 아무리 같은 병을 앓고 있다 해도 그 병을 앓는 사람들이 서로 다르다면 각기 다른 치료가 시행된다.
이는 치료의 목표가 질병이 아닌 사람이 되기 때문에 나타나는 현상이다.
병을 앓고 있는 환자가 있다면 그 병을 고치는 게 당면목표가 될 것인데 치료의 목표를 병에 두지 않고 사람에게 둔다는 게 도대체 무슨 말인가.

사람을 고치면 병은 절로 낫기 때문이다.

질병이란 사람이 어떤 내외적 병인을 가지고 있을 때 그로 인한 병리상태가 밖으로 들어난 현상에 지나지 않는 것이다. 그러므로 병의 원인은 겉으로 들어난 현상에 있는 것이 아니라 병을 앓는 사람에게 있기 때문에 사람을 고치는 것만이 진정한 치료가 되며 이것이 체질치료의 근본원리가 된다.

내가 처음 미국에 와 4년 간 살았던 시카고는 눈이 많이 오는 도시로 유명하다. 폭설이 내려 도로가 자주 막히는데 이렇게 되면 물류활동이 정체되고 모든 관공서, 직장, 학교는 쉴 수밖에 없다. 문제의 해결을 위해서는 결국 눈을 치우는 것이 당면 목표가 된다.

그러나 생각해 보자.

눈이 너무 내려 문제가 될 때, 제설차와 염화칼슘을 동원하여 직접 눈을 치우는 것만이 문제를 해결하는 유일한 방법일까?

제설차는 눈으로 막힌 길을 뚫어 당장은 문제를 해결할 것이다.

그러나 눈에 보이는 눈만 치울 뿐 다음 날 다시 눈이 오면 또 치워야 한다. 이것은 당장 들어난 증상의 제거를 목표하는 서양의학의 증상치료 메커니즘과 유사하다.

그나마 제설 효과가 더 오래 지속되도록 염화칼슘을 뿌려 눈을 녹이는 것은 보다 근원적인 치료를 하는 전통 한의학의 치료 메커니즘에 비유할 수 있다. 그러나 이 역시 겉으로 들어난 목표로 제거한다는 측면에서 같은 치병 메커니즘이다.

그렇다면 눈의 제거가 당면목표일 때 눈을 타깃으로 하지 않고도 눈을 제거하는 방법이 있을 수 있을까?

만일 한랭 고기압을 조절하여 기후 조건을 바꿀 수 있다면 눈은 녹아 절로 사라져 버릴 것이다. 기온을 일정하게 높이기만 해도 눈은 사라질 것이고 다음 날 다시 오는 미연의 상황까지 해결할 수 있다.

요컨대 어떤 문제가 있을 때 문제 자체는 터치하지 않고 문제를 초래한 여건과 상황을 변화시킴으로 궁극적으로 문제해결을 도모하는 것이 체질치료의 메커니즘이다.

예를 들어 요통이란 질병이 있다 했을 때, 이는 체질의학을 하는 사람들에게 있어서는 단순히 외적으로 병을 파악하고 인식하는 병명에 지나지 않는다. 무슨 말이냐 하면 체질의학에서는 어떤 질병이 파악되었을 때, 그 질병을 일으킨 원인이 무엇인지, 어떤 양태로 나타나는지 등은 중요치 않다는 것이다.

왜냐하면 체질의학적 치료는 그런 질병의 원인과 증상에 따라 그것을 없애는 방향으로 치료 방법이 결정되지 않기 때문이다.

체질치료에서 있어 중요한 것은 요통을 호소하고 있는 사람이 어떤 사람인가, 보다 구체적으로 그 환자가 어떤 체질을 가지고 있는 사람인가가 중요하다.

사람의 체질을 안다는 것은 그 사람이 근본적으로 어떤 신체적 특징을 갖고 있으며 태어날 때부터 몸의 어떤 장기(臟器)에 불균형을 가지고 있어 어떤 질병들에 대해 특별히 취약한 사람인가를 파악한다는 의미가 된다.

한편 치료 대상이 되는 사람의 체질을 안다는 것은 그러한 신체적 특징과 신체 구조를 아는 것뿐 아니라 그 사람의 질병을 치료하는 방법까지 덤으로 함께 알게 된다는 의미도 된다.

체질이란 용어는 그 자체로서 이미 태생적으로 고정된 병태와 생리적 특성을 가지고 있음을 전제로 하기 때문에 어떤 질병에 걸렸을 때 그 발현하는 병증(病症)이 속성도 이미 정해져 있고 그에 대한 치법(治法)까지 이미 결정돼 있다는 것을 의미하기 때문이다.

무슨 말인지 아직 충분히 감이 잡히지 않을지 모른다. 그런 사람을 위해 체질의학적 치료 메커니즘에 대해 좀 더 부연하여 설명하기로 하자.

체질의학의 치료 메커니즘

사람은 선천적으로 태어날 때부터 어떤 불균형을 가지고 태어난다.

그것은 부인할 수 없는 인간의 운명이며 인간은 처음부터 신의 섭리에 의해 그렇게 창조되었다.

이 불균형은 육체적, 정신적으로 모두 가지고 태어나는데 만일 역(逆)으로 인간이 완벽한 균형을 갖춘 채 태어난다면 개인 간의 차이는 존재하지 않게 될 것이다. 개인차(個人差)가 없다면 그들을 구분하는 기질(氣質)이나 체질(體質)이란 개념조차 존재하지 않게 된다.

그러나 신(神)은 인간을 모두 균일한 존재로 창조하지 않았다. 급한 사람, 느린 사람, 꼼꼼한 사람, 덤벙거리는 사람, 열이 많은 사람, 적은 사람, 뚱뚱한 사람, 마른 사람 등 제각기 만들었는데 이런 개인적 차이야말로 개인 간 각기 다른 불균형의 차이에서 오는 현상이다.

지금까지의 의학은 동서양을 막론하고 개인차를 인정하지 않고 인간을 모두 균일한 존재로 보는 관점에서 출발한다. 그러나 체질의학은 처음부터 인간은 모두 다른 존재라는 사실을 전제하고 출발한다. 즉 일반의학이 인간의 '같음'을 전제로 성립된 의학이라면, 체질의학은 인간의 '다름'에 기반을 둔 의학체계다.

체질의학에서는 선천적으로 강한 폐(肺)기능을 가지고 태어나는 사람이 있는가 하면 어떤 사람은 선천적으로 약한 신장(腎臟)의 기능을 가지고 태어난다고 말한다. 선천적으로 강한 특정 장부를 가지고 태어난다는 말은 다른 말로 하면 선천적으로 약한 특정 장기(臟器)를 가지고 태어난다는 말과 동일한 것이다. 강한 장기(臟器)가 있으면 약한 장기도 있게 마련이기 때문이다.

이렇게 선천적으로 오장육부의 불균형을 가지고 태어나는 사실로 인해 사람에게는 소위 체질이라는 특이한 신체 생리현상이 생기게 된다. 이것이 체질의학을 성립하는 기본 전제다.

누구나 다 갖고 있는 인간의 오장육부 중에 특정 장부(臟腑)가 선천적으로 강하게 또는 약하게 태어난다는 개념은 역사적으로 동, 서양 어느 의학에도 없는 개념이며 전 세계 어떤 전통의학에서도 유사개념을 찾아볼 수 없는 특이한 개념이다.

기존 의학에서는 오장육부의 편차에 관해서는 개념조차 없기 때문에 만일 이런 전제가 사실이라 한다면 이는 매우 획기적이고 혁명적인 것이며 이에 바탕하여 성립한 체질의학은 기존의학과 패러다임 자체가 전혀 다른 의학체계가 됨을 의미한다.

여기 간단하지만 의미심장한 다음의 [그림 1]을 한 번 살펴보자.

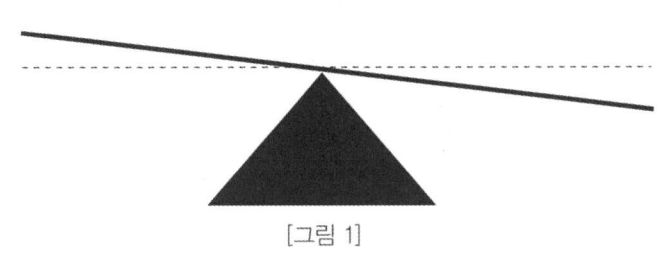

[그림 1]

삼각형의 받침대 위에 한 쪽은 올라가고 한 쪽은 내려가 불균형을 이룬 한 개의 선이 있다. 이 불균형은 체질치료의 메커니즘에 관련해 매우 중요한 의미를 갖는 상징이다. 이 그림이 상징하듯 인간은 처음부터 이런 불균형을 가진 제한된 존재로 태어나며 그것이 신이 인간을 창조한 원래의 모습이다.

따라서 인간은 완전치 않을 뿐 아니라 그것이 운명이므로 결코 어떤 노력으로도 완전한 균형을 갖춘 인간이 될 수 없다. 한의학에서 음양이 한 쪽으로 치우치지 않은 완전한 사람을 음양화평지인(陰陽和平之人)이라 했는데 이는 이상적 인간의 모습일 뿐 현실적 존재는 아니다.

사람이 선천적으로 불균형을 가지고 태어난다는 사실은 그 불균형 자체가 완벽히 정상(正常)이라는 사실을 의미하며 병적(病的)상태 아닌 정상상태임을 의미한다. 그 이유는 이 불균형이 선천적일 뿐 아니라 인체에 아무런 병적 현상을 초래하지 않기 때문이다.

그러니까 질병 없이 건강하게 갓 태어난 아기라 할지라도 예외 없이 이 불균형을 갖고 태어나기 때문에 이것을 병(病)이라 할 수 없으며 이는 지극히 정상적인 신체적 특징이 될 뿐이다. 이렇게 정상적 불균형으로 인해 갖게 되는 정상적인 신체적 특징을 '체질'이라 말한다.

그렇다면 이 타고나는 정상적 심신 불균형을 뭐라 부를 수 있을까? '정상적 불균형', 혹은 '당연한 불균형'이라는 뜻에서 '당연할' 적(適)자를 붙여 '적불균형(適不均衡)'이라 부른다.

혹시 당신은 이런 약점을 갖고 있지는 않은가?

매사에 충동적이고 쉽게 자제력을 잃고 감정의 기복이 심하며 한 가지 일에 집중하지 못해 한계에 부딪치곤 하는가? 당신이 그런 약점을 가진 사람이라면 당신은 틀림없이 남보다 상상력이 풍부하고 호기심도 많으며 매사에 열정적이고 활동 지향적이며 모험을 좋아하는 장점을 가진 사람이다.

왜 그런가?

약한 것이 있으면 강한 것이 있게 마련이며 약점이 있다는 것은 다른 말로 장점이 있다는 말과 동일하기 때문이다. 그것이 불균형의 원리이다.

혹 자신은 자제력과 인내심이 남보다 강하고 도덕적이며 완벽함을 지향하며 한 번 결심한 사실은 끝까지 추구하는 장점이 있는가. 그렇다면 당신은 동시에 걱정이 많은 사람이고 지나치게 꼼꼼하며 강박관념에 잘 시달리는 문제를 가진 사람이라는 것도 잊어서는 안 된다.

강점(强點)이 있다고 자만하지 말며 약점(弱點) 때문에 위축될 필요도 없다. 인간은 어차피 불완전한 존재며 약점과 강점을 동시에 다 갖도록 만들어진 존재이기 때문이다.

육체적으로도 마찬가지다.

몸이 차며 신경이 예민하고 소화기가 약해 늘 위장장애에 시달리는 사람이 있는가. 그 사람은 틀림없이 남보다 강한 비뇨생식기 기관을 갖고 있는 사람이다. 따라서 이 사람은 마른 몸집에 비해 문제없이 다산(多産)할 수 있고 전립선 질환이나 요실금(尿失禁) 같은 질병에는 웬만해서는 걸리지 않는다.

이렇듯 자신에게 심신(心·身)간에 어떤 약점이 있어 문제를 느끼는 사람이 있다면 이 제는 눈을 돌려 이미 가지고 있었으나 지금껏 자각하지 못했던 자신만의 강점을 발견해 야 한다. 자신이 가지고 있는 한 쪽만의 모습이 전부인 양 생각해선 안 된다. 한 쪽이 내 려갔으면 내려간 만큼 필연적으로 다른 한 쪽은 올라가도록 돼 있는 것이 불균형의 원 리다.

이제 다음 [그림 2]를 보자.

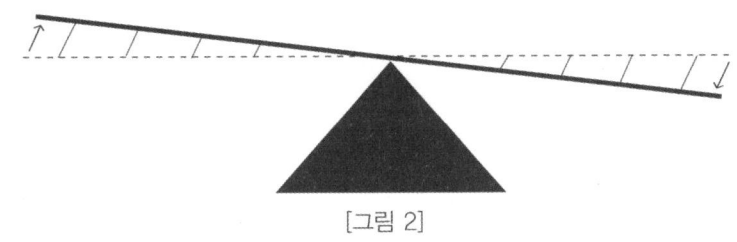

[그림 2]

우리 몸에 문제가 발생하면 이 타고난 우리의 선천적 불균형은 어떻게 될까?

그림에서 보는 것처럼 이 불균형은 자신이 타고난 원래의 속성대로만 움직인다. 즉 원래 올라가 있던 것은 더 올라가고 원래 내려가 있던 것은 더 내려간다. 반대 방향으 로는 움직이지 않는다. 원래 약하면 더 약한 쪽으로, 원래 강하면 더 강한 쪽으로 움직 인다.

예를 들어 우리 몸에 심신(心·身) 간에 어떤 문제가 생길 때, 원래 성격이 급한 사람은 더 급한 모습을 보이고, 열이 많은 사람은 더 많아지는 모습을 보인다. 따라서 병적 상태 에서 그 사람이 나타내는 병증을 잘 관찰하면 그 사람이 타고난 원래의 체질특성을 유추하기가 어렵지 않다.

가령 병증이 얼굴이 달아오르고 가슴이 답답하며 목이 마르는 등의 열증(熱證)의 양태를 나타내는 사람이라면 이 사람은 원래 체질이 열(熱)체질일 가능성이 높고, 병증이 손발이 차고 추위를 잘 타고 사지(四肢)가 저린 증상 등의 한증(寒證)을 나타낸다면 원래 체질이 한(寒)체질일 가능성이 높다. 이것이 소위 인체의 경향성(傾向性)이다.

문제가 생기면 자기가 원래 가지고 있던 속성이 더 심화되어 나타나는 현상이 경향성이다. 소화기를 약하게 가지고 태어난 사람은 문제가 발생했을 때 더 쉽게 소화기 질환이 발생하며, 비뇨기를 약하게 태어난 사람은 남보다 더 쉽게 비뇨기 질환이 발생한다. 이는 선천적으로 약한 인체 기관이 더 약해져서 오는 당연한 귀결이다.

하지만 만일 처음부터 강하게 타고난 기관이 문제가 생기면 어떻게 될까?

경향성에 의해 강한 것은 더욱 더 강해질 것이므로 더 튼튼해질 것이라 생각하면 오산(誤算)이다. 강한 장기(臟器)가 더 강해진다는 것은 문자(文字)적으로 더 튼튼해지는 것을 의미하는 것이 아니라 병적으로 더 실(實)해지거나 더 과(過)해짐을 의미하는 것이다.

병적 원인으로 적불균형이 깨져 정상의 범위를 벗어나는 순간, 이는 병적 상태가 되었음을 의미한다. 즉 약한 것은 더 약해져 병이 되고 강한 것은 더 강해져 병이 된다. 그러므로 선천적으로 강하게 타고난 기관은 불균형이 심화될 때 불필요하게, 혹은 지나치게 강해져 병이 된다.

원래 열이 많던 사람이 지나치게 열이 많아질 때 병이 되고 원래 성격이 급한 사람이 지나치게 급해지면 문제가 되는 것과 같다. 만일 비장(脾臟)의 기운을 강하게 타고난 사람이라면 이 사람의 비장이 지나치게 항진되면 병이 필연적으로 거기서 발생한다.

그러므로 비뇨기는 약하고 동시에 소화기는 강하게 타고나는 소양인들의 경우, 이 사람들은 평소 강한 소화기능 때문에 평소 쉽게 체하거나 하지는 않지만 그렇다고 소화기 질환이 잘 발생하지 않을 것이라 생각하는 것은 어리석은 생각이다. 이 사람들은 평소 항진된 소화기능으로 과식을 일삼고 불규칙한 섭생을 반복하기 쉬워 오히려 소화기에 더 많은 문제를 일으킬 수 있다.

내적(內的)이든 외적(外的)이든 어떤 병적 자극이 인체에 가해지면 인체의 적불균형

(適不均衡)은 깨지고 불균형이 더 심화(深化)되는데 이렇게 적불균형의 심화된 상태를 우리는 질병(疾病), 혹은 병적(病的)상태라 정의한다. 위 그림에서 빗금으로 그어진 부분이다.

질병이란 따라서 심화된 불균형의 다른 표현이며, 이 상태를 '비정상적 불균형' 혹은 '당연하지 않은 불균형' 이라 하여 '부적불균형(不適不均衡)' 이라 부른다.

환언하면, **건강이란 '적불균형'의 다른 이름이며, 질병은 이 적불균형이 심화된 '부적 불균형'을 의미하고, 치료란 이 부적불균형을 원래의 적불균형 상태로 되돌려 놓는 것이다.**

예컨대 여기 선천적으로 간(肝)이 강하고 폐(肺)가 약한 체질을 타고난 사람이 있다 하자. 만일 이 사람이 어떤 내외적 원인으로 병이 들게 되면, 앞서 설명한 대로 강한 간(肝)은 성향이 더 심화되어 불필요하게 강해지는 방향으로 움직이고, 약한 폐(肺)는 더 약해지는 쪽으로 움직인다.

그러므로 원래의 적불균형이 깨지는 순간, 이 사람은 강하고 약한 모든 장기에 문제가 발생한다. 동시에 이 간폐(肝肺) 불균형을 가진 사람은 감기가 들어도 간폐 불균형이 심화되고, 허리가 아파도 간폐 불균형이 심화되며, 심지어 다리를 삐거나 다른 장기(臟器)에 병이 와도 간폐 불균형이 심화된다.

그 이유는 **어떤 원인으로든 몸이 원래의 균형을 잃고 비정상적 상태가 되면, 그 영향이 미치는 최종결과로서 그 사람이 가지고 있는 원래의 적불균형이 심화되기 때문**이다.

그러므로 감기가 들면 감기치료를 하고 다리가 삐면 다리를 치료하고, 어떤 장부에 병이 들면 그 해당 장부를 치료하는 것이 아니라, 체질의학적 치료에서는 질병의 결과로 인해 병적으로 심화된 장부—예컨대 간폐의 불균형—를 찾아내 그것을 원래의 상태로 되돌려 놓는 치료를 한다.

그러므로 잃어버린 균형을 되찾아 주기 위하여 이 사람이 선천적으로 무슨 장부 간의 불균형을 가지고 태어난 사람인가를 아는 것이야말로 체질치료의 가장 원천적 핵심이 된다. 체질치료에서 체질감별이 가장 중요하다는 말이 여기에 근거한다.

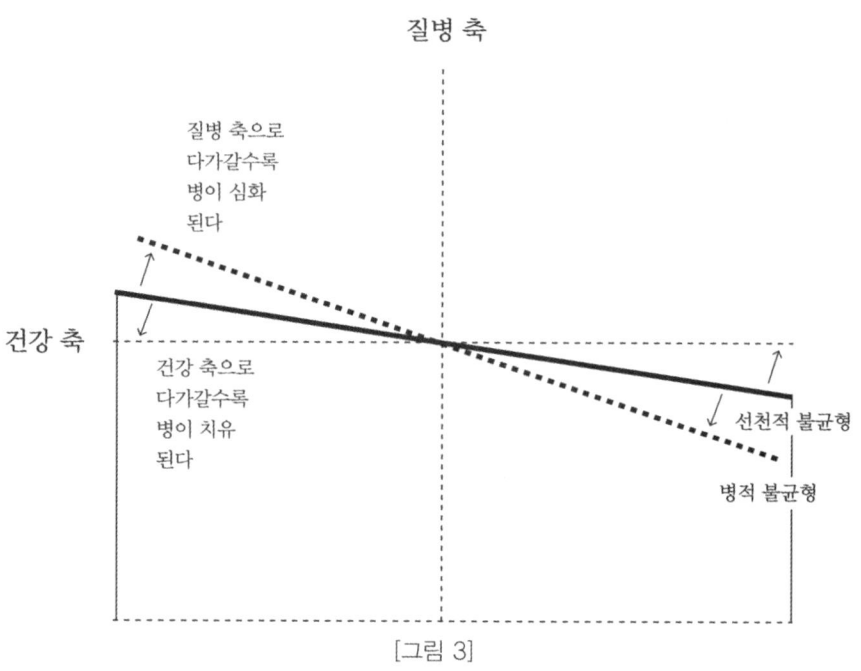

[그림 3]

[그림 3]에서 보는 것처럼, 수평선을 건강축, 수직선을 질병축이라 정의하면, 사람이 병들 때 적불균형의 각도는 깨어져 질병 축(軸)을 향해가고, 상태가 악화될수록 이 기울기의 각도는 커진다. 적절한 치료를 하면 기울어진 각도는 다시 건강 축을 향해 돌아오고 원래의 적불균형 상태까지 완전히 되돌아오면 병은 치유된다.

결국 질병이란 원래의 적불균형 상태가 심화돼 부적불균형 상태가 된 것이므로, 질병 치료는 불건강해진 불균형을 건강한 불균형으로 되돌려 놓는 것을 의미한다.

체질의학적 치료의 개념은 사람은 놔두고 그 사람에게서 질병을 만든 원인만 찾아 제거해 주는 게 아니라, 병든 사람 자체를 원래의 위치로 되돌려 놓는 것을 의미한다. 그러므로 체질치료 메커니즘을 설명할 때 불균형(不均衡)이라던가 복원(復元)이란 용어가 갖는 의미는 매우 중요하다.

한편 전통 한의학의 병인(病因), 병리(病理)로 거론되는 소위 습담(濕痰), 어혈(瘀血), 풍습(風濕) 등의 개념은 체질의학에서는 존재하지 않으며 필요치도 않다. 그러므로 당신이 온전히 체질치료만 하는 체질의학 전문가가 되면 전통 한방 병인, 병리를 설명하는 『동의보감』, 『의학입문』, 『의방유취』 등 모든 전통 한방서적의 내용들은 무의미한 것이 된다.

이병동치(異病同治), 동병이치(同病異治)

체질의학의 또 하나의 특징은 전통 한의학에서 잘 알려진 동병이치와 이병동치의 원리가 온전히 구현되는 의학체계라는 점이다. "같은 질병이라도 모두 다르게 치료한다."는 동병이치(同病異治)와 "각기 다른 병이라도 같은 방법으로 치료한다."는 이병동치(異病同治)의 개념은 원래 중국 전통 한의학에서 유래한 것이다.

하지만 실제 치료에 있어 이 원리를 가장 충실하게 반영하는 의학원리는 중국 한의학이 아니라 아이러니하게도 한국의 체질의학이다. 즉 체질치료는 예외 없이 이병동치, 동병이치의 원리로만 치료하는 의학체계라는 말이다.

요통이 되었든 위장병이 되었든 병이 아무리 달라도 사람이 같으면－같은 체질을 가진 사람이라면－같은 방법으로 치료하는 것이 체질치료며, 동시에 아무리 같은 질병이라 할지라도 사람이 다르면－체질이 다른 사람이라면－모두 다른 침과 다른 약을 주어 치료하는 것이 체질치료다. 이는 체질치료가 증상에 대응하지 않고 균형의 복원을 목표로 하기 때문이다.

실례를 들어보자.

예컨대 현대 의학적으로 과민성대장 증후군(IBS)이란 병은 설사, 변비, 복통 등을 주증상으로 하는 질환인데 이 병을 치료하는 체질처방은 하나가 되지 않고 형방사백산(荊防瀉白散), 곽향정기산(藿香正氣散), 형방지황탕(荊防地黃湯), 갈근해기탕(葛根解肌湯) 등 다양한 약물들이 처방된다.

나타나는 병 증상이 아무리 같은 병으로 진단이 되어도 그 병을 앓고 있는 사람이 다르다면 같은 처방으로 치료할 수 없는 것이다.

이렇게 같은 병이라도 모두 다른 치법(治法)을 쓰는 동병이치 치료에 대해서는 일견 심오한 치법(治法)으로 높이 평가하지만, 그 반대되는 이병동치 치료에 대해서는 쉽게 납득하지 못하는 사람이 많은 것도 재미있는 현상이다.

예를 들어 요통이나 위장병이나 불면증 등은 의학적으로 상호관계가 없고 전혀 다른 병인(病因), 병리(病理)를 가진 독립적 질병들이지만, 체질의학에서는 그와 관계없이 체질만 같으면 한 가지 처방으로 치료한다. 또한 어떤 환자들이 형방지황탕(荊防地黃湯)을 필요로 하는 같은 체질을 갖고 있다면, 요통에도 형방지황탕, 설사에도 형방지황탕, 소화가 안 되도 형방지황탕의 한 가지 처방만 쓴다.

체질의학의 특징을 잘 모르는 사람들은 병이 다른데 어떻게 한 가지 처방으로 고칠 수 있는가에 대해 의아해한다. 이는 체질치료의 메커니즘이 개개 병인을 제거하는데 목표를 두지 않고 원래의 건강상태로 복원시키는데 있다는 사실을 알 때에야 이해될 수 있다.

침(鍼)도 마찬가지여서 허리가 아파 왔던, 다리가 삐어 왔던, 체해서 왔던, 만일 그 환자들이 동일한 처방을 필요로 하는 체질을 가지고 있는 사람들이라면 그들이 갖고 있는 질병 원인과 증상에 관계없이 한 가지 처방만 사용한다.

이렇게 동병이치와 이병동치가 예외 없이 완벽하게 그리고 온전히 구현되는 의학체계가 체질의학이다.

이병동치(異病同治), 동병이치(同病異治)

변증의학(辨證醫學)과 변상의학(辯象醫學)

서양에서는 18세기에 이르러서야 비로소 인체가 흙, 공기, 불과 물로 이루어져 있다는 고대(古代)의 4원소(四元素)설이 반박되었다. 이후 서양의학은 현미경의 고안을 통한 미생물의 발견, 인체해부를 통한 외과학의 발전, 항생제 발견으로 인한 전염병의 정복 등을 통해 오늘날 같은 첨단의학의 모습으로 자리 잡았다.

그러나 동양에서는 서양의학과 전혀 다른 패러다임의 의학체계가 고대 중국으로부터 발원하여 오늘에 이르고 있는데 이는 옛 중국인들이 사물을 인식하고 분석하는데 사용한 이원론적 인식체계인 음양론(陰陽論)과 자연계와 물질세계의 인식체계인 오행론(五行論)의 바탕위에 세워진 독특한 의학체계다.

옛 사람들은 질병에 대한 다양한 병증의 양상과 예후들을 면밀히 분석, 관찰하여 그 발현하는 병태에 따라 음양, 한열, 표리, 허실 등 소위 팔강(八綱)의 범주로 분류하고 풍한서습조화(風寒暑濕燥火) 등 자연현상과 결합시켜 병인, 병리를 체계화시켰다. 그리고 질병이 발생하게 되면 이미 이런 원리로 구축해 놓은 수많은 데이터 중에서 어떤 병증에 속하는 것인지를 대조, 판단하고 변별(辨別)함으로서 귀납적 진단을 내리는데 이것이 바로 변증(辨證)이란 한의학의 독특한 진단체계다.

이는 오늘날처럼 이 화학적 진단 검사 기능이 없었던 고대(古代)시대에서 병을 진단하고 치료하는데 있어 택할 수 있는 현명하고 유효한 방법이었다.

그러나 질병의 종류가 매우 많은데다가 증상들이 너무 복잡하여 단순히 팔강(八綱)이란 기존의 틀만으로 다 변별해낼 수 없게 되자 사람들은 점차 다양한 변증(辨證)방법들을 더 고안하게 되었다.

예컨대 기혈(氣血)의 병리변화를 분석하여 증후를 변별하는 기혈변증(氣血辨證), 장부(臟腑)의 병인(病因)과 병정(病情)을 분석하고 귀납하며 변별하는 장부변증(臟腑辨證), 경락(經絡)의 순행(循行)부위와 장부의 속락(屬絡)을 근거로 병후를 식별하는 경락변증(經絡辨證), 그리고 장중경(張仲景)에 의하여 체계화된 증후군에 따라 병을 분류하는 육경변증(六經辨證) 등이 그것이다.

이렇듯 다양하고 복잡한 변증체계를 가지고 증후를 분별하여 치료한다 하여 한의학을 다른 말로 "변증의학(辨證醫學)"이라 부르는데 이런 변증체계들은 저마다 다양한 고유의 방법론으로 병인, 병증이 체계화돼 있어 그 내용이 매우 많고 복잡하다.

한의학적 임상에 정통하려면 그 복잡한 변증체계(辨證體系) 내용들을 충분히 숙지한 후에 이를 종횡무진 상호 연계하여 운용할 수 있을 때 비로소 가능하므로 운용이 결코 쉽지 않고 난해하다.

그러나 수천 년간 이어져온 변증 중심의 전통 한의학은 조선 말기에 이르러 혁명적 변화를 맞는다. 사상의학을 창안한 이제마(李濟馬)는 팔강(八綱)도, 장부(臟腑)의 허실(虛實)도 사람마다 선천적으로 타고나는 특정체질에 이미 고정(固定)되어 있다는 놀라운 주장을 했기 때문이다. 그에 의하면 사람은 태생적으로 어떤 생리적 병리적 특징을 이미 가지고 태어나므로 그 특징을 알게 되면 지금까지의 복잡한 한의학적 변증과정은 필요 없게 된다는 것이다.

이제마는 그의 저서 『동의수세보원(東醫壽世保元)』 병증론(病證論)에서 각 체질의 병리를 전통적 음양(陰陽), 한열(寒熱), 표리(表裏), 허실(虛實)의 병리기준에 따라 설명하면서 그런 것들은 각 사람이 타고난 체질에 따라 이미 고정되어 있어 불변하는 것으로 인식했다. 이는 전통 한의학에서 팔강(八綱)개념은 병리 상태에 따라 언제든지 변화한다는 기본전제를 처음부터 완전히 부인하는 것이다.

그렇다면 이해를 돕기 위해 구체적 예를 들어보자.

여기 이제마가 파악한 소음인(少陰人)이란 체질을 가진 사람이 있다하자. 이제마에 의

하면 이 체질은 태어날 때부터 몸이 찬 특징을 타고나기 때문에 이 사람에 있어서 한(寒)은 이미 이 체질에 고정되어 타고나는 체질적 특징이다.

따라서 이 체질이 병들면 나타나는 병증(病證)은 늘 한증(寒證)을 나타내게 되며 설령 병이 오래 가거나 악화되어도 이 사람의 한증(寒證)병태는 결코 열증(熱證)으로 변하지 않는다고 했다.

만일 이 소음인이 드물게 겉으로 열증(熱證)의 양태를 보이는 경우가 있는데 그렇다 해도 이는 진짜 열증이 아니라 이 사람이 가지고 있는 체질원인인 한(寒)이 원인이 되어 나타나는 가짜 열증[1]이라 보았다.

그러니까 이렇게 겉으로 나타나는 현상이 비록 열증(熱證)처럼 보여도 이를 허열(虛熱) 혹은 가짜 열증(熱證) 현상으로 파악하여 이때의 치료는 겉으로 보이는 가짜 열(熱)을 제거하는 방법이 아니라 진짜 원인인 한(寒)을 제거하는 방법을 써야 하므로 소음인의 원래 체질처방인 열성(熱性)약을 써야 한다는 것이다.

반대로 소양인이란 체질은 소음인의 반대체질인데 이 체질은 근본이 열(熱)한 체질이기 때문에 이 체질이 병들면 열증(熱證)을 나타낸다.

하지만 이 체질도 드물게 한증(寒證)처럼 보이는 증상을 나타낼 때도 있다. 그러나 그런 증상은 이 체질이 가지고 있는 근본 원인인 열(熱)이 원인되어 나타나는 허한(虛寒)의 현상이라고 파악한다.

예를 들어 소양인 병증(病證)가운데 망음증(亡陰證)이란 증상의 경우는 겉으로 추위를 타고 찬 것을 싫어하며 설사를 하는 한증(寒證)의 양상을 보이지만 이는 원래 소양인이 가지고 있는 열(熱)이 더욱 성(盛)해져서 음기(陰氣)를 내쫓게 되면 음(陰)이 달아나면서 밑으로 내려가지 못하고 도리어 흉격(胸膈) 쪽으로 올라오기 때문에 발생하는 병리현상으로 파악한다.

---

1) 소음인 표증(表證)에서 나타나는 망양(亡陽)이란 증상은 속이 답답하고 (煩燥), 얼굴이 붉어지며 (面赤), 오한이 없는 (不惡寒) 등의 증세의 경우, 이는 비록 겉으로 증상이 마치 열증(熱證)처럼 보이지만 이는 소음인의 음기(陰冷之氣)가 왕성해져 양기(陽暖之氣)가 쫓겨날 때 나타나는 진한가열(眞寒假熱), 혹은 음성격양(陰盛格陽)의 상태다. 그리고 몸 안에 있는 음한(陰寒)이 더욱 성해져서 마지막 남은 양기(陽氣)마저 쫓겨나는 상태가 되면 몸이 차지고(身冷), 맥이 깊고 가늘며 (脈沈細), 설사(下利)와 입술이 파래지며 얼굴이 검어지는 (脣靑面黑)하는 음증(陰證)과 함께 가슴 답답한 증상 (煩躁)이 오는데, 이때의 가슴 답답함 역시 쫓겨난 양기(陽氣)가 마지막 저항을 하는 상태로 결코 열성 증상이 아니라 하였다.

이때 찬 것을 두려워하고 설사를 하는 등 한증(寒證)을 나타내지만 이를 치료하기 위해서는 겉으로 보이는 한(寒)이 원인이 아니라 이미 이 체질에 고정돼 있는 열(熱)이 진짜 원인이므로 소양인 체질 원래 처방인 한성(寒性)약을 쓴다.

만일 기존의학처럼 겉으로 나타나는 병인과 병증에 대응하여 치료 방침을 세운다면 한증(寒證)에는 더운 약을, 열증(熱證)에는 찬 약을 처방하는 것이 원칙일 것이다.

그러나 체질의학에서는 겉으로 나타나는 병증에 대응하지 않고 그 사람 원래 체질에 고정된 병인병리에 대응하는 점에서 치료 방침이 전혀 다르다.

비단 한열(寒熱)뿐이 아니다. 기혈(氣血)의 허실(虛實)도 각 사람의 체질에 이미 고정되어 있다고 파악하는 것이 체질의학적 관점이다.

예컨대 소양인은 원래부터 기(氣)가 실(實)하게 태어나며 소음인은 처음부터 기(氣)가 허(虛)한 특징을 가지고 태어난다고 파악한다.

그러므로 소양인이 어떤 원인으로 기력(氣力)이 허(虛)해진 병태를 나타낸다 해도 이 사람의 체질이 소양인인 이상, 이 사람의 기(氣)는 원래 실(實)하기 때문에 이 기(氣)를 더욱 실(實)하게 하는 약, 예를 들면 보기약(補氣藥)으로 분류되는 인삼(人蔘)이나 황기(黃芪) 같은 약들을 쓸 수 없다.

실제 임상을 통해서 경험해 보면 기력이 몹시 쇠진한 환자에게 인삼 등 보기약(補氣藥)을 처방하면 잘 듣는 사람이 있는 반면, 처음에는 듣는 듯 하다가 일정 기간 복용하면 효과가 없거나 오히려 부작용을 일으키는 사람이 있다.

체질의학을 하지 않는 사람이라 할지라도 임상에서 이런 경험을 자주 하게 되는데 왜 이런 현상이 생기는지 증치(證治)의학적 개념으로는 이해도, 설명도 안 되지만 체질의학적 원리로 보았을 때 비로소 설명이 가능한 부분이다.

이제마의 독특한 병리관은 장중경(張仲景)의 육경병(六經病)을 보는 관점에서도 발견된다. 육경병(六經病)은 장부(臟府)와 경락(經絡)에 발생한 병변(病變)이 임상적 증상으로 나타난 것으로 장부와 경락은 불가분의 관계에 있어 어느 한 경(經)에 병변이 생기면 질병의 경과에 따라 다른 경(經)으로 옮겨 간다는 것이 상한론(傷寒論)의 이론이다.

그러나 이제마는 육경병증(六經病證)도 이미 체질에 따라 고정되어 불변한다고 판단하였다. 즉 장중경의 이론대로라면 태양병(太陽病)이 심화되면 소양병(少陽病)으로, 이 것이 다시 심화되면 양명병(陽明病)으로 변하지만, 이제마는 육경병증(六經病證) 중에서 태음(太陰), 소음(少陰), 궐음(厥陰)의 삼음병증(三陰病證)은 다른 체질에서는 나타나지 않고 오직 소음인에게서만 나타나는 독특한 병증이라 못 박았다.

한편 소양병(少陽病)은 처음부터 소양인에게서만 나타나는 독특한 병증으로 인식했 다. 그리고 태양병(太陽病)과 양명병(陽明病)은 소양인, 소음인, 태음인에게서 고루 나 타날 수 있는 병증이지만 그 중에서도 특히 소음인에게서 가장 많이 나타나는 병증이라 했다.[2]

장중경은 외감병증(外感病症)의 초기단계를 표증(表症)으로 파악하고 여기서 병이 더 악화되면 이증(裏症)으로 전이된다고 봤지만 이제마는 이러한 표증과 이증조차도 체질에 고정되어 있어 병의 진전 상태에 따라 변하지 않는 독립 병태(病態)로 간주하 였다.

장중경은 사기(邪氣)가 더욱 왕성해지고 정기(正氣)가 쇠(衰)해지는 경우, 병태(病態) 는 표(表)에서 이(裏)로, 양(陽)에서 음(陰)으로 진행되고, 반대로 정기(正氣)가 회복되고 사기(邪氣)가 쇠해지는 경우는 이(裏)에서 표(表)로, 음(陰)에서 양(陽)으로 진행된다고 인식했으나 이제마는 표증(表證)이 이증(裏證)되거나, 이증이 표증으로 변하지 않고, 사 람에 따라 처음부터 표증의 병태만 나타내는 사람, 혹은 이증(裏證)의 병태만 보이는 사 람으로 고정되어 있다고 인식했다.[3]

장부(臟腑)변증의 경우도 보자.

전통 중국 한의학에서는 생리기능과 병리 특성으로 나타나는 다양한 병증(病症)들을 장부(臟腑)별로 구분하고 이렇게 구분된 병증을 분별해서 치료의 근거로 삼는데 이를 소

---

2) 六條病證中 三陰病證 皆少陰人病證也 少陽病證 卽少陽人病證也 太陽病證陽明病證 則少陽人少陰人太陰人病證 均 有之 而少陰人病證 居多也.

3) 사상의학을 하는 학파(學派) 중에는 장중경의 전경(轉經)이론처럼 체질병증도 악화와 호전에 따라 표증에서 이증, 이증에서 표증으로 옮겨 간다고 해석하는 학파도 있다. 그러나 東醫壽世保元에 소개 된 각 체질의 裏證과 表證의 체질병증들은 처음부터 체질에 固定되어 타고나는 현상으로 간주하는 것이 이 책의 논지이며 이에 대해서는 추후 부연설명 한다.

위 장부변증(臟腑辨證)이라 한다.

임상(臨床)적으로 한 개 장부(臟腑)만의 병변도 있고, 둘 혹은 여러 장부(臟腑)가 합병된 병리변화도 있어 매우 복잡한 양상을 띠고 있다. 그러나 이제마는 사람은 체질에 따라 선천적으로 이미 고정된 장기(臟器)의 허실을 가지고 태어난다고 주장함으로서 전통적 장부변증(臟腑辨證)의 효용성을 무색하게 만들었다.

어떤 사람은 처음부터 폐(肺)가 실(實)하게 태어나고 어떤 사람은 신(腎)을 허(虛)하게 가지고 태어나기 때문에 그 사람의 체질을 알아 선천적 장기의 허실 특징을 알게 되면 구태여 복잡한 장부변증은 무의미하게 되는 것이다.

예컨대 전통 한의학에서는 허리 무릎이 시리고 아프며 소변이 자주 마렵고 참지 못하는 등의 증세가 있으면 이는 신양(腎陽)이 허(虛)해 나타나는 증세로 보고 신장(腎臟)을 보하는 목적으로 육미지황탕(六味地黃湯)을 처방한다.

그런데 정확한 장부변증으로 증세를 분별하여 약을 썼는데도 약이 잘 듣는 사람이 있는가 하면 어떤 사람은 오히려 부작용을 나타내기도 한다. 정확한 변증으로 처방을 선택했는데 도대체 이런 일이 왜 일어나는 것일까.

결국 아무리 병증(病證)에는 맞는 처방이라도 그것이 체질에 맞지 않아 나타나는 현상이라 결론을 내릴 수밖에 없는데, 이는 증치의학(證治醫學)적 원리로는 설명이 안 되고 오직 체질의학(體質醫學)적 이론으로만 설명이 가능하다.

기존 한의학에서는 변증을 위한 체계가 워낙 복잡하고 다양하여 치료자가 각기 어떤 변증방법을 선택했느냐에 따라 치료 처방이 달라질 수밖에 없다. 따라서 같은 병을 가진 환자라도 한의사에 따라 진단과 치료가 모두 달라지는 경우는 매우 흔하다.

그러나 이제마의 주장대로 모든 병증은 선천적 체질에 따라 이미 고정되어 나타나는 것이 사실이라면 치료를 위해 복잡한 변증방법을 동원할 필요가 없이 오직 체질만 올바로 파악하면 된다.

특정 병리가 특정 체질에 고정되어 있다는 사실은 그것을 해결하기 위한 치법(治法) 역시 고정되어 있다는 것을 의미한다.

이는 변화하는 개개의 병인, 병리에 대응하여 치료 방침을 정하는 것이 아니고 이미 체질에 고정된 병리패턴에 대한 치료이므로 치료법 역시 고정될 수밖에 없기 때문이다.

체질의학에서 환자의 체질만 알면 치료 방침까지 덤으로, 자동으로 알게 된다는 의미가 바로 그것이다.

이상에서 살펴본 것과 같이 이제마는 이렇듯 전통적 장부(臟腑)와 음양병리(陰陽病理) 이론을 수용하면서도 자신이 성립한 체질이론에서는 이를 재해석하여 체질별로 고정 패턴을 갖는 개념으로 재편성하여 그만의 독특한 체질병리를 설정하였다.

병증을 분별하는 것을 변증(辨證), 사상체질을 분별하는 것을 변상(辨象)이라 표현한다면, 체질의학의 출현으로 말미암아 변증시치(辨證施治)의 기존 한의학은 이제 변상시치(辨象施治)의 새로운 패러다임 의학으로 진일보하게 된 것이다.

유형론(類型論)과 맞춤의학

이해를 쉽게 하기 위해 예를 들어보기로 하자.

새로운 신형 자동차를 개발하여 시장에 내놓은 회사가 있다. 이 회사는 새 차를 가능한 한 많이 파는 것이 목적이므로 다양한 마케팅을 통한 판매 전략을 세우게 된다. 구형(舊形)에 비해 개선된 점, 새로 구현된 신기술, 다양한 옵션과 스펙 등을 소개하여 판매고를 올리려 하겠지만 정작 그 자동차를 구매하려는 소비자들은 개인마다 모두 각기 다른 취향을 갖고 있다.

자동차의 외형 디자인이나 색상에 높은 가치를 두어 그에 끌리는 사람이 있는가 하면, 그 보다는 자동차의 내구성이나 성능에 더 가치를 두는 사람도 있고, 동급 차종에 비해 가격대 연비가 어느 것이 더 좋은 가를 중시하는 실용파도 있을 것이다.

이렇듯 다양하고 개별적 취향을 가진 불특정 다수의 사람들을 모두 동일하게 만족시키는 판매 전략이란 있을 수 없다. 디자인을 중시하는 여성 운전자에게 신차의 개선된 성능에 대해 아무리 집중적으로 설명해도 마음을 끌지 못할 것이다.

만일 판매자가 구매자의 취향을 사전에 파악할 수 있어 구매자의 특정 취향을 만족시키는 개별전략을 집중적으로 구사한다면 판매 성과는 극대화될 수 있다.

이렇게 개인의 특성을 구별하여 분리하고 각각에 맞는 대응책을 세우는 것을 유형론적 접근이라 한다.

유형론(typology)이란 인간을 어떤 이론적 기준에 의거, 유형으로 분류하여 이해하고 연구하는 방법으로 체질론이나 다양한 성격 유형론 등 모두가 이 유형론의 범주에 든다.

이 유형론은 유형에 따라 분류하고 그에 따른 개별적 대응책을 세우기 때문에 문제해결에 매우 효과적으로 접근한다. 기성복이 맵시를 내는데 있어 맞춤복을 따라 갈 수 없는 것처럼 개개 특성에 따른 개별적 대응이야말로 보다 발전된 형태라 말할 수 있다.

의학 역시 마찬가지다.

지금까지의 의학은 소위 집단의학으로 동일하게 진단된 환자들에게 모두 동일한 치료 (One drug fits all)를 제공하는 시스템이다. 이러한 현대의학의 메커니즘은 치료의학으로서 분명한 한계를 노정하고 있는데, 예컨대 같은 약물을 복용해도 사람에 따라 약물대사의 차이는 물론 약물효능 및 부작용에도 차이가 발생하는 것이 그것이다.

폐경기 여성에게 에스트로젠이나 프로제스트론과 같은 여성 호르몬을 투여할 경우 약 20% 정도 되는 여성에서는 약물에 반응하지 않는다. 한편 이 약을 투여하면 유방암이나 자궁경부암 같은 심각한 부작용을 일으키는 사람도 있어 이 약을 투여할 경우 정기적인 유방암 등의 검진이 필수다.

당뇨병 환자에게 혈당조절을 목표로 동일한 약물을 투여할 경우, 어떤 환자는 혈당이 증가되어도 합병증이 안 생기는 경우가 있고, 반대로 혈당은 잘 조절되는데 불구하고 합병증이 잘 생기는 사람도 있다.

모든 질병의 진단이 의학 교과서대로 맞아 떨어지고 치료 또한 교과서에 나온 대로 진행되어 예후가 결정된다면 좋겠지만 현실에 있어서는 왜 이런 개인 차이가 생기는지 의학이 최고도로 발달한 오늘의 시대에도 여전히 풀리지 않은 숙제로 남아 있다.

한의학 역시 마찬가지다.

증세를 세밀히 관찰하여 정확한 변증으로 처방을 냈는데 어떤 사람에게는 잘 듣고 어떤 사람은 효과가 없기는커녕 부작용이 난다. 숙지황이 들어간 처방을 쓰면 설사를 일으키는 사람이 있는가 하면 소화가 더 잘되는 사람이 있다. 임상에서 이런 어려움에 부딪힐 때마다 이런 개인차의 원인은 무엇인지 고심하지 않을 수 없다.

이러한 인간의 개인적 차이를 발생시키는 소인(素因)을 찾아낼 수 있다면 모든 환자에게 일률적으로 같은 치료지침을 주지 않고 개개인의 유전적 특성에 맞는 예방 및 치료지침을 강구하여 보다 발전된 형태의 의학체계를 세울 수 있게 될 것이다.

오늘날 게놈(Genom)의학의 세대가 열리고 있는 것은 결국 집단의학이 개인의학, 맞춤의학, 개별의학의 시대로 진입하고 있다는 신호라 할 수 있다. 결국 지금까지의 집단의학 시스템이 한계를 노정하게 됨에 따라 의학의 패러다임 자체가 방향을 전환하고 있는 것이다.

우리가 공부하는 체질의학은 지금까지 획일적으로 인식해온 진료체계를 유형(類型)으로 나누어 분류하고 분류된 유형에 따른 개별적 치료 방침으로 접근하는 의학이다. 의학의 유형론적 접근은 결국 치료의 효율을 높여 보다 효과적으로 질병에 대응하는데 목적이 있는 것이다.

그러나 의학의 유형론적 접근이 가져다주는 유익은 또 있다.

꼼꼼하고 치밀하고 정확성이 요구되는 업무가 있거나 뛰어난 창의성과 직관력이 필요한 업무가 있어 각기 그 업무에 가장 적절한 인력을 뽑을 필요가 있을 때, 만일 성격 유형 검사 등을 통해 그런 각기의 기질유형에 속하는 사람을 알고 있으면 인재 등용은 매우 손쉬운 일이 될 것이다.

문제는 어떤 사람이 어떤 성격 유형에 속하는 사람인지 모르고 있을 때 생기는 것이다. 만일 어떤 사람이 어떤 기질적 유형에 속하는 사람인지 미리 알 수만 있다면 필요에 따라 적합한 업무를 배당하거나 적성에 맞는 적절한 인물을 선발하는 일은 문제도 아니다.

마찬가지로 만일 사람의 건강과 질병에 대해 미리 몇 개의 유형으로 나누어 놓은 카테고리가 있어 어떤 사람이 어떤 특정 카테고리에 속하는 사람인지 알게 되면 그 사람의 건강에 문제가 생겼을 때 적절하고도 유효한 조치를 취하는 것 역시 문제가 아니게 된다.

예컨대 당신이 만약 체질의학에 숙달하여 체질 전문가가 되었다면 아무리 처음 만난 환자라도 맥만 짚고 이렇게 말할 수 있게 된다.

"전반적으로 하체부위가 약하시군요. 허리도 약하시고, 신장, 방광, 자궁까지 약해서 그 쪽으로 쉽게 병이 옵니다. 뼈도 약하니 무릎, 관절도 조심해야겠네요."

만일 그 환자가 자궁을 절제한 적이 있거나 밤에 소변을 자주 보는 야간 빈뇨증상이 있거나, 평소 쉽게 몸이 붓거나, 허리 다리가 쑤시는 증상이 있었다면 맥만 보고 자신의 상태를 알아맞히는 당신의 진단솜씨에 대해 매우 놀라게 될 것이다.

그런데 놀라는 환자를 더 놀라게 하려면 이렇게 말할 수도 있다.

> "맥을 보면 건강 상태뿐 아니라 성격, 기질, 몸에 맞는 음식, 평소에 가려 먹어야 할 음식까지 모두 알 수 있습니다. 보아하니 성격이 급하신 편이라 쉽게 화가 동(動)하시고 속에 열이 많아 한 겨울에도 냉수를 마시는 분이군요. 인삼이 아무리 좋은 약이라도 몸에 맞지 않으니 드시지 말아야 합니다."

모르는 사람이 이런 진단내용을 들으면 대단한 것으로 알고 놀라겠지만 사실 이는 아무 것도 아닌 일이다. 맥을 보고 체질을 알게 되면 그 다음부터는 미리 숙지하고 있었던 체질의 특성과 특징들을 외우기만 하면 되기 때문이다.

이렇게 되면 소위 묻지 않고도 알아맞히는 불문진단(不問診斷)이 된다. 물론 유형론 의학의 유익은 이런 불문진단에 국한된 것만이 아니다.

일단 어떤 사람이 어떤 유형에 속했다는 것을 알게 되면 그 사람의 건강 특징과 취약 구조를 아는 것뿐 아니라 질병의 치료 방법까지 동시에 아는 것이 되므로 치료 방침 역시 자동으로 도출된다.

유형론 의학은 이미 생리적 특성, 고정된 병태(病態)의 양상, 발현하는 병증(病症)의 속성, 그리고 그에 대한 치법(治法)까지 모두 유형에 따라 사전에 결정, 분류해 놓았기 때문이다.

문제는 역시 어떤 사람이 어떤 체질 유형에 속하는지 몰라서 생긴다. 이것을 어떤 방법을 통해 알아낼 수만 있다면 환자의 건강과 질병에 대한 정보를 알아내 그 질병에 효과적으로 대응하는 것은 문제도 아니게 된다.

결국 체질의학 같은 유형론적 의학의 관건은, 이미 특정 조건에 따라 유형으로 묶어 놓은 카테고리 속에 누가 어디에 속해 있는 가를 알아내는 것이 본질임을 알 수 있다. 사상의학에서 체질감별이 가장 핵심이 되는 것이 그 때문이다.

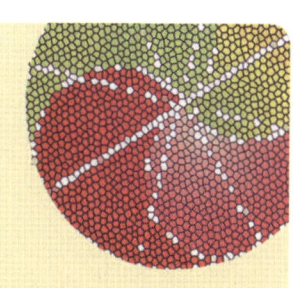

제2장

체질론

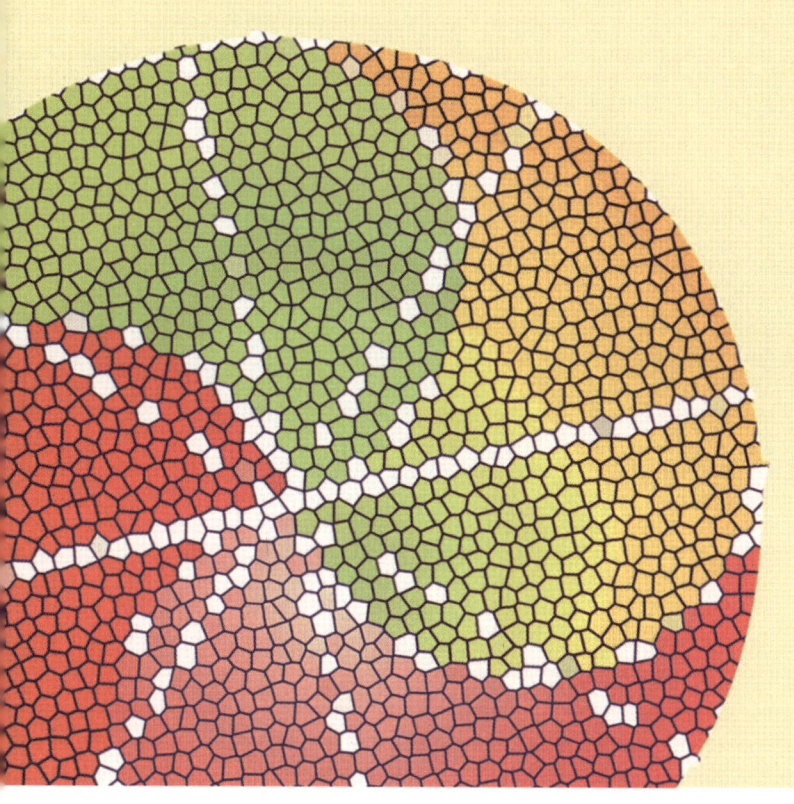

체질(體質)의 의미

선천적으로 인간은 모두 동일한 신체조건을 가지고 태어날까.

아니면 각기 다른 조건들을 가지고 태어날까.

다르다면 무엇이 어떻게 다른가.

개인적 차이가 존재한다면 그 차이의 본질은 무엇인가.

체질론을 공부하기에 앞서 누군가 한 번쯤은 진지하게 고민해봐야 할 문제들이다. 이 문제들에 관련하여 우선 우리 주변에서 쉽게 관찰할 수 있는 예를 하나 들어본다.

언젠가 TV 프로그램에서 흥미로운 프로그램을 방영하였다.

20대 젊은 남녀 대학생 20명에게 맥주 2,000cc씩 똑같이 마시게 하고는 누가 더 오래 소변을 참을 수 있느냐 하는 실험이었다. 실험에 참가한 학생들 중에는 마신지 30분도 채 안 돼 소변을 보러 간 사람부터 무려 너댓 시간 이상을 참아내는 사람까지 실로 다양한 결과가 나왔다.

이는 사람에 따라 소변을 저장하는 방광의 용량에도 차이가 있고 소변으로 가득 찬 방광을 참아내는 기능에까지 다양한 개인차가 존재하고 있음을 보여주는 사례다. 만일 사람마다 한결 같이 동일한 방광의 용량과 기능을 가지고 태어났다면 이러한 개인차는 존재하지 않아야 옳다.

우리 주변에서 어떤 사람은 체구가 건장해 튼튼해 보이고 왕성한 식욕을 갖고 있지만 반면에 호흡기가 약해서 남들보다 쉽게 감기가 잘 걸리는 사람도 있고, 어떤 이는 왜소하고 약해 보이는 체구를 가지고 있지만 상대적으로 감기는 잘 걸리지 않는 사람도 볼 수 있다.

어떤 사람은 남보다 뛰어난 폐활량을 가지고 있고, 어떤 사람은 남보다 훨씬 강력한 소화기능을 가지고 있다. 똑같은 양(量)의 술을 과음해도 거뜬히 견뎌내는 사람이 있는가 하면 잘 견디지 못하는 사람이 있다.

이러한 예들은 우리가 주변에서 늘 흔히 보는 현상들이지만 별 의미를 두지 않고 지나쳐온 것들이다. 만일 인간이 날 때부터 모두 동일한 신체조건을 가지고 태어나 장기(臟器)간에 어떤 개인적 차이가 존재하지 않는다면 이러한 생리적 차이는 존재하지 않아야 옳을 것이다.

사람들이 동일한 조건에서 찬바람에 노출되면 동일하게 감기에 걸려야 하고, 동일한 분량만큼 과식하면 동일하게 소화불량을 호소해야 옳다. 그러나 현실에선 사람마다 모두 다르게 나타난다.

개인에 따라 생, 병리 현상에 어떤 차이가 존재하는 것이 사실이라면 이는 사람마다 선천적으로 각기 다른 신체 조건을 가지고 태어난다는 사실을 의미하는 것이 된다.

인간 개개인(個個人)의 차이는 우리가 흔히 보는 대로 얼굴 생김새의 차이로 부터 체격, 성격, 기질의 차이, 취미와 장기(長技)의 차이, 지능과 감정의 차이, 입맛의 차이, 개인적 능력의 차이에 이르기까지 부인할 수 없는 분명한 차이들이 존재하고 있다.

개인 간에 이런 차이가 엄격히 존재함에도 오로지 뱃속의 오장육부(五臟六腑)만 똑같다고 말할 수 없으며 여기에도 분명한 기능상의 차이가 존재할 것이라는데 의심할 여지가 없다.

체질의 사전적(辭典的) 정의는 "몸[體]의 성질[質]"이다.

이는 개인에 있어서 신체의 모든 형태적, 기능적 여러 가지 성상(性狀)을 의미한다. 일반적으로는 신체적 특성 가운데 후천적이거나 환경적 요인보다는 유전적, 태생적, 생득적(生得的)으로 타고나는 부분을 지칭하는 의미로 쓰이고 있다.

예컨대 다른 사람들에겐 특별한 영향을 끼치지 않는 어떤 특정자극에 대해 비정상적으로 강하고 예민하게 반응을 보이는 체질을 특이체질(特異體質)이라 하거나, 병에 잘 걸리거나 건강에 이상을 초래하기 쉬운 체질을 '허약체질(虛弱體質)'이라 하는 등, 주로 정신적이기보다는 신체적 특성에 관한 의미로 표현한다.

이렇게 기왕에 존재해온 어휘로서의 '체질(體質)'이란 단어가 사상(四象)이란 단어와 결합하여 '사상체질(四象體質)'이 되면, 선천적인 장부(臟腑)의 강약에 따라 다양한 특질을 가지고 태어나는 네 가지 형태의 인간상을 표현하는 어휘가 된다.

정작 이제마 자신은 체질(體質)이란 용어를 쓰지 않았으나 이후 사람들이 사상인(四象人) 특성을 표현하는 가장 적절한 용어로 이 체질이란 단어를 차용해 씀으로서 일반화된 것이다.

요컨대 사상체질(四象體質)이란 사상의학적 관점에서 장부(臟腑)의 선천적 차이로 말미암아 나타나는 생리적, 병리적, 형태적, 기질적 차이를 지칭하는 것이며, 체질의학(體質醫學)이라 하면 이런 각 개인의 체질을 찾아 분류하고 귀납하는 방식으로 치료에 접근하는 학문을 의미한다.

동서양의 체질의학 이론들

　사람을 몇 가지 체질로 분류하려는 시도는 동서양을 막론하고 이미 옛날부터 있어온 것이다.

　히포크라테스는 인체는 네 가지 기본물질인 혈액, 점액, 황담즙, 흑담즙의 사체액(四體液)으로 구성되어 있다고 보았고, 2세기에 이르러 갈레노스는 이 네 가지 체액(體液)이 몸을 이루는 기본이라는 초기 생리학 이론을 발전시켜 인간에게 4가지 기질(氣質)이 있다고 주장했다.

　이 4가지 체액 중 어떤 것이 상대적으로 더 우세하냐에 따라 각각 다혈질, 점액질, 우울질, 담즙질 등의 기질[1]을 나타낸다고 본 것이다. 아마도 이것은 서양의학 역사에 있어서 인간의 개인적 차이를 인정한 가장 최초의 체질론이라고 말할 수 있을 것이다.

　독일의 정신과 의사 에른스트 크레치머 (Ernst Kretschmer, 1888~1964)는 사람의 체형과 체질을 인격특성 및 정신질환과의 연관관계를 찾으려 했던 의사였다. 그는 외형으로

---

1) ① **다혈질(Sanguiniker)**은 경쾌하고 사교적이며 낙천적이고 덥석거리기 잘 하고 변심이 잘 되며 신중하지 못하다.
　② **담즙질(Choleriker)**은 반응이 빠르고 성미가 급하며 팔팔한 성미에 희노가 빠르고 자기애가 지나쳐 교만하며 생활이 규율적이다.
　③ **우울질(Melancholiker)**은 신중하고 보수적이며 우울하고 상심에 잠겨 있으며 사소한 일을 중대시하고 남을 잘 믿지 못한다.
　④ **점액질(Phlegmatiker)**은 움직임이 느리고 활발하지 않고 민첩치 못하며 냉담하며 침착하나 깊이 있는 사고를 하여 행동한다.

나타나는 사람의 체격을 형태학적 특징으로 구분했는
데 즉, 키가 크고 여윈 허약 타입, 좀 더 근육질인 운
동가 타입, 통통한 비만 타입 등 세 가지로 분류하고
정신분열증은 허약 타입에서 가장 많이 나타난다고
주장했다.[2)]

　1930년대에 이르러 미국의 심리학자 쉘던(W. H.
Sheldon)은 이보다 더 정교한 이론으로 사람을 역시 세
가지로 구분했는데 머리와 배가 둥그렇고 팔다리가
짧고 팔과 넓적다리에 지방이 많으며 손목과 발목이
가는 사람을 내배엽형, 얼굴이 갸름하고 이마가 넓으

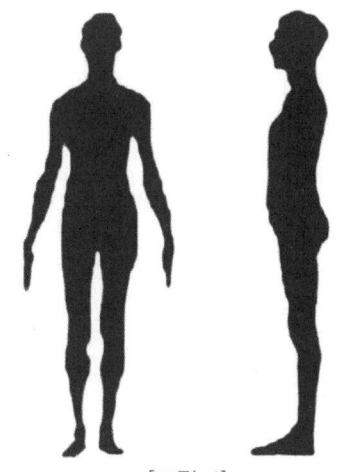

[그림 4]

며 가슴과 배는 좁고 팔과 다리는 길고 가늘며 몸에 지방질이 적은 사람을 외배엽형, 정
사각형의 큰 머리, 넓고 근육질인 가슴과 어깨, 육중한 근육의 팔·다리를 가진 체형을
중배엽형으로 나누었다.

　인도의 전통의학인 아유르베다 의학에서도 인체를 세 종류의 체질,[3)] 즉 바타(Vata), 피

2) ① **허약형(Asthenic)**은 신체가 마르고 크며 흉곽이 협소하고 피부는 건조하고 사지는 몸통에 비해 길고 성격은 내
　 향적, 폐쇄적, 냉담하고 이것이 이상적으로 악화하면 분열병질(Schizoid)로 되고 질환으로 정신분열증이 된다.
　 ② **운동가형(Athletic)**은 신체 근육발달이 강하고 흉곽이 넓고 성격은 평소에는 자극에 대한 감수성이 둔하나 때로
　 는 폭발적으로 분노한다. 이것이 이상적으로 악화하면 전간병질(Epileptoid)이 되며 질환으로는 전간(癲癇)병이 된다.
　 ③ **비만형(Pyknic)**은 신체가 둥글고 지방이 많으며 피부는 유연하고 특히 허리와 배의 발달이 좋으며 목이 짧고
　 사지는 몸통에 비해 짧다. 성격은 외향적이요, 친절하고 애교가 있으며 유머가 풍부하다. 이것이 이상적으로 악화
　 하면 순환병질(Zykloid)이 되고 가장 극단적일 때에는 조울병이 된다.
3) ① **Vatha형 체질**: 왜소한 골격 작은 근육 적은 지방을 가져 마르거나 체중미달인 경향이 있다. 세심하여 사물이나
　 현상을 명확하게 인식하며 순수한 성격이다. 건조한 피부 머리를 가진다. 차가운(손 발 혈류)를 가져 추운 겨울을
　 싫어하고 여름을 좋아한다. 소화기관이 음식물의 큰 변화에 잘 적응한다. 수면을 적게 취하고 매우 활발한 지적 능
　 력을 즐기고 융통성이 있으며 창조적이다. 본연의 미묘함으로 인한 공포 분노 불안정 신경과민의 경향이 있다. 움
　 직임의 특성상 조깅과 같은 활동적인 것을 좋아하고 한 장소에 오래 앉아있는 것을 싫어한다.
　 ② **Pitha형 체질**: 보통의 체격으로 근육이 알맞게 발달되어있다. 부드러운 지성의 피부 지성의 직모를 가진다. 따
　 뜻한 기운을 가지며 Vatha형 보다 체온이 높으며 땀도 많이 흘린다. 머리카락은 일찍 희어지거나 탈모현상이 나타
　 난다. 깊은 수면을 취하고 매우 민첩하고 지적이다. 지식을 사랑하고 조직력과 리더십이 강하며 현명하고 명석하
　 지만 개성을 제어하는 경향이 있다. 경쟁 비교하기를 좋아하고 야망이 공격적인 성질을 가져 비판적이고 자기 자
　 신을 비판하기도 하는 완벽주의자 이다.
　 ③ **Kapha형 체질**: 육중한 골격 근육 지방을 가진 건강한 체격일 경향이 높다. 물만 먹어도 살이 찌는 경향이 있으
　 며 내면적으로 대단한 생명력과 거대한 저항력을 지닌다. 차갑고 서늘한 피부를 가진다. 소화기관은 불의 성향으
　 로 왕성한 식욕을 가지며 초콜릿과 케이크 같은 달콤한 것을 좋아한다. 신진대사와 소화가 느리며 동작 또한 느린
　 경향이 있다. 안정적인 기억력을 가지며 용서하고 사랑하는 마음이 있다. 본연의 정적인 면으로 먹는 것과 아무 일

타(Pitta), 카파(Kapha)로 나누고 있으며 이 체질은 개인 내부의 모든 것을 보여 주는 설계도와 같은 것으로 인식했다. 이 체질 구성 요소들이 균형을 잡고 있으면 건강하고, 균형이 깨지면 몸이 외부의 스트레스 인자에 감수성이 높아져 질병에 이환된다고 인식했다.

동양의학에서도 체질이론을 찾아볼 수 있는데 동양의학 고전(古典) 중 최고의 원전인 『황제내경(黃帝內經)』에는 소위 두 가지 종류의 체질이론이 언급되어 있다.

영추(靈樞)편의 '음양25인론(陰陽二十五人論)'에는 인체를 목(木), 화(火), 토(土), 금(金), 수(水)의 오행(五行)적 관점에서 구분하여 각기 목형인(木形人), 화형인(火形人), 토형인(土形人), 금형인(金形人), 수형인(水形人) 다섯으로 나누었고 이를 다시 생리특징과 의식형태에 근거하여 25종의 같지 않은 유형으로 나눈 것이다.[4]

같은 책의 통천편(通天篇)에는 사람을 음과 양의 음양론(陰陽論)적 관점에서 구분하여 각기 태양인(太陽人), 소양인(少陽人), 태음인(太陰人), 소음인(少陰人), 음양화평지인(陰陽和平之人)으로 나누었는데 이 5종 유형의 사람들은 외관의 형태가 다르고 근골(筋骨)과 기혈(氣血)의 성쇠(盛衰)가 다르다고 기록되어 있다.[5]

동서양의 체질의학 이론들

도 하지 않고 쉬는 것을 좋아한다.

4) ① **목형인(木形人)**: 머리는 작고, 얼굴이 길고, 어깨와 등은 넓고, 동작이 빠르고, 수족은 작으며 재주가 있으나 체력이 강하지 않고 일에 근심을 많이 하고 봄과 여름을 견뎌내나 가을과 겨울을 견디지 못한다.

② **화형인(火形人)**: 얼굴은 야위고 작으며, 머리가 적고 어깨와 등 부위의 발육이 균형 잡혀 있으며, 수족이 작고 걸음이 빠르며 심성이 급하고 용맹하다. 재물을 가벼이 여기며 의심이 많고 근심이 많다. 사물에 대한 분석이 매우 예민하며 성질이 급해 장수를 누리지 못하고 갑자기 죽는 경우가 많다.

③ **토형인(土形人)**: 얼굴이 둥글고 머리가 크며 어깨와 등이 풍만하고 건강미가 있다. 배가 크고 기육이 풍만하며 전신상하가 균형이 잡혀 있다. 걸음걸이가 침착하고 조급하지 않으며 권세를 다투지 않고 다른 사람을 잘 도우며 성실하고 충성스럽다.

④ **금형인(金形人)**: 얼굴이 모나고 머리가 적고 어깨와 등이 작고 배가 작으며 수족이 작으며 행동은 경쾌하고 품성이 청렴결백하고 성질은 급하다. 움직이지 않으면 고요하고 움직일 때는 매우 맹렬하며 시비를 잘 가리며 관리의 다스림에 밝다.

⑤ **수형인(水形人)**: 얼굴에 주름살이 많고 뺨 부위가 넓으며 양어깨가 작고 배 부위가 크며 길을 걸을 때 몸을 흔든다. 대인관계는 공경하거나 두려워하지도 않고 남을 잘 속인다.

5) ① **태음인(太陰人)**: 탐욕하고 어질지 못하며 겉으로는 겸허하나 품행이 바른 것으로 가장하고 내심은 음험함을 감추어두고 득 되는 것을 좋아하고 손해 보기를 싫어하며 기쁘고 성남을 얼굴색에 드러내지 않는다. 힘써 일 할 줄 모르고 단지 자기만을 알고 행동을 뒤에 하고 먼저 솜씨를 들어내지 않는다.

② **소음인(少陰人)**: 작은 이익을 탐내기 좋아하고 몰래 사악한 생각을 숨기고 있으며 어떤 사람이 손실을 입거나 불행한 것을 보면 만족해하고 어떤 사람이 영예롭게 된 것을 보면 분개하여 마음에 질투를 품고 사람들에 대해 은

경악전서(景岳全書)를 저술한 장개빈(張介賓)은 그의 책에서 인간을 한열(寒熱)에 따라 양장인(陽臟人)과 음장인(陰臟人)의 두 체질로 나누었는데 양장인(陽臟人)은 열(熱)이 많고 음장인(陰臟人)은 한(寒)이 많다고 했다. 양장인은 찬 것을 좋아하며 더운 것을 두려워하며 아침, 저녁 찬 것을 먹어도 병이 나지 않는데 이는 양(陽)이 항상 남아돌아가기 때문이고, 만일 음장(陰臟)인에게 한냉(寒冷)이 침범하면 비(脾)와 신(腎)이 반드시 상하는데 이는 양(陽)이 부족한 까닭이라 했다. 양(陽)이 강한 자는 적어서 열 사람 중에 두세 명이고 양이 약한 자는 열 중에 칠, 팔은 된다 했다.

이제마가 사상체질론을 발견한 것은 이렇듯 한의학 고전에 사람을 유형적으로 구분한 체질론적 사고가 이미 있었기 때문에 가능했을지도 모른다.

앞서 본 동서양의 체질 이론들은 인간의 개인 차이를 인정하고 이를 다양한 관점에서 분류했다는 점에서 큰 의미가 있으나 기존의 체질론들은 개인의 생리, 병리에 대한 설명까지가 구체적으로 뒤따르지 못했고 예방적 방면과 치료 분야에 이르기까지 보다 폭넓은 연구가 체계적으로 진행되지 못한 채 단순히 기질적, 형태론적 체질분류에 머무르고 있다.

그러므로 이런 다양한 체질이론들이 동, 서양 의학 역사에 이미 명백히 존재했음에도 불구하고 의학의 체계적인 한 분야로 학문적 단계로까지 발전된 흔적을 찾아볼 수 없는 것은 매우 안타까운 일이다.

결국 체질 이론은 의학의 역사에 존재는 했으되 이론 자체에 머물러 있었을 뿐, 치료의학의 경지에 이르지 못하고 의학 주류(主流)에 편입되지 못한 채 역사에서 사라져 버렸던 것이다.

혜로운 마음이 없다.

③ **태양인(太陽人)**: 자기를 나타내고 큰 소리로 말하기를 좋아하며 높고 멀리 달려가는 것을 좋아하고 태도가 솔직하고 시비를 좋아하지 않는다. 일시적 기분으로 일을 처리하고 지나치게 자신이 있고 비록 실패를 당해도 후회하지 않는다.

④ **소양인(少陽人)**: 일을 정밀하게 살피고 매우 자존심이 높고 조그만 관직에 있어도 지나치게 자신을 선전하고 대인관계 교제를 잘하고 묵묵히 남의 말을 잘 듣지 않고 일에 몰두하기를 좋아하지 않는다.

⑤ **음양화평지인(陰陽和平之人)**: 마음이 편안하고 두려워하는 바가 없고 생활이 안정되고 개인의 명리에 개의치 않는다. 욕심이 적어 지나친 기쁨이 없으며 사물의 변화에 순종하고 일을 만나서 다른 사람과 다투지 않고 형세의 변화에 잘 적응한다. 지위가 높아도 겸손하고 설득으로 사람을 다스리고 복종하고 압박하는 수단으로 사람을 다스리지 않는다.

기질(氣質)에 대하여

앞서 체질(體質)이란 용어를 고찰해본 바 있거니와 이번에는 기질(氣質)이란 용어를 잠시 살펴보기로 하자. 많은 사람들이 체질이나 기질이란 용어를 대충 유사한 것쯤으로 인식하거나 심지어는 같은 것으로 혼동해 사용하는 경향도 있기 때문에 이에 대해 분명히 짚고 넘어가야 할 필요가 있다.

기질(氣質)의 사전(辭典)적 의미는 "개인 특유의 성질"이고, 성질(性質)은 "날 때부터 가지고 있는 기질"이다.[1] 즉 기질(氣質)이나 성질(性質)은 각각 특유의 뉘앙스가 있기는 하지만 상호 유사한 의미로 쓰여 지고 있는 용어임을 알 수 있다.

필자는 기질을 "마음의 성질"로 정의하는데 이는 성질, 성격, 기질의 의미를 모두 포괄하는 것이다. 기질(氣質)이 마음의 성질이라면 체질(體質)은 문자 그대로 "몸의 성질"이다. 즉, 육체와 정신, 몸과 마음이 상호 대조를 이룬다 했을 때, 몸의 성질을 나타내는 용어를 체질(體質), 마음의 성질을 나타낼 때는 기질(氣質)이라 표현한다. 그러므로 체질과 기질이란 용어는 전혀 별개의 다른 의미를 갖는 용어.

---

1) 성격(性格)이란 의미는 "개인이 가지고 있는 특유한 성질"로 기질(氣質)의 설명과 거의 동일하다. 즉 기질(氣質), 성질(性質), 성격(性格) 등은 실제적으로는 각기의 특유한 뉘앙스를 가지고 쓰여 지고 있으나 그 본래의 뜻에서는 상호 유사한 의미를 가지고 있다. 영어에서도 이 세 단어는 nature, disposition, temperament, character 등으로 혼용되어 표기되는데 nature는 인간, 동물 따위의 타고난 성질을 의미하고, disposition은 반드시 타고난 것만은 아닌 개인의 성질을, temperament는 감정적으로 본 성질인 기질을, character는 정신적, 도덕적으로 본 성격을 의미한다.

예를 들어 '구두쇠 기질', '경상도 기질', '바람둥이 기질' 등으로 표현했을 때 올바른 표현이 되지만, 만일 이를 '구두쇠 체질', '경상도 체질', '바람둥이 체질'이라 표현하면 잘못된 표현이 된다.

마찬가지로 몸의 성질을 나타내는 '알레르기체질', '특이체질', '허약체질'이라 하면 올바른 표현이 되지만, '알레르기기질', '특이기질', '허약기질'이라고 해서는 안 된다. 각 용어의 의미가 다르고 쓰임새가 다르기 때문이다.

또 다른 예로, '마음이 급하다', '응큼하다', '낙천적이다'란 표현들은 마음의 성질, 즉 기질을 의미하며 '땀이 잘 난다', '설사를 잘 한다', '몸이 냉하다' 하는 것들은 몸의 성질, 즉 체질을 의미하는 표현들이다.

사람의 행동은 기질에 따라 달라지는데 이는 인간 개개인의 기질(氣質)이 행동의 동기(動機)에 영향을 주기 때문이다. 사람들은 저마다의 태생적 기질에 따라 다른 동기, 목표, 가치, 충동, 욕망을 갖고 있어 다르게 생각하고, 다르게 사물을 받아들이고, 다르게 인지(認知)하고 분별하고 이해한다.

예를 들어 기계고장으로 승강기에 갇히게 되었을 때 사람들이 나타내는 반응을 보면 긴장을 풀기 위해 농담을 하는 사람, 질식해 죽을 것 같은 불안에 떠는 사람, 탈출할 방법을 조용히 생각하는 사람 등 다양한데 이처럼 동일한 상황에서 다른 반응을 보이는 이유는 각 개인이 가지고 있는 기질적 차이에 기인한다. 반면에 체질은 기질과 달리 인간행동의 동기(動機)에 어떠한 영향도 주지 않는데 체질이 몸의 성질을 의미하기 때문이다.

기질과 체질을 연구하다 보면 상호간에 어느 정도의 유의적(有意的)인 상관관계가 발견되는 것은 사실이다. 그러나 그렇다고 해서 어떤 체질을 갖는 사람이 반드시 어떤 기질을 갖게 된다는 필연적 연관관계는 없다. 이는 매우 중요한 관점이다. 따라서 추후 좀 더 자세히 부연설명하기로 한다.

기질은 체질과 마찬가지로 날 때부터 가지고 태어난다는 의미에서 체질이란 용어와 유사성을 가진다. 즉 기질은 후천적, 환경적 요인으로 인해 생기는 것이 아니라 선천적, 태생적 혹은 유전적으로 타고나는 것으로, 인간이 태어날 때부터 세상에 가지고 나온 본래적인 특성, 곧 개인의 욕구, 소질, 재능과 같은 것이다.

따라서 후천적 교육이나 성장 환경에 의해서도 바뀌지 않는다. 아무리 노력해도 자신의 체질을 바꿀 수 없듯, 자신의 기질 역시 아무리 노력해도 바꿀 수 없다. 단지 인격 수양, 자기 계발 등과 같은 후천적 노력에 의해 정도를 완화시킬 수 있을 뿐이다.

때때로 사람들은 기질을 성격과 혼동하는데 성격을 교육과 성장 환경에 의하여 만들어지거나 바꾸어질 수 있는 학습된 행동이라고 말한다면, 기질은 선천적으로 형성된 처음부터 타고난 바꾸어지지 않는 본래적 특성이라고 할 수 있다.

기질 (temperament)	태생적으로 타고난 성품의 결합체로 유전학적으로 국민성, 인종, 성별, 그 외 어떤 유전적 요인에 의해 형성된다.
성격 (character)	타고난 기질에다가 어렸을 때의 교육, 근본적 태도, 신앙, 원칙 등이 가미되어 형성되는 것으로 닦고 훈련된 기질을 의미한다.
인격 (personality)	다른 사람을 대할 때 표면에 나타나는 태도를 의미한다.

[표1]

기질의 선천성으로 인해 아직 인격이나 성격이 형성되지 않은 어린 아이들에게서 기질에 따라 다양한 행동양식을 보이는 것을 쉽게 관찰할 수 있다.

예컨대 침(鍼)을 맞을 때 매우 두려워하면서 몹시 우는 아이가 있는가 하면 신기하게도 눈 하나 깜짝 안하고 잘 맞는 아이도 있다. 기질의 차이는 심지어 동물들에게서도 발견되는데 개는 자극을 받았을 때 반응하는 동작에 따라 기질을 나누어 경성(硬性:굳은 성품)의 개, 경성 같은 개, 연성(軟性)의 개, 연성 같은 개 등 4가지로 분류된다고 한다. 이러한 개의 기질은 개를 훈련시킬 때에 매우 유용하게 이용된다.

서양에서는 인간의 기질에 관해 많은 관심과 연구가 이루어졌는데 예를 들어 히포크라테스의 체액설과 다혈질, 점액질, 담즙질, 흑담즙질의 사기질설[2]을 주창한 갈레노스를 보더라도 서양의학의 역사에서 기질에 관한 연구가 얼마나 빨리 시작됐는지 알 수 있다.

근세에 이르러 칸트는 성격을 사유양식(思惟樣式), 기질을 감성양식(感性樣式)이라 보고 기질을 다시 감정의 기질과 행동의 기질로 나누었다. 스위스의 정신과의사 C. G. 융의 정신분석학이론을 기반으로 한 내향형, 외향형의 유형론은 이 두 가지 형태에 사고(思考), 감각(感覺), 감정(感情), 직관(直觀)의 4가지 심리적 기능을 조합하여 8가지 유형으로 나누어 인간의 기질을 설명하고 있다.

---

2) **다혈질**: 명랑하고 활기참. 불쾌와 권태를 쉽게 극복함. 즐거움과 기쁨을 잘 느낌. 사교적이고 친밀함. 동정과 연민이 많음. 솔직하고 순수함. 열심이 있음. 모험심이 강함.

　담즙질: 자신감과 의지가 강함. 자립심과 결단력이 강함. 즉각적인 분석력이 있음. 추진력과 집착력이 강함. 단체활동에 적극적임. 실질적인 해결능력. 지도자적 기질이 많음. 적극적이고 끈질김.

　우울질: 정서가 풍부함. 감수성이 예민함. 진지하고 신중함. 창작성과 예술성이 뛰어남. 깊은 사고력. 성실하고 진실함. 자기희생 실수가 적음.

　점액질: 유머와 위트가 있음. 낙천적임. 편안함과 위로를 줌. 객관적이고 이성적임. 신용을 잘 지킴. 여유 있는 상황 대처. 인내심이 강함. 부드럽고 깔끔함.

　네 가지 유형 중 어느 하나만 들어맞는 사람은 아무도 없으며, 네 유형 중 둘이나 셋 이상의 기질이 혼합되어 있는데, 일반적으로 한두 가지 기질이 우세하게 나타나는 경향이 있다. 예를 들어 어떤 사람의 기질이 80%는 다혈질, 20%는 점액질이거나, 70%는 담즙질 30%는 우울질, 혹은 60%는 다혈질, 20%는 우울질, 20%는 점액질로 나타나는 식이다.

기질과 체질의 상호관계

앞서 기질과 체질은 두 개념이 유사개념 아닌 전혀 별개의 개념임을 설명했다. 그렇다면 체질과 기질 간에는 어떤 상호관계가 있는 것일까?

근래에 들어 기질을 단순히 성격 유형만으로 구분하는데 그치지 않고 기질과 육체를 연관시켜 그 상관관계를 연구하는 경향이 생기기 시작했다.

예컨대 독일의 생리학자 프란츠 죠셉 갈(Franz-Joseph Gall, 1758~1828) 같은 사람은 골상학(骨相學)[1]에서 두개골의 생긴 모양을 그 사람에게서 나타나는 정신적 특징과 연결시키려 했고, 독일의 철학자 L. 클라게스 같은 이는 사람의 필적(筆跡)으로 그 사람의 성격을 파악하려 했다.

일본학자 후루카와(古川)씨[2]는 혈액형과 기질의 관계를 연구하여 사람의 75%는 외관

---

1) 골상학(骨相學, phrenology) : 얼굴의 골격으로 성격 등의 특징을 알아내려는 학문이다. 독일의 해부학자 F. J. 갈 (1757~1828)이 창시했다. 그는 뇌 기관에 대한 조직과 인간의 병에 대한 관계에 대하여 연관성을 발견하기 시작해서 27개의 각 뇌 기관을 발견했다. 기본원리는, ① 뇌는 심성의 기관이다 ② 인간의 심적 능력은 독립된 몇 가지로 나눌 수 있다 ③ 이 능력은 타고난 것으로서 뇌의 표면에 각각의 자리가 정해져 있다는 등이다. 이 기본원리에 의해 뇌의 표면을 각 부분들로 나누었으며, 그 형태를 관찰해 성격과 능력을 판단하였다.

2) 1927년 8월 심리학자 후루카와가 자기 친척, 동료, 학생 등 319명을 조사해 「혈액형에 의한 기질연구」라는 논문을 일본심리학회지에 발표하였다. 전후(前後) 이 설의 영향을 받은 작가 노오미(能見)는 1971년, 『혈액형 인간학』이란 책을 저술하였는데 이 책이 인기를 얻으면서 혈액형과 성격판정이 유행을 일으켰다. 이 책은 작가가 엄밀한 통계조사 등을 한 것이 아니고 작가생활을 하면서 만나본 사람들을 관찰한 결과를 설명하고 있다.

과 기질을 관찰하면 그 사람의 혈액형을 알 수 있다 했다.

그 외에도 기질과 육체와의 상호관계에 대한 다양한 연구가 있었으나 정밀한 측정에 의해 어느 정도 신뢰할 수 있는 성과를 올린 것은 독일의 정신의학자 E. 크레츠머다. 그는 자신의 경험에 비추어 조울증과 정신분열증이 체격과 상관관계가 많은 사실에 착안하여 사람의 체형을 수척형, 근육형, 비만형의 세 유형으로 나누었다. 그의 연구에 의하면 정신분열증 환자는 수척형에서 가장 많고, 다음으로 근육형이 많으며 조울증 환자에는 비만형이 많다고 함으로서 체형과 기질과의 밀접한 상관관계를 주장했다.

이러한 연구들은 체형과 성격 혹은 기질이 서로 밀접하게 상호 연관되어 있으며 체형과 체질에 따라 사람의 성격이나 성정(性情), 체격, 생리, 병리학적 요인 등이 분류되고 결정되어 진다는 가설에 근거하고 있다.

이런 관점에서 본다면 사상의학 역시 매우 유사하다. 이제마는 『동의수세보원』에서 사체질(四體質)의 병리, 생리, 질병관계뿐 아니라 각 체질들의 기질적 특징까지 다양하게 묘사하고 있기 때문이다. 이제마는 심지어 체질이 형성되는 메커니즘 자체가 성정(性情)에 기인하고 있다고 묘사하고 있다.

예를 들어 사단론(四端論)을 보면, 태양인은 슬퍼하는 성(性)이 멀리 흩어지고 노(怒)하는 정(情)이 몹시 급한 기질을 가지고 있는데, 이 슬퍼하는 성(性)이 멀리 흩어지면 기운이 폐(肺)로 몰려 폐가 더욱 커지고, 노(怒)하는 정(情)이 몹시 급하면 그 기운이 간(肝)에 부딪혀 간이 더욱 깎여지기 때문에 간(肝)이 작아지게 되는 것이라 하여 체질의 장부대소(臟腑大少) 현상이 희노애락(喜怒哀樂)의 성정(性情) 차이에서 발생한다[3]고 했다.

이런 그의 견해는 선천적 장부(臟腑)대소에 의해 인간 성정(性情)이 형성되는 게 아니

57

제2장 체질론

---

3) "태양인의 슬퍼하는 性은 멀리 흩어지고 노하는 情은 몹시 급한데, 슬퍼하는 性이 멀리 흩어지면 기운이 肺로 몰려 더욱 盛해지고, 怒하는 情이 몹시 급하면 기운이 肝에 부딪혀 더욱 깎여 태양인의 肺가 크고 肝이 작으며, 소양인은 怒性은 넓게 품고 哀情은 몹시 급한데, 노성이 넓게 품으면 氣가 脾로 흘러들어 脾가 더욱 盛해지고, 哀情이 몹시 급하면 氣가 腎에 부딪혀 신이 더욱 깎여지니, 소양의 臟局이 脾局이 크고 腎局이 작게 형체를 이루는 까닭이다. 태음인은 喜性은 넓게 펼치고 樂情은 몹시 급한데, 희성이 넓게 펼치면 氣가 간으로 흘러들어 간이 더욱 성해지고, 樂情이 몹시 급하면 氣가 肺에 부딪혀 肺가 더욱 깎여지니, 태음의 臟局이 肝局이 크고 肺局이 작게 형체를 이루는 까닭이다. 소음인은 樂性은 깊이 굳히고 喜情은 몹시 급한데, 樂性이 깊이 굳히면 氣가 腎으로 흘러 들어 腎이 더욱 盛해지고, 喜情이 몹시 급하면 氣가 脾에 부딪혀 脾가 더욱 깎여지니, 태양의 臟局이 腎局이 크고 脾局이 작게 형체를 이루는 까닭이다."(四端論)

라, 성정(性情)의 변화로 인해 장부(臟腑)대소가 형성된다고 논한 것임으로 장부대소(臟腑大少)의 차이는 태어날 때부터 타고난다[4]는 주장과 비교하면 앞뒤가 맞지 않는 것이다.

여하튼 이제마는 사상인(四象人)이 장부가 고르지 못하고 대소의 차이를 선천적으로 가지고 태어나기 때문에 그에 따라 심욕(心慾)이 한 쪽으로 치우치기 쉽고, 이것을 다스리는데 실패하면 결국 비루하거나 천박하거나 탐욕스럽거나 게으른 사람이 된다[5]고 함으로서 장부의 대소(大少)가 육체적 문제뿐 아니라 기질적 측면에까지 영향을 준다고 주장했다.

그의 책 중에서 변증론(辨證論)편을 보면 사체질(四體質)의 기질이 묘사되고 있는데 태양인은 막힘없이 잘 소통하는데 강하고, 소양인은 굳세고 강한 장점이 있고, 태음인은 무슨 일이든 끝까지 잘하는 장점이 있고, 소음인은 단정하고 침착한 장점이 있다[6]고 하고 있다. 또한 태음인은 평소 겁을 잘 내는 경향이 있고, 소양인은 쉽게 염려하는 경향이 있으며, 소음인은 늘 불안정해지기 쉬운 경향이 있고, 태양인은 늘 서두르는 경향이 있다[7]고 했다.

결국 이러한 이제마의 관점은 그가 말한 체질적 특성과 기질과의 깊은 연관성을 시사하는 것이다. 이제마의 이러한 관점은 전통 한의학에서 말하는 '몸과 마음은 하나' 라는 소위 심신일여(心身一如) 원리와 신형일체(身形一體)사상에서 영향 받았을 가능성이 크다. 뿐만 아니라, 희노우사비공경(喜怒憂思悲恐驚)의 칠정(七情)을 오장육부(五臟六腑)에 귀속시켜 생각했던 전통 한의학 이론의 영향을 받았을 것이다.

『황제내경』 소문(素問)에 노여움이 과하면 간(肝)을 손상시키고, 기쁨이 과하면 심(心)장을 손상하며, 생각이 과하면 비(脾)를 손상한다[8]는 말이 있는데 이제마는 사단론(四端

---

4) 人稟臟理 有四不同 肺大而肝小者名曰太陽人 肝大而肺小者名曰太陰人 脾大而腎小者名曰少陽人 腎大而脾小者 名曰 少陰人.

5) 人趨心慾 有四不同 棄禮而放縱自 名曰 鄙人 棄義而偸逸自 名曰 懦人 棄智而飾私自 名曰 薄人 棄仁而極慾自 名曰 貪人.

6) 太陽人 性質 長於疏通而 材幹 能於交遇 少陽人 性質 長於剛武而 材幹 能於事務 太陰人 性質 長於成就而 材幹 能於居處 少陰人 性質 長於端重而 材幹 能於黨與.

7) 太陰人 恒有怯心……, 少陽人 恒有懼心……, 少陰人 恒有不安定之心……, 太陽人 恒有急迫之心.

8) 怒傷肝 喜傷心 思傷脾 憂傷肺 恐傷腎(『黃帝內經』, 素問, 陰陽應象大論).

論)에서 "자주 화를 내고 자주 화를 참으면 옆구리가 자주 좁아졌다 넓어졌다 하게 되는데, 옆구리는 간이 위치한 곳으로 이것이 좁아졌다 넓어졌다 해서 안정되지 못하면 어찌 간(肝)이 상하지 않을 수 있겠는가?" 라고 쓰여 있다.

또한 "갑자기 기뻐하고 갑자기 기쁨을 거두면 가슴이 자주 넓어졌다 좁아졌다 하게 되는데, 가슴은 비(脾)가 위치한 곳으로 이것이 넓어졌다 좁아졌다 해서 안정되지 못하다면 어찌 비(脾)가 상(傷)하지 않을 수 있겠는가?" 하여, 유사한 관점으로 감정과 장부를 연결시키고 있다.

다른 점이 있다면 전통 한의학에서는 기쁨이 심하면 심(心)을 상하게 한다[9]고 했으나 이제마는 비(脾)를 상하게 한다[10]고 했고, 슬픔이 폐(肺)를 상하게 한다[11]고 했으나 이제마는 신(腎)을 상하게 한다[12]고 한 점 등이 다를 뿐이다.

지금까지 많은 학자들에 의해 기질과 체질간의 상호관계가 연구되었지만 중요한 것은 이 둘 사이의 상관관계가 온전히, 완벽히 일치하지는 않는다는 것이다.

즉, 특정 체질을 가진 사람이 반드시 어떤 기질을 소유하게 된다거나, 특정 기질을 가진 사람은 반드시 어떤 체질을 갖게 된다는 하는 식의 논리는 성립되지 않는다.

기질과 체질의 상호 연관성에 일정한 유의성이 발견되는 것은 사실이지만 그것은 어디까지나 상대적일 뿐 이는 결코 절대화할 수 없는 것이다.

---

9) 喜傷心.

10) 乍發喜而 乍受喜則 胸腋 乍闊而乍狹也. 胸腋者 脾之所住着處也 胸腋 闊狹不定則 脾 其不傷乎.

11) 悲傷肺.

12) 忽動哀而 忽止哀則 脊曲 忽屈而忽伸也. 脊曲者 腎之所住着處也 脊曲 屈伸不定則 腎 其不傷乎.

사상의학에 있어서 체질과 기질의 문제

이제마는 체질과 성정(性情)과의 관계를 밀접하게 인식했다. 이후에 사상의학을 연구한 후학들에 의해 이러한 인식은 더욱 확대되었는데 그 과정에서 적지 않은 오류가 나타나게 되었다.

현재 다양한 매체를 통해 소개되고 있는 사상체질의 기질적 특징들에 대한 설명을 보고 있노라면 이것이 성격 유형학인지 체질의학인지 구분이 안 될 정도로 심한 오류가 정도를 넘어서고 있다.

예를 들어 어떤 책에서 소양인의 성격특징이라고 묘사하고 있는 설명을 한번 보자.

> 소양인은 명랑하고 시원스러우며, 솔직 담백하고 의협심이나 봉사정신이 강하며, 지구력이 부족하여 싫증을 잘 내고 체념을 쉽게 한다. 일을 꾸리고 추진하는 데 능하며 적극적이어서 일을 착수하는 데 어려워하지 않는다. 행동거지가 활발하고 답답해 보이지 않으며 시원시원하다.

이 설명대로라면 소양인은 기질적으로는 다혈질, 성격 유형으로는 외향적 성격에 일치한다. 이 책 내용대로라면 다혈질 기질을 가진 사람, 외향적 성격을 소유한 사람은 소양인으로 간주될 수 있으며 얌전한 사람이나 내성적 사람은 소양인이 될 수 없다. 바로 이런 점이 오늘날의 사상체질 의학을 크게 오도하는 문제점이 된다. 이와 관련하여 『동의수세보원』에 나오는 소양인에 관한 설명을 보자.

소양인은······ 빠르고 날래며 씩씩하고 굳셈을 좋아하며······.[1]
소양인은 굳세고 강한 장점이 있고······.[2]

결국 이 구절이 확대 해석되어 『동의수세보원』에는 전혀 없는 "지구력이 부족하고, 체념을 잘하고, 바깥일만 좋아하며 가정을 돌보지 않으며" 등으로 확대되고 있는 것이다. 강조하거니와 이런 류의 접근은 오늘날 사상의학을 오도하고 변질시키는 매우 중대한 오류가 되고 있다.

즉 체질과 기질을 분리시키지 않고 동일한 개념으로 보는 인식 위에 체질의학을 성격 심리학이나 성격 유형학의 아류(亞流)쯤으로 변질시키고 있는 것이다.

이런 결과는 급기야 사상의학이 바람직한 연애대상이나 결혼상대를 고르는 방편으로 사용되거나 자신의 적성에 맞는 장래 직장이나 사업 분야를 고르는 데까지 활용되고 있는 지경에 이르고 말았다.

지금은 기질이 체액(體液)에 따라 결정된다는 생각하는 사람은 없지만 갈레노스의 기질에 대한 네 가지 명칭과 관념은 오늘날에도 여전히 남아 사용되고 있다.

예를 들어 다혈질은 대표적인 양적(陽的) 기질로 명랑하고 활기차고 사교적이고 솔직하고 열심과 모험심이 강하다는 특징을 가지고 있는데 이는 이제마가 묘사한 빠르고 날래며 씩씩하고 굳셈을 좋아하는 소양인 기질과 본질적으로 유사한 면을 가지고 있는 것이 사실이다.

한편 우울질은 음적(陰的) 기질로 정서가 풍부하고 감수성이 예민하며 진지하고 신중하다는 특징을 가지고 있는데 이 특징은 이제마가 묘사한 소음인의 기질과 매우 유사한 점이 있는 것이 사실이다. 소음인은 "타고난 바탕이 단정하고 침착한 장점이 있고[3], 늘 불안정한 마음이 있다"[4]고 했기 때문이다.

그렇다면 유머와 위트가 있으며 느긋하고 낙천적이며 인내심이 강한 것으로 특징되는

---

1) 少陽人 體形 上盛下虛 胸實足輕 剽銳好勇而 人數亦多 四象人中 最爲易辨.
2) 少陽人 性質 長於剛武而 材幹 能於事務.
3) 少陰人 性質 長於端重而 材幹 能於黨與.
4) 少陰人 恒有不安定之心 不安定之心寧靜則 脾氣 卽活也.

점액질은 태음인의 기질과 매우 유사하고, 자신감과 의지가 강하며 결단력이 있고 즉각적인 분석력이 있는 특징을 가진 담즙질은 태양인 기질과 매우 유사한 측면이 있는 것도 사실이다.

이렇게 기질적 특징으로 보아 상호 매우 유사한 점이 있다는 사실에 기초하여 소양인=다혈질, 소음인=우울질, 태음인=점액질, 태양인=담즙질이라는 등식으로 결론을 내려 버리면 이는 매우 중대한 오류라 할 수 있다.

왜냐하면 이제마는 변증론(辨證論)에서 소양인을 묘사하면서 "소양인은…… 빠르고 날래며 씩씩하고 용감하며……"라 했지만 곧 이어 소양인 중에도 "체구가 작고 성품이 조용하고 우아하여 마치 소음인 같은 소양인도 있다"[5]고 함으로서 같은 소양인이라도 기질이 전혀 다른 소양인이 존재한다고 분명히 말했기 때문이다.

그러므로 이렇게 한 체질 안에도 명백히 상반된 기질이 존재한다고 한 이상, **사상의학에서 체질과 기질을 동일시하는 것은 명백한 오류다.**

사상체질에서 나타나는 체질과 기질과의 상호관계에 있어 일정한 연관성이 있는 것은 사실이고 이제마 자신이 사상체질에 있어서 기질적 측면을 중요시한 것 역시 사실이지만, 본래적으로 체질과 기질은 별개의 개념이며 상호 동일시할 수 있는 개념이 아니다.

그러므로 체질의학에서 전개되는 기질적 묘사들은 어디까지나 체질 현상의 다양한 특성 중 한 부분을 묘사한 부분적인 것으로 인식해야 한다.

예컨대 "충청도 사람은 느리다"는 말은 충청도 사람들한테서 많이 발견되는 특징 중 하나로 인식해야지 모든 충청도 사람이 다 느린 것으로 인식해서는 안 된다. 마찬가지로 아무리 다혈질 기질을 가진 소양인이 많다 해도 이 세상 모든 소양인이 다 다혈질이 되는 것은 아니라는 사실을 분명히 알아야 한다.

내가 오랜 기간 관찰한 바에 의하면 소양인 중에는 다혈질 기질을 가진 사람이 상대적으로 많긴 했지만 담즙질, 점액질 기질을 가진 사람으로부터 심지어 반대기질인 우울질

---

5) 少陽人 或有短小靜雅 外形 恰似少陰人者 觀其病勢寒熱 仔細執證 不可誤作少陰人治.

을 가진 사람까지 다양하게 분포하고 있음을 알 수 있었다. 그러므로 기질을 감별조건으로 삼아 체질을 가리려는 시도는 그것이 어떤 것이던 간에 모두가 넌센스다.

지금부터 수십 년 전, 사상의학 연구 초기단계 시절에 혈액형과 사상체질 사이에 중요한 연관관계가 있다고 본 사람들이 A형을 태음인, B형을 소음인, O형을 소양인, AB형을 태양인으로 인식했던 것도 이와 동일한 오류이다. 지금 와서 혈액형을 사상체질에 연관시키는 것은 명백한 오류로 인식하고 있지만 당시로서는 매우 심각하게 연구를 진행한 학자들이 많았다.

MBTI와 사상체질

앞서 체질과 기질과의 상호관계를 설명하면서 몸의 성질과 마음의 성질은 별개의 것이라 강조했거니와 여기서 잠깐 MBTI[1]와 사상체질과의 상호관계에 대해 고찰해보기로 하자.

아는 사람은 잘 알겠지만 MBTI란 개인의 기질과 성격을 파악하는데 있어서 가장 많이 알려진 심리 테스트로 매우 유명한 성격 유형 분류도구 중 하나다.

정해진 심리파악 문항들을 체크해 나가다 보면 자신의 성격이 16개로 나누어진 유형 중 하나라는 사실을 알게 되는데 인간의 성격 유형을 매우 정확하게 파악할 수 있어 자신뿐 아니라 타인의 성격을 이해하는 매우 유용한 도구가 되고 있다.

본인은 체질을 연구하는 사람이므로 처음 이 성격 유형론을 접하고 매우 깊은 관심을 가지고 공부했었는데 연구를 진행하면서 이 MBTI가 인간의 심리 유형을 매우 정교하게

---

1) MBTI (Myers-Briggs Type Indicator)는 C. G. 융의 심리유형론을 근거로 하여 Katharine Cook Briggs와 Isabel Briggs Myers가 보다 쉽고 일상생활에 유용하게 활용할 수 있도록 고안한 자기보고식 성격 유형지표이다. 융의 심리유형론은 인간행동이 그 다양성으로 인해 종잡을 수 없는 것같이 보여도 사실은 아주 질서정연하고 일관된 경향이 있다는 데서 출발하였다. 그리고 인간행동의 다양성은 개인이 인식(Perception)하고 판단(Judgement)하는 특징이 다르기 때문이라고 보았다. MBTI는 인식과 판단에 대한 융의 심리적 기능이론 그리고 인식과 판단의 향방을 결정짓는 융의 태도 이론을 바탕으로 하여 제작되었다. 또한 개인이 쉽게 응답할 수 있는 자기보고(self report) 문항을 통해 인식하고 판단할 때의 각자 선호하는 경향을 찾고 이러한 선호경향들이 하나하나 또는 여러 개가 합쳐져서 인간의 행동에 어떠한 영향을 미치는가를 파악하여 실생활에 응용할 수 있도록 제작된 심리검사이다.

분류해낸다는 것을 발견하였다.

예를 들어 MBTI 테스트 결과가 ISTJ형[2]으로 분류된 사람이 있다고 하자. 이 사람의 성격은 다음과 같다.

> 매사에 정확하고 관례적이며 체계적이며 신중하다. 침착하고 논리적이다. 반복되는 생활에 인내력이 강하며 일을 대처할 때 행동이 매우 확고하고 분별력이 있다. 정서표현을 잘 하지 않는 편이라 차가운 사람으로 보일 때도 있다. 보수적이며 일처리 면에서 신중, 분별력이 뛰어나고 공과 사를 잘 구별하며 실수를 잘 하지 않으나 고지식하고 융통성이 별로 없고 변화를 싫어한다. 깐깐해서 일을 계획하는데 많은 시간을 투자하며 다른 사람한테 일을 잘 맡기지 못하고 자기가 해야 편하다. 정리 정돈을 잘 하고 꼼꼼하며 빈틈이 없다.

독자들이 스스로 MBTI를 테스트[3]해 봐서 본인이 ISTJ형으로 나왔다면 위의 설명이 자신의 성격을 거의 90% 이상 정교하게 맞추는 것에 놀라게 될 것이다.

이는 여타의 다른 유형들도 마찬가지다. 예를 들어 ISTJ형과 대조되는 성격 유형인 ENFP형[4]의 성격을 소개하면 다음과 같다.

> 일처리 면에서 전통과 권위를 무시한다. 생활에서 참신하고 새로운 접근을 잘 시도한다. 나는 할 수 있다는 대담한 용기가 있고 권위를 싫어하며 타인에게 조종 받는 일을 싫어한다. 분석적이며 논쟁을 좋아하며 아이디어가 풍부하다. 번뜩이는 아이디어가 스치면 계획도 자주 수정하며 추진력을 갖는다. 독창적이고 창의력이 풍부하고 넓은 안목과 사람들의 동향에 대해 기민하고 박식하다. 반복적인 것을 싫어해 항상 새로운 일에 관심이 많다.

나는 MBTI를 공부하면서 이것이 인간의 다양한 성격 유형을 너무나 정교하게 분류해

---

2) ISTJ형은 외향-내향 테스트에서 내향이 우세하고, 감각-직관 테스트에서 감각이 우세하고, 사고-감정 테스트에서 사고가 우세하고, 판단-인식 테스트에서 판단이 우세하다고 판정된 사람으로 즉 내향-감각-사고-판단형이다.
3) MBTI 테스트는 공인된 기관에서 검사를 받는 것이 원칙이지만 요즘에는 인터넷을 통해 쉽게 자가 테스트를 할 수 있는 사이트들을 많이 찾을 수 있다.
4) ENFP형은 외향-직관-감정-판단형 유형의 인간을 의미한다.

내므로 이 MBTI와 사상의학의 상호 연관성을 연구하면 체질감별에 중대한 실마리를 찾을 수 있지 않을까 하는 기대감을 가진 적이 있었다.

그때까지만 해도 기질과 체질 간의 상호관계에 분명한 무엇인가가 있다 생각하고 있었기 때문에 기질을 잘 분류할 수만 있으면 난해한 체질분류 역시 쉽게 실마리를 풀릴 수 있지 않을까 하고 기대했던 것이다.

더구나 사상체질을 한열로 구분하여 여덟 체질로 분류하고 이를 다시 둘로 나누어 16 유형으로 치료하는 본인의 치료체계와 이 MBTI가 갖는 16개 성격 유형과 어떤 상관관계가 있을까를 연구하는 것은 당시로서는 매우 흥미 있는 일이었다.

예를 들어 ENFP형은 열소양인 2형과 일치하고 ISTJ형은 한소음인 1형에 일치한다는 결과가 나오기만 한다면 그때부터는 난해한 체질감별의 문제는 일거에 해결될 수 있을 것이라 기대했던 것이다.

예컨대 외향성 성격과 내향성 성격 중에서 외향성이 양적(陽的)이고 내향성이 음적(陰的)이며, 사고형과 감정형 중에서 사고형은 음적이고 감정형은 양적이라 볼 수 있기 때문에 이런 논리로 구분하면 MBTI 조사결과 최소한 그 사람이 양체질(陽體質)인지 음체질(陰體質)인지 정도는 구분할 수 있겠다 싶었던 것이다.

그러나 이런 생각은 연구를 더 깊이 진행할 것도 없이 바로 넌센스라는 사실을 깨달았다. MBTI와 사상의학이 상호연관성이 있으려면 '체질과 성격, 기질은 동일(同一)한 것'이라는 기본 전제가 성립되어야 하기 때문이다.

즉 모든 소양인은 양적(陽的) 성격, 즉 외향적 성격을 가지고 있어야 하고 모든 소음인은 음적(陰的) 성격, 즉 내향적 성격을 가지고 있다는 전제가 성립돼야 하는 것이다.

그러나 정도의 차이는 있지만 소양인 중에도 양적 기질이나 음적 기질을 가진 사람이 다 존재하는 이상, 이런 상호 연관성은 애초에 논리조차 성립되지 않는 것이었다. 혈액형이 4가지라 해서 사체질과 혈액형을 연관시키려 했던 넌센스와 다름없었던 것이다.

칼 융은 처음에 프로이트 정신분석에 심취했었으나 그와 결별하고 보다 새롭고 정교한 성격이론을 만들었다. 분석심리학(Analytical Psychology)이 그것인데 여기서 그는 사람이 외부세계와의 관계에 취하는 태도를 크게 두 가지로 나누어 각각 내향성과 외향성으로 구분했다. 그리고 이 두 성향은 각각 감각(感覺), 사고(思考), 감정(感情), 직관(直觀)

의 4가지 특성을 가진다 해서 모두 8가지 타입으로 구분했다.

어떤 한의사는 사상의학을 심리적 측면에서 접근해 연구한 결과 융이 설정한 성격 유형이 이제마의 사상체질과 온전히 일치한다고 보고 외향성 직관형을 태양인으로, 외향성 감정형을 소양인으로, 내향성 감각형을 태음인으로, 내향성 사고형을 소음인으로 단정하기도 한다.

이는 사상의학을 심리 분석적 측면에서 접근한 독특한 시도이긴 하지만 앞서 지적한대로 체질과 성격 혹은 기질을 동일시한 바탕 위에 전개한 이론이므로 오류라 해야 옳다.

소양인 중에 외향성 성격에 감정형 기질을 가진 사람이 상대적으로 많다고 이해하는 것은 문제가 되지 않으나, 외향성에 감정형 기질을 가진 사람이라면 무조건 모두 소양인이라 단정하는 것은 가설의 전제 자체가 성립하지 않는다.

필자가 임상을 하면서 조사한 바에 의하면 소양인 중에 외향성 감정형 기질을 가진 사람을 상대적으로 많이 볼 수 있었던 것은 사실이었으나 내향적 성격도 얼마든지 있었고 감각형이나 사고형, 직관형 특징을 가진 수양인들을 얼마든지 발견할 수 있었다.

MBTI에서 사용되는 성격 유형들은 이론적으로 융의 심리유형론 (Psychological Types)에 기초한 것이다. 이 이론에 따르면 인간은 자신의 타고난 기질과 성향에 따라 4가지 이분(二分) 척도에 따라 둘 중 하나의 범주에 속하게 된다.

즉 에너지 방향에 따라 외향형 인간과 내향형 인간 중 하나에 속하고, 인식의 방식에 따라 감각형 인간과 직관형 인간 중 하나에 속하며, 판단의 방식에 따라 사고형 인간과 감정형 인간 중 하나에 속하며, 외부세계에 대한 태도에 따라 판단형 인간과 인식형 인간 중 하나에 속한다는 것이다.

예를 들어 외향형 인간은 폭넓은 대인관계를 유지하며 사교적이며 정열적이고 활동적인 반면, 내향형 인간은 깊이 있는 대인관계를 유지하며 조용하고 신중한 편이다.

감각형 인간은 외부정보를 시각, 청각, 후각, 미각, 촉각 등의 감각으로 있는 그대로 받아들이는 경향이 있는데 반해 직관형 인간은 무의식과 주관적인 통찰력을 이용해 받아들인다.

사고형 인간은 기계적인 논리력에 의존해 결정을 내리는데 감정형인 가치 판단에 따라 판단을 내린다.

판단형 인간은 옳고 그른 가치를 중요시하며 외부 규칙에 따라 행동하는데 인식형 인간은 자신의 주관적 호감에 따라 행동한다.

이렇게 4가지 경향에서 각각 이분법을 따라 유형을 분리해보면 모두 16가지 유형이 된다. MBTI은 심리 유형 테스트를 통해 그 중 한 가지 유형을 찾아내는 것이다.

본인은 한의원을 찾은 환자들을 대상으로 MBTI와 사상체질과의 연관성을 조사해본 적이 있다. 이 과정에서는 편의상 소양인 체질 하나만 MBTI 성향을 조사했는데 참고로 이를 소개한다.

이 연구를 소개하는 이유는 기질과 체질이 일치하지 않음―즉 어떤 체질이 반드시 어떤 성격이나 기질을 소유하는 것이 아님―을 보여주기 위함이다.

	외향형/내향형	직관형/감각형	감정형/사고형	인식형/판단형
열소양인	19/14	16/17	22/11	24/9
한소양인	14/22	24/12	19/17	24/12

[표 2] 소양인 79례의 MBTI 검사결과 (2003년 예담한의원 내원환자 대상)

위 표에서 보는 것처럼 같은 소양인이라도 열소양인은 외향적 성격이 우세하지만 한소양인 중에서는 오히려 내향적 성격이 더 많다. 또한 감정형이 사고형보다 더 많고, 직관형이 감각형보다, 인식형이 판단형보다 더 많은 결과를 보아서 소양인은 전체적으로 감정형, 직관형, 인식형이 더 우세하다는 유의성을 발견할 수 있다.

여기서 중요하게 인식해야 할 점은 같은 소양인 체질이라도 여러 다양한 성격 유형이 골고루 나온다는 것이다. 쉽게 말해 소양인은 모두 외향성 성격만 있지 않고 내향성 성격도 있고, 동시에 감정형 성격도 있으며 냉철한 사고형 성격도 있다는 사실이다.

이러한 조사 결과는 매우 당연한 것이지만 아직도 체질과 기질이 밀접한 관계가 있는 것으로 보고 그 토대 위에 체질을 감별하려는 시도들이 얼마나 무모한 것인가를 극명하게 보여주고 있다.

ISTJ 1명	ISFJ 0명	INF 7명	INTJ 4명
한소양인 1		열소양인 4 한소양인 3	열소양인 3 한소양인 1
ISTP 3명	ISFP 10명	INFP 9명	INTP 9명
열소양인 2 한소양인 1	열소양인 3 한소양인 7	열소양인 3 한소양인 6	열소양인 1 한소양인 8
ESTP 4명	ESFP 7명	ENFP 11명	ENTP 4명
열소양인 1 열소양인 3	열소양인 5 한소양이 2	열소양인 8 한소양인 3	열소양인 1 한소양이 3
ESTJ 4명	ESFJ 3명	ENFJ 2명	ENTJ 2명
열소양인 1 한소양인 3	열소양인 2 한소양인 1	열소양인 1 한소양인 1	한소양인 2

[표 3] 16유형별로 본 소양인의 분포

참고 : 소양인 체질은 짙게 표시한 성격 유형에 비교적 많이 몰려 있다. 이는 특정 체질이 특정 성격 유형에 치우치고 있는 유의성 있는 경향을 보여주고 있다. 동시에 특정 체질은 특정 성격 유형만 가지고 있는 것이 아니라 다양한 다른 성격 유형을 가지고 있음도 함께 보여주는 것이다.

체질감별(體質鑑別)의 문제

체질감별이 사상의학에서 가장 핵심적이고 중요한 문제임은 이론(異論)의 여지가 없다. 체질의학에서 체질감별이란 병을 고치기 위한 진찰행위 그 자체기 때문이다. 그러므로 일반의학에서 진단 없는 처방이 없듯, 체질의학에서는 체질감별 없는 치료란 있을 수 없다.

그러나 체질의학을 수십 년 간 전문으로 임상하는 사람으로부터 이 학문을 현재 공부하는 과정에 있는 사람들에 이르기까지 모두 다 이구동성으로 하는 말은 체질감별이 매우 난해하다는 것이다.

도대체 체질진단의 난해함은 어디에 원인이 있는 것일까?

이제마는 『동의수세보원』에서 체질을 가리는 대강(大綱)의 원리[1]로 그 사람의 체격이나 체형, 얼굴의 형태나 용모에서 느껴지는 인상, 그 사람의 평소 성격, 그리고 각 체질에서 나타나는 몸의 특징과 병을 앓을 때 나타나는 증상 등을 제시했다.

따라서 체질진단에 있어 가장 전통적 원리는 위에서 말한 다양한 체질 특징들을 종합하여 판단하는 것이다. 즉 한 두 가지 기준만으로 체질을 감별할 때 오류 위험이 크므로 다양한 기준과 특징들을 종합하여 판단하는 것만이 잘못된 감별을 최소화할 수 있다는 것이다.

---

1) 이를 체형기상(體形氣像), 용모사기(容貌詞氣), 성질재간(性質材幹), 항심(恒心)과 소증(素證)이라 부른다.

그렇다면 이런 관점을 가지고 인터넷 사이트를 통해 필자에게 체질을 질문해온 실제 사례를 한번 살펴보자.

> 저의 키는 작은 편이고 몸에는 열이 좀 있는 편입니다. 머리는 이마 정수리 모두 튀어 나온 편이며 상체가 좁고 하체가 발달되어 있으나 허리, 다리가 약해 자세를 자주 바꾸는 편입니다. 어릴 때 인삼을 먹고 코피를 자주 흘리다가 인삼 먹기를 중지한 후에 오히려 건강해 졌습니다. 외형적 체격으로는 소음인, 성격은 소양인과 태양인 기질, 적게는 소음인의 기질도 조금 있는 것 같습니다. 체질설문 분석지로 판단한 결과는 소양인 50%, 태양인 30%, 소음인 20%로 나왔습니다. 본인 스스로 생각해도 복합적으로 여러 체질이 섞여 있는 것 같은데 오이, 감자, 당근 등 식품으로 오링 테스트를 해 보면 왼손, 오른 손의 결과가 모두 다르게 나옵니다. 닭고기, 밀가루 등 음식을 즐기지 않지만 감자도 고구마도 다 잘 먹습니다. 소고기보다는 돼지고기를 잘 먹고 어릴 때 참외를 먹으면 배탈 난 적이 많았는데 어른이 되니 또 그냥 먹어도 괜찮습니다. 식성은 좋아서 어떤 음식이던 가리지 않고 다 잘 먹는 편입니다. 하도 복합적이라 체질을 감별하는 분들마다 결과가 모두 다른데 소음인, 소양인, 태양인 제각각입니다. 참고로 저의 병력은 어릴 때 마른 편으로 눈병과 귀 병을 앓은 적이 있고 특히 목이 약하여 고함을 지르거나 노래방 가서 무리하면 목이 잘 쉬는 체질입니다. 제 체질을 꼭 알고 싶은데 어떻게 해야 할까요?

이 질문자는 인터넷이나 서적 등 다양한 지식경로를 통해 체질의학에 관해 어느 정도 기본지식을 갖고 있는 사람처럼 보인다. 그러나 그 지식을 바탕으로 자신의 체질을 아무리 분석해봐도 해답을 찾을 수 없자 인터넷을 통해 질문했다.

그러나 여기서 질문자가 소상하게 기술(記述)한 자신의 다양한 체질 특성들을 놓고 아무리 종합적인 판단을 내려도 결론은 체질감별이 불가능하다는 것이다. 물론 이런 저런 특징들을 취합하여 판단하면 무슨 체질에 가장 가까울 것이라는 대략적 결론을 유추할 수는 있으나 그렇다고 그 추정된 결과가 백퍼센트 확실한 것으로 보장되는 것은 아니다.

위에 기술된 체질 특징 가운데, "상체가 좁고 하체가 발달되어 있으나 허리, 다리가 약해 자세를 자주 바꾸는 편이며……."라는 부분을 보면, 상체보다 하체가 발달한 것은 음(陰)체질의 특징이지만 허리, 다리가 약해 자세를 자주 바꾼다는 것은 양(陽)체질의 특징이다.

음식의 기호(嗜好)도 소음인 음식인 닭고기를 즐겨하지 않는 것으로 봐서는 소양인이 아닐까 생각할 수 있으나 같은 소음인 음식인 감자나 고구마는 잘 먹는다고 하니 음식 기호만 가지고 무슨 체질일 것이라고 단정할 근거도 없다.

하물며 외형은 소음인, 성격은 소양인과 태양인의 기질을 가지고 있다고 할 때 외형을 중심으로 체질을 판단하여야 할지 성격을 중심으로 판단하여야 할지 기준이 난감해진다.

이 사람의 경우 워낙 복잡하게 양체질과 음체질의 특징들을 동시에 가지고 있으므로 이런 서술만 가지고는 아무리 종합적인 판단을 한다 할지라도 체질을 가릴 수 없다.

이렇게 맞춰보면 저게 안 맞고, 저렇게 맞춰보면 이게 안 맞는 난해한 퍼즐게임이 된다. 결국 체질감별이 어렵다는 말이 나오게 되는데 왜 이런 현상이 생기는가에 대한 결론은 매우 단순하다. 즉 체질은 그런 식으로는 감별을 할 수가 없다는 것이다.

왜냐하면 체질을 감별하는 기준에 있어 절대기준이란 어디에도 없기 때문이다. 이제마가 서술한 체격, 용모, 성격, 심리, 체질 병증 그 어느 것도 절대기준이 아니기 때문에 그런 기준들만 가지고 체질을 감별한다는 것은 애초에 불가능하다.

이제마는 상체가 실(實)하고 허리 부위가 약하며 목덜미 부위가 튼튼한 특징을 태양인의 체형 특징이라 기술했지만 유감스럽게도 다른 체질의 사람들도 얼마든지 그런 특징을 가지고 있다. 몸이 말랐다고 다 소음인이 아니고 뚱뚱하다고 다 태음인이 아니며, 용감하고 마음이 강직하다고 다 소양인이 아니다.

이제마가 변증론에서 기술해 놓은 각 체질들의 특징들은 유감스럽게도 절대적 기준이 아니고 모두 상대적 기준들이다. 인삼을 먹으면 부작용이 나는 소양인도 있지만 아무렇지도 않은 소양인이 훨씬 더 많다. 평소 몸이 차고 설사를 잘하는 병증을 가지고 있다고 해서 그 사람을 소음인이라 단정 지을 수도 없다. 다른 체질에도 그런 사람이 얼마든지 있기 때문이다.

어떤 체질학자들은 루게릭이란 희귀병은 오직 태양인만 앓는 특이병(特異病)이라 주장하는데 만일 이것이 사실이면 이는 그 사실 자체가 절대기준이 되어 이 세상에 존재하는 모든 루게릭 환자는 당연히 태양인이라는 결론을 갖게 된다. 그러나 나는 미국인 여성인 루게릭 환자를 진료해본 적이 있는데 이분의 체질은 태음인이었다. 유감스럽게도 특정 체질에게서만 특정하게 나타나는 질환이나 병적 증상은 아무 것도 존재하지 않는다.

따라서 어떤 환자에게서 나타나는 병증을 분석하여 체질을 가린다는 것도 근본적으로 어불성설이다. 만일 병증을 분석하여 체질을 가린다고 한다면 병증을 가지고 있지 않은 건강한 사람은 어떻게 체질을 가릴 것인가.

특정 체질약을 먹이거나 체질침을 놓고 난 뒤 나타나는 이상(異常)반응으로 체질을 가리는 것도 넌센스이긴 매한가지다. 열다한소탕(熱多寒少湯)을 소양인이 잘못 먹었을 때 누구든 예외 없이 두통과 설사가 나타난다면 그것이 절대기준이 되어 소양인을 가리는 매우 좋은 방편이 될 수 있지만 현실에 있어선 나타나는 부작용의 패턴들은 모두 제각기 다양한 형태로 나타난다. 태음인에게 소양인 침을 잘못 놓았을 때 나타나는 이상반응 역시 누구에게든 동일한 패턴으로 나타나지 않기 때문에 그 반응의 양태를 가지고 체질을 가린다는 것 역시 어불성설이다.

체형도 용모도, 성격도, 병증도, 체질약, 체질침의 이상반응 그 어떤 것도 체질감별을 할 수 있는 절대기준이 되지 않는다는 사실이야말로 오늘날 체질감별의 난해함을 가져오는 가장 근원적인 원인이다. 그럴 수도 있고 안 그럴 수도 있는 상대적 기준들을 종합하여 체질을 가린다는 것은 처음부터 넌센스다.

다만 그런 상대적 특징들을 취합하여 종합적 판단을 내리는 경우, 결국 무슨 체질에 가장 가까울 수 있겠다는 대충적 결론에는 도달할 수 있을 것이다. 예컨대 소양인의 가능성이 65% 정도가 된다거나 태음인과 소음인의 가능성이 반반이라는 식의 결론이다.

이쯤에서 체질감별의 방법으로 많이 사용되고 있는 체질 설문지에 의한 체질감별에 대해 한번 생각해보자.

체질감별지 설문에서, 예를 들어 "자신의 용모에 해당되는 것은 무엇입니까?"라는 문항이 있는데, '이목구비(耳目口鼻)가 커서 시원시원하고 입술이 두툼하다' 라는 문항에 옳다고 답하면 이 사람은 잠정적으로 태음인으로 간주된다. 만일 '얼굴이 갸름하고 계란형이며 이목구비가 작고 오밀조밀하다' 는 항목에 표시하면 소음인, '얼굴이 다소 길고 입이 크지 않고 턱이 뾰족한 편' 이라는 항목에 답하면 소양인, '이마가 넓고 광대뼈가 나와 있으며 눈빛이 강한 편' 이라고 답하면 일단 태양인으로 간주하는 것이 이 설문지의 기본 전제다.

도대체 이런 가정(假定)적 전제가 가당키나 한 것인가.

왜냐하면 이 설문방식은 태소음양인의 이목구비가 예외 없이 이렇게 저렇게 생겼다고 절대적으로 단정하고 있기 때문이다. 얼굴이 길고 턱이 뾰족한 용모는 소양인뿐 아니라 다른 체질에서도 얼마든지 발견할 수 있는데도 말이다.

이어지는 다음 질문에 "당신이 감정을 억누르지 못할 경우 귀하에게 나타나는 증세는 무엇입니까?"라는 질문이 있다.

이 질문에,

① 슬픔이 심해지면 심한 분노가 나타난다.
② 기쁨이 심해지면 사치, 향락이 나타난다.
③ 화냄이 심해지면 슬픔이 가슴깊이 나타난다.
④ 즐거움이 심해지면 감정의 변화가 나타난다.

라는 4가지 항목 중 하나를 고르게 되는데, 여기서 만일 ①을 고르면 소양인으로 간주되고 ②를 고르면 태음인으로 간주된다.

만일 앞 질문에서 소양인으로 간주되었던 사람이 다음 질문에서 ①을 선택하면 그 사람은 두 번 다 소양인 항목을 선택했으므로 100% 소양인이 되지만 ②를 선택하는 경우 이 사람은 소양인 50%에 태음인 50%의 체질이 된다. 이런 질문들이 수십 개 다양한 항목에 이르게 되면 그 결과는 필연적으로 태양인 몇 %, 태음인 몇 %, 소양인 몇 %짜리 체질이 되는 것이다.

그리하여 설문지 분석결과가 소양인 50%, 태양인 30%, 소음인 20%로 나왔다면 이 사람의 체질은 과연 무엇이 되는가. 소양인 체질 특성이 전체 특성 중에 반(半) 밖에 안 되는 사람에게 단지 숫자가 상대적으로 많다 해서 그 사람을 소양인이라 단정하고 소양인 약을 처방할 수 있을 것인가? 절대적 체질분류 기준이 없는 상태에서 상대적 기준들만 가지고 체질을 구분하려 할 때 오류는 필연적 결과일 뿐이다.

언젠가 북한에서 개발됐다는 체질감별기계가 있다 해서 많은 한의사들의 관심을 끈 바 있었다. 이 기계가 만일 우리의 기대대로 체질을 감별해낸다면 사상의학은 사실 공부할 필요가 없는 학문이 된다. 이 기계 한 대만 가지고 있으면 한의사 노릇은 누구나 할 수 있기 때문이다. 이 기계의 감별 원리를 보면 손가락의 지문(指紋)을 스캔하여 이미 하드 디스크에 내장된 체질별 지문 데이터와 비교해 같은 유형의 데이터를 찾아내는 것이다.

원리만 보더라도 이 기계가 감별해내는 체질은 오류 그 자체임을 쉽게 알 수 있는데 그 이유는 특정 체질에게서 나타나는 특정 지문의 형태에는 절대적 기준이 없기 때문이다. 이 기계가 정확히 사람의 체질을 가릴 수 있으려면, 태양인은 예컨대 반드시 와상문(渦狀紋)의 지문 형태를 가지고 있고 소양인은 궁상문(弓狀紋)의 지문을 갖고 있다는 등의 기본전제가 있어야 한다. 그런 전제 없이 무슨 이론 근거로 특정지문을 특정체질로 단정하여 감별하는가.

최근에는 음성으로 체질을 가리려는 시도도 있다고 들린다.

발달한 컴퓨터 공학에 의거하여 음성을 녹음해서 모니터상에 나타나는 성문(聲紋) 형태를 분석해 체질을 가리는 것이다. 이 역시 그 원리가 지문인식에 의한 체질감별기계와 다를 바 없다. 음성이 높낮이가 체질마다 특징이 있어 태음인은 음성이 낮고 소양인은 음성이 높고 맑다는 점 등에서 착안한 것이겠지만 이 역시 이 방법으로 체질을 가릴 수 있으려면 음성이 높고 맑은 사람은 무조건 소양인이 된다는 전제조건이 있어야 가능하다. 음색(音色) 역시 컴퓨터로 데이터화된 성문을 분석할 수 있으나 탁한 음성을 가진 사람을 무조건 태음인으로 간주하는 식이라면 이 역시 결론은 한 가지일 것이다.

이러한 체질 감별기계들이 과연 제대로 체질을 감별해내는지, 감별한다면 몇 %의 정확성을 가지고 있는지 궁금해하는 사람들이 많을 것이다. 그 대답이 진실로 궁금한 사람이 있다면 현재 한의계 임상가에서 그런 기계들이 과연 얼마나 활용되고 있으며 계속 잘 팔리고 있는지 알아보면 될 것이다.

체질진단의 객관화를 위해서 모 한의과 대학병원 연구팀은 디지털 계측기를 이용해 안면의 형상과 체형을 분석해 그 데이터를 수치화, 계량화하여 체질별 데이터베이스를 만들고 있다고 한다. 이 작업이 완성되면 마치 혈액 검사를 통해 혈액형을 알 수 있듯 머리둘레를 재고 가슴둘레 등을 재어서 나오는 수치만으로 자신의 체질을 가릴 수 있게 되리라는 기대를 가지고 있는 모양이다. 개인도 아니고 최고학문의 수준을 자랑하는 한의과 대학의 대학병원에서 이런 시도를 하고 있다는 것은 국내 한의계 체질의학 수준을 매우 극명하게 보여주는 사례가 될 것이다.

이는 마치 19세기 초 미국에서 한창 유행했다 살아진 골상학(骨相學)[2]이 나중에 두개(頭蓋) 측정학(craniometry)이나 인체 측정학(anthropometry)[3]으로까지 발전한 것을 연상시키기에 충분하다.

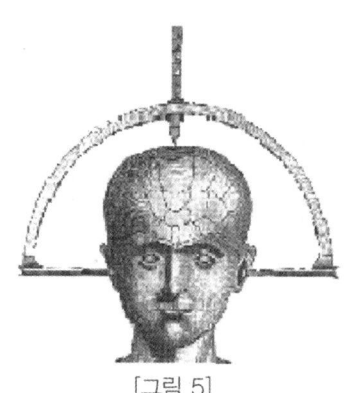

[그림 5]

인체의 특정부위를 측정해서 나온 수치로 체질을 가린다는 것은 그런 수치를 가지고 성격을 알아맞히고 범죄자를 가려내려는 인체 계측학과 발상적 측면에서 같은 것이다.

그런 시도들이 이미 과거에 소위 사이비 과학으로 인정되어 막을 내린 원인은 그 들이 설정한 전제들이 과학적 사실에 근거하지 못했기 때문이다.

예를 들어, 체사레 롬브로서(Cesare Lombroso)는 『범죄인류학』(1895)에서 범죄인들은 턱이 앞으로 튀어나왔고 소매치기는 손이 길고 턱수염이 별로 없다고 주장했는데 이런 엉터리 같은 기준을 절대기준으로 삼아 범죄인들을 가려내려 했던 것이다.

아무리 수많은 범죄인을 대상으로 연구 분석한 결과, 범죄인들은 턱이 튀어나온 사람이 많다는 결론을 얻었다 하더라도 그 조건을 절대기준으로 삼아 범죄인을 가릴 수 없는 것처럼 인체의 특정 부위를 재어 나온 수치로 체질을 가리려는 것은 또 하나의 넌센스에 불과한 것이다.

체질감별(體質鑑別)의 문제

---

2) 오스트리아 빈의 의사 프란츠 죠셉 갈(Franz-Joseph Gall, 1758~1828) 은 뇌(腦)에는 약 28개의 '기관'이 있어 이것들이 두개골 형성에 영향을 준다고 주장했는데 그 이유는 자주 사용하는 뇌기관은 발달하고 사용 않는 기관은 퇴화하므로, 두개골은 그것에 대응하여 융기하거나 함몰하여 각기 다른 두개모양을 형성한다는 것이다. 따라서 살인범의 뇌에는 '살인기관'이 있어 두개골 모양만 분석해도 살인범인지 아닌지를 알아낼 수 있고 그 외에 두개골의 형태를 연구하면 그 사람의 성격 진단이 가능하다고 주장하였는데 이것이 19세기를 통하여 특히 미국에서 매우 유행했던 골상학(phrenology)이다.

3) 인체계측학은 19세기와 20세기 초의 사이비 과학으로 주로 얼굴의 특징으로 미리 범죄인을 가려내는 것을 목적으로 연구되었다.

체질감별의 절대기준

　일반화(generalization)란 용어는 개별적인 것이나 특수한 것을 일반적인 것으로 확대 인식하는 것을 의미한다.

　예를 들어 '충청도 사람은 행동이 느리다' 라고 했을 때 사람들은 부지불식간에 모든 충청도 사람이 행동이 느리다고 일반화시켜 인식하는 경향이 있다. 이를 잘못된 일반화 (Faulty generalization) 혹은 귀납오류(Inductive Falacy)라 한다. 이렇게 되면 행동이 느린 사람은 충청도 사람이라는 잘못된 인식으로 쉽게 오도된다.

　이런 일반화의 오류는 체질감별을 하는데 있어서도 예외 없이 드러난다. 『동의수세보원』의 변증론(辨證論)에는 "소양인의 성격이 용맹스럽고 급하다.[1]"라는 조문이 있는데 사람들은 이를 일반화시켜 소양인은 모두 용감하고 급하다고 인식되며, '성격이 용감하고 급하면 소양인이다' 라고 인식하게 된다. 즉 귀납오류다.

　'소양인 성격은 용맹스럽다' 라는 말은 '경상도 사람은 성격이 급하다' 라는 말과 본질적으로 같은 논리인데, 모든 경상도 사람의 성격이 다 급하지 않듯, 모든 소양인의 성격이 다 용맹하지 않은데도 부지불식간에 소양인 하면 용감하고 굳센 성격을 떠올린다.

　그런 인식을 가지고 있으면서 만일 얌전하고 조용하고 차분한 성격을 가진 사람을 보면 그 사람은 절대로 소양인이 될 수 없다고 판단하게 된다. 이것이 체질감별에 있어 가장 일으키기 쉬운 논리적 오류다.

---

1) 少陽人 體形 上盛下虛 胸實足輕 剽銳好勇.

이제마가 아무리 소양인 기질이 용맹하고 굳세다 했어도 이를 모든 소양인에게서 나타나는 절대적 특징으로 해석할 것이 아니라 소양인들 중에 그런 기질을 가진 사람이 '상대적'으로 많다고 인식해야 한다. 이제마 자신이 소양인이 용감하고 굳세다고 말했으면서도, 동시에 소양인 중에 성격이 조용하고 차분하여 마치 소음인 같이 느껴지는 소양인도 있다[2]고 했기 때문이다.

그 숫자가 얼마가 되었건 간에 이렇듯 같은 체질이라도 그 속에 반대되는 기질이나 체형이 함께 존재한다고 이제마가 분명히 기술하고 있는 이상, 우리는 그가 말한 어떤 체질적 특징들도 절대화시켜 감별기준으로 삼을 수 없다.

예컨대 소음인은 체구가 아담하고 키도 작으며 성격도 차분하다고 기술되어 있지만 만일 그런 기준을 절대화시켜 체질을 가리려 하면 결코 올바른 체질감별에 도달할 수 없다. 소음인 중에 얼마든지 그렇지 않은 사람도 있기 때문이다.

변증론(辨證論)에는 "소음인 체형은 작고 왜소하지만 의외로 체형이 장대하고 키도 커서 팔구 척이나 되는 소음인이 존재한다."[3]고 기술되어 있음을 간과해서는 안 된다. 태음인 역시 체형이 장대하다고 기술되어 있지만 의외로 "키가 작고 왜소하여 육 척밖에 안 되는 태음인도 존재한다."[4]고 이제마가 말하고 있음을 볼 때, 『동의수세보원』에 기술되어 있는 모든 체질 특징들은 그 체질들에서 상대적으로 많이 발견되는 특징을 일반적으로 서술한 것에 지나지 않으며 이를 절대적 기준으로서가 아닌 상대적, 부분적 특징들로 이해해야 한다.

체질감별에 있어 어떤 절대적 기준도 존재하지 않는다는 사실은 그런 **상대적 특징들을 취합하여 판단하는 모든 종류의 체질감별은 애초부터 온전한 방법이 될 수 없음**을 말해 준다.

그러나 그렇다고 해서 실체적 체질에 가능한 한 가깝게 추정하는 대략적 감별까지 불가능하다고 할 수는 없다. 예를 들어 환자에게서 나타나는 이러 저러 체질 특징들을

2) 少陽人 或有短小靜雅 外形 恰似少陰人者.
3) 少陰人 體形 矮短而 亦多有長大者 或有八九尺長大者.
4) 太陰人 體形 長大而 亦或有六尺矮短者.

참고하고 자신이 그간 쌓은 경험에 의거하여 종합적 판단을 내렸을 때 이 사람의 체질은 무슨 체질일 것이라 추정하고 그 대략적 추정에 의거하여 체질치료를 하는 것이다.

그러므로 수십 년 체질 임상치료 경험을 쌓은 사람조차도 자신의 체질감별이 잘못 되었을 경우를 상정하여 몇 첩의 약을 시험투여해 보고 그 반응에 따라 최종처방을 결정하기도 한다.

결국 이렇게 볼 때, 지금 임상가에서 행해지는 체질진단과 치료는 분명하고 확실한 감별의 바탕 위에서 행해진다기보다는 절대적 판정기준이 없음으로 인해 '추정(推定)의 바탕' 위에 행해지고 있는 것이다.

다만 의사 개인의 경험과 능력에 따라 그 추정치의 가능성이 90%인가, 70%인가 50%인가 등의 차이만 있을 뿐이다. 따라서 환자가 왔을 때 그 사람의 체질 추정치가 높으면 체질처방을 쓰고, 확신이 안 생겨 체질을 가늠하기 어려우면 일반 후세방(後世方) 처방을 쓰는 것이 많은 임상의(臨床醫)들의 현실이다.

이화학적 검사나 기계적 검사를 통하여 체질을 감별할 수 있는 방법이 없는 현실에서 순전히 의사 개인의 능력에 따른 추정에 근거하여 체질을 감별하고 치료하는 것은 어쩌면 오늘의 체질의학이 피할 수 없는 현실일 수밖에 없는 것처럼 보인다.

그러나 한번 냉철히 생각해보자.

이 사람이 진단하면 이 체질이 나오고, 저 사람이 진단하면 저 체질이 나오며, 수십 년 사상의학을 한 사람조차도 자신이 판단한 체질에 대해 확신을 갖지 못해 시험적으로 약을 몇 첩 써보고야 처방을 결정하는 치료체계가 과연 치료의학으로 자리 잡을 수 있을까.

사상의학이 치료의학으로 공인되고 발전할 수 있으려면 더 이상 상대적 기준들만 가지고 여기저기 짜맞추어 체질을 추정해내는 방식에 기반해서는 안 된다. 즉 객관성이 확보되고 재현성이 인정되는 체질감별의 절대적 기준과 방법에 기반하지 않고서는 체질의학의 미래는 없다는 것이다.

절대적 기준이란 상황과 여건에 따라 변하지 않고 언제, 어느 때, 누가 해도 절대 변하지 않는 기준을 말한다. 체질감별은 이런 절대적 기준에 의거했을 때에라야 비로소 온전한 감별법이 될 수 있다.

본인이 이 책에서 설명하고 제시하는 체질맥진(體質脈診)은 비록 익히는데 일정한 시간과 노력이 필요하지만 체질감별의 절대적 기준을 제시하는 것으로 객관성과 재현성(再現性)을 확보한 것이다.

더 이상 모호한 기준들을 짜 맞추어 체질을 유추하거나 추정하는 방법이 아니라 맥만 짚으면 언제나 정확히 체질을 가려내는 맥진의 발견은 사상의학이 온전한 치료의학과 대중의학으로 거듭나는 중대한 계기를 열어준 것이라 확신한다.

체질감별의 객관성이란 일단 감별된 체질이 다른 여타의 사람들이 감별했을 때에도 동일한 체질로 감별되는가 하는 문제며, 재현성은 특정인의 체질을 여러 번에 걸쳐 반복 감별했을 때 매번 동일한 결과가 나오는가 하는 문제다.

이 문제의 해결을 위해 본인은 체질맥을 개발하는 과정에서 다양한 연구를 시도하였는데 그 중 하나가 감별자의 눈을 가린 상태에서 피(被)감별자의 맥(脈)을 진맥하는 것만으로 체질을 가리는 훈련을 하는 것이다.

상대의 체질적 특징─이를테면 얼굴이나 체형 등─을 전혀 감지하지 못하는 조건하에서 여러 사람을 반복적이고 무작위적인 순서로 맥진했을 때 모두 동일한 진맥 결과가 나오는지 여부를 보거나, 본인에게서 체질진맥(體質診脈)을 전수받은 진맥자들이 눈을 가린 채 동일한 사람의 맥을 진맥하는 경우 모두 동일한 결과가 나오는지를 훈련하는 것이다.

체질맥진이란 특정 체질을 가진 사람에게서 발견되는 절대적으로 변하지 않는 특정맥을 찾아내는 것이다. 이는 사람에게는 어떤 경우에도 변하지 않는 고정맥(固定脈) 혹은 항상맥(恒常脈)이 있다는 사실을 전제로 하고 있다.

이를 찾아내는 방법을 배워 훈련할 수 있다면 절대적 체질감별의 문제는 해결된다. 체질맥진에 대해서는 장(章)을 달리하여 자세히 다루기로 한다.

체질감별을 위한 오링 테스트의 문제점

체질의학자며 의과대학 교수였던 이명복 박사는 오링 테스트의 원리가 체질감별에 쓰여질 수 있다고 착안하여 체질감별에 이 방법을 응용한 최초이 학자였다.

일본계 미국 의사인 오무라 요시야키 박사가 창안한 소위 바이오 디지탈 오링 테스트(Bio Digital O−ring Test)는 1960년대 초기 미국 척추교정 전문의였던 조지 굿하트에 의해 발견된 응용운동기능학(Applied Kinesiology)의 원리에 의한 근탄력 측정법(Muscular tone test)에 기반하고 있다.

굿하트는 근탄력 테스트에서 어깨 주위의 근육을 이용했으나 오무라는 피로가 상대적으로 적게 느껴지고 몇 번 사용해도 빨리 회복되는 근육을 검사근(檢査筋)으로 사용하는 것이 좋겠다는 생각으로 엄지와 검지의 두 손가락 근육을 테스트에 이용했다.

오무라는 쭉 뻗은 팔을 아래로 눌러 내리는 굿하트식의 측정 대신, 엄지와 검지손가락을 둥근 반지(링) 모양으로 만든 것을 환자가 안 벌어지도록 최대한으로 저항하는 가운데 이를 검사자가 벌리면서 그 손가락 완력의 세기를 측정하는 것으로 대치했다.

그는 병적 체표(體表)부에 따라 환자의 링 모양의 손가락 힘세기가 현저히 약화되는 현상을 확인했고 거듭된 연구에 따라 결국 1980년 초기 소위 '오링 테스트'라는 진단법을 확립했다. 이 오링 테스트를 사용하면 인체에 대한 특정약물이나 식품의 유효성, 유해성이나 투여약물의 적량, 과량의 여부를 쉽게 조사할 수 있다.

예를 들어 어떤 특정약물을 환자에게 투여하기 전 그 약의 유효성을 확인하려 할 때, 테스트하고자 하는 약물을 환자의 왼손 위에 올려놓고 환자의 오링 모양의 오른 두 손가락을 검사자가 벌려 보는데 이때 힘이 빠져 쉽게 벌어지면 유해한 것이며, 보다 힘이 강화되어 쉽게 벌어질 수 없는 현상이 생기면 그 약은 환자에게 유효한 것으로 판단한다.

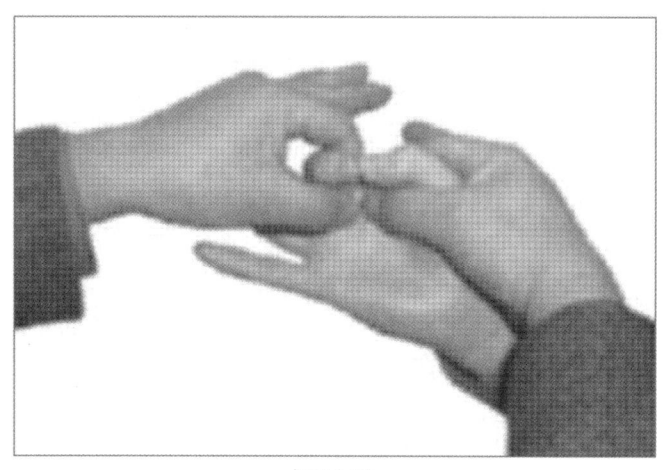

[그림 6]

이는 매우 쉬운 방법이기 때문에 어려운 훈련과정 없이 손쉽게 당장 이용할 수 있어 많은 사람들이 다양한 방면으로 이용하게 되었다.

그러나 오링 테스트를 이용하여 나타난 일정한 결과를 의학적 측면에서 해석하기 위해서는 반드시 약학, 생화학, 생리학, 병리학, 해부학적인 지식이 선행되어야 하므로 오무라 자신은 이 오링 테스트를 의학적 진단에 사용하는 목적인 경우 반드시 유관 자격이 있는 사람들만 사용하도록 권고하고 있다.

검사근(檢查筋)으로 사용되는 두 손가락의 힘이 상황에 따라 쉽게 강화되거나 약화되는 현상을 이용한 이 오링 테스트에 대한 현상원리를 오무라 자신은 생체의 전자기(電磁氣)가 작용하여 뇌의 컴퓨터 적인 작용에 의한 것으로 설명하고 있으나, 이를 파동의 원리로 설명하기도 한다.

즉 인체를 포함하여 세상의 모든 물질은 각기 고유한 에너지 파동을 갖고 있으며 이를 방사(放射)하고 있는데, 어떤 물체에서 방사되는 고유파동과 인체에서 방사되는 파동 사이에 공명현상을 일으키면 검사근(檢查筋)의 세기가 증가하고 그렇지 않으면 약화하게 되는 일종의 파동 테스트라는 것이다.

이명복 박사는 이러한 오링 테스트의 원리와 현상에 주목하여 사상체질 의학에서 이미 체질별로 분류된 음식물을 이용하여 오링 테스트를 해본 결과 각자의 체질에 따라 명백히 적합, 부적합으로 반응하는 현상을 발견하고 이를 체질감별에 응용하였다.

그러나 이 방법이 소개될 당시 한의학계에서는 오링 테스트가 과연 체질감별에 유효한 방법이 될 수 있는가에 대해 매우 회의적으로 반응하였고 특히 사상의학을 전공하는 교수들은 오링 테스트를 체질감별에 응용하는 것에 대해 말도 안 되는 넌센스로 일축하는 분위기였다.

그럼에도 불구하고 임상가에서는 오링 테스트를 체질감별에 이용하는 한의사들이 급격하게 늘어나기 시작했는데 그 이유는 체질감별에 별다른 방법이 없는 상황에서 오링 테스트가 매우 손쉬운 방법으로 등장했기 때문이고 또 실제적으로 이 테스트를 통해 체질감별이 어느 정도 가능했기 때문이었다.

본인은 이명복 박사의 오링 테스트 체질감별을 접하고 나서 단순한 호기심으로 시도를 해보았는데 놀라운 결과를 체험하였다. 사람마다 오링 테스트의 결과가 다르게 반응하는 것을 발견하였고 그에 따라 과연 체질이 가려지는 것을 느꼈기 때문이다.

체질감별에 어려움을 가지고 늘 고통했던 사람으로서 이는 매우 흥분되고 놀라운 경험이었다. 이 방법이 체질감별에 과연 유의성이 있다면 이는 한의계에 반드시 소개되어야 한다고 생각했으므로 수개월에 걸친 실습과 경험을 통해 논문을 쓰게 되었다.

1993년 16회 전국한의학 학술대회에서 본인이 「사상체질 감별에 있어서 한약을 이용한 오링 테스트의 결과보고」라는 논문을 발표했고 이후 몇몇 한의사들에 의해 오링 테스트를 체질감별에 이용한 논문들이 속속 발표되었다.

그러나 논문 발표 이후 지속적인 연구를 해나가는 과정에서 수많은 환자들을 상대로 이 오링 테스트를 활용하는 가운데 예상치 않았던 문제들에 부딪히기 시작했다.

가장 큰 문제는 오링 테스트를 실시할 때 사전에 결과를 미리 예측하고 실시하면 테스트의 결과가 영락없이 예측한대로 나오는 것이었다.

체질 감별을 위해 오링 테스트를 오래 실시하다 보니 쌓여진 경험을 통해 나름대로 사람의 겉모양만 보고도 어느 정도 체질을 가늠하게 되었는데 결국 이것이 체질감별의 발목을 잡는 결정적 문제점으로 등장한 것이었다.

구체적으로 예를 들면, 체질감별을 위해 오링 테스트를 실시하다 보면 그 간의 경험에 따라 "이 사람은 이러이러하게 생겼으니 아마 태음인이 확실하겠군" 하는 마음이 자연스럽게 들게 되는데 그런 마음을 가진 상태에서 오링 테스트를 실시하면 그 결과는 영락없이 예측대로 태음인으로 나오는 것이다.

이런 사실을 깨닫게 되면서부터는 어떻게든 선입관 없는 마음상태를 유지하면서 테스트에 임하려 했지만 마음은 생각대로 움직여주지 않았다. 자신의 마음을 임의로 조절하기가 쉽지 않았기 때문이다.

처음에는 체질감별이 곧잘 되는 듯 싶었는데 경험이 쌓임에 따라 엉뚱한 결과를 낳게 시작한 것이다. 이런 당혹스런 결과 때문에 점차 오링 테스트에 의한 감별에 회의가 들기 시작하면서 매우 고통스럽고 당황스런 날들을 보내게 되었다.

그렇게 확신했던 오링 테스트가 잘못된 결과를 내놓는다는 것을 알게 되면서 더욱 당혹스러웠던 것은 그렇다고 오링 테스트를 전혀 무가치한 것으로 치부하고 내버릴 수도 없었기 때문이다.

왜냐하면 과거에는 분명히 체질감별에 이 방법이 유효하게 기능했던 것이 사실이었기 때문이며 또 이것을 버리면 당시로서는 그 외에 딱히 대용할 체질감별의 방도가 없었기 때문이다.

이런 당황의 과정 속에서 우연히 인터넷 등을 통해 오링 테스트의 문제점들에 관해 여러 사람들이 쓴 글들을 읽게 되었다. 그 글들을 통해 나는 오링 테스트로 체질감별을 하다가 문제에 부딪혀 고민하고 있는 사람들이 나만은 아니라는 사실을 알게 되었다.

오링 테스트의 가장 큰 문제점은 검사자뿐 아니라 피검사자의 염력(念力)까지도 검사결과에 영향을 준다는 사실이다. 즉 검사를 할 때, 검사를 하는 사람이나 검사받는 사람이 어떤 선입관이나 예측을 가지고 검사에 임하면 테스트의 결과는 그 선입관에 의해 달라진다. 앞서 예를 든 것처럼 검사결과를 사전에 예측하는 마음을 갖게 되면 그 마음의 힘, 즉 염력이 검사결과에 영향을 주는 것이다.

오링 테스트의 또 다른 문제점은 검사를 시행하는 당시의 조건에 한정되어 결과가 나타난다는 점이다. 예를 들어 인삼이 몸에 맞지 않는 소양인 체질이 있다 했을 때, 이 사람에게 평소 인삼을 가지고 오링 테스트를 해보면 부적합의 결과가 나오지만, 만일 피검자가 어떤 질병이나 누적된 피로 등으로 인해 검사 당시 매우 기력이 허한 상태에 놓여 있으면, 그리하여 검사 당시 인삼이 어느 정도 몸에 필요한 상태가 되어 있다면, 오링 테스트의 결과는 적합으로 나온다.

이는 검사 당시의 피검자의 신체조건이 인삼이 필요한 조건에서 검사가 시행되었기 때문이다. 마치 체질적으로 찬 물이 몸에 적합하지 않는 체질의 사람이라 할지라도 만일 심한 탈진과 운동으로 인해 찬 물이 어느 정도 필요한 몸 상태가 된 상태에서 오링 테스트를 실행하면 이 경우 적합의 결과로 나타나는 것과 같은 것이다.

올바른 오링 테스트의 결과를 방해하는 것은 이외에도 여러 가지 다양한 요인들이 있다. 즉 자장(磁場)에 영향을 줄 수 있는 금속제품의 장신구를 몸에 걸친 채 검사를 행하거나, 속옷을 포함하여 원색의 옷을 입은 채 검사를 행하는 경우, 또한 검사할 때 피검사자가 응시하는 시선의 방향과 응시하고 있는 색깔이나 도형에 따라 오링 테스트의 검사결과가 달라진다는 연구결과도 있다.

이런 요인들로 인해 오링 테스트가 검사자에 따라 모두 결과가 다르게 나타나며, 동일한 사람이라 할지라도 테스트를 할 당시의 여건과 환경에 따라 모두 다른 결과가 나타나는 등 재현성에 심대한 문제점을 노출한다.

따라서 최근에는 이러한 문제점 때문에 인해 오링 테스트 자체가 무가치한 것으로 불신받기도 한다. 그러나 이런 분명한 한계에도 불구하고 아직도 일부에서 체질감별의 하나로 이 오링 테스트가 여전히 활용되고 있는데 그 이유는 이 테스트가 갖고 있는 분명하고도 일정한 유용성 때문이다.

즉 오링 테스트는 많은 문제로 인해 분명한 한계를 가지고 있긴 하지만, 체질감별이나 기타 용도의 테스트에 결코 무시할 수 없는 일정한 효용성을 갖고 있는 것이 사실이다.

결국 아무것도 아니라고 폐기해 버리기에는 그 효용성을 무시할 수 없고 그렇다고 체질감별을 오로지 이 오링 테스트 하나에 매달리는 것 역시 매우 위험하다. 그러므로 이 테스트가 갖는 문제점과 한계를 잘 인식하고 이 테스트를 다양한 체질감별법 중 하나의 방편 정도로 이용하는 것은 바람직하다.

즉 오링 테스트는 체질감별에 있어 일종의 참고적 의미로 받아들이며 체질감별을 일백 프로 이 방법에만 의존하는 것은 매우 위험하다. 한계를 가진 방법에 의한 잘못된 체질감별은 필연적으로 잘못된 체질치료로 귀결될 수 있고 이는 병을 치료하기보다 오히려 악화시키는 결과를 낳을 수 있기 때문이다.

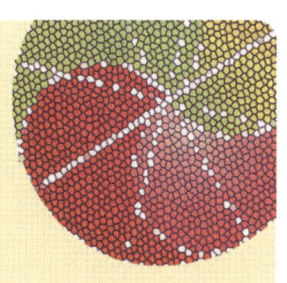

제3장

사상의학과 여덟 체질

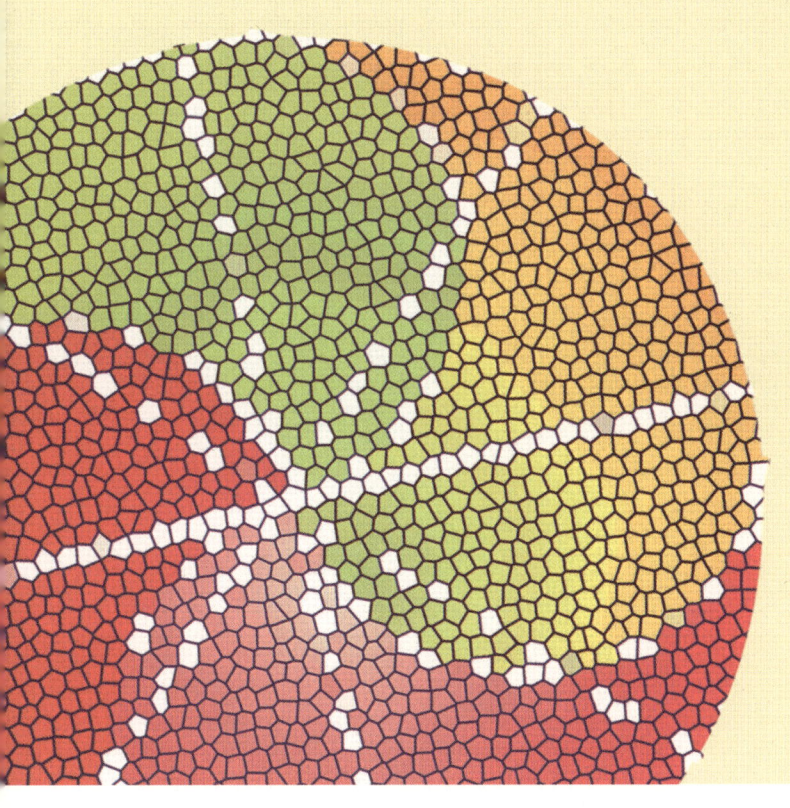

이제마의 체질의학(體質醫學)

　약 일백여 년 전, 조선 후기에 동무(東武) 이제마(李濟馬)란 걸출한 인물에 의해 기존 전통 중국의학 이론과 다른 전혀 새로운 학문이 주창되었다.

　그에 의하면 인간은 천부적으로 날 때부터 장부의 대소(大少)가 다른 구조를 가지고 태어나며, 이 차이에 따라 성격과 기질도 달라지고 생리, 병리현상도 달라진다는 것이다. 따라서 병을 치료하기 위해서는 비록 사람이 같은 병에 걸렸다 하더라도 각자 타고난 장부(臟腑)구조를 살펴 그에 따라 서로 다른 약을 써야 한다고 주장했다.

　그가 저술한 『동의수세보원(東醫壽世保元)』이란 책은 사람에 따라 장부의 허실(虛實)이 달라지는 이유, 그에 따른 각 체질의 생리와 병리, 외형의 특징, 그리고 그 자신이 체질적 관점에 따라 분류한 치료약재들과 처방목록, 다양한 실제 임상경험들에 관한 내용들이 수록되어 있다.

　그의 이론은 매우 놀랍고 혁명적인 것이었는데 왜냐하면 당시 막강한 중국학문이 신성불가침적으로 지배하고 있던 시대상황에서 수천 년 간 무비판적으로 답습해 내려왔던 기존 의학 이론체계를 과감히 비판하는 동시에 자신의 독특한 주장들을 전개했기 때문이다.

　한의학의 최고원전으로 불리는 『황제내경』에 대한 이제마의 관점을 보면 그런 그의 입장을 엿볼 수 있다. 그는 말하기를,

영추(靈樞), 소문(素問)은 오장육부, 경락, 침구, 병증, 수양(修養)에 관해 많이 깨우쳐 준 바 있어 의학 하는 사람들이 연구하여 넓혀진 지식의 근본이며 후대의 의학이 나오된 근원이 되었으니 그 이치는 고찰해야 하겠지만 그렇다고 해서 그 학설들을 모두 다 믿을 것은 못 된다.[1]

라고 하여 옛 이론에 대한 절대적 수용이 아닌 비판적 수용의 입장을 과감히 설파했던 것이다. 그러나 이제마의 새로운 의학이론은 유감스럽게도 근래에 이르기까지 한국 내에서조차 많은 학자들에게 인정받지 못한 채 오직 소수의 사람들에 의해 연구되면서 그 명맥이 유지되어 왔다. 그 이유는 그의 새로운 이론들이 기존 중국의학 이론체계와 공존하기 어려울 정도로 다를 뿐 아니라 기존 학자들이 쉽게 받아들이기 어려울 정도로 난해했기 때문이다.

이제마는 인간은 선천적으로 네 가지 다른 체질을 가지고 태어나는데 체질을 생기게 하는 기본 요인은 얼굴 생김새나 피부 색깔이 아니라 그 사람의 타고난 오장육부(五臟六腑) 크기의 차이라고 주장했다.

이는 당시 어느 누구도 생각지 못한 해괴한 견해였다. 왜냐면 당시까지만 해도 오장육부 장기(臟器) 간에 개별적 차이가 존재한다는 생각은 누구도 해본 적이 없었을 뿐 아니라 어떤 진단기기로 직접 장부의 크기나 기능을 비교·측정해본 적도 없으면서 그런 주장을 했기 때문이다.

유추해 보건대 그에게 인간 내부에 감춰진 장부구조의 비밀을 꿰뚫어본 혜안이 있었거나, 아니면 인간의 장부 기능이 평소 개개인에 따라 각기 다르게 발현되는 사실을 오랫동안 관찰한 결과 그 경험들을 귀납하여 장부대소의 감추어진 비밀을 발견하게 되었을 지도 모른다.

한편 그가 자신만의 독특한 새 이론을 편 이면(裏面)에는 그 자신이 스스로 겪은 특이한 사적 경험이 있었다. 그는 자신이 의사였음에도 불구하고 오랫동안 앓고 있던 질병이

---

1) 論曰 靈樞素問 (중략) 此書 亦是古人之經驗而 五臟六腑 經絡鍼法 病證修養之辨 多有所啓發則 實是醫家 格致之宗主而 苗脈之所自出也 不可全數其虛誕之罪而廢其啓發之功也 蓋 此書 亦古之聰慧博物之言 方士淵源修養之述也 其理 有可考而 其說 不可盡信.

있었다. 자신의 지식을 동원하여 스스로 치료하려 했으나 치료하지 못했다. 비슷한 증세를 가진 다른 사람들에게 약을 쓰면 잘 나았는데도 유독 자신에게만은 약이 듣지 않았던 것이다.

그 이유를 알기 위해 수년 간 고생하며 탐구했고 그 결과 자신이 다른 사람들과 다른 특이한 체질을 가지고 있기 때문이며 따라서 다른 사람과 같은 치료 방법을 써서는 치료되지 않는다는 사실을 알게 되었던 것이다. 결국 자신의 체질에 맞는 처방을 만들어 스스로를 치료한 이제마는 이러한 개인적 경험을 바탕으로 하여 체질의학의 이론을 정립할 수 있었다.

이제마의 장부론(臟腑論)

이제마가 말하는 네 장기, 즉 폐(肺), 비(脾), 간(肝), 신(腎)은 해부학적 개념만 의미하는 것이 아니며 전통 중국한의학의 장부개념과도 구별되는 독특한 개념이다.

그는 『동의수세보원』의 장부론(臟腑論)에서 폐, 비, 간, 신의 용어 대신 폐당(肺黨), 비당(脾黨), 간당(肝黨), 신당(腎黨)이라는 독특한 용어를 사용했다. 이 당(黨)이란 말은 무리, 혹은 그룹이란 말로 번역할 수 있으므로 그가 말한 폐당(肺黨)은 폐(肺) 그 자체만을 의미하지 않고 폐에 귀속되는 인체의 기관들을 총칭하는 의미가 된다.

즉 폐당(肺黨)이란 폐(肺)를 포함하여 식도, 혀, 귀, 두뇌, 피부가 속해 있다고 설명했고, 비당(脾黨)에는 위장, 유방, 눈[眼], 등[背], 육(肉)이 속해 있으며 간당(肝黨)에는 소장, 배꼽, 코, 허리, 근(筋)이, 신당(腎黨)에는 대장, 성기(性器), 입, 방광, 골(骨)이 속한다고 이제마는 정의했다.

사당(四黨)	폐당(肺黨)	비당(脾黨)	간당(肝黨)	신당(腎黨)
소속기관	폐, 식도, 혀(舌), 귀(耳), 두뇌, 피부(皮)	비, 위, 유방, 눈(眼), 등(背), 육(肉)	간, 소장, 배꼽, 코, 허리, 근(筋)	신, 대장, 성기(性器), 입, 방광, 골(骨)

[표4]

경혈학(經穴學)에서 중부, 운문, 천부, 협백 등의 경혈들이 수태음폐경(手太陰肺經)이란 경맥(經脈)에 속해 있듯, 이제마는 위장과 유방, 눈, 등은 비당(脾黨)에, 대장, 성기, 입, 방광, 골(骨)은 신당(腎黨)에 속하여 상호 에너지가 통하고 있음을 발견했다.

태양인의 경우 폐(肺)가 크고 간(肝)이 작은 장부구조를 가진 사람을 말하는데, 이 경우 단순히 폐가 크고 간이 작다는 뜻이 아니라 폐당(肺黨)에 속해 있는 폐, 식도, 혀, 두뇌, 피부가 모두 실(實)한 것이고 반면 간당(肝黨)에 속해 있는 간, 소장, 배꼽, 코, 허리, 근(筋) 등이 모두 허(虛)한 사람을 의미하는 것이 된다.

그의 장부이론은 지금까지 알려진 전통적 중국의학의 장부이론과는 전혀 다른 것이다. 예를 들어 중국 한의학에서는 폐(肺)와 피부가 관련이 있다는 이론은 있으나 그 외 혀[舌], 두뇌, 식도 등이 폐와 관련 있다는 이론은 없다. 중의학에서 대장(大腸)은 폐와, 소장(小腸)은 심장(心臟)과 소위 표리(表裏)관계를 갖고 있다고 설명되고 있으나 이제마는 대장은 신장(腎臟)에, 소장(小腸)은 간(肝)과 관계가 있다고 보았다. 이 점이 전통 중국의학 이론과 이제마의 장부이론이 다른 점이다.

그러나 이런 차이는 어느 쪽이 맞고 틀리고의 문제가 아니라 결국 두 가지 장부관(臟腑觀)의 근본적 차이에서 오는 것이다. 중의학에서 심장과 소장이 소위 표리관계를 가진다고 보는 것은 두 장부가 경락(經絡)상으로 서로 낙(洛), 속(屬)의 관계에 있다는 데서 기원한 관점이지만, 이제마가 파악한 개념은 각 장부가 관장하고 있는 공간적 부위에서 나온 개념이다.

이제마는 사람의 몸통을 크게 두 부분으로 나누어 각각 상초(上焦)와 하초(下焦)로 나누었고 이를 다시 둘로 나누어 상초를 상초와 중상초(中上焦)로, 하초를 중하초(中下焦)와 하초로 세분하여 모두 넷으로 나누고 이를 사초(四焦)라 명(名)했다. 몸통만 사초로 나눌 수 있는 게 아니라 몸 전체를 하나로 보았을 때에도 이를 다시 사초로 나눌 수 있으며, 얼굴 하나만을 두고 보았을 때에도 이를 동일하게 사초로 나눌 수 있다.

이제마는 이렇듯 몸의 구조를 위에서부터 아래로 넷으로 나누었고 각 부위마다 해당 장기의 에너지가 그 부위를 관장하는 것으로 인식했다. 몸통을 셋으로 구분하여 삼초(三焦)라 이른 전통 중국의학 이론과 대조되는 개념이다.

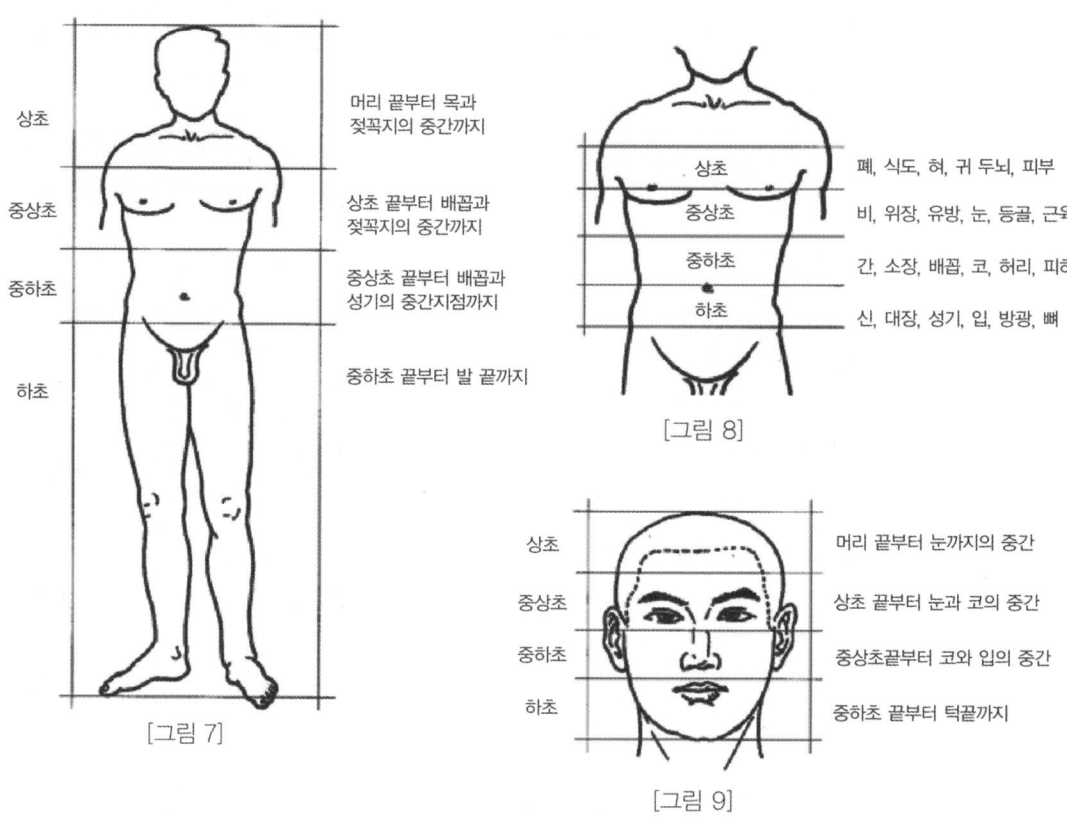

상초 : 머리 끝부터 목과 젖꼭지의 중간까지

중상초 : 상초 끝부터 배꼽과 젖꼭지의 중간까지

중하초 : 중상초 끝부터 배꼽과 성기의 중간지점까지

하초 : 중하초 끝부터 발 끝까지

[그림 7]

상초 : 폐, 식도, 혀, 귀 두뇌, 피부

중상초 : 비, 위장, 유방, 눈, 등골, 근육

중하초 : 간, 소장, 배꼽, 코, 허리, 피하

하초 : 신, 대장, 성기, 입, 방광, 뼈

[그림 8]

상초 : 머리 끝부터 눈까지의 중간

중상초 : 상초 끝부터 눈과 코의 중간

중하초 : 중상초끝부터 코와 입의 중간

하초 : 중하초 끝부터 턱끝까지

[그림 9]

이렇게 나눠진 사초(四焦)에 위로부터 차례대로 폐, 비, 간, 신 네 장부를 배속시키고 각 부위를 이 네 장기가 관장하는 공간으로 인식했다.

그림에서 보는 것처럼 몸체를 4등분하여 겨드랑이에서 양 젖꼭지까지 사이를 상초(上焦)라 하여 이를 폐가 관할하는 공간으로 하고 여기에 폐당(肺黨)에 속한 식도, 혀, 귀, 두뇌, 피부를 배속시켰다.

양 젖꼭지에서 명치까지 부위를 중상초(中上焦)라 하여 이를 비가 관할하는 공간으로 하고 여기에 비당(脾黨)에 속한 위장, 유방, 눈, 등골, 육(肉)을 배속시켜 중상초라 하였다.

명치에서 배꼽까지를 중하초(中下焦)라 하여 이 공간을 간이 관장하는 공간으로 하고 여기에 간당(肝黨)인 소장, 배꼽, 코, 허리, 근(筋)을 배속시켰다.

마지막으로 배꼽에서 양쪽 장골(腸骨)까지 부위를 하초(下焦)라 하여 이 공간을 신이 과장하는 공간으로 하고 여기에 신당(腎黨)에 속하는 대장, 성기, 입, 방광, 골(骨)을 배속시켰다.

이 관점에서 본다면 심(心)과 소장, 폐와 대장은 전통 한의학 이론으로는 상호 관련이 있으나, 이제마의 장부관점에서 보면 아무 관련이 없으며, 오히려 소장은 간과, 대장은 신과 관련을 갖는다는 것을 알 수 있다.

이것은 이제마의 장부관이 경락적 개념이 아니라 공간적 개념에 따른 것에 근거한 것이다. 대장은 위치가 하초에 속하므로 하초를 주관하는 신에 속하게 되며, 소장은 간 부위인 중하초에 속해 있으므로 간에 속하기 때문이다.

이렇듯 중국의학적 장부이론과 체질학적 장부이론 차이에 따라 상호관계가 서로 다르게 나타나지만 어떤 장부들은 일치하는 경우도 있다.

예를 들어 비와 위, 신과 방광은 중국의학에서 표리를 이루고 있는데 사상의학적 장부이론에 따라서도 각각 그 장부가 서로 중상초, 하초에 속해 있으므로 같은 상호관계를 갖는다.

태소음양인(太少陰陽人)의 의미

여기서 잠시 태양인, 소양인, 태음인, 소음인이라는 명칭이 갖는 의미에 대해 잠깐 생각하고 넘어가기로 하자.

물론 아는 사람은 잘 알겠지만 비단 사상의학뿐 아니라 한의학에서 사용하고 있는 태양, 소양, 태음, 양명 등과 같은 용어들은 부호(符號)적 의미로 쓰인 것일 뿐이므로 이를 문자적으로 해석해서는 안 된다.

예를 들어 태양인(太陽人)이라 했을 때, '클 태(太)'에다 '밝을 양(陽)', '사람 인(人)'이라 문자적으로 해석하여 '큰 양(陽)을 가진 사람'이라 해석하면 우스운 일이 된다. 이렇게 되면 소양인(少陽人)은 양(陽)이 적은 사람이 되어 소양인이 태양인보다 양(陽)기운이 더 적은 사람으로 오해하게 된다.

실제로는 소양인이 태양인보다 훨씬 더 양적(陽的)이고 양기운(陽氣運)이 더 많아 열(熱)도 더 많고 기질도 더 외향적인 체질이다. 만일 명(名)과 실(實)을 어울리게 이름붙이기로 했다면 소양인은 태양인으로, 태양인은 소양인으로 이름 지었어야 마땅했을 것이다.

그러나 태양인을 태양인으로 부른 것은 원래 그 사람이 양이 더 많기 때문이 아니라 그냥 편의적으로 그렇게 이름을 지었을 뿐이기 때문이다. 어떤 여자 이름이 '이쁜이'라 해서 그 여자의 용모가 진짜로 이쁜 것은 아닌 것과 마찬가지다.

물론 경락학(經絡學)에서 말하는 족태양경(足太陽經)이나 장중경의 육경병증에 나오는 태양병(太陽病) 등도 양(陽)의 많고 적음과는 전혀 관계없이 그냥 단순한 부호적 의미로 이름 지은 것이다. 그러므로 태양인을 Greater Yang Person으로, 소양경을 Lesser Yang

Meridian으로 번역하면 우습게 된다. 이는 '이쁜이'란 여자애 이름을 beautiful woman이라 번역하는 것과 같은 넌센스다.

이제마는 자신이 분류한 사람들의 체질에 태양인, 소양인과 같은 이름을 붙이면서 장중경의 육경병에서 분류하는 태양증, 소양증 등에 나오는 용어와 사람들이 혼동할 것을 염려했던지 다음과 같이 말했다.

> 장중경의 상한론에 나오는 태양병, 소양병, 양명병, 태음병, 소음병, 궐음병 들은 병증에 따라 이름을 붙인 것이고, 내가 말하는 태양인, 소양인, 태음인, 소음인은 사람(의 체질)에 따라 이름 붙인 것이니 이를 서로 혼동하지 말아야 한다.[1]

예컨대 태양병, 태양인이란 용어에서 같은 태양이란 용어가 사용됐다 해서 이 둘이 어떤 유사성의 상관관계를 갖는 것이 아니라는 것이다. 용어 자체가 갖는 문자적 의미는 없고 단순한 부호로만 차용해 썼기 때문에 이 둘은 상호 아무관계 없는 부호적 용어일 뿐이다.

그렇다면 이왕 이름을 붙일 바에 이름과 내용이 걸맞게 열 많고 양(陽)기운이 많은 사람을 태양인으로, 그 보다 적은 사람은 소양인으로 지었으면 좋았을 터인데 도대체 어떤 기준으로 이름을 붙였길래 이런 혼동을 야기하게 하는 것일까?

그 기준은 의외로 간단하다. 앞서 배운 바 있는 사초(四焦)의 개념에 따라 위에서부터 아래로 내려오면서 순차적으로 이름을 붙인 것이다.

육경병 중에 가장 먼저 오는 병을 태양병이라 이름 한 것처럼, 머리를 포함한 상초가 가장 먼저이기 때문에 태양인이라 이름 했고 다음이 가슴 부위이므로 소양인, 다음은 허리 부분이므로 태음인, 마지막으로 다리 부분이 가장 나중이므로 소음인이라 이름 붙였다. 만일 한문 아닌 한글로 이름 지었더라면 가나다 순차에 따라 위로부터 가인, 나인, 다인, 라인 이런 식으로 이름 했을지 모른다. 그러니까 태양, 소양 등은 사상의학 용어에서 '가나다'와 같은 순차적 부호 의미밖에 없는 것이다.

---

1) 原書中 張仲景所論 太陽病 少陽病 陽明病 太陰病 少陰病 厥陰病 以病證名目而 論之.
余所論 太陽人 少陽人 太陰人 少陰人 以人物名目而論之也 二者 不可混看.

흔히 이목구비(耳目口鼻)라고 해서 사람들은 귀, 눈, 입, 코 의 순서대로 말하지만 사상의학에서는 유독 이목비구(耳目鼻口)라 하는데 그 이유는 무엇인가. 그 역시 공간적 위치에 따라 위에서부터 아래로 순차적으로 말하고 있기 때문이다.

따라서 공간적으로 가장 높은 곳에 위치한 귀는 상초에 속한 기관으로, 그 밑의 눈은 중상초 기관으로, 그 밑의 코는 중하초로, 가장 낮은 위치에 있는 입은 하초에 속하는 기관으로 배당시켜 놓은 것도 그 때문이다.

그런데 눈이 코보다 공간적으로 더 위에 있다는 것은 인정되지만, 눈과 귀만 가지고 비교할 때 귀가 더 높이 위치했다 하여 상초에 배당시킨 것은 쉽게 인정하기 어려운 부분이다. 사람에 따라서는 귀보다 눈의 위치가 더 높은 사람도 많기 때문이다.

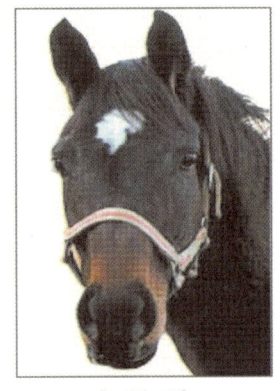

[그림 10]

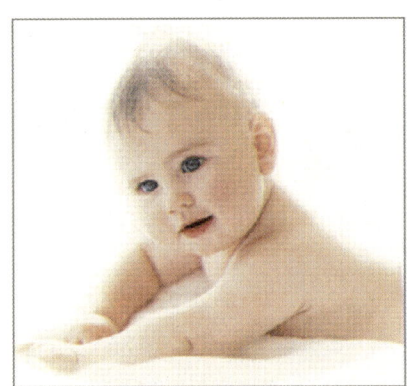

[그림 11]

그러나 이는 사람의 얼굴을 평면적으로 정면에서 관찰하는 데서 오는 혼동에서 발생한 관점이다. 동물의 예를 보면 예외 없이 귀가 얼굴에서 가장 높은 곳에 위치하고 있음을 알 수 있다. 사람도 동물과에 속하므로 귀가 눈보다 당연히 더 높은 곳에 위치한다고 인식해야 옳다. 이는 직립(直立)하기 이전의 인간의 원형인 어린 아기가 네 팔다리로 지지하고 있을 때 얼굴의 모습을 보면 이해된다.

선천적 장부구조(臟腑構造)의 차이

이제마는 사람이 태어나면서부터 각각 네 가지 다른 장부구조를 가지고 태어난다 했다. 즉 폐비간신(肺脾肝腎)의 네 장기 중에서 폐가 크고 간이 작은 구조를 가지고 태어나는 사람이 있는데 이 사람을 태양인으로, 반대로 간이 크고 폐가 작은 구조를 가지고 태어나는 사람을 태음인으로, 그리고 비가 크고 신이 작은 구조를 가지고 태어나는 사람을 소양인으로, 반대로 신이 크고 비가 큰 구조를 가지고 태어나는 사람을 소음인이라 명명했다.

여기서 어떤 장부가 크다, 작다는 의미는 문자 그대로 사이즈의 크기를 의미하는 것이 아니라 기능의 강하고 약함을 의미한다. 따라서 폐가 크고 간이 작다는 의미는 형태적으로 폐가 크고 간이 작다는 것이 아니라 폐의 기능이 항진돼 있고 간의 기능이 저하되어 있다는 의미로 해석된다.[1]

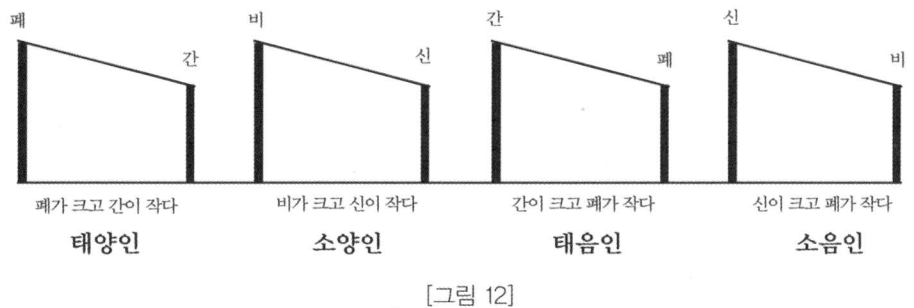

폐가 크고 간이 작다	비가 크고 신이 작다	간이 크고 폐가 작다	신이 크고 폐가 작다
태양인	**소양인**	**태음인**	**소음인**

[그림 12]

---

1) 그러나 학자에 따라서는 이를 단지 기능뿐 아니라 해부학적 형태의 크기까지를 의미한다고 주장하는 사람도 있다.

지구의 자전축(自轉軸)이 23.5도 기울어져 있는 것처럼 인간도 체질에 따라 아무리 건강한 사람이라 할지라도 선천적으로 이런 장기(臟器) 간의 기울어진 불균형을 가지고 태어난다. 그리고 이 불균형으로 인해 각가지 다양한 신체적 특징이 생겨나는데 이것을 우리는 체질이라 정의한다.

인체에는 간, 심, 비, 폐, 신의 오장(五臟)이 있는데 왜 이제마는 하필 심장은 제외하고 나머지 네 장기만으로 체질을 구분했는가 하는 질문이 나올 수 있다. 이런 질문을 하는 분들에게 거꾸로 되묻고 싶은 것이 있다. 왜 반드시 오장을 중심으로만 체질론을 전개해야만 한다고 생각하는가 하는 것이다.

인체에 다섯 개의 장(臟)이 있으니까 장부 체질론도 오장 중심으로 전개해야 한다는 관점은 중국의 전통적 오장육부론을 부지불식간에 절대시한 데서 나온 관점에 불과하다.

인체에는 다섯 개의 장기가 있으되 이제마는 그중에서 일부러 심장을 제외해 놓고 네 장기만으로 그의 체질론을 전개했다. 이러한 그의 사장(四臟) 중심 체질론은 그 자체만으로 매우 독창적이다.

이제마는 오장 중에서 심장을 단순히 대등한 다섯 장기 중 하나로 인식하지 않았다. 대신 폐비간신(肺脾肝腎)의 다른 네 장기를 정상적으로 잘 기능하도록 도와주고 감독하는 특별한 존재요 전신을 주재하는 주체적 장기로 인식했기 때문에 이를 제외시켰던 것이다.

『동의수세보원』의 장부론에는 심장의 독특한 위치와 기능에 관해 다음과 같이 정의하고 있다.

> 심은 전신의 주재자가 된다. 뒤로는 등의 중앙에, 앞으로는 가슴 중앙을 똑바로 향해 자리 잡아, 이목비구가 살피지 못하는 것이 없도록, 폐비간신이 헤아리지 못하는 것이 없도록, 함억제복이 성실하지 못하는 것이 없도록, 두수요족이 무례한 것이 없도록 투명한 구슬과 같이 밝게 밝혀준다.[2]

---

2) 心爲一身之主宰 負隅背心 正向膻中 光明瑩徹 耳目鼻口 無所不察 肺脾肝腎 無所不忖 頷臆臍腹 無所不誠 頭手腰足 無所不敬.

오장 중에서 심장을 제외하고 사장으로 체질론을 전개시킨 또 다른 이유는 이제마의 체질론은 오행론이 아닌 이원론적 음양론에 바탕을 두고 있기 때문이다.

이제마가 쓴 『격치고(格致藁)』란 책에서 선생은 태극(太極)을 심(心)이라 규정했고 여기서 들로 갈라지는 양의(兩儀)를 심신(心身), 여기서 다시 갈라진 사상(四象)을 사심신물(事心身物)이라 하면서[3] 심(心)은 태극으로 음양(陰陽) 분화의 원인이 되고 이 음양이 다시 분화되어 사상(四象)이 되므로 모든 분화의 근원이 되는 심(心)은 제외시켰던 것이다.

이쯤에서 한의학의 오장육부(五臟六腑) 개념에 대해 한번 생각해보자.

인체 내에 여러 장기(臟器)들이 있지만 전통 한의학에서는 이 중에서 특정 장기(臟器) 다섯 개만을 골라내어 장(臟)이라 이름을 붙였고, 여섯 개를 골라서는 부(腑)라 이름 하였다.

장(臟)은 형태적으로 속이 꽉 차 있으며 생명이 있는 동안 잠시도 쉬지 않고 일하는 특징이 있고 만일 그 기능을 잠시라도 쉬게 되면 당장 생명에 지장이 생긴다.

한편 부(腑)는 형태적으로 속이 비어 있으며 평소에는 일하지 않고 쉬다가 필요할 때만 일한다. 예컨대 심장이나 폐는 생명이 있는 한 잠시도 쉬지 않고 일해야 생명이 유지되지만, 위나 대장 등은 음식이 들어와야 일하고 일이 없을 때는 쉰다.

따라서 부는 비록 망가져도 생명에 지장이 없으며 심지어 없어도 산다. 위나, 장이나, 쓸개나 완전히 수술로 없애고도 사는 이유가 그것이다.

이런 관념적 기준에 의거해 나눠진 것이 오장육부의 개념이다.

그런데 그런 기준에 의거한다 하더라도 오장육부에는 아직 이해가 되지 않는 부분들이 있다.

예컨대 두뇌나 혈관, 골수 같은 기관은 쉬지 않고 일하는 기관임에도 불구하고 장에 배속되지 못했고, 여자의 자궁 같은 기관은 매우 중요한 인체의 장기 임에도 불구하고 부에 배속되지 못했다. 결국 오장육부란 해당 장기가 다섯 혹은 여섯밖에 없어 선택된 것이 아니고 장부의 원래 개념대로 분류하기로 말하자면 칠장칠부도, 팔장칠부도 얼마든지 될 수 있는 것이다.

---

3) 太極心也 兩儀心身也 四象事心身物也.

오대양(五大洋)은 태평양, 대서양, 인도양, 북극해, 남극해를 말하고 육대주(六大洲)는 남·북아메리카, 아시아, 유럽, 남·북 아프리카의 여섯을 말하는데 이렇게 나눈 것도 지구상에 대양은 다섯, 대륙은 여섯 개가 정확히 있어서 그렇게 나눈 것이 아니다.

대양(大洋)이란 대륙에 대응하는 넓고 깊은 수역으로 서양에서는 일반적으로 태평양, 인도양, 대서양만을 기본 삼대양(三大洋)으로 인식한다. 여기에 북극해와 남극해를 추가해 오대양(五大洋)이 되는데 어떤 기준에 따라서는 남·북극해 둘을 하나로 합치거나, 남극해를 태평양의 일부로 귀속시켜 북극해만 대양으로 인정해 사대양(四大洋)이라 인식하는 관점도 있다.

대륙은 호주(濠洲)보다 큰 것을 대륙으로 인정해 육대주로 구분했지만 그런 기준으로 한다 해도 오세아니아나 유럽보다 더 큰 대륙인 남극대륙이 육대주에 빠져 있는 것은 이상한 일이다. 대양과 대륙의 정확한 의미와 기준에 따라 분류키로 말하자면 삼대양 칠대주가 더 정확할지도 모른다.

재미있는 것은 북한에서 시집갈 때 혼수를 잘해 가려면 오장육기가 필요하다는데 여기서 오장은 이불장, 옷장, 책장, 신발장, 찬장이고 육기는 녹음기, 선풍기, 세탁기, 사진기, TV, 냉장고의 육기라 한다. 이런 관점은 순전히 북한식 문화 경제적 관점에서 나눈 것이고 남한식으로 혼수를 잘 차려 가려면 아파트를 포함해 자동차, 컴퓨터 등 육장팔기는 돼야 할 것이다.

결국 오장육부든, 오대양 육대주든 이런 식의 분류는 어떤 절대적 이유 때문이 아니라 전통적인 오운육기(五運六氣) 개념과 오행(五行) 개념에 의거한 형식상의 분류기준에 맞춰 선택된 개념임을 알 수 있다.

따라서 이런 독특한 개념으로 만들어진 용어들을 그런 관점이 없는 서양언어로 정확히 번역할 방도가 없는 것이 당연하다. 장은 그냥 'Zang'으로, 부는 'Fu'로 소리나는 대로 표기할 뿐이다.

어떤 한의학 영어책에는 장을 'Viscera'로, 부를 'Bowel'로 번역했는데 이는 한마디로 잘못된 번역이다. 'Viscera'란 흉곽 및 복부 안의 내장장기들을 이르는 말로 영미어(英美語)에서는 간이나 쓸개, 위나 비장 등 모두를 지칭하는 용어고 'Bowel'은 통상 위에서 항문에 이르는 소화기관, 주로는 대·소장을 표현하는 말이기 때문이다.

체질(體質)의 분화(分化)적 관점

이제마가 말한 사상체질을 좀 더 세분(細分)하여 관찰하려는 시도는 그동안 사상의학을 연구하는 학자들에 의해 간혹 제기되었다.

체질침(體質針)을 연구한 침구사 이종오(李鍾午)가 쓴 『신비한 체질의 세계』를 보면 학자에 따라 소양인을 태양인과 유사한 소양인, 태음인과 유사한 소양인으로 나누어 이를 각각 태양인형 소양인, 태음인형 소양인, 혹은 소양인 1형과 2형으로 나누어 부른다고 한 설명[1]을 읽을 수 있다.

이 원리에 따라 부연하면 소음인도 태양인형 소음인과 태음인형 소음인으로, 태양인도 소양인형 태양인과 소음인형 태양인으로, 태음인도 소양인형 태음인과 소음인형 태음인형으로 각기 나눠질 수 있으며 이를 태음인 1, 2형, 태양인 1, 2형 등 여덟의 형태로 부를 수 있다.

한편 조선족 연변 자치주 중심으로 발전한 조의학(朝醫學)에는 사상인(四象人)을 각기 한열(寒熱)의 과다(過多)를 기준으로 나누어 여덟로 세분화하고 있다. 예컨대 태양인을

제3장 사상의학과 여덟 체질

---

1) "네 체질로 분류된 체질인이라 하더라도 그 체질이 확연하게 구분되지를 못하고 지구의 순환, 즉 우주만물의 순환기에 의한 변화에 따라 동서남북의 방위 및 춘하추동의 변화와 화수목금토 순환계의 섭리에 따라 상호 밀접한 관계를 지니고 상생 상극으로 순환하게 됨에 따라 같은 소양인이라도 앞의 태양인의 영향을 받는 태양인형 소양인과 뒤의 태음인과 연관지어지는 태음인형 소양으로 구분되어지기도 한다. 이러한 소양인을 오늘날 학자들은 소양인 1형과 소양인 2형이라 부르기도 하지만, 이는 어디까지나 편리상 그렇게 부르는 것 일뿐 소양인 체질상 근본적인 차이나 분류를 더 세분화하기 위한 작업은 아니다."(이종오, 『신비한 체질의 세계』, 도서출판 동의, 1994, 98~99쪽).

한열에 따라 한태양인, 열태양인으로 나누고 태음인도 한태음인, 열태음인으로 구분하여 나누는 식이다. 이렇게 사체질(四體質)을 한열(寒熱)로 분화시켜 세분하면 결국 여덟의 형태로 나누게 된다.

언젠가 북한에서 개발되었다는 '금빛말'이란 체질감별기계를 본 적이 있는데 열 손가락의 지문(指紋)을 스캐너로 읽어 들인 다음 이미 데이터베이스로 만들어 놓은 데이터와 비교분석하여 체질결과를 도출하는 식이었다.

이 기계가 과연 체질을 옳게 감별하는 것인지, 한다면 몇 %의 확률인지 하는 문제는 논외로 치기로 하고 단지 감별의 결과를 보게 되면 열태음, 한소음 하는 식으로 여덟 가지로 체질을 구분하고 있었다.

조의학(朝醫學)이나 북한(北韓)에서 체질을 여덟의 형태로 세분하고 있는 사실에 대해 주목할 점은 각각의 체질을 한열로 다시 나누었지만 한열(寒熱) 체질이 후천적 병증의 변화에 따라 변화하는 것으로 보지 않고 선천적(先天的) 혹은 태생적(胎生的)인 것으로 보았다는 점이다.

즉, 병증의 변화에 따라 한태음인이 열태음인으로 되거나 열소양인이 나중에 한소양인으로 바뀌는 것이 아니라 아예 처음부터 그런 체질을 가지고 태어나는 것으로 보았다는 것이다. 이는 북한의 체질 감별기가 체질판별을 열소음인, 한태음인 하는 식으로 결과를 내놓고 있다거나, 조의학(朝醫學)에서 비록 병증에 따라 열다(熱多)형과 한다(寒多)형으로 나누면서도 구체적으로는 병증뿐 아니라 선천적 체형이나 안색 등을 관련짓고 있는 것 등으로 미루어 짐작할 수 있다.

예를 들면 조의학(朝醫學)에서 말하는 태음인의 열다형(熱多型)이란 처음에는 한(寒)이 많았던 체질이 나중에 어떤 원인으로 열이 많아진 체질을 지칭하는 개념이 아니라, 아예 처음부터 열이 많은 체질로 태어나 안색(顔色)이 붉은 색을 띠고 목이 굵고 조증(燥證)이 많으며 체형은 비대한 자를 지칭한다.

한편 태음인의 한다형(寒多型)은 면색이 창백하며 목은 가늘고 체형은 상대적으로 여위고 조증(燥證)이 없는 체질을 지칭한다.[2]

체질(體質)의 분화(分化)적 관점

---

2) 조의학(朝醫學)에서는 사상인의 열다형과 한다형으로 분해된다고 인정한다. 이것은 병증의 관건이다. 사상인 열다형과 한다형의 특점을 나누어 말하면 아래와 같다.

국내에서는 임상가와 학계에 따라 이 점에 대한 견해가 많이 다르다. 학계에서는 사체질(四體質)을 한열(寒熱)의 기준으로 세분하여 보는 관점을 인정하면서도 이는 병증이 나타나는 병태(病態) 개념이므로 서로 왔다 갔다 할 수 있는 것으로 보고 선천적으로 고정된 병태로 보지 않는 견해가 지배적이다.

그중에 유독 태음인에 한해서만은 열태음인과 한태음인을 인정하고 다른 체질에 대해서는 한열(寒熱)의 체질 분화를 인정하지 않는 견해도 있다. 이는 위완수한표한병론(胃脘受寒表寒病論)에만 열태음과 한태음의 고정병태를 직접적으로 시사하는 조문이 나오기 때문이다. 즉,

> 대체로 온역(溫疫)은 먼저 그 사람 평소의 병이 어떤지를 살피면 표리허실을 알 수 있는데 평소 한증(寒證)을 가진 사람이 온병에 걸리면 병증 역시 한증으로 나타나며, 평소 열증(熱證)을 가진 사람이 온병에 걸리면 병증도 역시 열증으로 된다.[3]

라고 하여 원래부터 몸이 찬 체질을 가진 경우 병이 들면 증상도 한증(寒證)이 나타나고 평소 몸이 더운 체질을 가진 사람이 병이 들면 병증도 열증(熱證)을 나타낸다 한 것이다.

이 조문대로라면 사람은 처음부터 몸에 열이 많은 사람, 혹은 몸이 찬사람 등의 특성을 가지고 태어나며 이 사람들이 병에 걸리면 나타나는 증상도 그 타고난 체질에 따라 열증 혹은 한증의 양상을 띠게 된다고 이해할 수 있다.

이 조문이 태음인 병증론에 나오는 말이라 해서 한성과 열성으로 타고나는 체질은 오직 태음인에 국한된다고 이해하면 어리석은 일이 될 것이다. 이는 다른 모든 체질에 동일하게 적용되는 기준이다.

태양인: 열다형은 형체가 소수하고 낮은 불그무레하고 피부는 건조하다. 한다형은 체형이 비대하며 낯색은 희고 피부는 습윤하다.

소양인: 열다형은 형체가 약하고 면색은 붉고도 노랗고 피부는 건조하며 두툴두툴하다. 한다형은 면색이 창백하고 목이 가늘며 형체는 비방하며 혹간 여위고 약하기는 하나 조증이 없다.

태음인: 열다형은 면색이 붉고 목은 굵고 조증이 많으며 체형은 비대한 자가 많다. 한다형은 면색이 창백하며 목은 가늘고 체형은 비반하다. 혹간 여위고 조증이 없는 자도 있다.

소음인: 열다형은 발열자(發熱者)가 물을 마시면 길(吉)하다. 한다형은 면색이 창백하고 피부는 거칠고 윤기가 없다. 리한증으로 인하여 소화불량을 위주로 하는 각종병증이 다발한다.

3) 大凡瘟疫 先察其人素病如何則 表裏虛實 可知已 素病寒者 得瘟病則 亦寒證也 素病熱者 得瘟病則 亦熱證也.

사체질(四體質)에서 팔체질(八體質)로 분화

이제마는 자신이 제시한 사체질(四體質)에서 폐비간신(肺脾肝腎) 네 장기만의 대소를 논했다.

폐와 간, 그리고 비와 신을 각기 길항장기로 설정하여 각기 한 쪽의 장기가 실(實)하고 허(虛)한 경우를 나누어 넷으로 체질을 나눈 것이다. 그러나 네 장기 중에 둘씩만 가지고 대소를 논했으니 나머지 두 장기는 어떻게 될 것인가 하는 문제가 남게 된다.

예를 들어 폐가 강하고 간이 약한 체질인 태양인의 경우, 나머지 두 장기인 비와 신의 문제는 다뤄지지 않았다. 마찬가지로 비가 약하고 신이 강한 소음인의 경우도 나머지 장기인 폐와 간의 문제는 여전히 남는다.

네 장기 중에서 길항관계에 있는 두 장기만으로 나눌 경우 체질이 넷이 되지만, 나머지 두 장기를 포함시켜 대소를 나누면 경우의 수(數)는 여덟이 되어 체질은 모두 여덟이 된다.

구체적으로 폐가 강하고 간이 허한 태양인의 예를 들어보자.

폐와 간을 제외한 이 태양인의 나머지 두 장기를 포함시켜 순서를 강약으로 배열하면 다음과 같이 된다.

첫째, 비가 신보다 더 강한 태양인도 있고,
둘째, 신이 비보다 더 강한 태양인도 있어

태양인은 결국 두 가지 태양인으로 나눠지게 된다. 둘로 나눠지는 태양인을 여기서 임시로 제1태양인, 제2태양인으로 부르기로 하자.

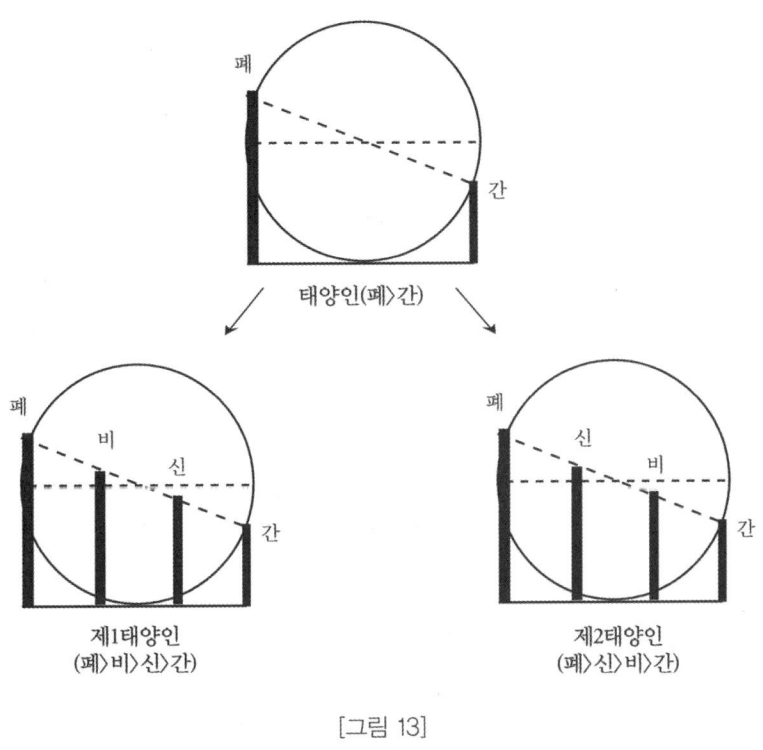

태양인(폐〉간)

제1태양인
(폐〉비〉신〉간)

제2태양인
(폐〉신〉비〉간)

[그림 13]

두 태양인 모두 폐대간소(肺大肝小)한 장부구조를 가지고 있어 태양인이지만 결정적으로 다른 것은 두 태양인의 중간 장기 구조가 다르다는 점이다.

즉 제1태양인은 중간 장기의 구조가 신보다 비가 강함으로 비대신소(脾大腎小), 즉 소양인 구조가 들어가 있고, 제2태양인은 중간 장기의 구조가 비보다 신이 강함으로 신대비소(腎大脾小), 즉 소음인의 구조가 들어가 있다.

따라서 이 중간 장부구조에 따라 두 태양인을 새롭게 명명하면 소양인 구조가 들어 가 있는 제1태양인을 '소양성 태양인' 이라 부를 수 있고 소음인 구조가 들어가 있는 제2태양인은 '소음성 태양인' 이라 부를 수 있다. 소양성 태양인인 된 제1태양인의 경우, 이를 다른 말로 부르면 '소양인 같은 태양인' 이라 할 수도 있고 '소양인 특질을 가진 태양인' 으로 부를 수도 있다. 제2태양인인 소음성 태양인의 경우도 동일한 방식으로 부를 수 있다.

이런 방식으로 다른 체질들도 해당하는 길항장기와 나머지 두 장기를 취합하여 장부 구조를 만들면 아래 [표 5]와 같이 도합 여덟 개의 체질이 도출된다.

여덟 체질	장부강약 구조	다른 이름
제1 태양인	폐 〉비 〉신 〉간	소양성 태양인
제2 태양인	폐 〉신 〉비 〉간	소음성 태양인
제1 소양인	비 〉폐 〉간 〉신	태양성 소양인
제2 소양인	비 〉간 〉폐 〉신	태음성 소양인
제1 태음인	간 〉비 〉신 〉폐	소양성 태음인
제2 태음인	간 〉신 〉비 〉폐	소음성 태음인
제1 소음인	신 〉폐 〉간 〉비	태양성 소음인
제2 소음인	신 〉간 〉폐 〉비	태음성 소음인

[표 5]

사체질(四體質)이 중간 장부구조의 다름에 따라 둘로 나눠지면서 여덟의 체질이 되는데 여기서 우리가 간과해서는 안 될 중요한 사실은 이렇게 나누어진 체질들은 모두 별개의 독립적, 개별적 체질이라는 점이다. 쉽게 말해 소양성 태양인과 소음성 태양인은 같은 태양인이긴 하지만 이 두 체질은 서로 생리 병리 및 신체 특성이 같지 않은 별개의 독립적 체질이란 말이다. 그 이유는 두 태양인의 장부구조가 다르기 때문이다.

비록 중간 장부의 구조만 다르긴 하지만 결과적으로 이 두 체질은 장부구조가 서로 다르므로 그 결과로서 외형적으로 나타나는 체격, 신체적 특성, 생리, 병리 등 모두 다른 특질들을 가지게 된다. 그러므로 예전에는 태양인 하면 한 가지 태양인만 있는 줄 알았으나 이제부터는 두 가지의 전혀 다른 태양인이 존재함을 알아야 한다.

실제 임상을 통해 경험해보면, 예를 들어 태양성 소양인이나 태음성 소양인은 비록 같은 소양인이지만 외형도 다르고 성격도 다르며, 생리 병리가 너무 달라 어떻게 이 두 체질을 같은 소양인으로 묶을 수 있는지 이해가 되지 않을 정도로 판이하게 다른 체질임을 알게 된다. 지금까지 이렇게 전혀 다른 별개의 소양인들을 하나로 인식하여 체질감별을 했으니 체질감별에 어려움이 있을 수밖에 없었던 것이다.

이제마 자신은 그의 저서에서 체질의 형태가 넷 아닌 여덟로 존재한다고 명백하게 적시(摘示)하지는 않았다. 그러나 그는 당연히도 한 체질 안에 외형과 성격이 전혀 다른 형태가 명백히 존재하고 있음을 알고 있었다. 『동의수세보원』의 변증론(辨證論)에 보면,

> 소양인의 체형은 상체가 발달하고 하체는 허하며, 가슴은 실하고 다리는 가벼우며, 빠르고 날래며 씩씩하고 용맹함을 좋아하며…….[1]

라고 하면서도, 동시에

> 그러나 소양인 중에는 체구가 작고 성격도 조용하고 우아하여 외형이 마치 소음인과 아주 비슷한 사람도 있다.[2]

라고 함으로서 같은 소양인 안에 외형과 성격이 전혀 다른 두 개의 형태가 존재함을 말하고 있다. 소양인뿐 아니라 소음인과 태음인 중에도 서로 다른 형태가 있음을 말하고 있다.

> 소음인 체형은 키가 작고 몸집이 작지만,
> 키와 몸집이 큰 사람도 많으며
> 간혹 팔구 척까지 되는 사람도 있다.[3]

라 했고,

> 태음인의 체형은 키가 크고 몸집이 크지만,
> 또한 간혹 육 척밖에 안 되는 작고
> 왜소한 태음인도 있다.[4]

---

1) 少陽人體形上盛下虛胸實足輕剽銳好勇.
2) 少陽人或有短小靜雅外形恰似少陰人者.
3) 少陰人體形 矮短而 亦多有長大者 或有八九尺長大者.
4) 太陰人體形長大而亦或有六尺矮短者.

라 하여 같은 체질 안에도 전혀 형태가 달라 보이는 체질이 존재함을 명시하였다.

이러한 변증론(辨證論)의 서술을 통해 알 수 있는 것은 이제마 자신은 같은 체질인(體質人)임에도 외형이 다르고 심지어 성격조차 다른 형태들이 존재한다는 사실을 이미 명료히 파악하고 있었다는 사실이다. 단지 그는 그런 현상을 여덟 개의 각기 다른 체질이라고 딱 짚어 명시하지 않았을 뿐이다.

대부분의 학자들은 이를 각 체질의 전형적 체형 가운데 나타날 수 있는 예외적 현상을 소개한 것쯤으로 해석함으로서 별 의미를 부여하지 않았다.

말하자면 소양인의 체형은 상체가 실하고 하체가 약하며 가슴이 발달한 것이 원래의 체형이지만 '간혹 가다 예외적'으로 몸집이 작고 성격도 조용해서 마치 소음인과 비슷한 사람도 '조금' 있다는 식으로 해석하는 것이다.[5]

그러나 동일 체질 내에 다른 형태가 존재하는 현상은 비단 소양인뿐 아니라 다른 체질에도 공통적으로 나타나는 현상인데 이에 대한 학리적 연구를 등한시하고 단순히 숫자적으로 적게 나타나는 예외현상 정도로만 인식한 채 별 의미를 부여하지 않고 넘어가는 것은 기존 의학계가 해석상에 매우 중대한 오류를 범하고 있음을 말해주는 것이다.

현실적으로 사람의 체질을 감별할 때 가장 먼저 눈에 띠는 것은 그 사람의 외형에서 나타나는 체형이다. 따라서 일반적으로 사상체질을 감별하는 기준이 되는 외모, 심성, 병증의 세 가지 기준 중에 체형은 가장 중요한 지표가 된다.

살집이 어느 정도 있는 사람, 매우 비만한 사람, 체격이 장대(壯大)한 사람, 키가 크면서 마른 사람, 키 작고 몸집도 왜소한 사람 등 외적으로 나타나는 체형현상은 반드시 그사람의 타고난 장부의 구조가 그러한 다양한 체형을 갖도록 영향을 준 것이다. 즉 장부구조의 변화 없이는 그러한 다양한 체구가 나올 수 없는 것이며 외형에 나타나는 체형은 내부의 인체 장부구조가 겉으로 발현한 현상이다.

이제마는 『동의수세보원』에서 소음인 체형을 한 소양인도 있고, 소음인같이 작고 마른 태음인도 있으며 기골이 장대한 소음인도 있다고 분명히 적시하고 있으나 후대 학자

---

5) (교수 강의록에서 인용 발췌): "原則的으로 少陽人이 이와 같이 上盛下虛하고 胸實足輕 剽銳好勇하지만 간혹 보면 少陰人과 같이 短小靜雅하여 〈間或 있다〉로 例外를 얘기하는 말입니다. 이 間或이라는 것은 전체가 넷이라면 가령 그 중에 1/4이라든지 또는 1/5정도는 이럴 수가 있다는 그런 意味의 或有라는 이런 말을 씁니다."

들은 이를 단지 예외적, 희소적 현상으로 큰 의미를 두지 않고 넘어갔던 것이다.

이렇듯 동일체질 내에 존재하는 각기 다른 체형의 문제에 대한 원인을 진지하게 추구하지 않는 것은 적어도 체형을 통한 체질감별의 가장 첫 번째 기준을 방기(放棄)하고 체질감별의 난해함 속에 스스로 빠져 드는 결과를 초래하고 말았다고 본인은 생각한다.

동일 체질 안에 다른 형태의 체형이 생기는 원인은 한 체질 안에 중간의 장부구조가 다른 또 다른 종류의 형태가 존재하기 때문이라는 사실을 간과해버린 것이다.

체질이 넷이 아닌 여덟의 형태로 존재한다는 사실을 인식 못하고 있는 문제야말로 오늘날 국내 사상의학계가 갖고 있는 가장 근원적 문제며 사상의학의 학문적 발전을 정체시키는 가장 치명적 요인이다.

넷의 존재가 실제로는 여덟의 형태로 존재하는 사실을 알게 될 때에야 비로소 체질감별의 난해한 문제들이 일거에 해결되며 동시에 감별이 매우 용이해진다.

적당한 예가 될지 모르겠으나 넷이라고 알려진 존재가 실상은 여덟의 모습으로 존재하는 예는 얼마든지 있다. 사방위(四方位)의 경우 동서남북의 네 방위만 있는 것처럼 일반적으로 인식하고 있으나 실제로는 동, 서, 남, 북 외에도 북동, 남동, 북서, 남서의 네 방위가 더 존재하여 실제로는 여덟로 존재한다. 그림에서 보는 것처럼, 북동, 북서, 남동, 남서 의 네 방위는 기존의 동서남북 네 방위에 포함되거나 소속되지 않는 개별적이고 독립적인 방위다. 따라서 사방위란 실제로는 넷 아닌 여덟인 것이다.

계절도 춘하추동의 넷으로 알려져 있지만 사계절 사이에는 중간계절이 존재한다. 예를 들어 봄, 여름 사이에 봄도 아니고 여름도 아닌 중간 계절, 여름과 가을 사이에 중간 계절 등이 존재하여 실제로는 계절도 여덟의 형태로 존재한다.

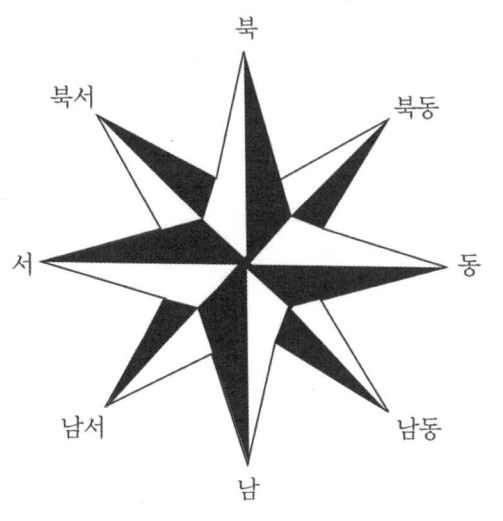

[그림 14]

태극(太極), 양의(兩儀), 사상(四象), 팔괘(八卦)의 분화적 관점

앞서 잠깐 언급했지만 이제마는 그가 쓴 『격치고』란 책에서 『주역(周易)』을 인용하며 사상(四象)이 생기게 된 관점을 서술하였다.

즉 『주역』 계사상전(繫辭上傳)에 "태극(太極)이 양의(兩儀)를 낳고, 양의가 사상(四象)을 낳으며, 사상은 팔괘(八卦)를 낳는다.[1]"는 말을 인용하면서 그는 "태극은 즉 심(心)이며 양의(兩儀)는 심신(心身)이고, 사상(四象)은 사심신물(事心身物)"[2]이라고 말하고 있다.

주역에서 말하는 "태극이 양의를 낳고, 양의가 사상을……."이란 말은 아무 것도 없는 태초의 우주가 무극(無極)의 혼돈상태에서 태극(太極)으로 변하고 이 태극이 다시 음양으로 분화하는데 이 음양의 분화과정은 대립과 보완작용을 통해 만물이 생성하고 변화하는 우주 생성론적 관점을 말하는 것이다.

태극에서 분화한 음양은 하늘과 땅으로, 여기서 다시 분화한 사상은 춘하추동(春夏秋冬) 혹은 금목수화(金木水火)로 해석될 수 있다. 그런데 이제마는 자신이 넷으로 나눈 사심신물(事心身物)의 사상이 심신(心身)이란 음양으로부터 분화한 것으로 파악하는 주역의 분화적 관점을 『격치고』에서 말하고 있는 것이다.

음양은 하나이면서도 둘이고 절대적이 아닌 상대적 개념이면서도 둘로 떼어놓을 수

---

1) 易有大極 是生兩儀 兩儀生四象 四象生八卦 (周易 繫辭上傳 十章).
2) 太極心也 兩儀心身也 四象事心身物也 (格致藁).

없고 아무리 잘게 잘라도 그 속에 음양은 여전히 존재한다. 다시 말해 음양은 아무리 분화되어도 음(陰) 중에 다시 음과 양으로, 양(陽) 중에 다시 음과 양으로 분화되는 속성을 갖는다.

이같이 음양의 거듭되는 기운의 작용은 사상(四象)으로 분화되고 여기서 다시 분화되어 여덟 가지 범주의 공간적 사물을 형성하게 되는데 그것이 곧 팔괘(八卦)다.

이 팔괘는 하늘, 늪, 불, 우뢰, 바람, 물, 산, 땅에 해당하는 건(乾), 태(兌), 이(離), 진(震), 손(巽), 감(坎), 간(艮), 곤(坤)으로 혼돈된 우주에서 음과 양의 작용으로 분화한 천지만물을 상징하며 만사(萬事), 만물(萬物)의 성쇠하는 모습을 나타낸다.

팔괘는 원리적으로 다시 음양으로 쪼개져 십육, 삼십이…… 등으로 분화되어 나갈 수 있지만 주역에서 "태극이 음양으로 되고, 음양이 사상으로 나뉘며 사상이 팔괘를 낳는다" 한 것은 우주변화의 음양원리가 태극에서 팔괘에 이르는 과정을 통해 만물의 생성, 변화과정을 함축적으로 상징하고 있는 것이다.

태극에서 팔괘까지의 분화 과정을 도표로 표시하면 다음과 같다.

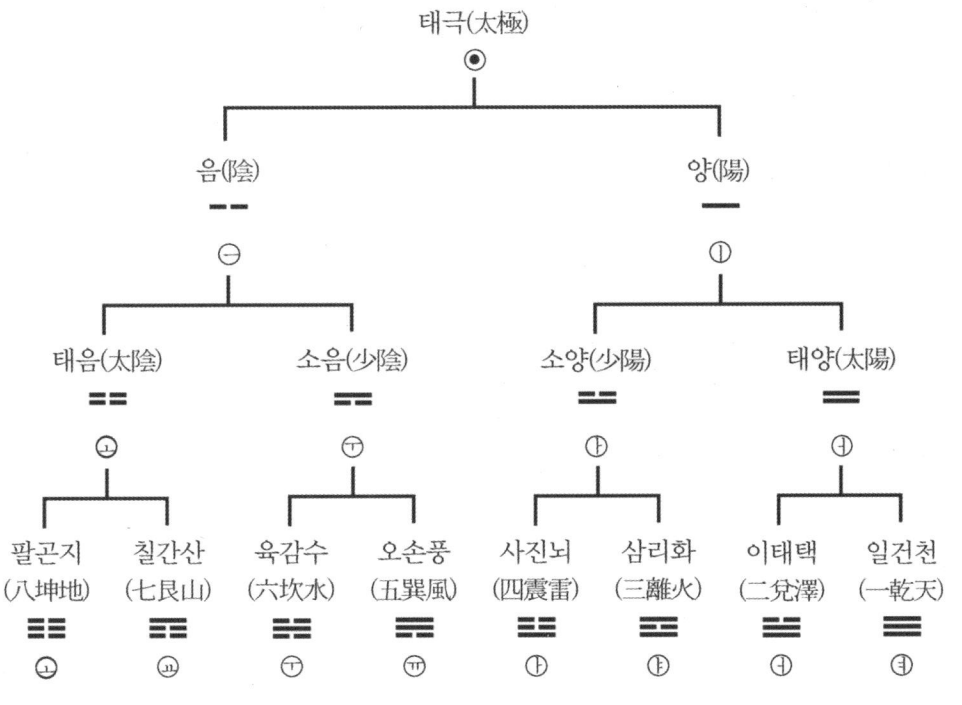

[표 6]

이 태극 → 양의 → 사상 → 팔괘의 분화과정을 이번에는 알아보기 쉽게 그림으로 표시하면 다음과 같이 된다.

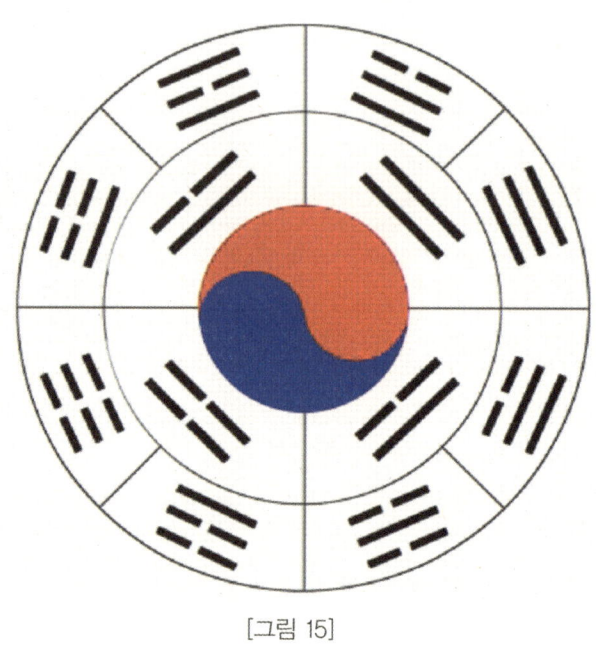

[그림 15]

우리나라의 태극기가 주역의 팔괘를 따라 만든 것은 알려진 사실이다[3]. 음양의 양의 (兩儀)을 상징하는 태극문양을 중심에 두고 사방에 조선팔도(朝鮮八道)를 상징하는 팔괘를 배치했는데 팔괘(八卦) 중에서 하늘, 땅, 물, 불을 상징하는 건곤리감(乾坤離坎)의 사괘(四卦)만 대표로 뽑아 배치하였다.

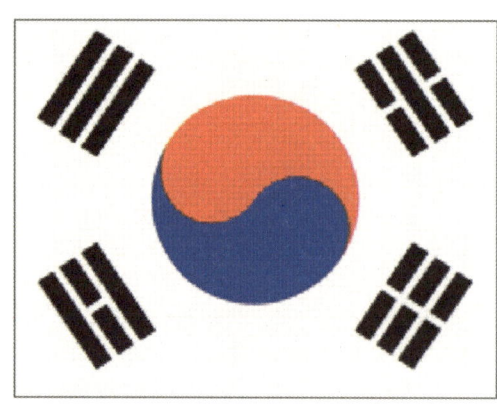

[그림 16]

태극기에 팔괘를 쓰기로 했다면 태극문양 주위에 여덟 개의 괘를 다 배치해야 옳지만 그중에서 넷만 배치한 것은 그 4괘가 나머지 팔괘(八卦)를 대표하는 정괘(正卦)기 때문이다. 즉 하늘, 늪, 불, 우뢰, 바람, 물, 산, 땅의 건태이진손감간곤(乾兌離震巽坎

---

3) 태극기의 팔괘도는 복희선천팔괘(伏羲先天八卦)가 아닌 문왕후천팔괘(文王後天八卦)이다.

艮坤) 중에서 하늘, 땅, 물, 불의 건곤이감(乾坤離坎)이 나머지를 대표하며 이는 동, 서, 남, 북, 동북, 동남, 서북, 서남의 여덟 방위 중에서 동서남북이 팔방위를 대표하는 것과 같다.

그렇다면 태극기에 채용된 4괘는 실제로 존재하는 8괘를 대표하는 것이기 때문에 그 자체만으로 태양(太陽), 소음(少陰), 소양(少陽), 태음(太陰)의 사상(四象)을 의미하는 것이 된다. 팔괘는 사상으로 부터 나온 것이므로 태극기에 채용된 4괘의 문양 중에 하효(下爻)와 중효(中爻)만 보면 태소음양((太少陽)의 사상(四象) 문양임을 알 수 있다.

재미있는 것은 태극기뿐 아니라 세종대왕에 의해 창제된 우리말의 생성과정 역시 태극에서 팔괘로 분화하는 과정을 따라 만들어졌다는 것이다. 'ㅡ'는 음이고 'ㅣ'는 양으로 이는 아직 넷으로 분화하기 이전의 음양 상태다. 음인 'ㅡ'의 밑과 위에 각각 점을 하나씩 찍으면 'ㅜ'외 'ㅗ'기 되고, 양인 'ㅣ'의 앞과 뒤에 각각 점을 하니씩 찍으면 'ㅏ'와 'ㅓ'가 되어 넷으로 분화한다. 여기다가 다시 같은 요령으로 점을 하나씩 더 찍게 되면 'ㅗ, ㅛ', 'ㅜ, ㅠ', 'ㅏ, ㅑ', 'ㅓ, ㅕ'가 되어 우리 한글의 단모음 여덟이 된다.

이상에서 살펴본 태극, 양의, 사상의 분화과정에서 우리가 알 수 있는 것은 사상이란 분화과정의 중간일 뿐 그 자체가 종착역이 아니란 것이다. 이제마 자신이 『격치고』에서 말했듯 사상이 태극, 양의에서 분화되어 나온 것이라면 사상의 다음 단계는 팔괘로서 체질은 결국 여덟이 되어야 함을 함축하고 있는 것이다. 팔괘는 혼돈된 우주에서 음과 양의 작용으로 분화 생성된 최종적인 천지만물을 상징하기 때문이다.

체질의 복합성

여덟로 분화된 각 체질의 구조를 살펴보면 각각 두 가지 체질이 복합적 형태로 나타나고 있음을 발견할 수 있다.

예를 들어 '소양성 태양인' 이라 불리는 태양인은 태양인과 소양인의 두 구조가 복합하여 한 체질을 이루고 있고, '소음성 태양인' 이라 불리는 태양인은 태양인과 소음인의 두 구조가 복합하여 한 체질을 이루고 있다.

이렇게 두 체질이 복합하여 한 체질을 이루게 되므로 나타나는 체질적 특성 또한 복합적인 면이 나타나게 된다. 이 특성들은 단지 부분적 체질 특성만을 의미하는 것이 아니라 그 해당체질이 갖는 모든 형태학적, 생리, 병리적, 기질적 특질들을 모두 포괄한다.

예를 들어 '소양성 태음인' 인 경우 간〉비〉신〉폐의 장부구조를 가지고 있어 중간 두 장부인 비가 신보다 더 강한 구조를 가지고 있으므로 '소음성 태음인' 과 비교했을 때 소화기능도 좋고, 비만의 경향을 띄게 되며, 상대적으로 열도 더 많은 등의 특징을 가지게 된다.

같은 태음인이라도 '소음성 태음인' 은 간〉신〉비〉폐의 장부구조를 가지고 있어 신이 비보다 더 강한 구조이므로 '소양성 태음인' 과 비교했을 때 비뇨생식 기능이 더 강하고 몸은 수척해지며 상대적으로 몸이 찬 태음인이 된다.

그러므로 이 두 가지의 태음인은 겉으로 들어나는 외양만 가지고는 도저히 같은 태음인의 범주에 묶을 수 없을 정도로 다르다.

두 개의 체질적 특성이 복합되어 하나의 체질로 나타나는데 있어서 복합비율은 물론 동일하지 않다.

예컨대 '소양성 태양인'의 경우 소양인 적 특성은 부체질적(副體質的) 특성이며 태양인 특성은 주체질적(主體質的) 특성이 되는데, 당연히 주체질 특성이 훨씬 많이 나타나고 부체질 특성은 적게 나타난다. 아래〈그림〉은 각 체질에 있어서 두 체질들의 비율이 나타나는 모양을 형태적으로 보여주고 있다.

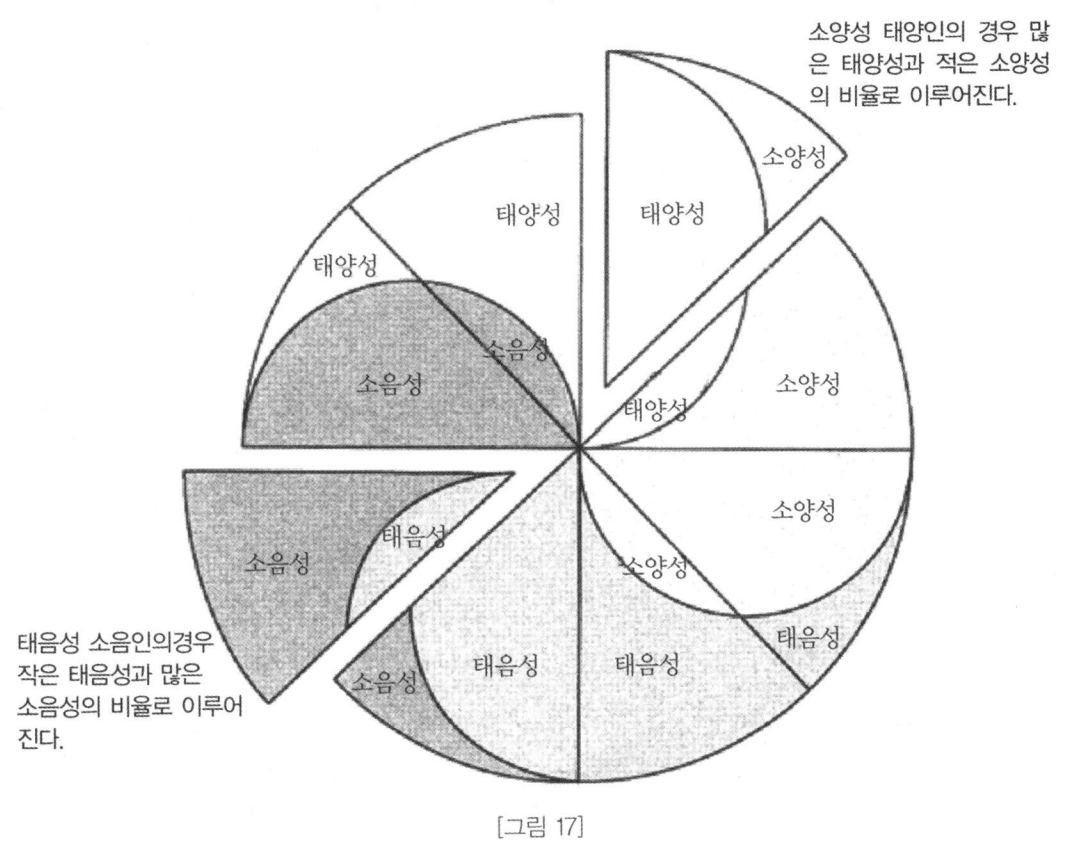

[그림 17]

병증론(病證論)의 팔병태(八病態)와 여덟 체질

넷의 체질이 여덟로 분화되는 과정을 앞서 살펴보았거니와 의미 있는 것은 이제마 자신은 스스로 체질의 분화에 관해 언급하지 않았음에도 불구하고 그의 책『동의수세보원』병증론에서는 체질을 여덟의 병태로 나눠 설명하고 있다는 것이다.

즉 그는 사상인의 병증론을 전개하는 데 있어서 각 체질들은 각기 두 가지의 중요한 병태를 나타낸다고 보고 다음과 같이 여덟 가지 병태론으로 나누어 설명하고 있다.

사체질 四體質	팔병태(八病態) (갑오판 명칭)	팔병태(八病態) (경자판 명칭)	한열(寒熱)
태양인	외감요척병론(外感腰脊病論)	외감요척병론(外感腰脊病論)	표열(表熱)
	내촉소장병론(內觸小腸病論)	내촉소장병론(內觸小腸病論)	이한(裏寒)
소양인	외감방광병론(外感膀胱病論)	비수한표한병론(脾受寒表寒病論)	표한(表寒)
	내촉대장병론(內觸大腸病論)	위수열이열병론(胃受熱裏熱病論)	이열(裏熱)
태음인	외감뇌추병론(外感腦顀病論)	위완수한표한병론(胃脘受寒表寒病論)	표한(表寒)
	내촉위완병론(內觸胃脘病論)	간수열이열병론(肝受熱裏熱病論)	이열(裏熱)
소음인	외감려병론(外感膂病論)	신수열표열병론(腎受熱表熱病論)	표열(表熱)
	내촉위병론(內觸胃病論)	비수한이한병론(脾受寒裏寒病論)	이한(裏寒)

[표 7]

위의 [표 7]에서 태양인을 제외한 다른 체질들의 두 가지 병태론을 자세히 보면 각기 한열의 병태로 나누어 기술한 것임을 볼 수 있다. 즉 소양인의 비수한표한병론(脾受寒表寒病論)은 표한(表寒)병론이며 위수열이열병론(胃受熱裏熱病論)은 이열(裏熱)병론이다.

태음인의 위완수한표한병론(胃脘受寒表寒病論) 역시 표한병론이고 간수열이열병론(肝受熱裏熱病論)은 이열병론이다.

다만 소음인의 신수열표열병론(腎受熱表熱病論)은 표열병론이고 비수한이한병론(脾受寒裏寒病論)은 이한병론으로 되어 있는데 이는 소음인과 소양인은 반대체질이기 때문이다.

이렇게 본다면 아직 명칭이 바뀌지 않은 태양인도 태음인과 반대체질이므로 외감요척병론(外感腰脊病論)은 이열병론으로 내촉소장병론(內觸小腸病論)은 표한병론으로 바뀌는 게 옳을 것이다.

이제마는 사상인의 장부생리(臟腑生理)를 발견하고 나타나는 병태를 관찰한 결과, 처음에는 외감(外感), 내촉(內觸)이란 병의 형태에서 보다가 차후 임상의 경험이 더해지면서 이를 다시 표리한열(表裏寒熱)의 양태로 보고 병태 명칭을 개칭한 것이다.[1]

이제마는 경자판(庚子版)[2]에 이르러서야 각 체질의 병증을 각기 한증(寒證)과 열증(熱證)으로 나누어 기술했는데 이처럼 하나의 체질을 두 가지의 병태로 나누어 기술한 것은 각 체질의 병증 양태가 한증의 병태와 열증의 병태로 각각 다르게 나타난다는 사실을 파악했기 때문일 것이다.

---

1) 이 병태론(病態論)의 명칭들은 갑오판(甲午版)의 것이 경자판(庚子版)에 이르러 개칭(改稱)된 것이다. 즉 소양인 병증인 비수한표한증론(脾受寒表寒病論)은 외감방광병론(外感膀胱病論)이 원래의 이름이었는데 바뀐 것이고 위수열이열병론(胃受熱裡熱病論)은 내촉대장병론(內觸大腸病論)이었던 것이 바뀐 것이다. 태음인도 위완수한표한병론(胃脘受寒表寒病論)은 외감뇌추병(外感腦顀病)이, 간수열이열병론(肝受熱裏熱病論)은 내촉위완병론(內觸胃脘病論)이 개칭된 것이다. 즉 모든 병명은 처음에 외감(外感), 내촉(內觸) 등의 형태로 명명(命名)되었다가 경자판(庚子版)에 이르러 이열(裏熱)병, 표한(表寒)병 등 형태로 개칭되었다. 다만 태양인 병태(病態) 명칭만 유일하게 종전대로 외감, 내촉을 사용하여 변하지 않았는데 이것은 이제마가 스스로 밝힌 대로 시간이 충분치 않아 태양인 병증의 연구가 아직 완성되지 않았기 때문이다.

2) 東醫壽世保元은 계사년(1893) 7월 13일부터 갑오년(1894) 4월 l3일까지 9개월에 걸쳐서 한남산중(漢南山中)에서 저술했는데 이를 갑오판(甲午版)이라 한다. 이후 을미년(1895)에 하향(下鄕)하여 경자년(1900)에 돌아가실 때 까지 약 6년 동안 자신의 의학경험을 더해 의원론(醫源論)부터 태음인론(太陰人論까)지 개초(改抄)하였는데 이를 경자판(庚子版)이라 한다.

그렇다면 과연 하나의 체질에서 규칙적으로 나타나는 두 한열의 병태 양상을 단순한 병태현상으로 볼 것인가 아니면 체질현상으로 볼 것인가 하는 관점이다. 이제마 자신은 이 문제에 관련하여 그의 저서 어디에서도 명쾌한 해답을 주지 않고 있으므로 이를 해석하는 입장에 따라 견해가 다를 수 있다.

대학을 중심으로 한 학계(學界)에서는 각 체질의 한열 병태를 증치의학적 관점과 유사하게 판단하여 병세의 경중(輕重)과 상태에 따라 얼마든지 발생할 수 있는 병증으로 해석한다. 그러니까 같은 소양인이라도 때에 따라 이열병이 생길 수도 있고 표한병이 생길 수도 있다고 보는 것이다. 그러므로 그런 관점을 갖고 있는 사람들에게는 환자에게서 나타나는 병증이 한증인가 열증인가를 변증하는 것은 매우 중요한 관건이 된다.

이러한 소위 '병증 변증론자' 들은 심지어 상한론(傷寒論)적 표리병(表裏病) 개념을 그대로 차용하여 사상인(四象人)의 표리병증(表裏病證)을 보는데 있어서 표병(表病)은 초기의 약한 병증이고 이병(裏病)은 병이 진행된 병증으로, 표병이 심화되어 점차 이병으로 진행된다고 해석한다.

그러나 이제마가 서술한 사상인(四象人)의 표리병증(表裏病證)을 상한론적, 혹은 변증시치적 개념과 동일한 관점으로 해석하는 것은 체질의학을 일반의학적 관점으로 보려는 잘못된 견해이다. 『동의수세보원』 전체를 보았을 때 이제마의 정신은 단순히 누구에게나 나타날 수 있는 병증을 나열식으로 서술하고 해설하는 것이 아니라 각 체질에서 독특하게 나타나는 고정병태를 체질적 관점에서 서술하고 있기 때문이다.

만일 『동의수세보원』을 여느 의학 고전(古典)들처럼 다양한 병증을 해설하는 의학서로 본다면 이 책은 터무니없이 단순하고 간단한 책이 될 수밖에 없다. 이 책의 병증론(病證論)에서 서술하고 있는 병증들은 『동의보감(東醫寶鑑)』이나 『상한론(傷寒論)』, 『의방유취(醫方類聚)』 등과 같은 고전들에 비교하면 수십 분의 일도 채 안 되는 분량에 매우 제한된 소수의 병증만 다루고 있기 때문이다.

그러므로 이 책을 단순히 여느 증치의학(證治醫學) 서적과 같은 관점에서 보려 한다면 이 책에서 다루어지지 않은 여타의 그 수많은 병들은 치료할 방법이 없게 된다. 강조하거니와 『동의수세보원(東醫壽世保元)』과 『동의보감(東醫寶鑑)』을 보는 관점은 전혀 다른

병증론(病證論)의 발병태(八病態)와 여덟 체질

것이다. 『동의수세보원』에서 서술된 병증들은 단순한 병증을 설명하는 것으로 읽어서는 안 되며 이제마가 특정 체질에서 나타날 수 있는 특이한 고정병태(固定病態)를 예시하여 설명함으로서 그 체질의 특성과 특징을 체질에 연관시켜 부각시키려는 의도가 있는 것으로 읽어야 한다.

예컨대 소음인 신수열표열병론에 울광(鬱狂)이란 병이 제시되었을 때 우리는 그것을 누구에게나 생길 수 있는 울광이란 일반적 질병에 관해 서술한 것이 아니라 반드시 소음인에게서만, 그중에서도 유독 표열증을 가진 사람, 즉 열소음인만이 갖는 특별한 체질병증을 해설한 것으로 이해하는 것이다.

그리하여 체질병증을 통해 그 사람의 체질을 파악했다면 적어도 그 체질을 갖고 있는 사람에 한해서는 책에서 일일이 다루지 않는 수많은 다른 질병들이라 할지라도 모두 치료할 방도가 서게 되는 것이며 바로 그것이 사상의학 치료의 본질이다.

이런 관점에서 본다면 이제마가 서술한 팔병태론(八病態論)은 단순한 병증현상을 설명하고 있는 것이 아니라 선천적으로 체질에 고정되어 나타나는 체질현상을 서술하고 있는 것이며 이 여덟 가지의 병태 서술은 여덟 체질의 체질적 특성에서 비롯되는 각각의 개별적 생리, 병리현상을 서술하고 있는 것이 된다.

그러므로 예컨대 소양인의 비수한표한병(脾受寒表寒病)이나 위수열이열병(胃受熱裏熱病)을 읽을 때에 한 사람의 소양인이 경우에 따라 나타날 수 있는 두 가지 병태를 나누어 설명한 것으로 읽거나, 혹은 비수한표한병이 심화되어 위수열이열병으로 바뀔 수 있다는 관점에서 보아서는 안 되며 각기 전혀 생리, 병리현상이 뚜렷이 다른 두 종류의 소양인들에 대한 특징적 병태를 예시하여 설명하고 있는 것으로 보아야 하는 것이다.

『동의수세보원』 소음인병의 신수열표열병(腎受熱表熱病)에 보면 『상한론(傷寒論)』에 나오는 양명병(陽明病)을 예시하면서 비약(脾約)과 위가실(胃家實)이란 병에 대해 설명이 나오는데 이제마는 이 두 병에 대해 독특한 해설을 하고 있음을 볼 수 있다. 그는 말하기를,

비약(脾約)은 원래부터 비약이고, 위가실(胃家實)은 원래부터 위가실이니 어찌 이 병이 처음에는 비약으로 시작해서 나중에 위가실로 갈 이치가 있겠는가?[3]

라 하면서,

위가실과 비약 두 병은 음증의 태음병, 소음병과 마찬가지로 허실과 증상이 전혀 같지 않으니 태양병 표증이 있는 때부터 이미 두 갈래 길로 갈라져 서로 합쳐지지 않는 별개의 병이다.[4]

라 하여 이 두 병이 기존의 상한론적 관점과 전혀 달리 상호 옮겨가지 않으며 처음부터 각자 따로 타고나는 별개의 체질병이라는 사실을 강조하고 있다. 다시 말해 위가실에 걸리는 체질의 사람이 따로 있고 비약에 걸리는 체질의 사람이 따로 있지 동일한 사람이 비약을 앓다가 증세가 심해지면 위가실로 가는 것이 아니라는 것이다.

결국 이런 관점이라면 소양인 표증(表症)에서 나타나는 망음증(亡陰證)이나 소양상풍(少陽傷風)증, 이증(裏症)에서 보이는 음허오열(陰虛午熱)증이나 흉격열(胸膈熱)증 등의 병들도 모두 태생적으로 별개의 체질로 각각 따로 타고나는 체질병증을 시사하는 것이다.

같은 체질의 표리병증(表裏病證) 내에서 나타나는 증후끼리도 이렇듯 상호 전변(傳變) 관계가 없는 독립적 체질병태인데 하물며 대분류로 나누어진 표리병(表裏病) 사이의 전변(傳變)관계는 더더욱 없는 것이다.

사상인의 표증이 악화되어 이증으로 간다거나 표증은 약한 병, 이증은 심한 병이라고 보는 식의 관점은 아직도 중국한의학의 변증시치 정신을 한의학의 정통으로 신봉하며 증치의학적 관점으로 사상의학을 해석하려는 그 이상도 이하도 아닌 것이다.

이제마가 사체질(四體質)에서 발현하는 병증의 양태들을 한열의 여덟 병태로 나눠 설명한 것은 위에서 고찰한 바와 같이 각기 독립된 체질병태를 의미하는 것이므로 그것은

병증론(病證論)의 발병태(八病態)와 여덟 체질

---

3) 脾約 自脾約也 胃家實 自胃家實也 寧有其病 先自脾約而後 至於胃家實之理耶.
4) 胃家實脾約二病 如陰證之太陰少陰病 虛實證狀顯然不同 自太陽病 表證因在時 已爲兩路分岐 元不相合.

여덟 가지 각기 독립된 체질을 가진 사람들의 병태를 개별적으로 서술한 것이다.

즉, 같은 소양인이라도 비수한표한병(脾受寒表寒病)을 타고나는 소양인이 따로 있고 위수열이열병(胃受熱裏熱病)을 타고나는 소양인이 따로 있으며, 마찬가지로 위완수한표한병(胃脘受寒表寒病)을 타고나는 태음인, 간수열이열병(肝受熱裏熱病)을 타고나는 태음인 따로 있다는 뜻이다.

이들 팔병태(八病態)가 단순한 병증이 아닌 체질을 표현하는 현상이라면 여기서 나타나는 한열 현상에 따라 각기의 체질명칭을 붙일 수 있다.

즉 소양인 중에서 위수열이열병론에 기술된 소양인을 '이열병(裏熱病)을 타고난 소양인', 혹은 이를 줄여서 '열소양인(熱少陽人)' 으로, 비수한표한병론에 기술된 소양인을 '표한(表寒)병을 타고난 소양인' 혹은 '한소양인(寒少陽人)' 으로 부르는 식이다.

이런 식으로 하면 비수한이한병론(裏寒證)에 기술된 소음인은 한소음인, 신수열표열병론에 기술된 소음인은 열소음인, 간수열이열병론에 기술된 태음인은 열태음인(熱太陰人), 위완수한표한병론에 기술된 대음인은 한대음인(寒太陰人) 등으로 명명할 수 있다.

이렇게 되면 태소음양(太少陰陽)의 사개(四個)체질은 각기 타고나는 한열 병태에 따라 명칭이 붙는 여덟 체질이 된다.

태양인의 한열(寒熱)문제

이제마가 다른 체질의 병태에 대해서는 한열로 나누어 기술했으면서도, 유독 태양인의 두 병태명(病態名)만 바꾸지 않고 외감요척병론(外感腰脊病論), 내촉소장병론(內觸小腸病論)의 형태로 사용하였다. 이는 위에서 언급한대로 시간이 부족해 연구가 미진한 결과일 것이다.[1]

그러나 한편 태양인의 두 병태(病態)를 한열로 명확히 나누기 어려운 특성이 있는 면도 간과할 수 없는데, 즉 태양인 병증의 특성은 뚜렷이 열증이나 한증으로 구분하기가 쉽지 않기 때문이다.

예컨대 태양인 병증에서 나타나는 해역(解㑊)에 대해서,

약(弱)한 것 같으나 약하지 않고,
실(實)한 것 같으나 실하지 않으며,
한(寒)한 것 같으나 하나 한(寒)하지 않고,
열(熱)한 것 같으나 열(熱)하지 않다.[2]

---

1) 『동의수세보원』 말미에 이제마는 다음과 같이 쓰고 있다. "이 글을 계사(癸巳) 7월 13일부터 시작하여 잠시도 쉴 새 없이 주야로 연구 하고 써서 그 이듬 해 갑오(甲午)년 4월 13일에 이르러서 끝내었다. 그런데 소음, 소양인론은 대략 정리되었으나 태음, 태양인론은 겨우 간략한 정도로서 되었으니 이것은 경험이 많지 못하였고 정력도 이미 소모된 까닭이다."

2) 解㑊者 寒不寒 熱不熱 弱不弱 壯不壯 獰不可名 謂之解㑊也.

고 하였고, 얼격(噎膈)반위(反胃)에 대해서도 이 병이,

한(寒)하지도 열(熱)하지도 실(實)하지도 허(虛)하지도 않다.[3]

했으므로 태양인 병증은 다른 체질과 달리 한열허실(寒熱虛實)로 명료히 나누어 가르기 어렵다는 사실을 알 수 있다.

그러나 태양인이라 해서 다른 체질에 다 있는 한증, 열증이 없는 것은 아닐 것이다.

해역(解㑊)의 경우, 반드시 심한 오한(惡寒)과 발열(發熱), 신체 동통(疼痛)의 증상은 나타나지 않는데[4] 만일 심한 오한(惡寒) 발열(發熱),신체동통 등의 증상이 있다면 이는 요척(腰脊)의 표기(表氣)가 충실한 것으로 그 병은 쉽게 나을 수 있고 아직 건강한 상태에 있는 것이다.[5]

한 것으로 보아 외감요척병(外感腰脊病)이 아직 해역(解㑊)으로 진행되지 않는 상태에서는 열증을 보이고 있음을 말하고 있다. 한편,

얼격증(噎膈證)이 있는 경우에는 반드시 복통(腹痛), 장명(腸鳴), 설사(泄瀉), 이질(痢疾)의 증상이 나타나지 않는데[6], 만일 복통, 장명, 설사, 이질의 증상이 있다면 소장(小腸)의 이기(裏氣)가 아직 충실한 것으로 병이 쉽게 나을 수 있고 아직 건강한 상태에 있다.[7]

라 한 것으로 보아 내촉소장병(內觸小腸病)이 아직 얼격(噎膈)으로 진전되기 이전의 단계에서는 한증을 보이고 있음을 의미하고 있다.

그렇다면 이 둘을 구태여 한열의 양상으로 구분해보면 외감요척병론에 기술된 태양인을 열태양인, 내촉소장병론 기술된 태양인을 한태양인으로 나눠 부를 수 있을 것이다.

---

3) 噎膈反胃 不寒不熱 非實非虛則 此非太陽人病而何也.

4) 有解㑊證者 必無大惡寒發熱 身體疼痛之證也.

5) 太陽人若有大惡寒發熱 身體疼痛之證則 腰脊表氣充實也 其病易治其人亦完健.

6) 有噎膈證者 必無腹痛 腸鳴 泄瀉 痢疾之證也.

7) 太陽人 若有腹痛腸鳴泄瀉痢疾之證則 小腸裏氣充實也 其病易治其人亦完健.

팔병태(八病態)와 여덟 체질 장부구조(臟腑構造)

『동의수세보원』에는 사체질(四體質)의 장부대소는 언급돼 있지만 이를 다시 한열로 나눈 여덟 체질의 장부대소 구조에 관해서는 전혀 문헌 근거를 찾을 수 없다.

즉 소양인이 비대신소(脾大腎小)하다는 말은 있지만 그 중에서 위수열이열병론(胃受熱裏熱病論)을 가진 열소양인과 비수한표한병론(脾受寒表寒病論)을 가진 한소양인의 장부구조가 서로 어떻게 다른지에 대한 기술은 찾아볼 수 없다.

그 이유는 하나의 체질을 다시 한열로 나누어 둘로 파악한다 했을 때 이제마는 이 차이가 생기는 원인을 장부의 대소 구조 관점에서 보지 않고 병태의 차이로 관찰했기 때문이다. 즉 이제마는 각 체질에서 나타나는 독특하고 다양한 병증에 주목했을 뿐 이를 특정 장부의 대소로 인한 병증논리로 연결시키지 않았다.

그러므로 『동의수세보원』에서 한열로 분화되어 나눠진 여덟 체질의 장부 대소구조가 어떨 것인가에 대한 조문은 찾아 볼 수 없으며 이 문제를 이제마는 병증논리나 자신의 치료원리에 관련짓지 않았다.

따라서 이제마가 기술한 위수열이열병(胃受熱裏熱病)을 가진 소양인은 비수한표한병(脾受寒表寒病)을 가진 소양인보다 열이 상대적으로 더 많은 소양인, 즉 열소양인이 되고 이 열소양인은 태양성 소양인으로서 장부구조가 '비>폐>간>신'이 된다는 논리는 오직 이 책에서 사상의학을 새롭게 접근하는 논리로 제시하는 것이다.

이 책 서문에서 언급했듯 이 논리는 기존의 난해한 사상의학을 이해하기 쉽게 접근하는 방편으로 제시된 것이며 중간장부의 대소 구조로 분류한 여덟 체질과 이제마가 제시한 팔병태가 한 치 오차도 없이 정확히 상호 일치하는 것은 아니다. 이제마의 여덟 체질 병태를 중간 장부가 개입된 여덟 체질의 개념과 동일개념으로 연결시키는 것은 이제마 병증논리만 고집하는 학파 입장에서 보면 견강부회라 폄하할 수도 있을 것이다.

그러나 학문적으로 이론(異論)의 여지를 내포하고 있음에도 불구하고 본인은 이 둘을 거의 동일한 개념으로 인식하는 것에 무리가 없다 생각한다. 이러한 논리적 개연성과 사소한 차이에 대해서는 뒤에 부연하여 설명하겠지만, 굳이 이 둘을 이 책에서 동일 체계로 관련시켜 묶는 의도가 중요하다.

이는 이제마의 병태이론과 장부구조의 상호연관성을 확립할 때에야 비로소 침치(鍼治)와 약치(藥治)가 동시에 수용되는 이론 틀이 형성될 수 있기 때문이다.

주지하다시피 이제마가 『동의수세보원』에서 전개한 팔병태론은 순전히 약치(藥治)만을 위한 이론이었으며 침치(鍼治)에 관해서는 언급하지 않았다. 그러므로 그의 이론을 침 치료적 관점에서 접근하기 위해서는 반드시 약치와 침치가 동일하게 공유하는 이론의 틀이 있어야 한다.

즉 침치와 약치의 원리가 비록 달라도 이 두 이론의 합의점을 모색하면 치료자 입장에서 침과 약을 동시에 활용하여 치료에 임할 수 있는 근거와 방안이 서게 되는 것이다.

이런 전제를 가지고 팔병태(八病態)와 여덟 체질, 그리고 이들의 장부구조에 관한 상호관계에 대한 가설(假說)을 일단 아래 도표에 도식화시켜 보면 다음과 같다.

사체질	팔병태	한열체질	장부구조	비 고
태양인	외감요척병	열태양인	폐〉비〉신〉간	소양인(少陽人) 구조를 가진 태양인
	내촉소장병	한태양인	폐〉신〉비〉간	소음인(少陰人) 구조를 가진 태양인
소양인	위수열이열병	열소양인	비〉폐〉간〉신	태양인(太陽人) 구조를 가진 소양인
	비수한표한병	한소양인	비〉간〉폐〉신	태음인(太陰人) 구조를 가진 소양인
태음인	간수열이열병	열태음인	간〉비〉신〉폐	소양인(少陽人) 구조를 가진 태음인
	위완수한표한병	한태음인	간〉신〉비〉폐	소음인(少陰人) 구조를 가진 태음인
소음인	신수열표열병	열소음인	신〉폐〉간〉비	태양인(太陽人) 구조를 가진 소음인
	위수한이한병	한소음인	신〉간〉폐〉비	태음인(太陰人) 구조를 가진 소음인

[표 8]

[표 8]을 참조하면서 장부의 대소 구조가 한열 체질형성에 어떤 영향을 미치는지, 그리고 그 결과로 여덟 개의 한열체질로 구분하는 것이 과연 타당성이 있는지 하는 관점을 가지고 생각해보자.

예컨대 여기 비〉폐〉간〉신의 장부구조를 가지고 있는 소양인이 있다하자. 이 사람이 이런 장부구조를 가지고 있으면 한열 소양인 중에 어떤 쪽이 될 것인가 하는 관점으로 접근해본다.

비〉폐〉간〉신의 장부구조를 가진 소양인은 우선 비가 가장 강하므로 비양(脾陽)이 견실해 운화(運化)기능이 강하므로 살이 찌는 체질이 될 것이다. 다음으로 폐양(肺陽)이 실하여 호흡기능이 강할 것이며, 중간 장부구조가 폐〉간이므로 태양성(太陽性)을 가져 태양, 소양 즉 두 양체질의 복합 체질이 되므로 몸은 열성을 띠게 될 것이다.

따라서 이 체질은 이제마가 제시한 한증 병태보다는 열증, 즉 위수열이열병(胃受熱裏熱病)이 오는 체질이 되어 이 체질을 열소양인으로 간주할 수 있다.

한편 비〉간〉폐〉신의 장부구조를 가진 소양인을 보자. 이 체질은 태음인의 중간 장부구조를 가진 소양인으로 신이 약해 배뇨(排尿)작용이 원활치 않고 폐가 약해 산소 흡입량이 충분하지 못하며 태음의 음체질과 복합체여서 몸이 상대적으로 한성을 띠게 될 것이다. 따라서 이 체질은 표한증(表寒證), 즉 비수한표한병(脾受寒表寒病)이 오는 체질이 되어 한소양인으로 간주할 수 있다.

한편 간〉비〉신〉폐의 구조를 가진 태음인은 소양인의 중간 장부구조를 가진 태음인이므로 비양이 실한 소양인처럼 소화 흡수력이 좋아 살이 찌는 체형이 될 것이고 소양의 양체질과의 복합 체질이므로 상대적으로 열성을 띠어 간수열이열병(肝受熱裏熱病)이 오는 체질이 되어 이 체질은 열태음으로 간주된다.

간〉신〉비〉폐 구조를 가진 태음인은 중간에 소음인 구조를 가지고 있으므로 비양이 허해 소음인처럼 운화력이 떨어져 살이 찌지 않는 체질이 되고 소음, 태음 즉 두 음체질의 복합체질이므로 몸은 음성, 즉 한성(寒性)의 경향을 띠어 위완수한표한병(胃脘受寒表寒病)이 오는 체질이 되어 한태음인이 된다.

신〉폐〉간〉비 구조를 가진 소음인은 태양인의 구조를 가진 소음인이므로 폐양이 실해 산소 흡입량이 많아지고 태양의 양체질과의 복합이므로 몸은 상대적으로 열성을 띠어 신수열표열병(腎受熱表熱病)이 오는 체질이 되어 이는 열소음인이 된다.

한편 신〉간〉폐〉비 구조를 가진 소음인은 태음인 구조를 가진 소음인으로 폐양이 허해 산소 흡입량이 적고 태음, 소음 즉 두 음체질 끼리의 복합체질이므로 몸이 차져 위수한 이한병(胃受寒裏寒病)이 오는 체질이 되어 한소음인이 된다.

이를 도표화하면 〈그림〉과 같이 된다. 이 도표에서 여덟 체질의 배치(配置)를 자세히 관찰하면 상호 반대되는 체질들이 각기 대칭되는 반대 지점에 위치하고 있으며 장부구조 또한 반대가 됨을 알 수 있다.

예를 들면 비〉폐〉간〉신의 장부구조를 갖는 열소양인의 반대위치에는 신〉간〉폐〉비의 반대 장부구조를 갖는 한소음인이 위치하고 이 둘의 관계는 장부구조뿐 아니라 연성, 한성, 체형 등 모든 체질 특징 면에서 정반대의 대조를 이룬다. 마찬가지로 열태음인의 반대에는 한태양인이 위치하고 이 둘의 체질 특성 역시 모두 반대가 된다.

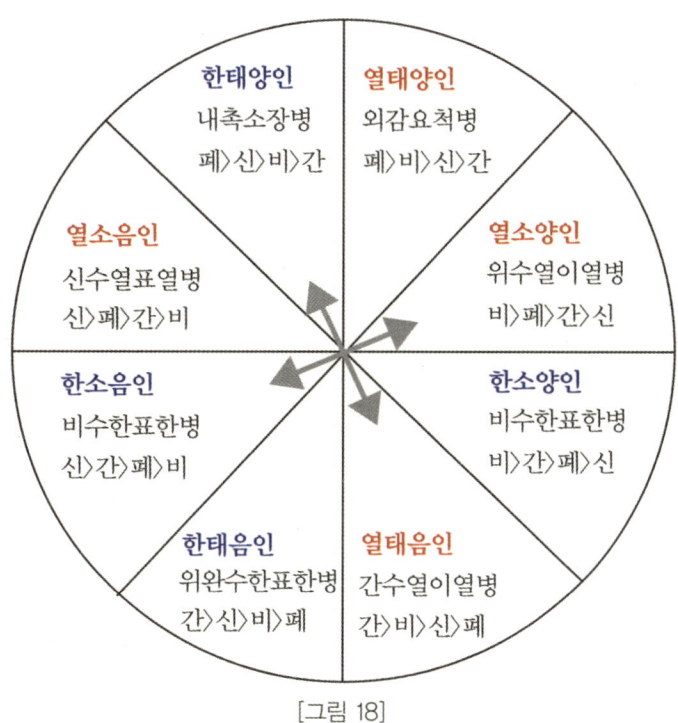

[그림 18]

여덟 체질의 장부음양(臟腑陰陽) 구조

체질 간의 장부구조를 논하면서 장부의 음양을 따져 보는 것은 체질병리 파악을 위해서도 필요하지만 향후 침치료를 위한 처방을 도출하는데 있어서도 매우 중요하므로 가급적 자세히 살펴보고자 한다.

예를 들어 비양(脾陽)이라 하면 비의 실질기능을 담당하는 것으로 운화(運化)기능과 온화(溫和)작용을 담당한다. 반면 비음(脾陰)은 비의 진(律), 정(精), 음액(陰液)을 가리키는 것이며 이는 비양의 상대개념이다.

마찬가지로 간음(肝陰)은 간의 음혈(陰血)과 음액(陰液)을 말하며 간양(肝陽)은 승발(升發)하고 소설(疏泄)하는 간의 주된 실질기능을 담당하는 것을 일컫는다.

정리하면 장부의 음은 해당 장부의 기능을 가능케 하는 물질적 기초를 의미하며 장부의 양은 해당 장부의 실질기능을 담당하는 것이다.

전통 한의학에서는 이 장부 음양이 어떤 원인으로 태과되거나 불급(不及)하여 균형이 상실되면 그 결과 병리변화가 발생한다고 설명한다. 그러나 체질의학에서는 선천적 장부대소는 타고나는 것이므로 장부의 음양은 고정된 것으로 파악한다.

그러므로 신양허(腎陽虛)나 간양상항(肝陽上亢)등의 병증이 있다고 할 때, 전통 한의학에서는 누구든 상황과 원인에 따라 경험하게 되는 병적 증세로 인정하지만 체질의학에서는 이런 병리를 앓는 체질이 이미 따로 정해져 있다고 본다.

따라서 전통 중국이론 상으로는 일단 사람의 병증을 자세히 관찰하여 만일 허리, 무릎이 시큰거리며 양기가 떨어지고 밤에 소변을 많이 보는 증상이 있으면 이를 신양(腎陽)이 허(虛)해 나타난 증세로 변증하여 신양(腎陽)을 보(補)하는 방법, 예컨대 육미지황탕(六味地黃湯) 같은 보신지제(補腎之劑)로 치료한다.

그러나 체질의학에서는 아무리 유사한 증세를 보인다 하더라도 체질진단 결과 그 사람의 체질이 원래부터 신양이 강한 체질의 사람이라고 진단된 경우라면 이 사람에게는 신양을 보(補)하는 게 아니라 오히려 사(瀉)하는 치료를 할 수도 있다.

이는 체질의학이 겉으로 나타나는 증상에 초점을 맞추는 것이 아니라 그 증상을 초래하는 근본원인, 즉 잃어버린 균형을 찾아 조절하는 것을 치료원리로 삼기 때문이다.

장부음양에 관한 기초 설명은 이 정도로 하고 이제부터 여덟 체질의 장부음양은 각각 어떻게 되는지 살펴보기로 하자.

앞서 우리는 하나의 체질이 중간장부의 구조의 차이에 따라 두 체질로 분화되는 것을 공부했고 이렇게 이분(二分)된 체질은 각기 한성과 열성이 되는 것을 공부했다.

예를 들어 폐대간소(肺大肝小)한 태양인이 있다 했을 때, 폐>비>신>간으로 중간 장기 구조가 소양인 구조를 하고 있으면 이 체질은 소양성 태양인, 혹은 열태양인이 되고, 폐>신>비>간으로 중간 장기 구조가 소음인 구조를 하면 소음성 태양인, 혹은 한태양인이 된다.

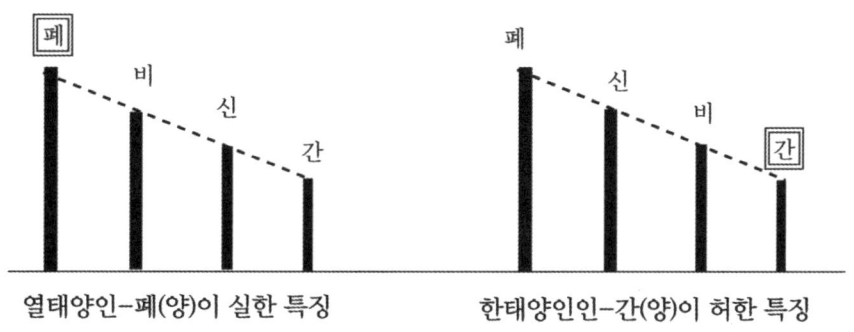

열태양인-폐(양)이 실한 특징   한태양인인-간(양)이 허한 특징

[그림 19]

여기서 열태양인은 폐가 실한 것이 특징이 되고, 한태양인은 간이 허한 것이 특징이 된다. 즉 폐대간소(肺大肝小)의 장부구조에서 각기 폐대(肺大)와 간소(肝少)의 특징으로

쪼개져 두 체질이 되는데 여기서 어떤 병리변화가 발생하면 폐대(肺大)를 특징으로 하는 열태양인은 늘 실(實)한 폐가 더욱 실해지는 쪽으로 움직이며, 간소(肝少)를 특징으로 하는 한태양인은 늘 약한 간이 더 약해지는 쪽으로 움직인다.

이를 병근(病根) 장기의 경향성이라 부르는데 두 체질에 있어서 특징 장기가 되고 문제가 되는 이 두 장기를 우리는 병근(病根) 장기라 명명한다.

이는 여타 체질들도 마찬가지여서, 예컨대 비대신소(脾大腎小)의 소양인도 비대(脾大)와 신소(腎小)의 특징을 갖는 두 체질로 쪼개지고, 여기서 비신(脾腎)의 두 장기는 각각 열(熱), 한(寒)소양 체질의 병근 장기가 되어 병리변화가 발생하면 강한 열소양 체질의 비는 늘 더 강해지려는 쪽으로 움직이고 한소양 체질의 약한 신은 늘 더 약해지는 쪽으로 움직인다.

그렇다면 예를 들어 폐대를 특징으로 하는 열태양인과 간소를 특징으로 하는 한태양인에 있어서의 장부 음양은 어떻게 될까?

폐대는 폐양실(肺陽實)이란 말과 동일하고 간허는 간양허(肝陽虛)란 말과 동일하다. 어떤 장기가 강하다 약하다 할 때 특별히 음양을 적시하여 말하지 않는 한, 그것은 해당 장기의 실질기능을 담당하는 양(陽)이 강하다, 약하다를 의미한다.

예를 들어 '폐가 강하다' 하면 이는 일반적으로 폐의 기능, 즉 호흡 기능이 강함을 의미한다. 그러한 장부의 실질기능을 담당하는 요소는 앞서 언급한 대로 장기의 양이기 때문이다. 같은 논리로 '신이 허하다' 하면 이는 신의 실질기능을 담당하는 신양이 허한 것을 의미한다.

『황제내경』에 "양이 더욱 강해지면 열이 되고, 양이 부족해지면 한이 된다"[1]는 말이 있는데 이 말이야말로 장부음양과 한열체질의 상관관계를 가장 명확히 설명하는 말이다.

어떤 장부의 선천적으로 강한 양이 더욱 많아지면 몸이 더워져 체질은 열성이 되고, 장부의 선천적으로 약한 양이 더 부족해지면 몸은 차져서 한성이 되는 것은 당연한 이치다.

그러므로 폐양이 더욱 강화되는 경향이 있는 태양인은 양이 더 실해져 열성의 태양인

여덟 체질의 장부음양(臟腑陰陽) 구조

---

1) 陽虛則外寒, 陰虛則外熱, 陽勝則外熱, 陰勝則內寒.

이 되고, 간양이 더 약해지는 경향이 있는 태양인은 양이 더 부족해 한성의 태양인이 된다. 다른 모든 체질의 경우도 같다.

폐〉비〉신〉간의 열태양인에 있어서 폐는 위의 설명대로 폐양실(肺陽實)이 되지만 그렇다면 이 체질에 있어 가장 약한 간의 음양은 어떻게 될까?

결론부터 말하면 이 체질의 간은 간양허(肝陽虛)가 아닌 간음허(肝陰虛)가 된다. 간양허는 바로 위에서 살펴봤듯 폐〉신〉비〉간의 구조를 갖는 한태양 체질의 간이 간양허란 점을 상기하기 바란다.

그렇다면 열태양인 장부음양 구조에서 가장 강한 폐가 폐양실(肺陽實)이 되는 것은 알겠는데 이 구조에서 가장 약한 간은 왜 간음허(肝陰虛)가 되는지 살펴보자.

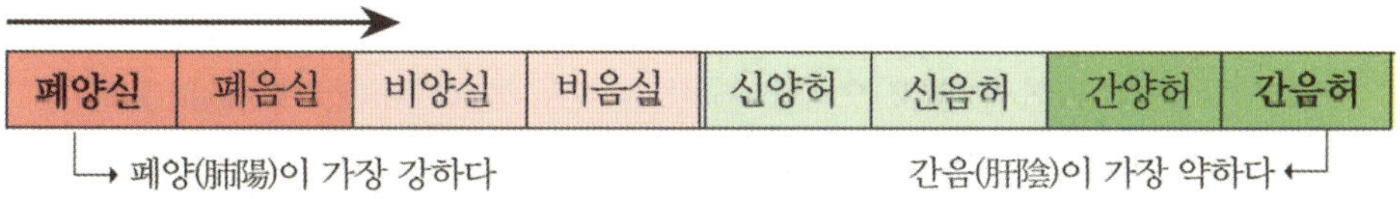

폐양실	폐음실	비양실	비음실	신양허	신음허	간양허	간음허

└→ 폐양(肺陽)이 가장 강하다   간음(肝陰)이 가장 약하다 ←┘

[그림 20]

[그림 20]은 왼쪽으로 부터 오른쪽으로 차례대로 장부구조 음양을 표시하고 있다.

좌측이 가장 강한 폐양실이 되어 오른쪽으로 가면서 이 체질의 장부구조대로 폐양실/폐음실→비양실/비음실→신양허/신음허→간양허/간음허 순서로 표시하고 있다. 결국 왼쪽 가장 강한 것이 폐양실이고 오른쪽 가장 약한 것은 간음허가 된다. 중간을 생략하고 가장 강한 것과 가장 약한 것만 표기하면 **폐양실/간음허**가 된다.

그러므로 열태양체질의 가장 강한 폐는 폐양실이고 가장 약한 간은 간음허가 됨을 알 수 있는데 이는 마치 동전(銅錢)의 앞뒷면과 같아서 폐양이 실하면 자동적으로 간음은 허한 구조가 된다.

한편 이번에는 폐〉신〉비〉간의 구조를 가진 한태양인 장부 음양을 살펴보자. 위에서 이미 한태양인은 간이 가장 약한 특징을 하는 체질로 간양허가 됨을 배웠다. 그렇다면 이 체질의 가장 강한 폐(肺)의 음양은 어떻게 될까.

결론부터 말하면 이 체질의 가장 강한 폐는 폐양실이 아닌 폐음실이 된다. 폐양실은 열태양인의 폐가 폐양실이 됨을 상기하기 바란다. 아래 그림을 보자.

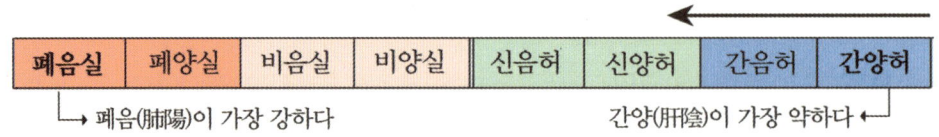

[그림 21]

[그림 21]을 이번에는 반대로 화살이 표시하는 방향처럼 오른쪽에서 왼쪽으로 차례대로 장부구조 음양을 표시하고 있다고 생각하고 보자.

오른쪽 끝이 가장 약한 간양허가 되어 왼쪽으로 가면서 한태양인의 장부구조대로 간양허/간음허→신양허/신음허→비양실/비음실→폐양실/폐음실 의 순서로 표시하고 있다.

결국 오른쪽의 가장 약한 것이 간양허이고 왼쪽의 가장 강한 것은 폐음실이 되어 중간을 생략하고 표기하면 **간양허/폐음실**이 된다.

그러므로 한태양체질의 가장 약한 간은 간양허이고 가장 강한 폐는 폐음실이 됨을 알 수 있는데 이는 마치 동전의 앞뒷면과 같아 간양이 허한 체질은 자동적으로 폐음이 실한 구조가 된다.

이렇게 하여 열태양인의 장부음양은 폐양실/간음허가 되고 한태양인은 간양허/폐음실이 됨을 알게 되었다.

이렇게 최강장부, 최약장부의 음양구조를 알게 되면 같은 폐대간소(肺大肝小)의 구조를 가진 태양인 중에서 왜 열태양인의 폐가 한태양인의 폐보다 더 강하고, 왜 한태양의 간이 열태양인의 간보다 더 약한지 이유를 알 수 있게 된다. 이유는 장부음양 구조에서 열태양인은 실질기능을 가진 폐양이 실하기 때문이고, 한태양인은 실질기능을 가진 간양이 허하기 때문이다.

이번에는 태음인의 장부음양을 살펴본다.

간대폐소(肝大肺小)한 태음인은 간>비>신>폐의 구조를 가진 열태음인과 간>신>비>폐의 구조를 가진 한태음인으로 나뉜다.

이 중에서 위에서와 같은 요령으로 열태음인 장부음양을 보기 위해 아래 그림을 보면 왼쪽으로 부터 오른쪽으로 장부구조에 따라 음양을 표시하고 있는데 좌측이 가장 강한

여덟 체질의 장부음양(臟腑陰陽) 구조

간양실이고 오른쪽으로 가면서 이 체질의 장부구조대로 간양실/간음실→비양실/비음실
→신양허/신음허→폐양허/폐음허 순서로 표시하고 있다.

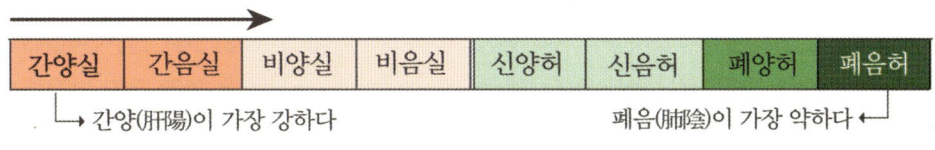

[그림 22]

결국 왼쪽의 가장 강한 것이 간양실이고 오른쪽의 가장 약한 것은 폐음허가 되어 중간
을 생략하고 가장 강한 것과 가장 약한 것만 표기하면 **간양실/폐음허**가 된다. 그러므로
이 열태음인의 가장 강한 간은 간양실이고 가장 약한 폐는 폐음허가 됨을 알 수 있는데
이는 마치 동전의 앞뒷면과 같아 간양이 실하면 자동적으로 폐음이 허한 구조가 된다.

이번에는 한태음인의 장부음양을 보기 위해 아래 그림을 보자.

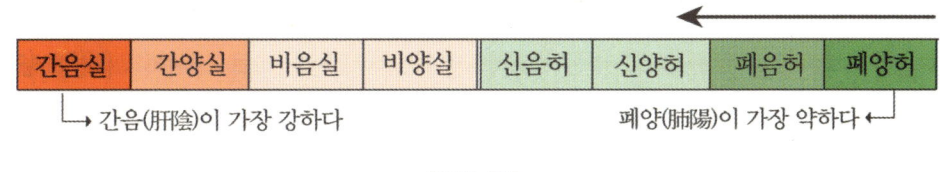

[그림 23]

한태음은 폐양이 가장 허한 체질이므로 이번에는 오른 쪽에서 왼쪽으로 장부구조에
따라 폐양허/폐음허→신양허/신음허→비양실/비음실→간양실→간음실로 표시하였는데
오른쪽의 가장 약한 것이 폐양허고 왼쪽의 가장 강한 것은 간음실이 되어 **간음실/폐양
허**의 구조가 된다.

그렇다면 여기서 두 태음인의 장부음양 구조를 보면서 어느 체질의 어떤 장기가 더 강
하고 어떤 장기가 더 약한지 살펴보자.

두 체질 중에서 간이 상대적으로 더 강한 체질은 당연히 열태음인이고 폐가 더 약한
체질은 한태음인이다. 왜냐하면 열태음인의 간은 간양실이라 간음실인 한태음인보다 강
하며, 한태음인의 폐는 폐양허라 폐음허인 열태음인의 폐보다 더 약하기 때문이다.

열(熱)체질, 한(寒)체질이 되는 이유

각 체질의 장부음양을 공부하면서 우리는 다음과 같은 중요한 결론을 도출해낼 수 있다. 즉 태양인과 소양인은 각기 양체질인데 이 양체질들의 열체질들―즉 열태양인, 열소양인―은 양실한 장기들이 더 강화되어 열체질이 되었고, 반대로 양체질들의 한체질들―즉 한태양인, 한소양인―은 양허한 장기가 더 약해져 한체질이 되었다는 것이다.

쉽게 말하면, **양체질은 양이 더 많아지면 열체질이 되고, 양이 부족해지면 한체질이 된다.** 그러나 문제는 음체질들이다. 이 **음체질은 음이 더 강해지면 한체질이 되고, 음이 부족해지면 열체질이 된다.**

다시 쉽게 말하자면, 양체질이란 기본적으로 몸이 더운 체질로서, 이 더운 것―양―이 더 많아지면 열체질이 되고, 부족해지면 한체질이 되지만, 음체질들은 기본적으로 몸이 찬 체질이기 때문에 이 찬 것―음―이 더 많아지면 한체질이 되고, 반대로 찬 것이 부족해지면 열체질이 된다.

『황제내경』 소문의 통평허실론(通評虛實論)에 보면,

사기(邪氣)가 성하면 실(實)하고, 정기(正氣)가 부족하면 허(虛)해진다.[1]

란 말이 나오고, 영추(靈樞), 조경론(調經論)을 보면,

---

1) 邪氣盛則實, 精氣(正氣)奪則虛.

양(陽)이 허하면 외한(外寒)이 되고, 음(陰)이 허하면 외열(外熱)이 되며, 양(陽)이 승(勝)하면 외열(外熱)이 되고, 음(陰)이 승(勝)하면 내한(內寒)이 된다.[2]

라 했는데 바로 이 조문이야 말로 음, 양체질이 한, 열체질로 분화되는 메커니즘을 가장 정확히 설명하고 있는 구절이다.

체질		장부음양편차	병정(病情)	한열허실(寒熱虛實)
양체질	열태양인, 열소양인	폐양실, 비양실	양승(陽勝)	실열(實熱)체질
	한태양인, 한소양인	간양허, 신양허	양허(陽虛)	허한(虛寒)체질
음체질	한태음인, 한소음인	간음실, 신음실	음승(陰勝)	실한(實寒)체질
	열태음인, 열소음인	폐음허, 비음허	음허(陰虛)	허열(虛熱)체질

[표 9]

따라서 양인(陽人)들의 열체질들은 원래 실한 양이 더욱 승(勝)하여 된 즉 진짜 열체질, 즉 실열(實熱)체질이고, 양인들의 한체질은 원래는 열성이 있는 체질이지만 그 열성이 부족해 몸이 상대적으로 차진 것이니 이를 원래 몸이 찬 체질과 구분하여 허한(虛寒)체질이라 부른다.

실례로 한소양인의 경우 비록 찬 소양인이라 명명되고 체질 당사자들도 자신이 열이 없는 체질이라 느낄 수 있지만 그렇다고 해서 이 사람들이 몸이 진짜 찬 체질은 아니라는 것이다. 단지 같은 소양인인 열소양인에 비해 상대적으로 차기 때문에 한소양인으로 이름 지어졌을 뿐이다.

그러므로 이 한소양인들은 자기가 몸이 차다고 하면서도 냉면, 맥주, 참외 등 한성의 식품들을 곧잘 먹는다. 만일 그 사람들이 진짜 실한(實寒)체질이라면 그런 냉성의 음식들은 처음부터 당기지도 않고 잘 먹지도 않아야 옳다.

반면에 음인(陰人)들의 한체질들은 원래부터 실한 음이 더 강해져 된 진짜 찬 체질, 즉

---

2) 陽虛則外寒, 陰虛則外熱, 陽勝則外熱, 陰勝則內寒.

실한(實寒)체질이고, 음인들의 열체질은 원래의 찬 음기운이 약하여 상대적으로 열성이 된 것이므로 원래부터 진짜 열이 많은 실열체질과 구분하여 허열(虛熱)체질이라 한다.

그러므로 아무리 열태음, 열소음인 들을 열체질이라 불러도 이 사람들은 진짜 열이 많은 열체질이 아니다. 단지 한태음, 한소음인에 비해 상대적으로 열이 더 많아 열체질이라 불리울 뿐이다. 그러므로 이 들은 진짜 실열체질이 아니므로 냉성의 한약이나 냉성의 음식들을 많이 먹게 되면 병이 악화되거나 몸이 나빠지게 된다.

태양, 소양 두 개의 양체질과 태음, 소음 두 개의 음체질들이 각각 한체질과 열체질로 분화되는 이론근거를 배우면서 우리가 자동적으로 깨닫게 되는 사실이 있다. 즉 사체질(四體質)들의 한체질과 열체질들은 비록 한, 열이라는 같은 용어를 사용하지만 그들의 실질적 한열의 정도 차이를 서로 동급에 놓고 비교할 수가 없다는 것이다.

원래 가지고 있는 양성이 더 심화되어 열성이 된 진짜 열체질과 음성이 더 약해져 상대적으로 열성으로 불리는 가짜 열체질의 열성 정도가 어찌 같을 수 있는가.

예컨대 열소음인의 열과 열소양인의 열은 비록 동일한 열(熱)이란 용어를 쓰고 있어도 이 둘의 열성 정도와 크기는 비교조차 되지 않을 정도로 차이나는 것이다.

굳이 비유하면, 난쟁이들 중에서 가장 큰 놈과 키다리 들 중에 큰놈은 똑같이 큰놈이라 불러도 그 크기가 같지 않은 것과 같다.

장부병증과 체질병증의 관계

우리가 잘 아는 한의학의 간양상항(肝陽上亢)이란 병증은 어지럽고, 귀에서 소리가 나고, 머리 아프고, 얼굴이 상기되며, 눈이 충혈되고, 조급해하며, 자주 화를 내는 등의 증상이다.

이런 증상은 특히 열태음인 체질에게서 전형적으로 발생하는 병리현상이다. 이유는 열태음인의 장부 음양구조가 간양실/폐음허로 이 체질의 간양이 선천적으로 강해 어떤 병사(病邪)의 원인이 주어지면 실한 간양이 더욱 쉽게 항진되는 경향이 있기 때문이다.

간양현훈(肝陽眩暈), 간양화풍(肝陽化風)등 간양이 필요 이상 실해져 나타나는 증상들도 모두 선천적으로 간양실(肝陽實)을 타고난 열태음인들에게서 전형적으로 나타나는 증후군이다.

한편 폐음 부족으로 생기는 폐음허 증상은 허열(虛熱)증상으로 오후마다 열이 나고 뺨이 불그스레해지며, 식은땀이 나고, 입 안과 목이 마르며, 마른기침이 나며 때로는 피가래가 나오거나 각혈하며 맥이 세삭(細數)한 증상이 나타나는 열증의 양태를 보인다. 이 또한 열태음인에게서 나타나는 전형적 증상인데 이유는 열태음인의 장부음양구조가 간양실/**폐음허**이기 때문이다.

그러므로 간양상항증이나 폐음허증 등 열성 – 정확히는 허열 – 증상들은 공(共)히 폐음허/간양실의 장부 음양 구조를 가지고 있는 열태음인에게서 발생하는 병증과 일치

한다.[1)]

열소양인은 비양이 태과한 결과로 비양실/신음허가 되었고 한소음인은 신음(腎陰)이 태과한 결과로 비양허/신음실이 되어 장부구조와 장부음양이 모두 반대다.[2)]

비양은 실질적 운화기능을 하는 비의 양기(陽氣)를 이르는 말로 비양이 허하면 운화작용이 장애되어 음식이 소화되지 않고 배가 불러오고 그득해진다.

열소양인에게 있어서 비양은 필요 이상으로 태과되어 있으므로 그 결과로 과도한 운화작용이 발생해 비만의 경향이 생기게 되지만, 한소음인의 경우는 신음(腎陰)태과로 인해 결과적으로 비양이 허해지기 때문에 비양의 부족으로 인한 운화작용의 부족으로 가장 살이 찌지 않는 체질이 된다.

전통 한의학 장부변증에 의하면 비양이 허해질 경우 온 몸이 나른하고 입맛이 없으며 헛배가 부르는 등 비기(脾氣)가 허한 증상이 나타나고, 뱃속의 차고 아픈 것이 따뜻하게 해주면 완화되고 입 안에 생침이 생기고 손발이 차며 더운 것을 좋아하고 혀는 습윤하고 부으며 색깔이 연해지고 백태가 끼며 맥은 침지(沈遲)한 이한(裏寒)증상이 나타난다고 되어 있다.

한사(寒邪)가 내부에 침입하거나 생랭(生冷)한 것을 먹으면 비양이 손상된다 했는데 이런 전형적 한증을 나타내는 체질은 바로 이 **비양허**/신음실의 구조를 가지고 있는 한

---

1) 그렇다고 간양상항증이나 폐음허 증이 나타나는 사람이라면 모두 열태음인으로 간주된다고 말하는 것은 아니다. 체질의학에서는 나타나는 병증의 형태만으로 체질을 확정짓는 것이 아니기 때문이다. 다만 체질의학적 관점에서 봤을 때 이런 병리들이 특히 열태음인에게서 전형적으로 나타나는 병리라는 의미며 다른 체질에게서도 유사한 병증이 나타날 수 있다. 그러나 간양상항증으로 변증되었다 해서 체질에 관계없이 병증만을 보고 간조열을 치는 치료를 할 경우 부작용이 나타날 수 있으나 체질의학적으로 나타나는 병리증상과 체질이 일치해 치료하는 경우는 놀라운 효과 차이가 있다.

2) 제도권 밖 한의학자 이동웅은 열소양인의 반대조구를 한소음인인 아닌 열소음인으로 보았고 장부구조도 신〉간〉폐〉비에서 비가 가장 허한 것이 병근이 되는 장부구조로 상정하였다. 이는 열소양인의 비〉폐〉신〉간 구조에서 비(脾)가 가장 실한 것이 병근이 되므로 반대되는 장부구조는 역시 비(脾)가 가장 허해야 한다는 생각에서 나온 것으로 명백한 오류다. 왜냐하면 열소양인의 비실은 비양(脾陽)이 실(實)한 것이며 이에 반대가 되려면 비양(脾陽)이 허(虛)해야 하는데 그가 상정한 신〉간〉폐〉비에서 비허(脾虛)는 비음(脾陰)의 허(虛)를 의미하므로 맞지 않는다. 즉 소음인 장부구조가 열성을 띠려면 신실(腎實)은 신양(腎陽)의 실(實)이 되어야 하며, 신양실이 되려면 비음허가 돼야 하기 때문이다. 따라서 비양실이 병근인 열소양인의 반대체질은 비음허인 열소음이 아니라 비양허가 되는 신음실 한소음이라야 맞다. 이는 한열 태양인의 경우도 똑같이 적용된다.

소음인의 체질병증이다.

한편 비음이 허해지면 식욕이 없어 식사를 적게 하고 헛구역질을 하거나 딸국질을 하고 입이 건조하고 혀가 건조하고 붉으며 설태는 적고 맥은 세삭하는 등 상대적으로 열증을 나타내는데 이런 증세를 나타내는 체질은 **비음허**/신양실의 구조를 가진 열소음인 병증과 일치한다.

한편, 신양이 허하거나 부족하여 생기는 신양허의 병증은 몸이 차고 팔 다리가 싸늘하며 숨결이 짧으면서 숨이 차고 허리와 무릎이 시큰거리며 음위(陰痿), 활정(滑精), 밤에 오줌을 많이 누는 등의 증상인데 이는 **신양허**/비음실의 장부구조를 가지고 있는 한소양인에게서 전형적으로 많이 나타나는 병증이다.

신음이 허하거나 부족하여 나타나는 병증인 신음허증은 신정(腎精)이 지나치게 줄어들거나 신음이 소모되어서 생기는 증세로, 허리가 시큰거리며 몹시 피로하며 어지럽고, 귀가 울며, 유정(遺精)이 있고, 목이 마르며 목구멍이 아프고 손발바닥에 열감이 있으면서 가슴에 번열이 나고 오후에는 조열이 있으면서 맥이 세삭한 증상이 나타남으로 열증의 양태를 보인다.

이런 증세는 비양실/신음허 구조를 갖고 있는 열소양인에게서 많이 나타나는 병증이다.

여덟 체질의 16유형 분화

우리는 앞서 이제마가 제시한 사체질(四體質)이 다시 한열로 이분되어 여덟 체질이 되는 것을 공부했고 이 여덟 체질의 장부구조에서 나타나는 장부음양에 관해 살펴본 바 있다. 그런데 여덟로 분화된 체질도 다시 이분되어 16개의 체질유형으로 나누어진다.

이러한 체질의 세분(細分)은 약치(藥治)에 기반한 이제마의 체질론과는 무관하며 약처방을 내는데 있어서 체질의 세분개념은 필요치도 않다. 따라서 체질약 처방 위주로 사상의학을 하는 사람들에게 이런 지속적인 체질의 세분은 무의미하다. 체질의 세분 개념은 단지 체질침치료에 있어서 더 효과적인 체질침처방을 찾는 과정에서 제기된 것이다.

이 책은 사상의학을 총체적으로 접근하기 위한 방편으로 새로운 체질침 이론을 제시하고 있으므로 침법의 숙지를 위해서 이제부터 접하는 체질의 세분 이론은 매우 중요하다.

여덟 체질이 다시 분화되는 것을 16체질이라 하지 않고 16유형이라 명명하는 것에는 나름의 의미가 있다. 그 점에 대해서는 추후 부연 설명키로 하고 우선 여덟 체질이 장부음양에 따라 어떻게 다시 세분되는지를 살펴보기로 하자.

먼저 태소음양인(太少陰陽人)의 사체질(四體質)은 이제마가 제시한 폐비간신(肺脾肝腎)의 사장(四臟) 중에서 두 개씩의 길항장부(拮抗臟腑)끼리 허실을 비교해 구분한 것이다. 이를 장부음양 관점에서 본다면 두 장부의 허실을 비교한다는 것은 두 장부의 실질기능을 대표하는 양(陽)의 대소로만 비교한다는 의미가 된다. 즉 폐가 실하고 간이 허하다는 말은 다른 말로 폐양이 실하고 간양이 허하다는 말이다.

4체질	태양인	소양인	태음인	소음인
장부구조	폐대간소	비대신소	간대폐소	신대비소
장부음양	폐양실-간양허	비양실-신양허	간양실-폐양허	신양실-비양허

[표 10]

그런데 이 사체질을 한열로 분화하여 여덟 체질로 나누었을 때 각 장부의 음양구조가 어찌되는지는 바로 앞에서 배운 바 있다. 즉 하나의 태양인이 열태양, 한태양으로 분화되면 폐대간소(肺大肝小)의 구조가 폐대(肺大) 특징이 되는 체질과 간소(肝小) 특징이 되는 체질로 두 체질로 쪼개져 세분되는데 이렇게 되면 열태양은 폐가 큰 특징을 갖는 **폐양실/간음허**가 되고, 한태양인은 간이 작은 특징을 갖는 폐음실/**간양허**로 나눠지는 것이다.

폐대 열태양인은 폐양실의 구조를 가지고 있으면서도 동시에 간음허의 구조를 갖고 있으며, 간소 한태양인은 간양허의 구조를 갖고 있으면서 동시에 폐음실을 갖고 있어 이 구조는 동전의 앞뒷면과 같아서 서로 동시에 갖고 있는 속성이다.

이를 도표로 표시하면 아래 그림과 같이 된다.

4체질	태양인		소양인		태음인		소음인	
8체질	열태양	한태양	열소양	한소양	열태음	한태음	열소음	한소음
장부구조	폐대	간소	비대	신소	간대	폐소	신대	비소
장부음양	**폐양실** 간음허	폐음실 **간양허**	**비양실** 신음허	비음실 **신양허**	**간양실** 폐음허	간음실 **폐양허**	**신양실** 비음허	신음실 **비양허**

[표 11]

그러나 여덟 체질의 구조로 보았을 때 동전의 앞뒷면과 같은 장부음양도 이를 다시 둘로 나누어 열여섯으로 세분할 수 있다. 즉 열태양인의 폐양실/간음허 구조가 각기 폐양실 특징을 갖는 열태양인과 간음허 특징을 갖는 열태양인으로 다시 나뉘는 것이다. 한태양인 역시 간양허/폐음실한 구조가 간양허한 한태양인과 폐음실한 한태양인으로 다시 세분된다.

다른 체질들도 모두 동일한 요령으로 세분되는데 정리하면, 사체질에서 팔체질로 분화하는데는 한열(寒熱)이 기준되었다면, 다시 열여섯으로 쪼개지는 데는 장부의 음양(陰陽)이 기준됨을 알 수 있다. 이를 도표화하면 다음과 같다.

8체질	열태양		한태양		열소양		한소양		열태음		한태음		열소음		한소음	
장부구조	폐대		간소		비대		신소		간대		폐소		신대		비소	
16유형	열태양1	열태양2	한태양1	한태양2	열소양1	열소양2	한소양1	한소양2	열태음1	열태음2	한태음1	한태음2	열소음1	열소음2	한소음1	한소음2
장부음양	폐양실	간음허	폐음실	간양허	비양실	신음허	비음실	신양허	간양실	폐음허	간음실	폐양허	신양실	비음허	신음실	비양허

[표 12]

이상을 총정리하면, 태극(太極)이 음양으로 이분돼 음체질, 양체질이 되었고 이 음양이 다시 쪼개져 사상(四象)으로 분화하여 사체질이 되었다. 이 사체질은 다시 쪼개져 여덟 체질이 되었는데 체질은 여기까지가 체질이며 여기서 더 이상 분화되지 않는다.

체질이 더 분화되어 독립적 별개 체질이 될 수 있으려면 독자적 별개의 장부구조를 가져야 하고 그에 따른 독자적 생리, 병리를 가져야 하는데 총 4개밖에 없는 장기 가운데 그 대소 구조를 아무리 다르게 해봐야 경우의 수는 여덟밖에 나오지 않기 때문이다. 그러므로 앞서 언급한 것처럼 체질은 넷으로 존재하는 듯 하지만 실제로는 여덟의 형태로 존재하는 것이다.

그러므로 우리가 일반적으로 체질이 몇 개냐 말할 때 태소음양인의 4개 체질이 있다고 말하면 틀린 말이 아니나, 학문적으로 엄밀히 따져 체질이 몇 개냐 할 때는 여덟 개가 있다 해야 옳다. 이렇게 사체질이 장부구조로 열여섯의 유형까지 분화되는 과정을 알아보기 쉽게 한꺼번에 표시하면 다음과 같이 된다.

4체질 ↓	태양인		소양인		태음인		소음인	
	폐양실−간양허		비양실−신양허		간양실−폐양허		신양실−비양허	
	폐대간소		비대신소		간대폐소		신대비소	
8체질 ↓	열태양	한태양	열소양	한소양	열태음	한태음	열소음	한소음
	폐양실 간음허	폐음실 간양허	비양실 신음허	비음실 신양허	간양실 폐음허	간음실 폐양허	신양실 비음허	신음실 비양허
	폐대	간소	비대	신소	간대	폐소	신대	비소
16유형 ↓	폐양실	간음허	폐음실	간양허	비양실	신음허	비음실	신양허	간양실	폐음허	간음실	폐양허	신양실	비음허	신음실	비양허
	열태양1형	열태양2형	한태양1형	한태양2형	열소양1형	열소양2형	한소양1형	한소양2형	열태음1형	열태음2형	한태음1형	한태음2형	열소음1형	열소음2형	한소음1형	한소음2형

[표 13]

위 표에서 4체질 → 8체질 → 16체질 로 표기하지 않고, 4체질 → 8체질 →16유형이라고 표현한 점을 유의해야 한다. 이는 여덟 체질이 다시 장부의 음양으로 둘로 분화되면서 만들어진 열여섯 형태는 체질이 아닌 유형(類型)으로 인식한다는 의미이다. 체질(體質)이란 말을 할 수 있으려면 각 형태가 독자적 별개(別個)의 장부구조를 가져야 하며 그에 따른 독자적 생리, 병리를 가져야 한다. 그러나 8체질에서 16유형으로 다시 분화한 것은 장부구조가 다른 게 아니라 장부(臟腑)의 음양(陰陽)만 다른 것이며 단지 임상경험을 통해 치료효율을 높이기 위한 세분화의 의미밖에 없는 것이다. 그런 의미에서 본다면 진정한 체질은 여덟 개 외에는 존재하지 않는다는 결론이 나온다.

16유형에서 비수(肥瘦)의 상관(相關)관계

지금까지 장부의 대소 구조와 장부음양에 따른 체질의 분화에 관해 고찰했다. 이번에는 이렇게 세분된 체질과 유형들이 겉으로 나타나는 외형상 체형, 특히 비수(肥瘦)문제와 관련하여 어떤 상관관계를 가지고 있는지를 살펴본다.

이해를 쉽게 하기 위해 일단 소양인의 경우를 예를 든다.

열소양인은 장부음양 구조상 비양실/신음허의 구조를 가졌지만 이 체질은 한마디로 비가 너무 강한 것이 특징이 되는 체질이다. 이 체질에 있어 신은 신음허가 되어 동전의 앞뒷면처럼 열소양인이 갖는 동시적 속성이다.

그런 열소양인이 비양실한 유형과 신음허한 유형으로 다시 분리될 수 있음을 알게 되었는데 이렇게 되면 기존에 이미 존재했던 비양실한 열소양인에 이어 신음허한 열소양이 추가적으로 생기게 되고 이렇게 추가된 신음허 열소양인을 구분하기 위해 열소양 2형으로 부른다.

한편, 비음실/신양허 구조를 가지고 있는 한소양인은 신이 너무 약한 것이 특징이 되는 체질이다. 이 체질이 동일한 요령으로 다시 비음실과 신양허 유형으로 세분되면 기존에 없던 비음실한 한소양인이 추가되고 이를 구분하기 위해 한소양 1형으로 명명한다.

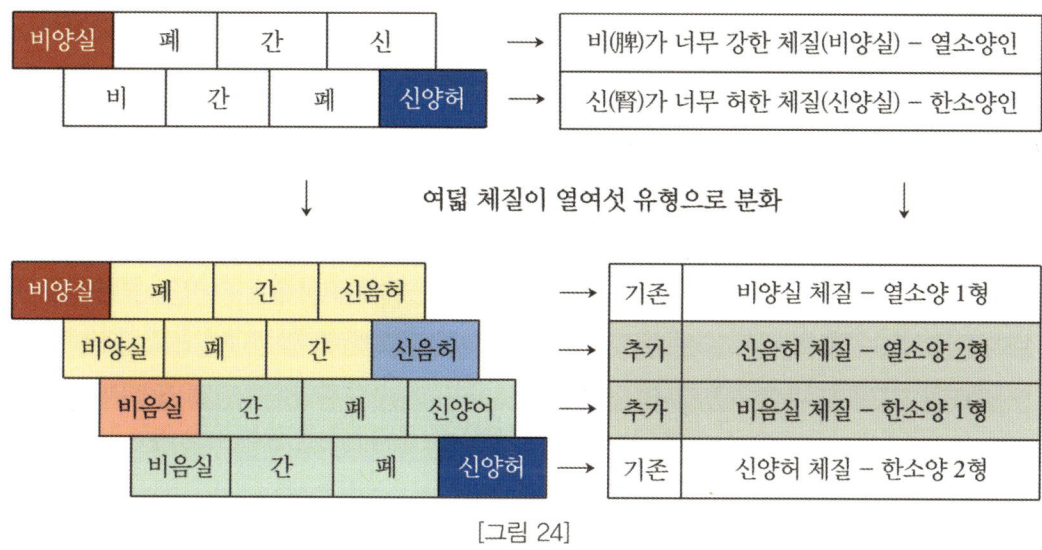

| 비양실 | 폐 | 간 | 신 | | → | 비(脾)가 너무 강한 체질(비양실) – 열소양인 |
| 비 | 간 | 폐 | 신양허 | | → | 신(腎)가 너무 허한 체질(신양실) – 한소양인 |

여덟 체질이 열여섯 유형으로 분화

비양실	폐	간	신음허		→	기존	비양실 체질 – 열소양 1형
비양실	폐	간	신음허		→	추가	신음허 체질 – 열소양 2형
비음실	간	폐	신양어		→	추가	비음실 체질 – 한소양 1형
비음실	간	폐	신양허		→	기존	신양허 체질 – 한소양 2형

[그림 24]

[그림 24]에서 열여섯 유형으로 분화된 아래 쪽 그림을 보면, 새로 생긴 열소양 2유형의 장부구조가 열소양 1유형과 동일한 비〉폐〉간〉신의 구조임을 알 수 있다.

그러나 이 유형은 병근(病根)이 비양실이 아닌 신음허라는 것이며, 따라서 이 유형의 비는 그림에서 보는 것처럼 열소양 1유형의 비만큼 강하지 않다.

따라서 같은 비양실 열소양 체질이지만 열소양 1형의 비양실이 열소양 2형보다 더 강하므로 1형의 실질적 비기능이 더 강하여 더 비만한 체질이 된다. 그러니까 **열소양 1형과 열소양 2형을 구분하는 외적 조건은 오직 어느 쪽이 더 비만한 체형을 갖고 있느냐에 따라 구분**된다.

외적인 비만의 정도에 따라 열소양 1, 2형을 구분하는 것이 일견 모호한 기준 개념 같이 생각되지만 실제 임상에서 이 유형을 구분하는 것이 그리 어렵지 않다. 일단 체질맥이나 기타 다른 방법으로 소양인이 분명히 가려졌다고 가정할 경우, 그 사람의 체형이 비만한 편에 속하면 일단 열소양인이 되고, 그 비만의 정도가 심하여 뚱뚱한 체형이면 열소양 1형이 된다. 그러나 비만한 편에 속할 순 있지만 그렇게 뚱뚱하지 않다면 그 사람은 열소양 2형이라 명명할 수 있다.

실례로 루치아노 파파로티와 고르바초프가 맥진상 모두 소양인이라고 판명되었다 했을 때, 이 두 사람은 비만의 정도로 보아 둘 다 열소양인에 속하게 되지만 비만의 정도로 봤을 때 파바로티는 1형, 고르바초프는 2형으로 판단되는 것이다.

한편, 한소양인 경우를 보자.

새로 생긴 한소양 1유형은 한소양 2 유형과 동일한 비〉간〉폐〉신의 장부구조를 가지고 있지만, 병근(病根)이 신양허가 아닌 비음실이며, 따라서 위 그림에서 보는 것처럼 이 유형의 비는 한소양 2유형의 비보다 상대적으로 강하다.

그러므로 한소양 1유형은 실질 비기능이 상대적으로 강해 한소양 2유형보다 더 살이 찐다. 그러니까 **한소양 1형과 한소양 2형을 구분하는 외적 조건은 역시 어느 쪽이 더 상대적으로 비만한가에 따라 구분**된다.

체질맥이나 기타 다른 방법으로 소양인이 분명히 가려졌다 했을 때, 그 사람의 체형이 일단 살이 찌지 않았거나 마른 편에 속하면 일단 한소양인이 되고, 그 정도가 심하여 많이 마른 편이라면 한소양 2형으로 판단한다. 그러나 마르긴 했지만 많이 마르지 않고 약간 살집이 있으면 그 사람은 한소양 1형이라 명명한다.

예를 들어 이소룡과 클린턴이 모두 소양인으로 판명되었다 했을 때, 이 두 사람은 체형의 수척 정도로 보아 한소양인으로 판단하지만 그 수척의 정도로 봐서 약간 살집이 있는 클린턴은 1형, 상대적으로 더 마른 이소룡은 2형으로 판단한다.

임상을 통해 사람들의 비수(肥瘦)체형을 유심히 관찰하다 보면 비만한 경향이 있는 사람의 체형 중에도 원인과 조건이 충족되면 더 쉽게 비만이 되어 심지어 초(超)비만으로까지 가는 사람이 있고, 살이 찌는 체질이긴 하지만 어느 정도 살이 찐 다음 더 이상은 찌지 않는 사람이 있다는 사실을 알 수 있다.

전자(前者)를 편의상 절대비만형이라 부르고 후자(後者)를 상대비만형이라 부르면, 비양실이 가장 강한 열소양 1형이 절대비만형이 되고 비양실이 상대적으로 덜 강한 열소양 2형이 상대비만형이 된다.

수척(瘦瘠)한 체질도 마찬가지다.

마른 체형을 가진 사람들도 자세히 관찰하면, 아무리 잘 먹고 노력해도 절대로 살이 안 찌고 평생 동안 마른 체형을 유지하는 사람이 있는가 하면, 살이 잘 안 찌는 체질이긴 하지만 어느 정도까지는 쪄서 통통한 정도까지 이르는 사람이 있는데, 전자를 절대수척형이라 하면 후자를 상대수척형이라 할 수 있다.

한소양 1형은 비가 상대적으로 강하므로 상대수척형이 되고 비가 더 약한 한소양 1형은 절대수척형이 된다.

　이렇게 비수(肥瘦)의 정도에 따라 상대적, 절대적 기준으로 나누는 것은 비단 소양인 뿐 아니라 다른 모든 체질에도 동일하게 적용된다.

　예컨대 간양실/폐음허의 열태음인은 다시 간양실 특징을 갖는 열태음과 폐음허 특징을 갖는 열태음으로 분화되는데 전자를 열태음 1형, 후자를 열태음 2형으로 부른다. 간음실/폐양허한 한태음의 경우도 다시 간음실 한태음과 폐양허 한태음으로 분화되는데 전자를 한태음 1형, 후자를 한태음 2형으로 부르고 한태음 2형은 폐양허와 비양허가 한태음 1형보다 더 약하므로 살이 더 안 찌게 된다.

　결국 여기서 우리는 체질을 이루는 장부구조에 있어서 **비(脾)의 대소(大少)가 비만과 수척의 체형을 만드는데 매우 중대한 영향을 미친다**는 사실을 알 수 있다. 여기서 비의 개념은 서양의학적 장부개념이 아니라 소화흡수 작용을 통칭하는 한의학적 개념임은 말할 것두 없다. 이 점에 대해서는 뒤에 따로 부연하여 설명한다.

　사람이 다양한 체형을 갖게 되는 것은 모두 다 선천적으로 타고나는 체질현상이라는 것이 체질의학의 관점이다. 그러므로 절대비만과 상대비만, 절대수척과 상대수척의 모든 체형들이 후천적인 요인에 의한 결과가 아니라 처음부터 타고나는 체질 현상이라면 이런 체질을 가능케 하는 근원적 장부구조가 있어야 하는데 위에서 살펴본 바와 같이 장부의 음양구조에서 나오는 유형의 차이로 다양한 스펙트럼을 갖는 비만, 수척의 체형이 나타나는 것이다.

16유형의 비수(肥瘦)분포

　각 체질에 따라 나타나는 비수(肥瘦)체형의 차이를 임상적으로 관찰한 결과를 도표로 표시하면 아래와 같다.

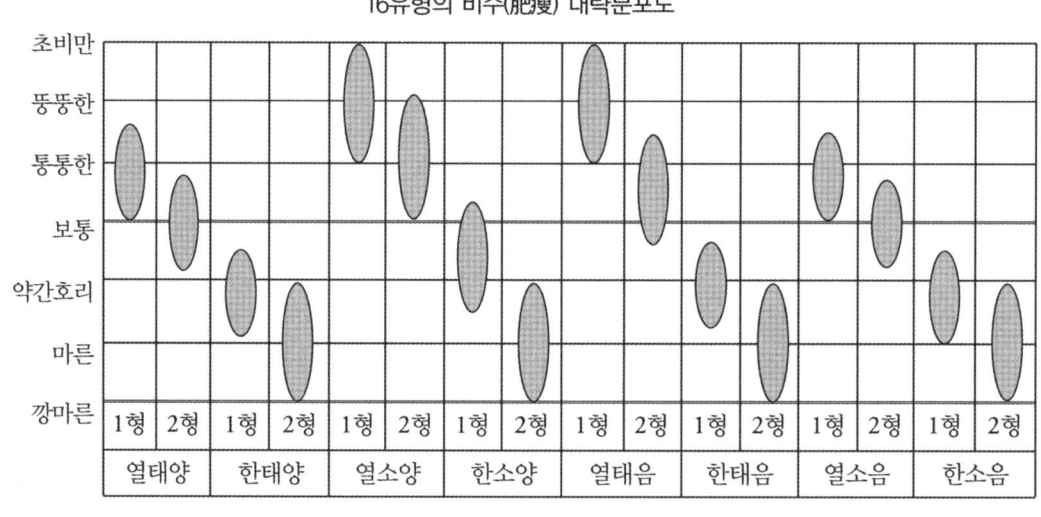

[표 14]

　이 표에서 체형을 지칭할 때 흔히 사용하는 뚱뚱하다, 통통하다, 호리호리하다 등의 비과학적 용어를 사용하는 것을 이해하기 바란다. 체형의 비수를 말 할 때 BMI에 따른 구체적 수치(數値)를 제시하는 것이 옳지만 실제 임상에서 환자를 대할 때 BMI수치보다는 평소 익숙한 개념의 일상용어가 오히려 판별을 보다 더 용이하게 할 수 있다는 생각에서 일반용어를 사용하였다.

이 도표는 여덟 체질의 16유형이 각각 어떤 범위의 체형을 갖게 되는가를 표시한 것이오랜 시간의 관찰을 거쳐 만든 것이므로 잘 숙지하기 바란다.

맨 앞에 나오는 열태양 1형의 경우를 보면, 이 체형에서는 보통체형을 가진 사람으로부터 통통한 체형의 사람들까지 분포하고 있음을 보여주고 있다. 즉 열태양 1형에서는 절대뚱뚱하거나 초비만한 체격이 없고 호리호리하거나 마른 체형도 없음을 보여주는 것이다. 그런 관점으로 보면 맨 뒤에 나오는 한소음 2형의 사람들은 약간 호리호리한 체형으로부터 완전히 깡마른 체형을 가지고 있음을 보여준다.

이 도표를 자세히 보면 앞 쪽에 위치한 열태양, 한태양인 체질과 도표 뒤쪽에 위치한 열소음인 한소음인 체질의 비수(肥瘦)분포가 전체적으로 비슷한 형태로 나타나고 있고, 반면에 중간 부분에 위치한 열소양, 한소양 체질과 그 옆의 열태음, 한태음 체질의 비수분포가 역시 상호 유사한 체형 분포를 보이고 있음을 알 수 있다. 다시 말해 태양인과 소음인, 소양인과 태음인의 체형 및 비수(肥瘦)분포가 유사하다는 것이다.[1]

한편 이 도표는 어느 체질이고 간에 열체질 1형이 가장 뚱뚱하고 다음에 열체질 2형 → 한체질 1형 → 한체질 2형으로 가면서 점차로 몸이 마른 체형으로 되는 것을 알 수 있다.

그런데 이 도표를 자세히 보면 아무리 최대 비만의 열체질 1형이라 할지라도 태양인과 소음인은 절대로 매우 뚱뚱해지지 않고 약간 통통한 체질이 되는 것을 알 수 있지만 소양인과 태음인의 열체질 1형들은 뚱뚱한 것을 지나 초비만에까지 이를 수 있는 체형이 됨을 볼 수 있다.

다른 말로 하면 비만체형, 혹은 **초비만에 이르는 사람들 중에는 소음인이나 태양인은 없고 오직 소양인과 태음인만 있다**는 것이다.

---

1) 여기서 비수 분포가 유사하다 라 함은 비수 분포의 숫자가 비슷하다는 의미가 아니고, 비수 분포의 양상이 유사하게 나타난다는 의미다.

소음인은 원래부터 비가 약한 체질이고 태양인은 호산지기(呼散之氣)가 강해 이 두 체질은 비만이 잘 되지 않는다. 반면에 한체질(寒體質)들은 어느 체질유형과 관계없이 모든 체질에서 마르거나 아주 마른 체형의 사람까지 발견된다.

그러므로 마른 체형을 가진 사람들 중에는 소음인 뿐 아니라 태음인, 태양인, 소양인까지 고르게 분포되어 있다는 사실을 알았으므로 이제부터는 단지 몸이 말랐다는 이유만으로 소음인이라 연상해서는 안 된다.

도표를 보면, 열태양 1형, 열소음 1형의 경우는 보통체형 부터 약간 통통한 체형 이상까지 된다.

그러므로 이 두 체질은 겉으로 보이는 체형만 보았을 때 건장하거나 통통한 체형을 갖고 있어 통상적인 개념으로 태양인이나 소음인처럼 보이지 않는 사람들이다. 왜냐하면 사람들이 대개 태양인, 소음인하면 마른 체형이 많다는 선입견을 가지고 있는데 이 체형들은 전혀 그렇게 보이지 않기 때문이다. 따라서 이 체질들은 겉모양만 봐서는 체질을 가리기 힘들며 오직 체질맥(體質脈)으로만 체질이 확진된다.

반면에 열소양, 열태음 1형들은 비만, 초비만까지 되는 체질이므로 가장 손쉽게 감별되는 체질이다. 즉 일단 뚱뚱한 사람이면 열소양이거나 열태음인 둘 중에 하나밖에 없기 때문이다.

비수(肥瘦)에 관련하여 태음인과 소양인의 분포가 비슷하게 나타나는 것이 사실이지만 그렇다고 완전히 같은 것은 아니다. 이 도표를 자세히 보면 가장 살이 찌는 열소양, 열태음 1형과 가장 살이 안찌는 한소양, 한태음 2형의 분포는 비슷하지만, 중간의 열, 한소양 2형과 열, 한태음 2형의 분포가 약간 다르게 나타나는 것을 볼 수 있다.

즉, 열, 한소양 2형이 열, 한태음 2형보다 전반적으로 비만도가 더 높다는 것이다. 그러니까 열소양 2형이 열태음 2형보다 더 살집이 있는 편이고, 한소양 2형도 한태음 2형보다 더 살집이 있는 편이다. 이런 현상은 태음보다 소양체질이 비(脾)가 더 강해 나타나는 현상이다.

한편 이 도표의 16유형 비수분포를 보면 초비만이 되는 열소양, 열태음 1형을 제외하고 모든 유형들이 보통체형이나 뚱뚱하고 통통하고 마른 체형들에 이르기까지 골고루 분포되었음을 알 수 있다.

그러므로 **겉으로 보이는 체형(體型)의 비수(肥瘦)정도만 가지고는 특정체질을 가릴 수 없다는 분명한 결론에 이르게 된다.** 이제부터는 뚱뚱하면 태음인, 말랐으면 소음인 하는 식의 어리석은 관점은 버려야 한다.

체형의 비수(肥瘦)를 관찰하는 이유는 체질을 감별하기 위함이 아니라 그 사람의 한열 유형을 가리기 위함이다. 한열의 체질에 관련하여 마지막으로 짚고 넘어 갈 문제는 전체적으로 이 두 한열체질 가운데 어느 체질이 숫자적으로 더 많을까 하는 문제다.

이 문제의 답은 의외로 간단하다. 우리 일상생활 주변에서 살이 쉽게 찌는 사람이 많은가, 아무리 먹어도 안 찌는 사람이 더 많은가의 답과 같기 때문이다.

관찰에 의하면 열성체질이 한성체질보다 압도적으로 더 많다. 예컨대 열태음인, 열소양인이 6~70%라면 한태음인, 한소양인은 3~40%밖에 되지 않는다. 그러나 이는 살이 잘 찌는 태음인, 소양인의 경우이고, 살이 잘 안찌는 태양인, 소음인 체질에서는 거꾸로 한태양, 한소양체질이 더 많아 6~70%가 되고 열태양, 열소양체질이 3~40%로 나타난다.[2]

태양, 소음의 체질에서 한성체질이 더 많이 발견된다는 것은 열성체질이 전체적으로 훨씬 더 많다는 앞서 설명과 앞뒤가 안 맞는 것 아닌가 생각될 수 있다. 그러나 이 문제는 사체질의 전체적 분포를 놓고 보면 이해된다. 태음인, 소양인을 합친 분포가 태양인, 소음인을 합친 분포보다 비교가 안 될 정도로 많기 때문이다.[3]

전체 사체질 중에서 태음, 소양인들이 압도적으로 많고, 그 많은 사람들 중에서 열체질이 압도적으로 더 많기 때문에 전체적으로는 열성체질의 숫자가 훨씬 더 많다는 것이다.

---

2) 여기서 제시된 6~70%와 3~40%의 숫자는 물론 임상관찰에 의한 대략적 추정 데이타며 실제에 있어서는 각 체질에 따라 오차가 있을 수 있다.

3) 이제마는 태음, 소양인을 합하면 80이고 소음인 20, 태양인 극소수라 했다. 사체질의 분포에 대한 필자의 견해에 대해서는 이 책 뒷편에 다시 언급한다.

비(脾)기능과 비수(肥瘦)와의 상관관계

    한 사람의 장부구조에서 비(脾)가 어떤 위치를 차지하고 있느냐가 그 사람의 비수(肥瘦)체형을 결정하는 매우 핵심적 영향이 됨을 앞서 배운 바 있다.

    예컨대 열소양인, 열태음인, 열태양인들은 장부구조상으로 비가 최강(最强)이거나 차강(次强)의 위치에 있어 살이 찌게 되고, 한소음인, 한태음인, 한태양인은 비가 최약(最弱)이거나 차약(次弱)의 위치에 있어 살이 찌지 않는다. 그러므로 비양이 최강인 열소양인은 여덟 체질 중에 당연히 가장 살이 많이 찌는 체질이며, 비양이 최약의 위치인 한소음인은 가장 몸이 마른 체형이 된다.

체질	최강(最强)	차강(次强)	차약(次弱)	최약(最弱)
열태양인	**폐(폐양실)**	비(비양실)	신(신양허)	간(간음허)
한태양인	폐(폐음실)	신(신양실)	비(비양허)	**간(간양허)**
열소양인	**비(비양실)**	폐(폐양실)	간(간양허)	신(신음허)
한소양인	비(비음실)	간(간양실)	폐(폐양허)	**신(신양허)**
열태음인	**간(간양실)**	비(비양실)	신(신양허)	폐(폐음허)
한태음인	간(감음실)	신(신양실)	비(비양허)	**폐(폐양허)**
열소음인	**신(신양실)**	간(간양실)	폐(폐양허)	비(비음허)
한소음인	신(신음실)	간(간양실)	폐(폐양허)	**비(비양허)**

[표 15]

이 도표를 보면 한소양인의 경우, 열소양인처럼 비가 최강인 장부구조인데 왜 이 체질이 과체중까지는 될 수는 있으나 비만이 되지 않는 것일까?

그 이유는 열소양인은 비양이 너무 강한 것이 체질 특징이지만, 한소양인은 신양이 너무 약한 것이 체질특징이며 이 체질에서의 비태과는 비양 아닌 비음의 태과를 의미하기 때문이다.

열태양인의 경우도 비가 차강(次强)한 장부구조를 갖고 있어 한태양인에 비해서는 더 살이 찌고 과체중은 되지만 비만까지는 되지 않는데 그 이유는 태양인은 폐실(肺實)로 호산지기(呼散之氣)가 강하기 때문이다.

그리고 비가 가장 약한 장부구조를 가지고 있는 소음인은 당연히 살이 안 찌는 체질이 되지만 열소음인이 한소음인보다 상대적으로 더 살이 찌는데 그 이유는 한소음인은 비양이 허하고 열소음인은 비음이 허하여 한소음인의 비가 더 약하기 때문이다.

장부의 구조상 비만체질은 비, 정확히는 비양이 강한 구조를 가진 체질에서만 나타나는 현상이며 결국 비양실인 열소양인과 열태음인 체질에서 가장 많이 나타남을 알 수 있다.

한의학적 개념의 비는 위(胃)의 기운을 도와 음식을 소화시키고 소화된 음식물에서 얻어낸 영양물질을 전신에 운반, 흡수하는 작용을 하는 장기다. 이동원(李東垣)의 『동원십서(東垣十書)』나 『의학입문(醫學入門)』에 다음과 같은 말이 나온다.

비위(脾胃)가 모두 실(實)하면 잘 먹게 되고 살이 찌게 되며, 비위가 다 허(虛)하면 음식을 못 먹고 마르게 되는데, 혹 적게 먹어도 살이 찌거나 살이 쪘어도 사지(四肢)를 들지 못하면 이는 비(脾)가 실(實)하고 사기(邪氣)가 왕성함이다.[1]

음식을 잘 먹는데도 마른 사람이 있으니 이는 위(胃)에 화사(火邪)가 기분에 잠복하여 잘 먹어도 비(脾)가 허(虛)하면 기육(肌肉)이 마른다.[2]

여기서 비가 왕성하면 잘 먹게 되어 비만(肥滿)이 오고, 비가 허하면 못 먹거나 혹은 잘 먹어도 몸이 마르게 된다고 설명하고 있음을 알 수 있다. 『황제내경』에는,

---

1) 脾胃俱旺 則能食而肥하고, 脾胃俱虛 則不能食而瘦하며 或少食而肥 (醫學入門, 脾胃虛實傳變論).

2) 又有善食而瘦者 胃伏火邪於氣分則能食 脾虛則肌肉削 (醫學入門, 脾胃虛實傳變論).

비(脾)는 살을 주관하며 또한 비는 몸에 있는 살과 연관된다.[3]

고 씌어 있고, 『동의보감』에도

근육은 비(脾)에 속하며 비장(脾臟)이 허하면 살이 빠진다.[4]

라고 했고,

비(脾)가 기육(肌肉)을 주관한다.[5]

하여 비와 육(肉)과의 상관관계를 말하고 있으며 이제마의 『장부론(臟腑論)』에도 비는 중상초(中上焦)를 주관하여 그에 속한 부속장기들을 관장하므로 비가 실해지면 비당(脾黨)에 속한 근육 등 부속 기관(器官)들이 함께 실(實)해진다고 되어 있다.

여기서 짚고 넘어가야 할 점 하나는, 비양이 최강(最强)인 체질은 열소양인이므로 비만의 정도를 넘어 초비만까지 되는 체질은 당연히 열소양인이 될 것이라 생각하기 쉬우나 현실에 있어서는 꼭 그렇지만은 않다는 것이다. 결론부터 말하면 초비만의 정도까지 뚱뚱해지는 체질은 열소양, 열태음 두 체질에서 모두 가능하다.

원리적으로는 열소양의 비양이 최강(最强)이므로 이 체질에서만 초비만이 나와야 하는데 어떻게 비양이 차강(次强)인 열태음인에서도 초비만이 나올 수 있을까?

한마디로 답하면 이 둘은 별개의 체질이기 때문이다. 감자와 고구마를 비교할 때 일반적으로 고구마가 더 큰 것은 맞지만 고구마보다 더 큰 감자도 얼마든지 있는 이치와 같다.

한편, 지금까지 뚱뚱한 체형은 일반적으로 태음인이라는 등식으로 잘 못 알려진 원인은 아직까지 재현성이 확보되는 명확한 체질감별법이 없어 소양인들에게서 비만인이 많이 발생한다는 인식이 확립되지 않았던 이유도 있고 이 방면에 관한 학교에서의 교육 등이 원인일 수 있다.

---

3) 內經曰脾主肉又曰脾在體爲肉 (東醫寶鑑, 肉屬脾胃).

4) 脾虛則肌肉削 (東醫寶鑑, 肉主肥瘦).

5) 脾主身之肌肉 (黃帝內經, 痿論篇 第四十四).

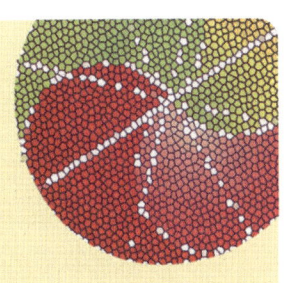

제4장

비만(肥滿)과 체질현상

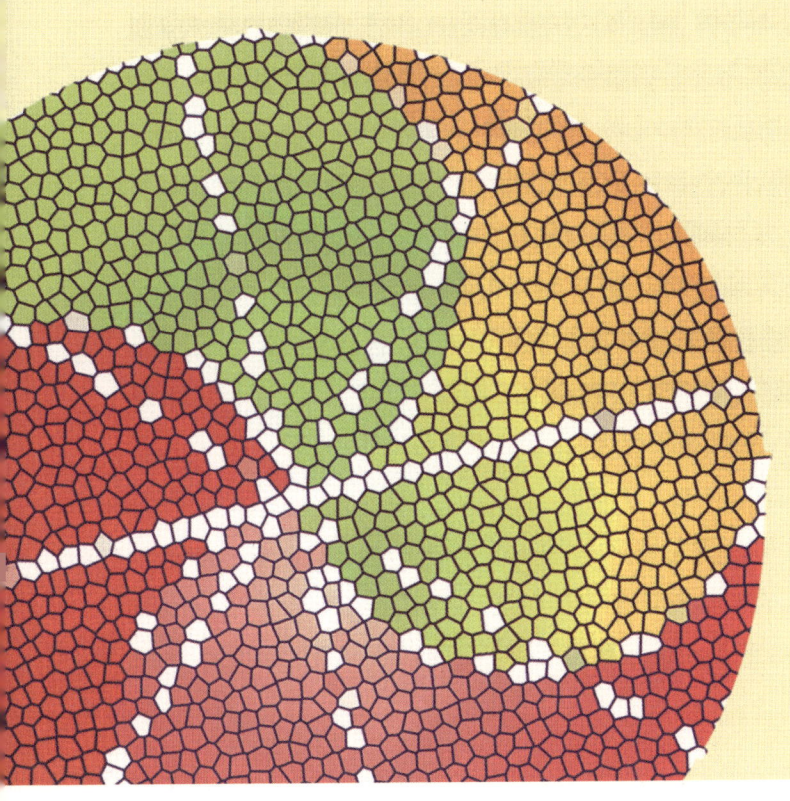

셋 포인트(Set Point, 고정점) 이론

사람의 체형을 이루는 비만과 수척의 문제는 체질적으로 매우 중요한 의의(意義)가 있고, 특히 이 책에서 제시하는 체질이론에 있어서는 매우 중요한 부분을 이룬다. 따라서 이 책에서는 사람의 체형이 뚱뚱한가 말랐는가의 문제에 대해 매우 중요시 다루고 있는데 이제부터 체질과 비만의 상관관계에 대해 좀 더 자세히 고찰해보기로 하자.

비만을 일으키는 요인은 대체로 몇 가지로 나누어진다.

가장 기본적인 것이 대사성 요인(Metabolic Factors)으로 열량섭취와 소모에너지 간의 불균형에서 비만이 초래된다는 설명이다. 즉 과다한 음식 열량섭취에 비해 운동 등 열량소모가 상대적으로 적으면 잉여(剩餘)열량이 몸속에 축적되면서 비만이 발생한다는 이론이다. 이 이론은 비만을 일으키는 요인에 대한 설명으로 일정한 일리가 있으나 그렇다고 온전한 해답이 되지 못한다. 왜냐하면 많이 먹지 않는데도 비만해지는 사람이 있는 반면, 남들보다 훨씬 더 먹는데도 살이 찌지 않는 사람들이 있기 때문이다.

비만요인에 관한 또 다른 설명은 환경적 유발(Environmental Inducements) 요인이나 유전적 요인(Genetic Factor)으로 인해 비만이 발생한다는 이론이다. 식생활 습관이나 문화적, 사회 경제적 상태와 연관된 다양한 환경요인이 비만을 일으킨다고 보는 이 이론은 고칼로리 식품에 쉽게 노출되는 현대 환경과 주로 좌식(坐食)생활을 하는 생활요인이 어우러져 비만을 유발한다고 보는 것이다.

유전에 의하여 비만이 발생한다는 사실은 여러 연구들을 통해 입증되고 있는데 비만이 가계(家系)와 연관되어 집중적으로 발생한다는 사실이 그것이다.

예컨대 체중이 정상인 양쪽 부모에게서 태어나는 자녀 중에서 비만이 되는 비율은 불과 10%인 반면, 양쪽 모두 비만한 부모에게서 태어난 자녀의 비만율은 무려 80%에 이르고 한 쪽만 비만한 부모의 자녀 비만율도 50%가 된다는 통계적 사실은 비만의 유전적 요인을 매우 강하게 시사하는 결과라 할 수 있다.

비만 유발 요인에 관한 서양의 다양한 이론 중에서 셋 포인트 이론(Set Point Theory)[1]은 가장 주목되는 이론이다. 고정점(固定点) 이론이라고 번역되는 이 이론에 필자가 각별한 관심을 갖고 있는 것은 이 이론이 비만 유발요인을 설명하는데 있어 체질의학(體質醫學)적 관점과 매우 근접한 유사성을 갖고 있기 때문이다.

서양에서 비교적 근래에 소개된 이 셋 포인트 이론에 의하면, 우리의 피부나 눈동자, 머리카락 색깔 등을 자신의 의지대로 바꿀 수 없는 것처럼 체중 역시 이미 태어날 때부터 고정된 범위의 체중을 선천적으로 가지고 태어난다는 것이다. 즉 뚱뚱한 체형, 마른 체형, 정상 체형 등은 후천적 어떤 외적 요인으로 만들어지는 것이 아니라 태어날 때부터 이미 운명적으로 결정되어 타고난다는 것이다.

우리 몸은 생물학적, 유전학적으로 어느 정도 일정한 체중의 범위를 갖도록 이미 프로그램이 되어 있다는 것이다. 이 선천적으로 타고나는 일정한 자연체중의 범위를 셋 포인트(Set point), 혹은 고정점(固定点)이라 부르며 이는 사람마다 모두 다르다 한다.

예컨대 태어날 때부터 신장 170cm에 체중 70~90kg의 체형을 가지고 태어난 사람, 혹은 신장 160cm에 체중 50~70kg 범위 정도를 타고난 사람 등이 이미 태어날 때부터 정해져 있다는 것이며 이렇게 이미 고정된 체중은 후천적 다이어트 등의 노력으로 어느 정도 그 범위가 변할 수는 있으나 타고난 체중의 항상성(恒常性)을 유지하려는 몸 자체의 경향성으로 인해 이 고정점(固定点)은 바꿔지기가 매우 어렵다고 설명한다.

---

1) 체중이 체지방으로부터 유도된 혈중 호르몬을 통하여 조절되어진다는 하나의 시상하부(hypothalamus)적인 기전 이론으로 대표적 주장자는 Schwartz와 Seeley로 알려져 있다.

실제 다이어트를 해본 많은 사람들은 후천적 노력으로 자기 체중을 줄이고 그것을 유지하는 것이 얼마나 어려운지 경험을 통해 아는데, 예컨대 다이어트를 하면 첫 몇 주간은 체중이 잘 줄지만 일정시간이 지나면 요요현상으로 나중에 거의 다시 원래 체중으로 되돌아온다거나, 다이어트를 하면서 계속 음식섭취를 제한하고 있는 데도 불구하고 몇 주가 지나면 체중의 감소가 멈추거나 다시 살이 찌는 현상이 생기는 것을 경험한다.

이러한 현상은 다이어트 등의 후천적 노력으로 자신의 체중을 바꾸려고 노력하지만 자신의 신체가 원래부터 고정된 자기 체중을 유지하고 회복하려고 싸우면서 나타나는 현상이라는 것이다.

타고난 자연체중을 인위적으로 바꾸려고 음식섭취를 줄이면 체중이 원래의 고정점 이하로 내려가게 되고, 이렇게 되면 신진대사 작용이 반응하는데 즉 대사 작용이 저하되기 시작함으로서 에너지를 보존하려 하게 된다. 신체는 허기를 느끼면서 동시에 칼로리를 보다 적게 소비하는 쪽으로 움직이는데 예컨대 잠이 더 많아지게 되다든가 체온이 저하되는 현상이 그것이다.

이렇듯 자신이 타고난 고정체중을 보존하기 위해 체온, 혈압 등 다른 체내 기능과 같이 신체 적응 기전이 필요에 따라 활발하게 작용한다.

이 셋 포인트 이론은 아무리 후천적으로 비만을 일으킬 수 있는 환경과 조건에 처해있더라도 선천적으로 비만체질을 타고나지 않으면 절대로 비만이 되지 않는 현상에 대한 적절한 해답을 주고 있다.

사람이 선천적으로 자신만의 고유한 체중을 타고난다는 서양의 셋 포인트 이론은 이른바 '비만은 체질에 의해 결정된다'는 체질의학적 관점과 상통하는 매우 유사한 관점이다. 그러나 셋 포인트 이론은 선천적으로 비만이나 수척체형을 타고나는 현상에 대해서는 적절한 해답을 주고 있으면서도 한편으로 비만체형을 결정짓는 생리적, 내재적 요인이 무엇인가 하는 근원적 이유에 대해서는 답을 주지 못하고 있다.

한편 체질의학은 비만과 수척 등의 체형을 결정짓는 요인은 선천적 장부구조의 차이라고 보는 명백한 입장을 가지고 있다. 즉 사람은 태생적으로 각기 다른 장부구조를 가지고 태어나며 이것이 체질을 만드는 요인이 되는데, 이 선천적 해당 장부의 기능항진과 기능저하의 불균형으로 인해 비만이나 수척한 체형을 갖게 되는[2] 근본 원인이 된다는 것이다.

따라서 비만은 원인만 주어지면 어느 체질에서든 다 올 수 있는 것이 아니라, 비만이 될 수 있는 장부구조를 애초에 가지고 태어나는 특정 체질에 한해서만 오는 현상이다.

다른 말로 하면 처음부터 비만의 개연성이 있는 장부구조를 가지고 태어나지 않은 사람은 아무리 후천적 환경적 원인이 제공되어도 결코 비만이 되지 않는다. 그러므로 '**비만과 수척은 체질현상이다**' 라는 정의가 성립된다.

비만이 타고나는 장부구조의 차이에 기인하여 발생하는 것이라면 당연히 그 반대인 수척한 체형도 같은 원리에 의해 발생하는 것이다.

따라서 몸이 마르고 찌는 것은 체질 현상이므로 사상체질을 하는데 있어 이 비수(肥瘦)의 관점은 체질감별과 치료 방침을 설정하는데 매우 중요한 단서를 제공하고 있다.

그러나 기존 사상의학계에서는 지금껏 이 비수(肥瘦)의 문제에 대해 관심을 기울이지 않은 것이 사실이다.

셋 포인트(Set Point, 고정점) 이론

---

2) 선천적으로 수척한 체형을 타고나는 체질은 후천적으로 아무리 노력해도 살이 잘 찌지 않는다는 것은 알려진 사실이다. "저는 체질상 살이 절대 안 찌는 몸을 가지고 있습니다. 누군가 밤에 자기 직전 라면을 먹고 자면 찐다고 해서 세달 동안 라면만 먹고 잤으나 결과는 실패였고 또 어디서 듣기를 맥주를 자기 전 한 캔씩 먹고 자면 살찐다 해서 반 년 동안 해 봤지만 결과 는 마찬가지였습니다. 열량 많은 음식을 많이 먹으면 찐다 해서 초콜렛도 무지하게 먹었으나 그것도 안됐고 헬스를 하면서 소고기를 많이 먹으면 살찐다고 해 1년 넘도록 운동하고 소고기도 먹었으나 그것도 안 되고, 한약도 먹어보고 양약도 먹어 봤는데도 안되어 지금은 그냥 포기하고 생긴대로 살고 있습니다." (모 인터넷 상담코너에서 발췌)

비만(肥滿)과 태음인(太陰人)

그렇다면 체질의학적 관점에서 보았을 때 어느 체질에서 비만이 가장 많이 발생하는 것일까.

현재 국내 사상의학 학계에서 폭넓게 인정받고 있는 이론은 비만은 태음인에게서 가장 많이 발생한다는 학설이다. 지금까지 발표된 비만과 사상체질과의 상관성에 관한 논문들을 살펴보면 예외 없이 태음인의 비만율을 가장 많이 보고하고 있다.

대한사상의학회(大韓四象醫學會) 논문집에 발표된 비만과 체질에 관련된 논문[1]에는 비만인 중에 70.2%가 태음인, 26.9%가 소양인, 2.9%가 소음인으로 보고되고, 또 다른 논문[2]에는 태음인 76.1%, 소양인 26.1%, 소음인이 3.4%로 나와 있어 태음인의 비만이 압도적으로 많다는 결과를 보여주고 있다.

이런 연구결과에 따르자면 뚱뚱한 사람의 7~80%는 무조건 태음인으로 보아도 무방할 정도기 때문에 속된 말로 '뚱뚱한 사람은 무조건 태음인' 이라는 공식이 현 국내 한의학계에서 거의 정설로 인정되고 있다.

그렇다면 어떤 이유로 이런 고정관념이 자리 잡게 되었는지, 또 그 이론적 근거는 무

---

1) 김달래, 「비만인의 생활특성과 사상체질에 관한 연구」, 『사상의학회지』 Vol 9. No.1, 1997 ; 김달래 · 백태현, 「사상체질과 비만의 상관성에 관한 임상적 연구」, 『사상의학회지』 Vol 8. No.1, 1996.

2) 조민상 · 고병희 · 송일병, 「비만 환자의 체질적 특징에 대한 임상적 고찰」, 『사상의학회지』 Vol 10. No.2, 1998.

엇인지 살펴보자.

태음인이 비만한 체형을 갖는다는 내용이나 근거는 『동의수세보원(東醫壽世保元)』 어느 곳에서도 찾아볼 수 없다. 다만 그렇게 유추 해석할 수 있는 여지를 가지고 있는 몇몇 조문들은 있다.

예컨대 변증론(辨證論)에 보면 '태음인의 살집은 단단하고 실하다(太陰人肌肉堅實)' 라는 조문과 '태음인의 체형은 키가 크고 몸집이 크다(太陰人體形長大)' 라는 조문이 나오는데 이 조문들이 태음인을 타 체질에 비해 유독 비만의 경향성이 높은 것으로 이해하는 근거 중 하나가 아닌가 추정된다. 그러나 이는 자의적 해석의 정도를 넘은 것이다.

살집이 단단하고 실한 것과 뚱뚱한 것은 전혀 다른 개념으로, 살집이 단단하고 실한 비만인도 있고 반면에 살집이 부드럽고 약한 비만인도 있기 때문이다. 역시 키 크고 몸집이 큰 비만인도 있으며, 키 작은 비만인도 얼마든지 있는 것인데 태음인의 기육견실(肌肉堅實)과 체형장대(體形長大)의 조문을 비만의 동의어로 해석한다면 이는 명백한 오류다.

이 두 조문이 나온 배경은 '태음인과 소음인이 체형이 서로 비슷하기 때문에 쉽게 판별이 안 된다'[3]라는 조문에 이어 나오는 말로 태음인과 소음인을 상호분별하기 위한 부연설명으로 주어진 것이다.

즉 소음인의 살집[肌肉]은 부드럽고 연한데[少陰人肌肉浮軟] 반해 태음인은 살집이 단단하고 실하며, 소음인 체형은 키 작고 몸집도 작으나 키 크고 몸집이 큰 사람도 있으며[4], 태음인 체형은 키 크고 몸집이 크지만 간혹 왜소하게 작은 자들도 있다[5]는 비교 문구에서 나온 상대적 표현이다.

---

3) 太陰少陰人體形 或略相彷彿難辨.

4) 少陰人 體形 矮短而 亦多有長大者.

5) 太陰人體形 長大而 亦或有六尺矮短者.

육(肉)과 근(筋)의 비간(脾肝) 배속문제

그러나 비만인(肥滿人)을 태음인과 동일시하는 보다 근본적이고 학리적인 근거는 『동의수세보원』의 장부론(臟腑論)에 나오는 아래와 같은 조문에 바탕을 두고 있는 것으로 보인다.

> 수곡에서 나온 서늘한 기운은 소장에서 유(油)로 바뀌어 배꼽으로 들어가 유해(油海)를 이루니 유해(油海)는 유(油)가 머무는 곳이다. 유해(油海)의 맑은 기는 코로 나와서 혈(血)이 되고 허리 척추(腰脊)로 들어가 혈해(血海)를 이루니 혈해(血海)는 혈(血)이 머무는 곳이다. 혈해(血海)의 혈즙(血汁) 중 맑은 것은 안으로 간(肝)으로 돌아가고, 탁한 찌끼는 밖으로 육(肉)으로 돌아간다. 이런 이유로 소장과 배꼽, 코, 허리, 척추, 살은 모두 간의 무리이다.[1]

이 조문을 살펴보면 이제마 장부론(臟腑論)의 독특한 개념인 간의 무리, 즉 간당(肝黨)의 카테고리 안에 간, 소장, 배꼽[臍], 코[鼻], 허리척추[腰脊], 살[肉] 등이 배속된 것을 볼 수 있다.

태음인의 장부구조는 간대폐소(肝大肺小)로 간대로 인해 간당에 배속된 기관들 역시

---

1) 水穀凉氣 自小腸而化油 入于臍 爲油海 油海者 油之所舍也 油海之淸氣 出于鼻而爲血 入于腰脊而 爲血海 血海者 血之所舍也 血海之血汁淸者 內歸于肝 濁滓 外歸于肉故 小腸與 臍 鼻 腰脊 肉. 皆肝之黨也.

실해질 것이므로 간당에 속한 육(肉)도 발달하게 될 것이다.

혈해(血海) 중에 맑은 것은 간으로 들어가고, 탁한 찌끼는 허리의 관방(寬放)하는 힘으로 단련하여 육을 만든다[2]고 하였으니 간대하면 기육(肌肉)의 생성작용도 과도해져 비만의 경향이 되기 쉽다고 판단할 수 있다. 그러므로 육이 간당에 속한다는 장부론의 조문이 사실인 한, 이러한 해석과 판단은 틀렸다고 할 수 없다.

그런데 이 문장이 나오는 조문은 일반적으로 『동의수세보원』의 정본(正本) 텍스트로 삼는 신축본(辛丑本)의 장부론에서 인용한 것이며 『동의수세보원』의 또 다른 판본(版本)인 『사상초본권(四象草本券)』에는 이와 관련하여 다르게 기술된 내용을 볼 수 있다.

즉, 제오통(第五統)에, "폐의 부위가 쇠약하면 피모(皮毛)가 타고, 비의 부위가 쇠약하면 육리(肉理)가 차며, 간의 부위가 쇠약하면 근맥(筋脈)이 시리고, 신의 부위가 쇠약하면 골수(骨髓)가 마른다"[3]고 하여 피(皮)는 폐, 골(骨)은 신에 속하는 것으로 같지만, 육은 비에, 근은 간에 배속시킴으로서 신축본(辛丑本)과 반대되는 내용으로 기술되어 있다.

같은 『동의수세보원』이라도 판본에 따라 신축본에는 육이 간에, 근이 비에 귀속된 반면 『사상초본권(四象草本券)』에는 육이 비에, 근은 간에 각기 반대로 기술됨으로서 혼란을 느끼게 한다.

그렇다면 둘 중에 어느 것을 취할 것인가 하는 문제가 대두되는데 이에 대해 연구하고 이유를 추적하는 것은 사상의학을 연구하는 우리 후학들의 과제와 책임이 될 것이다.

흔히 근육이라 하면 근과 육을 통틀어 말하는 것이지만 이를 분리하여 생각하면 근은 살집을 관절의 근막에 부착시키는 부위로 우리말로 속칭 '힘줄' (Tendon, ligament)이 되겠고 육은 '살덩어리', 혹은 '살집' (Flesh, Muscle fiber)으로 표현할 수 있다.

전통 한의학에서는 오행(五行)으로 배속한 물류개념에서 육은 비에, 근은 간에 배속했는데, 유독 『동의수세보원』에는 판본(版本)에 따라 각기 반대로 배속되어 혼란을 주고 있다.

육(肉)과 근(筋)의 비간(脾肝) 배속문제

---

2) 血海之濁滓則 腰 以寬放之力 鍛鍊之而 成肉.

3) 肺部衰則皮毛焦 脾部衰則肉理寒 肝部衰則筋脈酸 腎部衰則骨髓枯.

그런데 북한 보건성(保健省)에서 간행된 『동무유고(東武遺積)』를 보면 초본권(草本卷) 내용과 동일하게 육을 비, 근을 간으로 귀속시킨 내용을 볼 수 있다. 즉,

> 폐가 허하면 피모가 초췌하며, 비가 허하면 육리가 차며,
> 간이 허하면 근맥이 시리며, 신이 허하면 골수가 마른다.[4]

라 하고 있고, 동책(同册)의 약성가(藥性歌)편에는

> 건강(乾薑)과 육두구(肉豆久)는 육리(肉理)를 덥게 하고, 석화(石花)와 동변(童便)은 골
> 수(骨髓)를 보태주며, 천문동(天門冬), 감국(甘菊)은 피모(皮毛)를 열어준다.[5]

고 함으로서 소음인 약인 건강, 육두구가 육리(肉理)를 덥게 한다 하여 비와 육 사이의 관계를 관련지어 설명하고 있는 것을 볼 수 있다.

근과 육을 간, 비 어느 장부에 귀속시키는 것이 원리에 합당할 것일까 하는 문제는 인체의 부위를 상하(上下)나 천심(淺深)의 개념으로 구분해 나열해보면 보다 명확해진다.

예컨대 폐비간신(肺脾肝腎)이라 하면 각 장부를 상하의 개념에 따라 상초(上焦), 중상초(中上焦), 중하초(中下焦), 하초(下焦)의 차순(次順)으로 구분하며 명명(命名)한 것으로, 『동의수세보원』에서 자주 보는 이목비구(耳目鼻口), 두견요둔(頭肩腰臀)이란 개념 역시 상하 개념의 차순으로 말하고 있는 것이다.

한편 인체를 천심(淺深)의 개념으로 나누어보면, 맨 겉에 피부껍질이 있고 그 밑으로는 살이 있으며 그 밑에는 살과 뼈를 연결하는 힘줄이 있으며 마지막 맨 깊은 곳에 뼈가 자리 잡고 있는 것으로 보아 피, 육, 근, 골의 순서로 말하는 것이 옳다 할 것이다.

그렇다면 결국 피육근골(皮肉筋骨)을 폐비간신(肺脾肝腎)의 순서에 따라 나열해본다면 육은 비에, 근은 간에 귀속되는 것이 옳다는 결론을 얻을 수 있게 된다.

---

4) 北韓 保健省 東武遺稿 下篇 總論: 肺分虛則 皮毛焦 脾分虛則 肉理寒 肝分虛則 筋脈酸 腎分虛則 骨髓枯.

5) 東武遺稿 藥性歌: 乾薑 肉豆久 溫肉理 石花 童便 滋骨髓 天門冬 甘菊 開皮毛.

상초	폐(肺)	이(耳)	함(頷)	두(頭)	피(皮)
중상초	비(脾)	목(目)	억(臆)	견(肩)	육(肉)
중하초	간(肝)	비(鼻)	제(臍)	요(腰)	근(筋)
하초	신(腎)	구(口)	복(腹)	둔(臀)	골(骨)

[표 16]

초본권에서 비에 배속되었던 육이 어찌된 연고로 신축본에는 간에 귀속되게 되었는지는 알 수 없으나, 중요한 것은 위에서 고찰한 바와 같이 육을 간 아닌 비에 연결시키는 개념을 옳다고 인정할 때, 비대(肥大)해 질 수 있는 체질은 간대(肝大)한 태음인 체질이 아니라 육이 속한 비가 대(大)한 소양인 체질이 돼야 할 것이라는 점이다.

사상체질 중에서 가장 살이 찌지 않는 체질은 소음인으로 보는데 이 체질의 장부구조가 신대비소(腎大脾小)이므로 이 체질의 비소(脾小) 구조가 살이 찌지 않고 마르게 되는 원인으로 보는 것이 일반적이다.

바로 그 논리라면 정작 살이 많이 찌는 체질은 장부가 반대구조인 비대신소(脾大腎小)의 소양인이 되어야 함에도 그동안 우리나라 사상의학계에서는 유독 태음인을 비만해지는 체질로 인식해온 것은 매우 잘못된 것이라 아니할 수 없다.

이런 잘못된 인식이 자리 잡게 된 소이(所以)는 앞서 고찰한바 대로 육과 간의 잘못된 귀속으로 인한 해석의 문제도 있었지만 한편 간대(肝大)로 인해 항진된 흡취지기(吸聚之氣) 때문인 것으로 해석하는 오류 또한 중요한 요인이었다는 것을 지적하지 않을 수 없다.

육(肉)과 근(筋)의 비간(脾肝) 배속문제

흡취지기(吸聚之氣)와 출납지기(出納之氣)

태음인이 비만하기 쉬운 이유에 대해 많은 학자들이 '간대폐소(肝大肺小)한 장부구조로 인해 호산지기(呼散之氣)가 부족한 반면, 흡취지기(吸聚之氣)는 강하기 때문'이라는 설명을 하고 있다. 여기서 흡취지기(吸聚之氣)란 '끌어 모으는 기운'으로 문자적인 해석을 하고 있는 것 같은데 물론 끌어 모으는 기능이 강해지면 비만이 오기 쉽다는 생각은 당연하다.

그러나 『동의수세보원』의 사단론(四端論)이나 태양인내촉소장론(太陽人內觸小腸病論) 등에서 언급된 태음인의 흡취지기(吸聚之氣)는 끌어 모은다는 흡수(吸收: absorb)라는 어휘의 의미로 사용된 것이 아니라 호흡(呼吸: respiration)이란 용어에서 나오는 숨을 들이쉬다(吸: inhale)의 의미로 사용된 것이다.

흡취(吸聚)하는 목적어가 수곡(水穀)이 아니라 기액(氣液)이라는 것을 안다면 뜻은 더욱 명료해진다. 즉 흡취란 기(氣: air)와 액(液: fluid)을 들이 마신다는 의미이다. 사단론(四端論)의 해당 조문을 보면,

> 폐로써 내쉬고 간으로써 들이쉬니, 간과 폐는 기액을 호흡하는 문이며, 비로써 받아들이고 신으로써 내보내니, 신과 비는 수곡을 출납하는 창고이다.[1]

---

1) 肺以呼 肝以吸 肝肺者 呼吸氣液之門戶也 脾以納 腎以出 腎脾者 出納水穀之府庫也.

라고 되어 있고, 태양인 내촉소장론(太陽人內觸小腸病論)을 보면,

> 기액은 위완에서 내 쉬는데 폐가 경영하고, 소장에서 들이 쉬는데 간이 경영한다. 간과 폐는 기액이 드나드는 문호로 교체하여 진퇴한다.[2]

라고 되어 있다. 이 조문 바로 앞에 나오는 문장을 보면,

> 수곡은 위에서 받아들이는데 비(脾)가 경영하고, 대장(大腸)에서 나가는데 신(腎)이 경영하니, 비와 신은 수곡을 출납하는 창고로 교체하여 보(補)하고 사(瀉)한다.[3]

함으로서 위 조문과 연결시켜 생각하면 비위(脾胃)와 신대장(腎大腸)은 수곡(水穀)을 받아들이고 내보내는 장기(臟器)가 되고, 폐위완(肺胃脘)과 간소장(肝小腸)은 기액(氣液)을 들이 마시고 내보내는 장기(臟器)라는 것을 알 수 있다.

이는 장상론(臟象論)이나 현대 해부학적 개념과 달리 이제마의 장부론에서만 보이는 독특한 견해로 결국 사상의학적인 소화기의 개념은 비, 위, 신, 대장이며, 폐, 위완(胃脘), 간, 소장은 기액(氣液)이 드나드는 곳으로 보았는데 『사상초본권(四象草本券)』에는 기액(氣液)대신 단순히 기(氣)가 드나드는 곳이라 하여 호흡기로 간주하고 있다.[4]

굳이 현대 영양학적 이론을 인용하지 않더라도 비만은 밖에서 받아들인 음식물의 열량 에너지가 소모해 나가는 열량보다 과할 때 그 잉여열량이 몸에 축적되어 발생하는 것이 일반적이므로 기액(氣液)을 들이쉬어 모으는 흡취지기(吸聚之氣)의 불균형보다는 수곡(水穀)을 받고 내보내는 출납지기(出納之氣)의 불균형에서 비만이 오는 것이다.

즉 비대신소(脾大腎小)로 받아들여 쌓아놓는 비위(脾胃)의 납(納)기능이 강하고 신대장(腎大腸)의 출(出)기능은 약하여 그 불균형이 심화될 때 비만이 초래되는 것이다.

태양인 내촉소장론(太陽人內觸小腸病論)에 소양인은 대장(大腸)의 수곡을 내보내는

흡취지기(吸聚之氣)와 출납지기(出納之氣)

---

2) 氣液呼於胃脘而肺衛之 吸於小腸而肝衛之 肝肺者呼吸氣液之門戶而 迭爲進退者也.

3) 水穀納於胃而脾衛之 出於大腸而腎衛之 脾腎者出納水穀之府庫而迭爲補瀉者也.

4) 草本券 券之二 病變 第五統 : 간(肝)은 보충하고 폐(肺)는 흩어 버리니 간과 폐는 기(氣)가 흩어졌다 보충했다 하는 문이다 (肝以充肺以散 肝肺者 散充氣道之門戶也).

음한지기(陰寒之氣)가 부족하므로 위 속의 수곡을 받아들이는 양열지기(陽熱之氣)가 반드시 성하게 된다[5]고 한 것처럼, 비대신소(脾大腎小)의 장부구조를 가지고 있는 소양인은 위에서 수곡을 받아들이는 양열지기는 강하고 수곡을 내보내는 음한지기는 약함으로써 수곡출납(水穀出納)의 불균형이 초래되기 쉽고 그 중에도 특히 비위(脾胃)기능의 항진으로 양열지기가 과다하기 쉬운 열소양인에게서 비만이 가장 많이 또 쉽게 발생하게 되는 것이다.

---

5) 少陽人大腸出水穀陰寒之氣不足則 胃中納水穀陽熱之氣必盛也.

비만(肥滿)과 수척(瘦瘠)이 되는 체질

태음인을 비만경향의 체질로 인식하고 있던 사람들에게는 소양인이야말로 가장 비만하기 쉬운 체질이라는 주장은 매우 생소하게 들릴 것이다. 그렇다면 비만에 관련하여 『동의수세보원』에서는 어떻게 설명하고 있는지 관련 조문(條文)들을 살펴보기로 하자.

『동의수세보원』 신축본(辛丑本)에 나오는 비수(肥瘦) 관련 조문은 태양인내촉소장론(太陽人內觸小腸病論)에 나오는데,

> 태양인 얼굴은 마땅히 희어야 하며 검으면 좋지 않고, 살집은 마땅히 말라야 하며 살찌면 좋지 않다.[1]

라는 것으로 태양인 체질은 마른 것이 좋으며 살이 찌면 좋지 않다는 이 조문이 신축본(辛丑本)에 나오는 비수(肥瘦)에 관련된 유일한 조문이다.

그러나 이와 달리 『사상초본권』에는 비수(肥瘦)에 관련한 조문들을 여럿 볼 수 있다. 권지이(券之二) 병변(病變) 제오통(第五統)에는,

> 태양인과 소음인은 피부와 살이 맑으면서 마르면 병이 없고, 탁하면서 찌면 병이 있으며, 반면에 태음인, 소양인은 피부와 살이 탁하면서 찌면 병이 없고, 맑으면서 마르면 병

---

1) 太陽人 面色宜白不宜黑 肌肉宜瘦不宜肥.

이 있다.[2)]

라는 말이 나오고, 『동무유고(東武遺稿)』에도 이와 비슷한 문구가 나오는데,

　　태음인과 소양인은 살이 찌면 좋고 마르면 나쁘며, 태양인과 소음인은 마르면 좋고 살
　이 찌면 나쁘다.[3)]

라는 문구가 나온다.

　이 두 조문이 공통적으로 말하고 있는 것은 소양인은 태음인과 함께 살이 찌는 것이
건강하고 무병(無病)한 상태라는 것이다. 그 외에도 유사한 다른 문구를 보면,

　　살이 찌고 땀이 많은 것은 태음인의 길상[4)]

　　살이 빠지고 잘 먹지 못하는 것은 소양인의 흉증[5)]

라고 하여 소양인이 살이 빠지면 흉증(凶症)이라 하고 있다.

　　소양인이 중병을 앓는 도중에 피부와 기육(肌肉)에 살이 찌는데 형기가 나른하고 피곤
　한 것은 결코 위험한 증상이 아니라 도리어 안정된 증상이며, 피부와 기육이 마르면서
　정신이 맑아 예민한 사람은 나아지는 증상이 아니라 조증(燥症)이다.[6)]

라 하여 소양인이 중병(重病) 중에 살이 찌면 위험하지 않으나 살이 빠지면 오히려 나쁜
현상이라 하고 있다.

　결론적으로 태음인과 소양인은 어느 정도 살집이 있어야 정상이고[7)] 건강하며, 반면에
태양인과 소음인은 약간 살이 마른 체중이 오히려 정상이고 몸도 건강하다.

---

2) 太陽人·少陰人 膚肉淸瘦則無病 濁肥則有病, 太陰人·少陽人 膚肉濁肥則無病 淸瘦則有病.

3) 太陰少陽人 肥吉而瘦凶, 太陽少陰人 瘦吉而肥凶.

4) 肉肥汗多 太陰之吉祥.

5) 肉脫鮮食 少陽之凶證.

6) 少陽人重病中 膚肉肥而形氣萎憊者非危症也卽安症也 肉瘦而精神醒爽者 非差症也卽燥症也.

7) 물론 여기서 말하는 태음인과 소양인은 장부구조상 살이 찌는 것이 정상인 열소양, 열태음을 의미할 것이다.

비만(肥滿)과 체질의 한열(寒熱)현상

비만(肥滿)과 한열(寒熱)은 어떤 상호관계를 가지고 있을까?

우선 옛사람들은 이 문제에 어떤 관점을 가지고 있는지 의서(醫書)에 나온 조문들을 보자. 『동의보감』에는,

> 살이 찐 사람은 습(濕)이 많고, 마른 사람은 열(熱)이 많다.[1]

했고 『의학입문(醫學入門)』에도,

> 대개 비인(肥人)은 기(氣)가 허하고 한습(寒濕)이 많으며, 수인(瘦人)은 혈(血)이 허하며 습열(濕熱)이 많다.[2]

라 하여 뚱뚱하면 한(寒)이 많고 마른 사람은 열(熱)이 많다고 한 구절들을 볼 수 있다.

그러나 이런 결론을 내리는 부연설명을 살펴보면,

> 비만한 사람은 기(氣)가 허하여 한(寒)을 낳고 한이 습(濕)을 낳고 습이 담(痰)을 낳으며, 수인(瘦人)은 혈(血)이 허하여 열(熱)을 낳고 열이 화(火)를 낳고 화가 조(燥)를 낳는

비만(肥滿)과 체질의 한열(寒熱)현상

---

1) 肥人多濕 瘦人多熱《入門》(東醫寶鑑 察病玄機).

2) 大槪肥人氣虛多寒濕, 瘦人血虛多濕熱 (入門, 鼓脹與喘參看).

고로 비인은 한습(寒濕)이 많고 수인은 조열(燥熱)이 많다.[3]

라고 하고 있다. 살찌고 여윈 데 따라 약을 쓰는 방법[肥瘦用藥]이란 조항에도 보면,

> 살이 찐 사람은 기(氣)가 허(虛)하고 담(痰)이 많으므로 담을 삭이고 기(氣)를 보해야
> 하며, 마른 사람은 혈이 허하고 화가 있으므로 화(火)를 사(瀉)하고 음(陰)을 보[滋]해야
> 한다.[4]

라 하고 있는데 이러한 조문들에서 공통으로 발견하는 것은 비인(肥人)은 일단 기(氣)가
허한 사람으로, 수인(瘦人)은 혈(血)이 허한 사람으로 전제해 놓고 논리를 전개시키고 있
다는 점이다.

　이는 옛 의서에서 자주 발견되는 일종의 관념론적 논리의 하나로 이러한 논리는 옛사
람들이 비수(肥瘦)를 바라본 관점 중의 하나로 받아들여야지, 이를 문자(文字) 그대로 무
비판적으로 받아드려서는 안 된다.

　현실적으로 뚱뚱한 사람들 중에는 기(氣)가 실한 사람도, 허한 사람도 있는데 모든 비
인(肥人)을 기허자(氣虛者)로, 모든 수인(瘦人)을 혈허자(血虛者)로 전제해 놓고 논리를
전개하는 것은 일종의 관념론으로 오류를 내포하는 것이기 때문이다.

　이제마가 옛 고서의 이론들에 대하여 "그 이치는 고찰할 필요가 있으나 그 학설들을
다 믿을 것은 못 된다."[5]고 한 말은 귀담아 들어야 하는 부분이다.

한편, 『동의보감』의 풍(風)문을 보면,

> 습(濕)이 담(痰)을 낳고, 담은 열(熱)을 낳으며 열이 풍(風)을 낳는데 (중략) 열이란 풍의
> 본체로서 풍이 열에서 나서 열로써 본(本)을 삼고 풍으로써 표(表)를 삼으니 모든 풍증을
> 지닌 사람은 다 풍에 열을 낀 것이다.[6]

3) 肥人氣虛生寒寒生濕濕生痰瘦人血虛生熱熱生火火生燥故肥人多寒濕瘦人多熱燥也〈丹心〉(東醫寶鑑, 肥瘦辨病候).

4) 肥人氣虛多痰宜豁痰補氣瘦人血虛有火宜瀉火滋陰 (東醫寶鑑, 肥瘦用藥).

5) 其理 有可考而 其說 不可盡信 (東醫壽世保元, 醫源論).

6) 凡濕生痰, 痰生熱, 熱生風 (…중략…) 熱者風之體也風生於熱以熱爲本而風爲標也凡有風者卽風熱病也〈河間〉(熱生風).

하여, 습이 많은 비인(肥人)들이 중풍에 더 잘 걸리는 이유에 대해 설명하면서 다습(多濕)한 비인(肥人)들이 열(熱)이 더 많은 소이(所以)를 설명하고 있다. 『황제내경』에도 소갈(消渴)병이 되는 이유를 설명하면서,

> 오미(五味)가 입에 들어가면 위(胃)에 간직하고 비장은 그 정기(精氣)를 운행시켜 (…중략…) 이것이 살찌게 하는 원인이 되는 것이니 이런 사람은 반드시 달고 맛있는 음식을 자주 먹어 살이 찌는데, 살이 찌면 반드시 안으로 열이 발생케 된다.[7]

함으로서 앞서 살펴본 조문들과 다소 상반된 관점에서 비인(肥人)과 열(熱)과의 상관관계를 설명하는 조문들이 있음도 알 수 있다.

실제적인 임상을 통해 본인이 오랫동안 관찰한 바에 의하면 **몸이 뚱뚱하면 예외없이 몸은 열성이 되고 마르면 한성이 된다**는 결론을 내리게 되었다. 이는 오랫동안 직접적인 임상을 통해 관찰한 결과이므로 틀림없이 사실에 부합된다.

물론 체형이 뚱뚱하지도 마르지도 않았으면 그 사람이 한성에 속하는지 열성에 속하는지는 보다 더 다양한 요인을 취합하여 감별진단이 필요하다. 그러나 정도 이상의 비만과 수척체질은 그 자체로서 이미 한성과 열성이 정해져 있다.

예를 들어 일단 태음인으로 감별된 사람이 있다 했을 때 만일 이 사람이 분명히 뚱뚱한 체형을 가졌으면 그는 무조건 열태음인이 되고 체형이 말랐으면 한태음인이 된다.

다른 체질도 마찬가지여서 이를테면 뚱뚱한 소양인은 다 열소양인이며 마른 소양인은 다 한소양인이 된다. 다시 말해 겉으로 들어나는 외적(外的) 체형의 비만, 수척 상태만 보더라도 그 사람의 한성과 열성은 온전히 가려진다.

그렇다면 비만의 체형이 열성이 되는 이유는 무엇일까?

실제로 체형이 뚱뚱한 사람들은 마른 사람보다 열이 더 많고 땀도 더 잘 흘리며 더운 여름철을 지내기가 더 힘들다. 반면에 몸이 마른 사람들은 상대적으로 몸이 차고 땀도

비만(肥滿)과 체질의 한열(寒熱)현상

---

7) 夫五味入口, 藏於胃, 脾爲之行其精氣, 津液在脾, 故令人口甘也, 此肥美之所發也. 此人必數食甘美而多肥也. 肥者令人內熱, 甘者令人中滿, 故其氣上溢, 轉爲消渴.(奇病論篇 第四十七)

덜 흘리며 여름 더위는 잘 견디지만 겨울 추위는 잘 못 견딘다.

왜 이런 현상이 생기는가? 인간을 비롯한 항온(恒溫)동물들은 항상 체온을 일정하게 유지하기 위해 체내에서 쉬지 않고 열(熱)을 생산해내야 하는데 이 체열(體熱)은 다양한 대사기능을 통해 몸의 조직과 특히 근육에서 만들어진다. 동물이 만드는 열(熱)의 양(量)은 체중에 비례하고 열(熱)의 발산은 체표(體表)에서 이뤄지므로 방출하는 열의 양은 체표 면적에 비례한다.

자연계에서 살아남기 위해 인간의 구조와 거의 비슷한 포유동물들은 기후에 따라 자신의 체열을 보존하거나 발산함으로서 자연에 적응하는데 이를 테면 추운 지방에서 사는 정온(定溫)동물들이 따뜻한 지방에서 생활하는 동물보다 체중이 더 큰 현상이 나타난다. 체중이 더 많아져야 체열을 더 만들어낼 수 있고 체열이 많아야 추운 기온을 견딜 수 있기 때문이다. 이런 현상은 체중이 많이 나가는 비만의 체형을 가진 사람이 그렇지 않은 사람보다 체열이 더 많음을 증명하는 사례다.

한편, 더운 여름철에 체온을 일정하게 유지하기 위해서는 방열(放熱)을 해야 하는데 체표에서 열이 방출되는 것을 촉진하기 위해 생기는 작용이 바로 발한작용이다.

땀 흘림에 의해 발생하는 기화열(氣化熱)이 몸을 식혀 주는 것이다. 산에 오르거나 운동을 해 몸에 열이 나면 땀을 흘려 몸을 식히고 병(病)으로 열이 나도 땀을 흘리는데 이때 땀이 기화(氣化)되면서 해열(解熱) 역할을 한다. 땀이 많다는 것은 그만큼 열(熱)이 많다는 것이며 발한(發汗)은 그 열을 조절하는 작용이다.

비만한 사람은 보통사람보다 필요 이상의 체지방과 수분을 갖고 있어 조금만 움직여도 남들보다 많은 열량을 필요로 하는데 덩치가 큰 차가 연료를 더 많이 소모하는 것과 같은 이치다. 비만인은 체질적으로 열이 많고 또 그 열을 식히려니까 자연히 땀이 더 많아진다.

한열(寒熱)체질의 세분(細分)

본인은 다년간 임상관찰을 통해서 사람을 크게 두 가지 형태로 대별(大別)할 수 있음을 알게 되었다. 즉 쉽게 살이 찌는 경향을 가진 사람과 쉽게 마르는 경향이 있는 사람들이다. 전자(前者)를 비만경향자(Obesity Prone Type)라 하고, 후자를 수척경향자(Obesity Resistant Type)라 명명(命名)하기로 하자. 그렇다면 모든 사람들은 정도가 어떻게 되었던 누구나 이 두 그룹 중 하나에 속한다.

그런데 예를 들어 같은 비만경향자들도 자세히 관찰해보면 원인과 조건이 주어지면 대책 없이 계속 뚱뚱해지는 경향으로 가는 절대비만형의 사람들이 있고 아무리 원인조건이 주어져도 뚱뚱한 체형에는 속하지만 명백한 한계를 갖고 더 이상 뚱뚱해지지 않는 상대비만형 타입의 사람들로 다시 구분될 수 있다는 사실을 알 수 있다.

그러므로 어떤 사람이 비만의 정도를 넘어 초비만의 체형이 되었다면 그는 후천적인 잘못으로 그렇게 되었다기보다 그렇게 되는 체질을 선천적으로 타고난 것으로 보아야 한다.

왜냐하면 애초에 절대비만형 타입으로 태어나지 않은 사람들은 아무리 게으르고 마음대로 먹어도 초비만 체형이 되지 않기 때문이다. 비만 중에서 절대적으로 살이 더 찌게 되는 것과 상대적으로 어느 정도 찌고 더 이상 찌지 않는 것도 모두 선천적으로 타고난 체질현상이다.

예를 들어 루치아노 파바로티는 절대비만형의 사람이고 고르바초프는 상대비만형의 사람이다. 고르바초프 같은 사람이 아무리 운동도 안 하고 고칼로리를 섭취한다 해도 결코 파바로티와 같이 되는 법은 없는데 이는 둘 다 선천적으로 각자 타고난 체질 유형이 다르기 때문이다. 절대비만형이든 상대비만형이든 일단 비만형으로 태어난 사람은 현재 당장은 비만이 아니라 해도 원인만 주어지면 살이 찌는 경향으로 가게 되고 이런 체질은 예외없이 열성체질이 된다.

비만경향자를 세분하는 것과 동일한 방법으로 수척경향자들도 다시 세분된다. 수척경향자들이란 애초에 살이 잘 찌지 않는 체질로 타고난 사람들이지만 이 사람들도 자세히 관찰하면 아무리 노력해도 절대 살이 안 쪄서 일생동안 마른 몸매를 가지고 사는 절대수척형 타입이 있고 살은 안 찌지만 상대적으로 어느 정도까지는 살이 찌는 소위 상대수척형 타입으로 구분된다.

절대수척형이든 상대수척형이든 일단 수척형으로 태어난 사람은 현재 당장의 체형에 관계없이 어떤 원인이 주어지면 살이 마르는 경향으로 가게 되고 이런 체질은 예외없이 한성체질이 된다. 지금 당장 비만이나 수척한 체형을 가지고 있지 않은 사람이라 할지라도 자신이 살이 쉽게 잘 찌는 타입인지, 살이 안찌는 체질인지를 본인에게 물어보면 경험적으로 쉽게 대답이 나오는 경우가 많다.

비수(肥瘦)를 크게 대별(大別)하고 이를 다시 절대경향과 상대경향을 가진 사람들로 세분하는 것은 사물을 음양으로 크게 구분하고, 음(陰)을 다시 음중음(陰中陰)과 음중양(陰中陽)으로, 양(陽)도 양중양(陽中陽)과 양중음(陽中陰)을 세분하는 것과 같은 이치다.

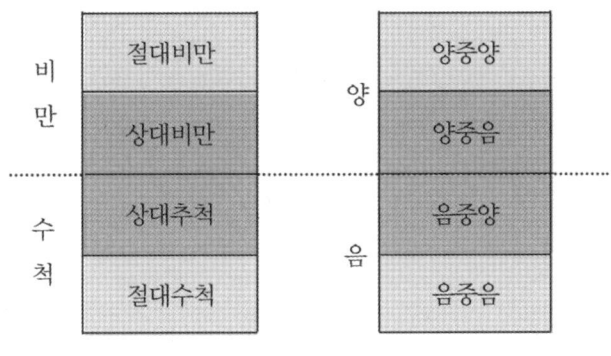

[그림 25]

앞서 비만의 체형은 열성을 띠고 수척의 체형은 한성을 띤다 했지만 살이 찐 편도 아니고 마른 편도 아닌 중간 혹은 보통 체형의 사람들이라면 한열을 어떻게 구분할 것인가 하는 문제는 여전히 남는다.

양중음(陽中陰)이나 음중양(陰中陽)은 음과 양의 두 요소가 함께 섞여 있어 음에 속하는지 양에 속하는지 쉽게 판단하기 어려운 것과 마찬가지다.

살이 찌는 체형에 속했으면서도 상대적으로 안 찌는 상대비만형이나 살이 마른 체형에 속했으면서도 상대적으로 찌는 상대수척형은 비수(肥瘦)의 특징이 겉으로 들어나지 않아 한성과 열성을 가리기가 쉽지 않다. 그러나 애매하긴 하지만 분명한 것은 아무리 중간 체형이라 할지라도 그 사람은 어쨌든 찐 편이든가 마른 편, 한 가지 체형에는 속하는 것이 원칙이기 때문에 역시 원칙적으로 열성 혹은 한성 중 한 체질에 귀속된다는 점이다.

결국 이 둘 중 어디에 속하는가를 판단하는 것은 직접적인 경험을 통한 일정한 훈련과 기술이 필요하게 되는데 결국 그 사람의 평소 생리, 병리 현상, 음식의 기호(嗜好), 소증(素症)과 병증 등을 문진하여 한성과 열성을 판단한다.

이는 절진(切診)과 망진(望診)만으로 해결이 되지 않아 문진(問診)을 부가(附加)하여 한열을 판단하는 데 여기서 묻는 질문들은 이미 우리가 전통의학에서 배우고 익혔던 부분들이다. 즉 병증이 발현되는 상태, 얼굴색의 관찰, 냉온성 식품의 선호관계, 맥상, 갈증, 설태, 대소변 경향 등이다.

증후 한열	증 상						
	선호관계	갈증	면색	대소변	사지	설태	맥상
한증	찬 것을 싫어하고 따뜻한 것을 좋아한다	없음	백색	대변이 묽고 소변이 맑음	팔다리가 참	담백색	느림
열증	찬 것을 좋아하고 따뜻한 것을 싫어한다	있음	붉은색	대변이 굳고, 소변이 붉음	손발바닥에 열이 있고 손발이 더움	붉고 누런색	빠름

[표 17]

한열을 가늠하기 힘든 보통체형의 사람에게 반드시 물어야 할 질문 중 하나는 지금까지 살아오면서 가장 살이 쪘을 때의 체중이 얼마였는지를 묻는 것이다. 가령 지금 당장은 60kg로 보통의 체형을 갖고 있지만 과거에 90kg까지 나간 적이 있었다 한다면 그 사람은 당연히 열성체질이다. 열성이 아니라면 그런 비만이 될 수 없었기 때문이다.

그러니까 체형에 있어서 지금 현재의 체중이 문제가 아니라 평소 어느 정도까지 나갔었는지가 늘 중시된다. 여기서 최대체중은 임신, 출산, 양약복용, 병적 원인 등으로 발생한 일시적인 것은 제외하며 평상시의 최대체중을 의미한다.

그렇다면 사람의 체형이란 연령, 다이어트, 운동 등 여건과 상황에 따라 언제든 바뀌는 것인데 이런 절대적이지 않는 기준으로 한열을 나눈다는 것이 문제가 있지 않을까 하는 질문이 나올 수 있다.

외형적 체격이 여러 요건에 따라 변화하는 것은 사실이다. 그러나 생각처럼 변화의 정도가 너무 커서 한열의 판단이 바뀔 정도로 크지는 않다는 것이 나의 오랫동안의 관찰을 통한 결과다. 즉 사람이 비만해지고 수척해지는 정도에는 일정한 한계가 있어 그 한계 내에서 이뤄진다는 것이다.

보통 체형의 사람이 통통해지거나 뚱뚱해질 수 있고, 과제중의 사람이 보통 혹은 역간 호리호리한 체형으로 변할 수 있다. 그렇다고 성인이 된 이후에 뚱뚱한 체형을 가졌던 사람이 아주 마른 체형이 되거나, 마른 체형이었던 사람이 몰라 볼 정도로 뚱뚱한 체형으로 바뀌지는 않는다. 만일 그런 경우가 혹 있다면 이는 정상적 생리로 인한 것이 아니고 임신출산, 중병(重病)이환, 약의 부작용 등 어떤 병리적 원인으로 인한 것이므로 분별이 가능하다.

한편 인간의 성장발육은 사춘기 이전까지 왕성하다가 이 시점을 지나면 점차로 둔화되지만 통상 성장발육기는 25세까지로 본다. 따라서 25세 이전의 체형은 그 사람의 대표적 평균체형이라 볼 수 없으며 그 이후 결혼, 출산 등을 경험함에 따라 바뀔 수 있다.

20세 초반에 매우 마른 체형을 가진 처녀가 결혼 후 몇 번의 출산을 거치고 나서 매우 뚱뚱한 체형으로 바뀌는 경우도 볼 수 있고, 소아 시절 비만했던 아동이 성인이 된 이후 보통, 혹은 수척한 체형을 가지는 경우도 있다. 이런 경우 그 사람이 25세 이전에 가졌던 체형은 원래의 체형으로 간주되지 않고 성인이 된 후 갖게 된 체형이 자신의 원래 체형이다. 물론 한열은 이 원래의 체형을 기준으로 판단한다.

그렇다면 성장발육 과정에 있는 소아, 청소년 환자들의 경우 체형이 어떻게 바뀔지 모르는 상태에서 어떻게 한열을 구분할 수 있느냐 하는 문제가 여전히 남는다.

이 문제는 외형적 체형의 비수상태로 한열을 구분하는 이론에 있어 매우 취약한 부분이다. 이를 속 시원히 해결할 대안이 없기 때문이다.

그러나 소아환자의 경우에도 비만과 수척의 경향성이 뚜렷이 드러나는 경우가 많고 비만인 아동이 성인이 되어서도 계속 그 비만체질을 유지하는 경우가 전혀 반대체형으로 바뀌는 경우보다 훨씬 많은 것이 사실이다. 그러므로 소아, 청소년의 경우 나중에 체형이 어떻게 바뀔지 모르지만 한열을 판별할 때 그 기준은 편의적으로 당장의 체형을 중심으로 판단한다. 다행히 청소년, 소아기 체형이 성인이 되어 완전히 반대로 바뀌는 경우가 매우 흔한 현상은 아니기 때문이다.

이참에 비수(肥瘦)와 한열 현상에 관하여 하나 짚고 넘어가야 할 점이 있다. 즉 비만체질이 열성이 되고 수척체질이 한성이 된다 해서 살이 찔수록 그와 비례해서 열성이 더 강해지고 살이 마를수록 한성이 더 강해지는 것은 아니라는 것이다.

절대비만형이 상대비만형보다 반드시 열이 더 많은 것은 아니고 때로는 상대비만형이 절대비만형보다 열이 더 많은 경우도 임상에서 자주 발견된다.

이는 비인(肥人)이 열성이 되는 것은 살이 찜으로 인해 나타나는 생리적 현상과 특징일 뿐 상호 비례관계는 성립하지 않기 때문이다. 즉 살이 찌면 그 결과로 체질이 열성을 띠는 것이지 몸이 열성이라서 그 결과로 살이 찐 것은 아니라는 것이다.

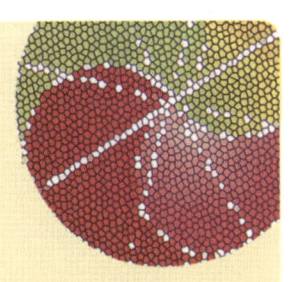

제5장

여덟 체질의 실제

본 장에서 여덟 체질을 설명하는 데 있어서 태양인, 소양인, 태음인, 소음인의
일반적 순서를 따르지 않고 소양인, 태음인, 소음인, 태양인의 순서를 취하는 이유는
독자의 이해를 쉽게 하기 위해 가장 감별하기 쉬운 체질, 비율적으로
더 많은 체질의 순서를 따랐기 때문이다.

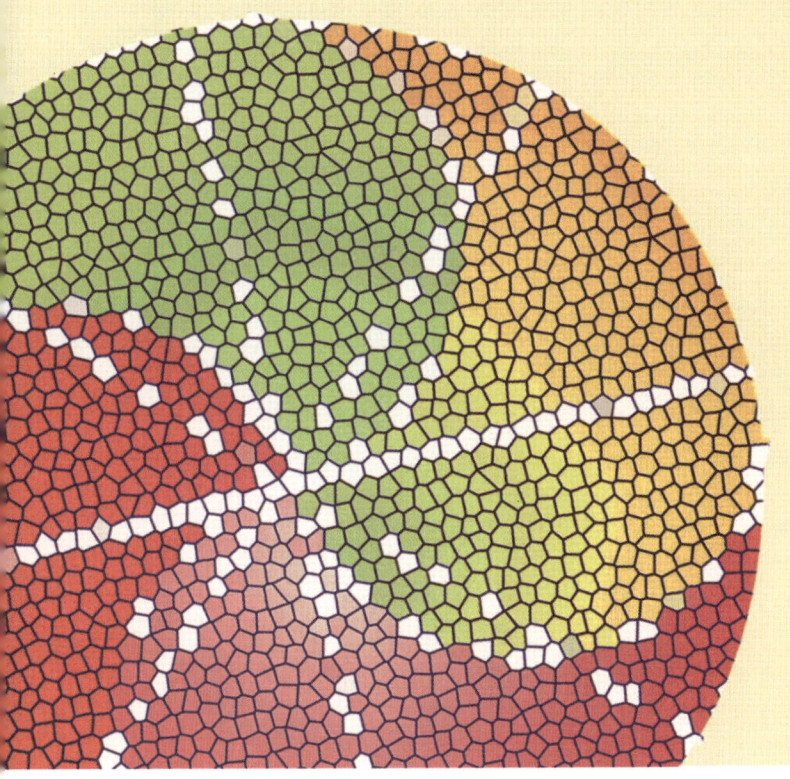

열소양인

장부구조

열소양인의 장부구조는 비〉폐〉간〉신이다. 중간장기 구조가 태양인의 폐〉간 구조를 가지고 있으므로 태양성 소양인으로 명명하기도 한다. 태양성 소양인이란 말 그대로 태양인 특질이 섞인 소양인이라 말 할 수 있고 작은 태양성과 큰 소양성의 복합체질이라 말 할 수도 있다. 이 체질은 비양태과(脾陽太過) 즉, 비양(脾陽)이 가장 실(實)한 것이 특징이다.

외형 특징

체질의 외형은 그 체질이 가지고 장부구조의 대소에 따라 결정된다. 즉 장부구조의 대소가 체형 형성에 영향을 주는 것인데 물론 이는 다른 체질들에게 있어서도 모두 마찬가지다.

이 열소양인의 경우는 비(脾)가 가장 실(實)한 것이 체질특징이 된다. 따라서 외형적으로 비가 속해 있는 중상초(中上焦)가 가장 발달한다. 즉 흉곽과 유방이 중상초에 속한 기관이므로 남자라면 떡 벌어진 가슴을 갖게 되고, 여자는 넓은 가슴에 풍만한 유방의 소유자가 된다.

폐(肺)는 이 체질에서 두 번째로 강한 장기여서 폐가 속한 상초(上焦) 부위인 어깨 부

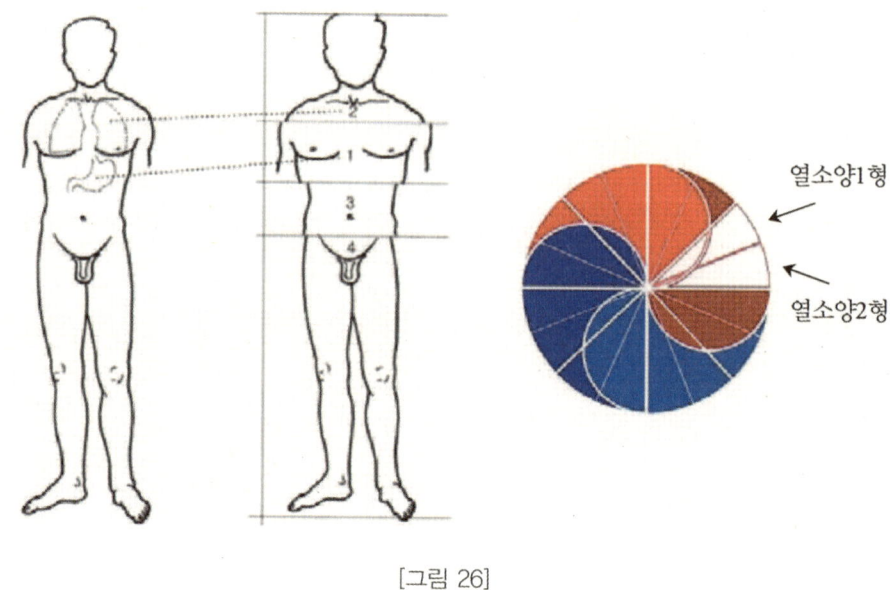

[그림 26]

위가 다음으로 발달한다. 따라서 중상초와 상초가 발달한 이 열소양인의 체형은 넓은 가슴과 넓은 어깨로 인해 남자든 여자든 상체가 가장 발달한 체형이 된다.

이 체질이 살이 찌면 주로 상체쪽으로 치우쳐 살이 찌게 되는데 그 이유는 체질적으로 중상초, 상초가 발달하는 한편 하초는 신허(腎虛)로 인해 상대적으로 덜 발달하기 때문이다. 심한 경우 상체가 실하고 하체가 빈약한 가분수(假分數)형 체형이 된다.

약한 간(肝)과 가장 약한 신(腎)은 각각 중하초(中下焦)와 하초(下焦)를 대표함으로 그 장기(臟器)들이 속한 부위들이 미숙하게 되어 허리, 엉덩이 부분이 흉곽과 어깨에 비교했을 때 상대적으로 덜 발달한다.

이 체질은 비양(脾陽)태과가 특징이므로 소화능력이 매우 왕성하다. 일단 섭취한 음식물은 완벽히 소화 흡수하기 때문에 이로 인해 쉽게 살이 찐다. 만일 음식을 절제하지 않으면 비만을 넘어 초(超)비만의 체형이 되는 체질이 이 체질이다.

가장 강력한 비(脾)는 강력한 소화흡수 기능으로 칼로리를 잘 섭취하는 반면, 장부구조상 약한 신(腎)때문에 상대적으로 배설이 원활치 않아 섭취된 영양소들이 결과적으로 체내 정체가 심화되어 쉽게 비만이 초래된다. 결국 이 체질의 비만은 흡수와 배출의 밸런스가 안 맞아 생기는 현상이다.

그러나 그렇다고 해서 모든 열소양체질이 무조건 다 비만이 되는 것은 아니다. 단지 그런 경향이 다른 체질보다 압도적으로 많다는 것뿐이다.

이 체질은 선천적으로 비만경향의 체질이지만 비만이란 단지 그런 체질을 타고 났다는 이유만으로 다 되는 것이 아니고 그 외의 원인들, 즉 생활환경, 운동부족, 나태한 생활습성 등의 요인들이 복합적으로 결합할 때 비로소 발생한다. 따라서 이 체질의 사람들 중에서도 꾸준한 다이어트, 절제된 생활습관, 정기적인 운동 등 후천적 노력으로 얼마든지 보통의 체형을 가질 수 있다.

일단 열소양인 체질은 살이 찌는 체질이지만 이 체질도 자세히 관찰하면, 여건만 주어지면 계속 찌다가 비만을 넘어 초(超)비만까지 되는 절대비만 체질과 어느 정도까지는 찌지만 더 이상은 안 찌는 상대비만 체질로 나뉜다.

이 둘은 모두 같은 장부구조를 가지고 있는 열소양 체질이지만 침과 약 모두 다른 처방을 써야 하는 별개의 유형들이다. 전자를 열소양 1형, 후자를 열소양 2형이라 명명한다.

열소양 1형은 비만의 운명을 타고난 체질이다. 이 체질은 너무 쉽게 살이 찔 뿐 아니라 아무리 노력해도 살이 쉽게 빠지지 않는데 소위 물만 먹어도 살이 찌는 체질이 이 체질이다. 이 체질은 심지어 적게 먹어도 살이 찌며, 항상 왕성한 식욕과 소화흡수 기능을 가지고 있어 조금만 방심하고 잘 먹으면 비만에서 초(超)비만까지 된다.

이 체질은 태어나서 유아기, 청소년기를 거쳐 성인이 될 때까지 온 일생을 비만체형으로 사는 사람이 있는가 하면, 성인이 되기 이전에는 보통체형을 유지하다가 남자의 경우 결혼하고 난 후, 여자의 경우는 출산 이후 비만이 되거나 초비만까지 되기도 한다.

그러나 열소양 2형은 비(脾)가 가장 발달한 체질임에도 불구하고 쉽게 비만이 되지 않는다. 비(脾)가 발달했으므로 과식도 잘하고 음식 섭취도 왕성하지만 약간의 비만 혹은 과체중 정도에서 멈춘다.

그 이유는 같은 비실(脾實)이라도 열소양 1형만큼 비(脾)가 태과(太過)하지 않기 때문이다. 경험적으로는 열소양 2형은 다이어트나 운동 등으로 쉽게 체중감량이 되는 체질이고 1형은 상대적으로 다이어트가 더 어렵다.

육(肉)은 비(脾)에 속한 기관이므로 이 체질은 남들보다 근육이 쉽게 발달하여 보디빌딩 같은 운동을 하면 쉽게 근육이 발달한다. 체중의 증가가 쉽기 때문에 씨름, 투포환, 역도, 프로 레슬링 등의 운동선수 중에 이 체질이 많으며 그 외에도 많은 운동선수가 이 체질에서 배출된다.

눈(眼)은 비(脾), 혹은 비당(脾黨)에 속하므로 소양인들의 눈은 안광(眼光)이 있거나 눈빛이 강렬하거나 혹은 시각이 뛰어나 미술감각이 있다.

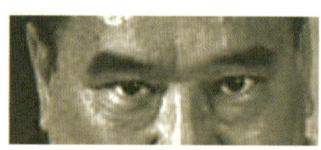

[그림 27]

사람에 따라 눈이 앞으로 돌출되어 있는 경우도 있다. 대체로 소양인들의 눈빛은 너무 강렬하여 눈을 마주치기가 어려운 사람도 있고 상대에게 강한 인상을 주거나 첫인상에 온화하기보다는 강인하거나 기(氣)가 세다는 인상을 준다.

그러나 열소양인들의 눈이 모두 이런 특징을 교과서적으로 가지고 있다는 것은 아니다. 어떤 사람들은 온화한 느낌의 눈을 가지고 있는 경우도 많기 때문에 이런 특성 한 가지만으로 체질을 판단하는 것은 오류를 범하기 쉽다.

이 체질은 외형적인 특징이 뚜렷한 것이 많아 여덟 체질 중에서 외형으로 가장 감별이 쉽게 되는 체질이다. 다만 이 체질은 비만이 되기 쉬운 체질인 열태음 체질과 겉으로 유사한 측면이 많으므로 이 체질과 잘 구분해야 한다.

생리 및 병리

이 체질의 가장 발달한 비(脾)는 모든 음식물을 강력하게 소화, 흡수시키는 원동력이 되며 이로 인해 왕성한 식욕을 갖게 된다. 우리말에 "비위가 좋은 사람이다", "모래를 씹어도 소화를 시킬 사람"이라는 말이 있는데 바로 이 체질의 사람들을 가리키는 말이다.

어떤 음식이든 잘 소화시키고 식사하고 그 자리에서 바로 누워 자도 쉽게 체(滯)하는 법이 없다. 무엇이든 소화시키는 강점으로 웬만한 과식에도 별다른 위장장애가 안 오므로 그로 인한 부지불식간의 자신감 때문에 쉽게 과식을 하거나 폭식을 하는 경향이 있다.

그러나 과음, 과식, 폭식, 불규칙한 식사, 잘 씹지 않고 삼키는 등의 부적절한 식사 습관 등이 계속되면 아무리 강한 비(脾)의 소유자라도 결국은 위장 질환을 일으킨다. 그러므로 비위(脾胃)가 워낙 강하게 태어난 열소양인들은 웬만해서는 위장병이 생기지 않을 것이라고 생각하는 것은 잘못된 것이다.

이 체질은 여덟 체질 중에서 가장 강력한 양(陽)을 가지고 태어난 특징을 갖는데 이는 태과한 비열(脾熱)로 인한 것이고 소양(少陽)과 태양(太陽)의 복합체질이기 때문인 것으로 추정된다.

이 체질은 다른 체질보다 열이 많은 열성체질이며 특히 위(胃)에 강력한 열(熱)이 있으므로 평소 냉수를 즐겨 찾거나 차고 시원한 음식을 선호하며 심지어 한 겨울 철에도 얼음물을 마시는 사람이 있다. 그러나 냉수(冷水)를 선호하는 경향만으로 무조건 이 체질로 간주하는 우(愚)를 범해서도 안 된다. 대체로 청소년기에는 체질에 관계없이 열이 상대적으로 많아 냉수를 선호하며 다른 체질이라 할지라도 음주나 신경과다 등으로 이열(裏熱)이 발생하면 일시적으로 냉수를 찾기 때문이다.

한편 분명한 열소양 체질인데도 불구하고 치아가 시리거나 장(腸)이 좋지 않다는 이유, 혹은 냉수는 몸에 안 좋다고 생각하는 등의 이유로 냉수보다 온수를 선호하는 열소양 체질도 많다.

음식 중에 더운 성질을 가지고 있는 식품들은 이 체질에 적합한 음식이 되지 않는다. 왜냐하면 이런 음식을 지속적으로 많이 섭취하면 결국 잠재된 속 열을 더욱 성(盛)하게 해 주어 몸의 불균형을 심화시켜주기 때문이다. 닭고기나 양(羊)고기 같은 고기는 더운 성질을 가졌으므로 열이 많은 열소양인들로서는 먹지 않는 것이 몸에 유리하다.[1]

육식에 있어서는 돼지나 오리고기가 찬 성질을 가지고 있어 이 체질에 잘 어울리는 식품이 되며 소고기는 중간 정도여서 괜찮으나 전체적으로 육식보다는 채식을 많이 하는 것이 이 체질의 건강에 좋다. 그러나 모든 야채가 다 좋은 것은 아닌데 예를 들어 부추 같은 야채는 열성이 있어 피해야 한다. 인삼이나 꿀은 열이 많은 약성(藥性)을 가지고 있으므로 남들에게는 좋은 약이 될지언정 특히 열소양인들은 먹어서는 안 될 해로운

---

1) 찬 성질과 더운 성질을 가진 동물의 육류(肉類)를 구별하는 기준은 평소 그 동물의 움직임이 어떤가를 관찰하면 알 수 있다. 말처럼 빠른 동물의 육류는 덥고 돼지처럼 느린 동물은 차다. 어류(魚類)도 미꾸라지처럼 빠르면 덥고 광어처럼 느리면 차다.

약이다.[2]

일체의 매운 음식들도 더운 성질을 가진 식품에 속하므로 열소양인들로서는 가능하면 피해야 하는 식품이다.

열소양인의 간(肝)은 약하기 때문에 술을 절제해야 하는 체질이지만 이 체질은 오히려 술을 즐겨 많이 마시는 대주가들이 많다. 이는 많이 먹고 많이 마시는 이 체질의 특이한 평소 식습관에서 기인한 것이다. 이렇게 절제되지 않은 폭음, 폭식은 필연적으로 많은 만성병의 원인이 된다. 이 체질에서 다른 체질보다 상대적으로 훨씬 많은 고혈압, 비만, 당뇨, 동맥경화 등의 환자들이 발견되는 것도 그 때문이다.

이 체질은 태과한 비양(脾陽)과 이열(裏熱)때문에 쉽게 당뇨가 생기는 체질이므로 특별히 조심해야 한다. 특히 이 체질로서 흥분을 잘하고 성격이 조급하며 과격한 사람인 경우 그로 인해 심장병이 가장 많이 발생한다.

두 번째로 강한 장기인 이 체질의 폐(肺)는 폐활량과 성대(聲帶)에 영향을 주어 강력한 성량을 갖게 하므로 특히 성악 등에 대성할 수 있다.[3] 폐활량이 좋은 것은 폐가 강한 태양인의 특징이지만 열소양인은 태양(太陽)성 소양(少陽)인이므로 이 체질도 폐가 강하기 때문이다.

비만의 체질로 이 체질과 열태음인과 구별이 잘 안 될 때 그 사람의 성량이 어떤가를 보는 것이 감별의 좋은 기준이 된다. 열태음인은 폐허(肺虛)체질이므로 성량이 열소양인보다 훨씬 약하다.

피부 역시 폐에 속하므로 폐가 약한 열태음인의 피부는 무르고 부드러운 반면 열소양인의 폐는 강하므로 피부가 탄탄하고 신축력이 있다는 점도 열태음인과 열소양인의 비

---

2) 그러나 이는 일정량의 한계를 넘어 많이 먹었을 때를 말하는 것이지 단지 가끔 몇 번 먹는 정도로 즉각적인 부작용 반응이 나타나는 것은 아니다. 지속적으로 섭취하여 열성(熱性)이 몸에 축적되어 일정한 한계를 넘을 때 비로소 가슴이 답답하거나 얼굴에 여드름, 뾰루지 같은 것이 생기거나, 얼굴이 달아오르거나, 목이 마르거나 눈이 충혈되는 등의 병리적 반응이 나타난다. 따라서 인삼을 먹었는데 당장 아무런 부작용이 없다 해서 그 약이 내 체질에 맞는 약이라 생각하거나, 무반응으로 인해 자기 체질이 열소양인이 아니라 단언해서는 안 된다. 사람에 따라서는 인삼이 들어간 약을 먹으면 당장 그 자리에서 부작용이 나타나는 사람도 있는데 이런 경우는 체질에 안 맞아서 라기 보다 체질과 관계가 없는 일종의 알러지 반응인 경우가 많다.

3) 삼국지(三國志)에 나오는 장비(張飛)같은 사람이 열소양1형의 대표적 인물인데 그가 화통삶아 먹은 듯 엄청난 성량(聲量)을 가졌다고 알려진 것은 폐(肺)가 실한 때문이다.

교 감별 포인트가 된다.

이 체질은 발달한 상체에 비해 하초, 중하초가 약하므로 하체가 상대적으로 덜 발달하게 되는데 이는 단지 외형뿐 아니라 하체에 속한 내장기관들까지 함께 미숙한 기능을 보이게 된다.

따라서 열소양인들은 신허(腎虛)로 인해 요통이나 비뇨생식 계통이 허해 그 방면으로 비교적 관련 질병이 잘 발생하는 경향이 있다. 여성의 경우 자궁, 생식, 방광 등이 약해 자궁에 문제가 생기거나 출산에 어려움이 있거나 다산하지 못하는 경향을 보이고 소변을 자주 보는 증상을 호소하기도 하며 월경통이 있거나 폐경이 빨리 오기도 한다.

남자의 경우 나이가 들면서 쉽게 정력이 부족해지고 상습적인 요통을 호소하거나 전립선, 요도염, 조루증 등의 질환을 쉽게 앓는다.

하초(下焦)에 속한 대장 또한 약하므로 장(腸)기능이 좋지 않아 쉽게 설사를 하거나 변비가 되는 등, 배변에 문제를 일으키며 장염, 과민성대장증후군도 이 체질이 쉽게 발생하는 병이다.

상체가 발달하고 하체가 약한 열소양인들의 걷는 모습을 보면 몸은 비대하여 무겁지만 가벼운 하체로 인해 몸이 날쌔고 걸음걸이가 빠른 편이며 양어깨를 흔들며 걷는 사람도 있고 눈은 먼 곳을 응시하며 경쾌하게 걷기도 한다.

앉아 있는 자세를 보면 대체로 이 체질들은 몸을 뒤로 젖히고 앉거나 의자에 기대앉는 경향이 있어 일견(一見), 거만해 보이지만 그렇게 앉는 습관은 거만해서가 아니라 상체가 하체보다 발달하여 상체가 무겁기 때문에 자신도 모르게 기대앉기를 잘 하기 때문이다. 상체가 발달한 만큼 하체는 상대적으로 약해서 열소양인들은 오래 걷는 것을 싫어하고 차타고 다니는 것을 좋아하는 사람들이 많다.

결국 그렇게되면 약한 하체는 더 약해지게 되므로 이 체질은 가능한 한 상체 보다는 약한 하체를 보강해주는 하체운동을 많이 해야 건강에 좋다. 하체운동은 주로 다리를 많이 쓰는 걷기, 달리기, 자전거 타기, 스케이팅, 골프, 등산 등이다. 이런 운동을 많이 할수록 상, 하체 균형이 맞게 되어 건강이 증진된다.

기질 및 성격적 특징

열소양인이 다른 체질에 비교했을 때 가장 강력한 양(陽)을 지녔다는 것은 비단 생리, 병리에만 영향을 주는 것이 아니고 타고난 기질과 성격에도 영향을 준다. 따라서 열소양인 기질은 다른 체질보다 가장 양적(陽的)인 기질을 갖는다.

예컨대 성격이 급하고 강인하며 직선적이고 다혈질이며 외향적이어서 남성적인 면을 띠는데, 남성의 경우 가장 남성적인 남자가 되고 여자인 경우는 활달하고 상냥하고 적극적인 성품의 여자가 된다.

기분과 감정에 따라 일을 처리하거나 너무 직선적이며 자신의 감정을 감추거나 조절하지 못함으로 인해 경박스럽게 처신하는 것 또한 이 체질이 너무 양적(陽的) 소질이 강해서 나타나는 현상들이다. 그러나 이는 일반론적 관점이며 모든 열소양인 남녀가 다 같은 정도의, 혹은 유사한 성격의 소유자가 된다는 뜻은 아니다.

열소양인이라 할지라도 선천적으로 내성적 성격으로 태어나는 경우, 혹은 자라 온 환경에 의해 후천적으로 내성적 성격이 된 경우는 전형적인 적극성이나 남성적 면이 전혀 나타나지 않는 경우를 많이 보는데 이럴 경우 거의 모든 한의사들이 이렇듯 점잖은 열소양인을 보면 기질만을 보고 판단해 열태음인으로 잘못 감별한다. 이는 체질과 기질을 동일시해서 생기는 오류로서 겉으로 나타나는 성격이나 기질만을 기준으로 체질을 판단하려 할 때 가장 많이 하는 실수다.

정도의 차이가 있긴 하지만 일반적으로 이 체질은 조급한 심성을 가지고 있어서 마음이 급하며 자신의 감정을 잘 조절하지 못하므로 감성적인 면이 있다. 쉽게 흥분하고, 쉽게 감동하며 감격적인 상황에서 쉽게 눈물을 흘리기도 한다. 무슨 말을 할 때에도 앞뒤를 재지 않고 생각나는 대로 주저하지 않고 말하기 때문에 때로는 절제되지 않은 말과 행동으로 남에게 상처를 주는 경우도 있다.

그러나 이 체질은 강인해 보이는 겉모습과 달리 내면의 심성이 매우 여리고 착한 면이 있으며 낭만적이며 불쌍한 것을 못 보고 불의를 못 참으며 남을 동정하는 마음이 강하다.

그러나 이러한 기질들은 이 체질에서 나타나는 전형적 경향성을 설명한 것에 불과하고 모든 열소양인에게서 이런 기질들이 예외 없이 나타난다고 생각해서는 안 된다. 즉

열소양인

그러한 기질적 유의성이 타 체질보다 상대적으로 더 많다는 정도로 받아들여야 한다.

이제마는 소양인이 인격을 수양하고 도야(陶冶)해서 자신의 약한 점을 보강하면 대단히 의로운 인격의 소유자가 되어 많은 사람들의 존경을 받지만 그렇지 않으면 가장 경박한 인간이 된다고 했다.

열소양인 치료에서 침치료 처방을 쓸 때 열소양 1형은 열소양 1형 기본방 및 부치료방이 되고 열소양 2형은 열소양 2형 기본방 및 부치료방이 되지만 (체질침 처방편 참조), 체질약 처방을 할 경우는 다르다. 비만이 분명해 보이는 1형의 경우 열소양 기본처방인 양격산화탕(변비경향자), 형방사백산(설사경향자)중에서 대변상태에 따라 선택하지만, 보통의 체형을 갖는 2형의 경우라면 주로는 양격산화탕, 형방사백산 중에서 골라 쓰지만 드물게 독활지황탕(변비경향자), 형방지황탕(설사경향자) 중에서도 변증하여 처방할 경우도 있다.(치료편에서 추후설명)

■ 열소양인 1형의 예

　　루치아노 파바로티, 이영자, 김형곤, 강호동, 바웬사, 김정일

■ 열소양인 2형의 예

　　고르바초프, 마릴린 몬로, 클린턴 힐러리, 조혜련, 이혁재

■ 몸에 맞는 식품

　　곡물류: 쌀, 보리, 통밀, 녹두, 들깨, 메밀, 팥, 검은깨
　　채소류: 오이, 배추, 양배추, 숙주나물, 아욱, 샐러리, 상치, 알로에
　　과일류: 수박, 산딸기, 포도, 참외, 바나나, 파인애플, 배, 딸기, 키위
　　육류: 돼지고기, 오리고기
　　어패류: 새우, 게, 해삼, 오징어, 낙지, 조개류, 광어, 굴, 전복, 문어
　　기타: 포도주, 맥주, 냉면, 녹차, 키토산, 들기름

■ 몸에 맞지 않는 식품

　　곡물류: 옥수수, 찹쌀, 차조, 수수, 율무, 현미
　　채소류: 감자, 당근, 부추, 생강, 파, 양파, 고추, 고구마, 겨자
　　과일류: 사과, 귤, 레몬, 오렌지, 복숭아, 대추, 석류
　　육류: 닭고기, 염소고기, 노루고기, 꿩고기, 개고기, 참새고기
　　어패류: 장어, 뱀, 미꾸라지
　　기타: 꿀, 카레, 참기름 , 인삼

한소양인

장부구조

한소양인의 장부구조는 비>간>폐>신이다. 중간 장기 구조가 태음인의 간>폐 구조를 가지고 있으므로 태음성 소양인으로 명명하기도 한다. 태음성 소양인이란 말 그대로 태음인 특질이 섞인 소양인이라 말할 수 있고 작은 태음양성과 큰 소음성의 복합체질이라 말 할 수도 있다. 이 체질의 특징은 신양 불급(腎陽不及) 즉, 신양(腎陽)이 가장 약한 것이 특징이다.

외형 특징

열소양인과 한소양인은 비대신소(脾大腎小)한 소양인(少陽人)체질이라는 점에선 같지만 이 두 체질의 외형은 전혀 다르다. 그 이유는 중간 장기인 간(肝)과 폐(肺)의 대소가 다르기 때문이다.

그러나 두 체질의 차이에서 더 중요한 것은 열소양인은 비(脾)가 가장 실(實)한 것이 특징이라면, 한소양인은 신(腎)이 가장 허한 것이 이 체질의 특징이라는 점이다. 즉 열소양인은 비양태과(脾陽太過) 체질, 한소양인을 신양불급(腎陽不及)체질이다.

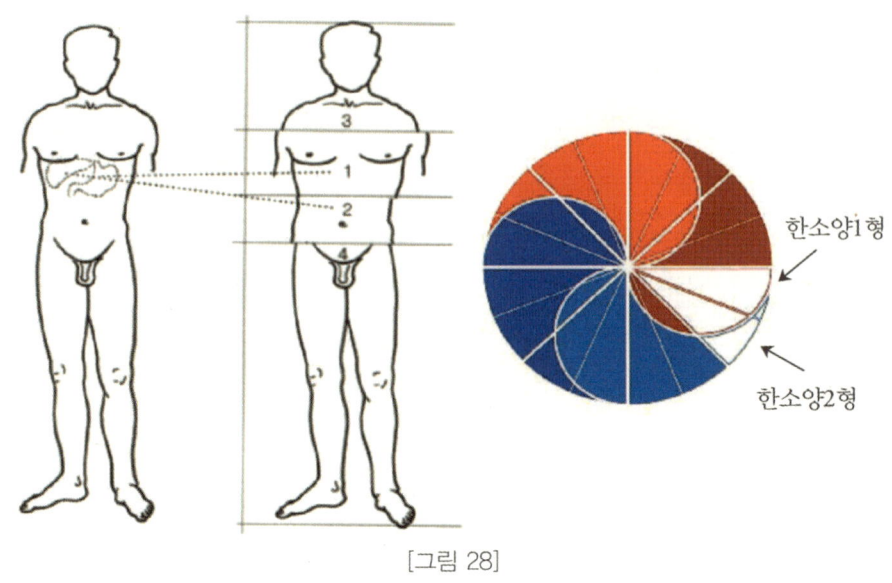

[그림 28]

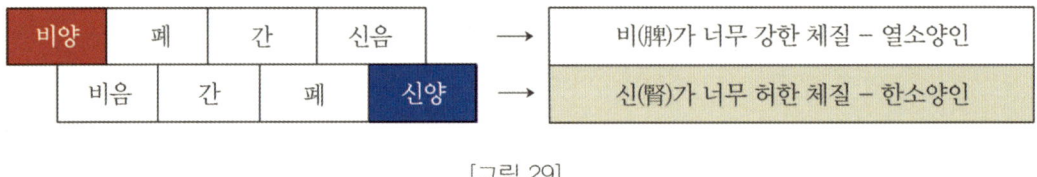

| 비양 | 폐 | 간 | 신음 | → | 비(脾)가 너무 강한 체질 – 열소양인 |
| 비음 | 간 | 폐 | 신양 | → | 신(腎)가 너무 허한 체질 – 한소양인 |

[그림 29]

열소양인과 한소양인의 비(脾)는 장부구조상 동일하게 가장 강하고 신(腎)은 동일하게 가장 약하지만, 두 체질에 있어서 두 장기들의 강하고 약한 정도는 같은 크기가 아니다.

위 그림에서 보는 것처럼 열소양인의 비(脾)가 한소양의 비(脾)보다 강하고 한소양의 신(腎)이 열소양의 신(腎)보다 약하다. 그러므로 한소양인의 비(脾)가 강해 소화기능은 좋지만 열소양인의 비(脾)처럼 태과한 정도는 아니기 때문에 열소양인과 달리 비만의 체형까지는 되지 않는다.

한소양인 장부구조에서도 비(脾)는 가장 큰 장기이긴 하지만 이것이 이 체질의 특징이 아니기 때문에 비가 항진되어 나타나는 현상, 즉 비만, 강력한 위열, 몸의 열성, 과식, 폭식 경향 등이 이 체질에서는 잘 나타나지 않는다. 따라서 한소양인은 섭취하는 음식 양에 비하여 비만이 발생하지 않고 보통 혹은 그 이하의 체격을 형성한다.

열소양인은 쉽게 과체중, 비만이 되는 체질인데 반해 한소양인은 기껏해야 과체중 정도가 되고 일반적으로는 보통 혹은 그 이하 마른체형이 된다. 이 점이 열소양인과 한소양인의 외형상 가장 큰 차이다.

비대(脾大)로 인해 한소양인의 흉곽 역시 넓지만 열소양인 만큼은 아니고 유방의 볼륨 역시 크긴 하지만 역시 열소양인의 그것만큼은 아니다. 이 체질의 폐(肺)는 열소양인과 달리 약하기 때문에 폐에 속한 상초(上焦)기관인 어깨가 열소양인처럼 떡 벌어지지 않는다.

이 체질 역시 둘로 다시 나눠지는데, 살이 잘 안찌는 이 체질 안에도 자세히 관찰하면 절대로 살이 안찌는 체질이 있는 반면, 살이 상대적으로 더 찌는 체질로 나눌 수 있다. 전자를 절대수척형, 후자를 상대수척형으로 명명하는데 절대 안 찌는 체질이 한소양 2형, 어느 정도 찌는 체질이 한소양 1형이 된다.

한소양 1형은 비록 살이 안찌는 체질에 속하지만 2형보다는 비양(脾陽)이 상대적으로 강하므로 이 체질이 최대로 살이 찌게 되면 과체중 정도까지 된다. 그러나 절대로 비만으로까지 가지는 않는다.

이렇게 한소양 1형이 적당히 살이 찌면 열소양 체질 중에 상대적으로 덜 찌는 유형인 열소양 2형과 외형적으로 구분하기가 매우 어렵게 된다. 그러므로 일단 이 체질을 소양인으로 감별했다 하더라도 이 체질이 열성인지 한성인지는 소증(素證)과 체질 병증 등을 문진하여 판단해야 하며 적어도 외형적 모습만으로는 구분이 어려운 경우가 많다.

한편 한소양인 2형은 아무리 노력을 해도 살이 안찌는 체질로 평생을 수척한 체형으로 산다. 이 유형은 몸이 찬 편이므로 소음인으로 가장 쉽게 오인되며 본인 스스로도 자신은 소음인이라고 굳게 믿고 있는 사람들이 많다. 임상을 수십 년 한 사상의학 전문 한의사들이라 할지라도 만일 이 많이 마른 소양인이 외모가 곱상하고 성격까지 내성적일 경우 완전한 소음인으로 잘 못 감별하는 경우가 허다하다.

이제마가 말한 "소양인 중에 간혹 체구가 작고 성품이 조용하고 우아하여 외형이 소음인과 아주 비슷한 사람이 있으니(少陽人 或有短小靜雅 外形 恰似少陰人者)."라고 언급했던 소양인이 바로 이 한소양 2형이다.

이 체질은 심지어 한소음인 처방을 잘못 투여한 경우에도 처음엔 뚜렷한 부작용조차 나타나지 않아 더욱 소음인이라 오판하기 쉽다. 다만 이 체질이 소음인 약을 계속 쓰면 전혀 치료 효과가 나타나지 않거나 혹은 완만한 부작용을 나타내게 됨으로 비로소 소음 인임을 의심할 수 있게 된다.

열소양 1형이 비만 혹은 초비만 체형으로 인해 여덟 체질 중에서 가장 쉽게 감별되는 체질이라면 한소양 2형은 몸도 차고 체형도 말라서 특히 소음인과 혼동하기 쉬워 여덟 체질 중에 감별이 가장 어려운 체질이다. 그러나 이 체질은 체질맥진에서 소양인 맥이 확실하게 뛰므로 오직 맥(脈)만으로 소양인임을 확실하게 감별된다.

이 체질은 상초(上焦)에 비해 하초(下焦)가 약하므로 몸이 날렵하고 걸음이 빠르고 행 동이 매우 민첩하다. 이 체질의 눈빛 또한 강렬하여 날카롭거나 강한 인상을 주는 데, 이 는 이 체질의 비(脾)가 강한 데서 오는 현상이다.

얼굴을 사초(四焦)로 나누면 입과 턱 부위에 해당하는 곳이 하초(下焦) 관할 영역인데 이 체질은 하초가 가장 미숙한 체질이므로 입이 작고 입술도 얇은 편이며 턱도 날카로운 모습을 하고 있는 경우가 많다.

이 체질은 열소양인만큼 체력이 강하지는 않으나 운동을 좋아하며 근육이 쉽게 발달 하고 운동에 의해 강인한 체격을 만들 수 있다. 성품이 용감하고 날카로워 마피아나 조 폭 집단 같은데서 가장 우두머리에 있는 두목이 의외로 체격이 작고 말랐다면 바로 이 한소양인일 가능성이 많다.[1]

태권도나 링체조, 철봉 등과 같은 운동에서 특히 두각을 나타내게 되며 소양 체질로서 상체에 비해 하체가 약한 체질이므로 건강을 위해서는 축구, 등산, 달리기, 빨리 걷기, 스케이팅 등과 같은 하체를 많이 쓰는 운동을 해야 건강에 도움이 된다.

생리 및 병리

이 체질의 가장 큰 특징은 신이 허(虛)한 것이므로 신이 속한 하초(下焦)와 그에 속한 기관인 대장(大腸), 허리[腰], 성기(性器), 자궁(子宮) 등 비뇨생식기, 입[口], 방광, 뼈[骨] 등이 선천적으로 취약하다.

신허요통(腎虛腰痛)은 이 체질의 대표적 질환으로 척추의 구조적 이상(異常) 없이 수

---

1) 조양은, 김태촌 같은 분들이 대표적이고 전형적인 한소양인이다. 김두한, 이정재는 열소양인이다.

개월에서 수년 동안 지속되는 만성요통, 통증이 주로 아침에 자리에 일어날 때 발생하고 낮에는 좋아지는 요통, 오래 앉았거나 누워 있으면 심해지는 요통 등이 신허요통의 범주에 들 수 있다.

대장은 신이 속한 하초(下焦)에 속하는 기관으로 이 체질에게 설사나 변비가 많이 생기는 이유는 대장이 약하기 때문이다. 한소양인의 설사 경우, 비(脾)가 약해서 오는 소음인의 설사와는 구분되어야 하며 만일 소음인으로 잘못 판단해 초과(草果), 초두구(草豆久) 등의 온성(溫性)약을 투여하면 처음에는 듣는 듯 하지만 결국은 치료되지 않는다.

한소양인의 설사자(泄瀉者)가 소음인 설사약을 잘못 먹으면 당장 부작용이 나타나지 않고 오히려 처음에는 효과가 있는 듯 하는 현상이 생기기도 하는데 이는 소양인의 비가 실하기 때문에 체질에 맞지 않는 약이라도 어느 정도 받아들일 수 있기 때문이다. 반대로 소음인 설사자가 소양인 설사약을 잘못 먹게 되면 한두 첩도 못 먹고 설사가 더 악화하는 등 바로 부작용이 나타난다. 이는 소음인의 비가 약하여 다른 체질의 약을 받아들이지 못하기 때문이다.

이 체질은 방광이 약하여 소변을 자주 보는 증상, 특히 야간빈뇨(夜間頻尿)등이 많이 발생하고 남자에게는 전립선 질환이 잘 발생한다.

뼈가 약하므로 손가락의 류마티스나 손목, 발목의 관절통, 무릎의 퇴행성 관절염 등 관절질환이 잘 발생한다. 하체가 약하여 양 다리가 시리거나, 저리거나 쥐가 잘 나는 증상이 잘 오고, 치아 역시 골(骨)에 속하므로 치아를 잘 관리하지 않으면 남보다 쉽게 치아질환이 발생한다.

약한 신 기능으로 인해 남자의 경우 양기(陽氣)부족이 발생하기 쉽고 조루(早漏), 음위(陰痿) 등이 잘 발생하며 여자는 자궁이 약해 생리통, 생리불순, 자궁근종, 자궁내막염 등 각종 자궁질환에 잘 이환된다.

특히 불임(不姙)증은 여덟 체질 중 이 체질에서 가장 많이 나타나는 질환이다. 다 그런 것은 아니지만 몸이 호리호리한 체격인데 임신이 잘 안 되는 사람이 있으면 한소양인이 아닌가 의심해 볼 수도 있을 정도다. 이는 이 체질이 신허(腎虛)로 인해 하초(下焦)의 기능이 전반적으로 허(虛)하기 때문이다. 이 체질은 다른 체질에 비해 남녀 공(共)히 섹스에 탐닉하는 경향이 있는데 이는 신이 약한 데서 오는 체질적 현상이다.

따라서 이 한소양인이 젊었거나 나이 들었어도 건강상태가 좋은 경우는 성충동을 자제하지 못하는 경우가 많은데 이 때문에 본인들은 자신의 정력(精力)이 다른 사람들보다 선천적으로 더 좋은 줄로 착각한다. 그러나 이는 근본적으로 신이 허한 데서 오는 보상 현상이며, 간이 약한 태양인이 음주를 절제하지 못하고, 폐가 약한 태음인에게 유독 골초가 많은 것과 유사한 현상이다. 신기능이 좋은 소음인 체질은 오히려 이상(異常)적으로 섹스에 탐닉하지 않는다.

당뇨 역시 이 체질에 나타나는 가장 특이한 병증이다. 당뇨는 일반적으로 열이 많거나 비만한 사람에게서 많이 나타나는 질환이므로 열소양인에게서 가장 많이 나타나고 열태음인에게도 나타나는 질환이다.

그러나 몸에 열도 없고 비만하지도 않은 이 체질에서 유독 나타나는 이유는 아무리 한소양인이라도 열이 있는 양체질이기 때문이며 열소양인, 열태음인과 같이 공히 비가 실한 체질이기 때문이다. 만일 주변에 몸이 비만하지도 않은데 당뇨를 앓는 사람이 있다면 우선 한소양인이 아닐까 의심해 볼 수 있다.

한소양인은 열소양인보다 상대적으로 열이 많지 않아 찬 것을 잘 먹긴 해도 이를 특별히 선호하지는 않는다. 한소양인들에게 찬 것을 좋아하냐고 물어보면 특별히 좋아하지는 않으나 있으면 먹는다고 말하는 사람도 있고 심지어 찬 것을 싫어한다고 말하는 사람도 많다. 그러므로 체질을 판단할 때 찬 물, 찬 음식 등을 선호하는가 물어서 이것으로 소양, 소음 등의 체질을 판별하는 기준으로 삼아서는 안 된다.

몸이 상대적으로 더 냉한 한소양 2형은 심지어 더운 것을 좋아하고 찬 것을 싫어하는 경우도 많다. 그러므로 이 한소양인 중에는 꿀이나 인삼 같은 열성 음식을 먹어도 열소양인과 달리 어떤 특별한 부작용을 모르는 경우가 많기 때문에 그것이 자신의 몸에 맞는 줄 알고 장기복용을 하는 경우가 많다.

그러나 이렇게 체질에 맞지 않는 음식을 많이 먹어도 특별한 부작용 안 생기는 이유는 한소양인은 비가 실하고 열소양인에 비해 몸이 상대적으로 차서 열소양인보다 열성음식을 더 용납할 여지가 있기 때문이다.

기질 및 성격 특징

열소양인과 한소양인에 있어서 기질적 차이가 뚜렷이 다른 점은 없다.

다만 열소양인 기질이 다른 체질보다 양적(陽的) 기질이 강하여 급하고 강인하며 직선적이고 다혈질 측면이 쉽게 노출된다면 한소양인은 태음인의 음적(陰的) 기질과 소양인의 양적(陽的) 기질 복합이어서인지 그 정도가 열소양만큼 심하지 않는 것처럼 보인다.

한소양인 가운데에도 다혈질과 외향적인 성격이 물론 존재하지만 의외로 조용하고 점잖고 소극적이며 내성적인 성격의 소유자들도 많다. 속으로는 급한 면이 있고 양적인 기질이 있는지 모르나 겉으로 들어나는 모습은 그렇게 보이지 않는 사람들이 많다. 따라서 이 체질이 내성적이거나 인격 수양이 잘 된 경우는 절대로 소양인처럼 보이지 않기 때문에 외모나 심성만으로 이 체질을 가려내기가 결코 쉬운 일이 아니다.

이 체질이 겉으로 나타나는 유별난 특징이 있다면 성격이 까다롭게 보이거나 날카롭기나 신경질적으로 보이는 사람도 있다는 것인데 이는 이 체질이 체구가 넉넉하지 않고 수척하고 마른 체형이기 때문에 상대적으로 더 그런 인상을 풍기게 되는 것으로 보인다.

그러나 이 체질의 여자의 경우 일반적으로 애교가 많고 싹싹하며 명랑하며 똑똑한 인상이 많고, 남자의 경우는 샤프하고 멋쟁이고 스마트한 인상을 준다. 이 체질의 말투는 느리지 않고 말씨가 똑똑 부러지며 정확한 느낌을 주므로 말투만 들어도 똑똑하다는 느낌을 준다.

이 체질은 인격을 수양하고 조급한 심성을 극복하면 매우 희생적이고 의로우며[2] 봉사정신이 강한, 타고난 천성 때문에 많은 사람의 인정을 받는다.

한소양인 치료에서 침치료 처방을 쓸 때 한소양 1형은 한소양 1형 기본방 및 부치료방이 되고 한소양 2형은 한소양 2형 기본방 및 부치료방이 되지만, 체질약 처방을 할 경우는 다르다. 매우 수척한 2형의 경우 한소양 기본처방인 독활지황탕(변비경향자), 형방지황탕(설사경향자)중에서 대변상태에 따라 선택하지만, 보통 혹은 약간의 과체중 체형을 갖는 1형의 경우라면 주로는 독활지황탕, 형방지황탕 중에서 골라 쓰지만 드물게 양격산화탕(변비경향자), 형방사백산(설사경향자) 중에서도 변증하여 처방할 경우도 있다.

---

2) 수 년 전 일본 지하철 역에서 다른 사람을 구하고 대신 산화한 이수현씨는 얼굴 모습이나 체형으로 봤을 때 전형적인 한소양인이다.

■ 한소양 1형의 예

클린턴, 존 F. 케네디, 다이아나 비, 최민수, 이덕화,

■ 한소양 2형의 예

이소룡, 이회창, 고이즈미, 나오미 캠벨

■ 몸에 맞는 식품

곡물류: 쌀, 보리, 통밀, 녹두, 들깨, 메밀, 팥, 검은깨

채소류: 오이, 배추, 양배추, 숙주나물, 아욱, 샐러리, 상치, 알로에

과일류: 수박, 산딸기, 포도, 참외, 바나나, 파인애플, 배, 딸기, 키위

육류: 돼지고기, 오리고기

어패류: 새우, 게, 해삼, 오징어, 낙지, 조개류, 광어, 굴, 전복, 문어

기타: 포도주, 코냑, 맥주, 냉면, 녹차, 키토산, 들기름

■ 몸에 맞지 않는 식품

곡물류: 옥수수, 찹쌀, 차조, 수수, 율무, 현미

채소류: 감자, 당근, 부추, 생강, 파, 양파, 고추, 고구마, 겨자

과일류: 사과, 귤, 레몬, 오렌지, 복숭아, 대추, 석류

육류: 닭고기, 염소고기, 노루고기, 꿩고기, 개고기, 참새고기

어패류: 장어, 뱀, 미꾸라지

기타: 꿀, 카레, 참기름 , 인삼

열태음인

장부구조

열태음인의 장부구조는 간〉비〉신〉폐이다. 중간장기 구조가 소양인의 비〉신 구조를 가지고 있으므로 소양성 태음인으로 명명하기도 한다. 소양성 태음인이란 말 그대로 소양인 특질이 섞인 태음인이라고 할 수도 있고 소양인과 태음인의 복합 체질이라 할 수도 있다.

이 체질이 겉으로 나타나는 특징은 간양실(肝陽實)인데, 간양실이 되는 이유는 이 체질의 폐음(肺陰)이 허하기 때문이다. 즉 이 체질은 본디가 음(陰)체질이어서 몸이 찬 체질이어야 정상인데 상대적으로 열성(熱性)이 된 이유는 폐음(肺陰)이 약해져 간양(肝陽)이 실해졌기 때문이다.

그러므로 이 체질은 한태음인과 비교했을 때 상대적으로 열이 많아 열체질이 된 것이지 양체질(陽體質)의 열체질(熱體質)처럼 본질적으로 열이 많아 열체질이 된 것이 아니다.

따라서 이 체질은 열소양인 같은 실열(實熱)체질이 아니며 병적 원인으로 간양이 태과해지거나 폐음이 약화되어 간양을 제어할 수 없게 될 때 열이 발생하는 허열(虛熱)체질이다.

외형 특징

간이 가장 발달한 열태음인은 간이 속한 중하초(中下焦)의 부위인 허리가 가장 발달하며 두 번째로 강한 비로 인해 비가 속한 중상초(中上焦) 부위인 가슴이 발달한 체형이 된다. 따라서 체간(體幹)의 중간부위인 중상초와 중하초가 발달하여 전체적으로 펑퍼짐한 몸통의 체형이 된다.

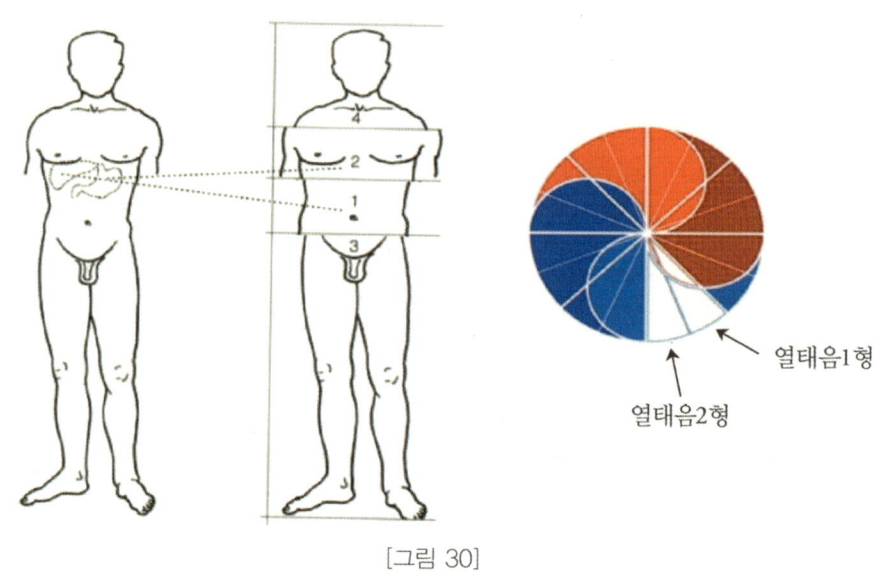

열태음1형
열태음2형

[그림 30]

배와 허리에 살이 쪄 비만해지기 쉽고 허리통이 굵은 편이며 근육과 골격의 발육이 좋고 체력도 좋은 편이며 의젓하고 무게가 있어 보인다.

이 체질의 특징 중 하나는 강한 간과 강한 비로 인해 비만체질이 되기 쉽다는 것이다. 이 체질에서 비는 강한 장기에 속하므로 왕성한 소화흡수 기능으로 비만을 유발하며, 동시에 근은 사상의학적 장부개념에서 간에 속하고, 육은 비에 속하기 때문에 간비가 강한 이 체질은 근과 육이 발달하여 살이 쉽게 찐다.

그러나 이 체질은 비만이 오기 쉬운 체질이라는 것일 뿐 모든 열태음인이 다 비만이라는 의미는 아니다. 실제로 열태음인 중에는 비만보다는 보통 체형 혹은 약간의 과체중을 가진 사람들이 수적으로는 훨씬 더 많다.

그리고 이 체질의 특징 중 하나는 결혼 전에는 보통 혹은 그 이하의 날렵한 체형을 가진 사람들이 결혼 후, 특히 여성의 경우 출산을 경험한 후 비만체형으로 변하는 경우가 많다는 점이다.

열태음인은 한태음인에 비해 상대적으로 살집이 넉넉하고 풍만하지만 이 체질도 자세히 관찰하면 계속 살이 더 찌는 체질과 살이 어느 정도 찌고 더 이상은 안찌는 체질로 나뉘진다. 전자를 열태음 1형, 후자를 열태음 2형이라 명명(命名)한다.

열소양 체질에서도 이와 동일한 방식으로 1, 2형으로 나누었지만 열태음 체질이 열소양 체질과 다른 점이 있다면, 열소양에 비해 열태음 체질은 전체적 비만도가 열소양보다 낮다는 것이다. 그러니까 한소양 1형 정도의 체격을 가진 사람이면 태음인에서는 열태음인 2형과 유사하다. 이는 열소양인의 비는 가장 강한 최강(最强) 장기인 반면, 열태음인의 비는 두 번째로 강한 차강(次强) 장기이기 때문이다.

그러나 이러한 기준은 전체적으로 보았을 때 그렇다는 것일 뿐, 열태음인 1형은 보통 체형에서부터 비만, 초비만의 체형을 가진 사람까지 있다.

예컨대 오이와 호박 중에서 어느 것이 더 큰 가를 비교하라면 일반적으로는 호박이 더 크다 말할 수 있지만 이는 어디까지나 전체적 관점에서 그렇다는 것이고, 오이 한 종류만 개별적으로 보았을 때는 오이 중에도 호박만한 오이가 얼마든지 존재하는 것과 같다.

그러므로 그 사람이 얼마나 비만한가 하는 기준만으로 열소양인과 열태음인을 가릴 수 없다. 결국 비만한 체형을 가진 사람들이라면 일단 열소양인이나 열태음인 중 한 체질이라 간주할 수 있으며 이 두 체질을 제외한 다른 체질들에서도 일정하게 살이 찔 수는 있으나 그 정도가 미약하여 기껏해야 과체중 정도며 이 두 체질들처럼 비만에까지 이르지는 않는다.

생리 및 병리

간과 비가 강한 열태음인들은 열소양인과 마찬가지로 왕성한 식욕을 가지고 있으며 강력한 소화기능을 가지고 있기 때문에 무슨 음식이든 가리지 않고 잘 먹으며 식도락가나 대식가가 많고 육식을 즐기며 사람에 따라서는 폭음, 폭식을 하는 경향도 있다. 그러므로 섭식경향이나 습관만으로는 열태음인과 열소양인을 가릴 수 없다.

열태음인은 간이 실하여 왼만한 음주(飮酒)를 견뎌내는데[1] 이에 대한 자신감으로 인해 평소 술을 두려워하지 않고 과음을 하며 담배를 많이 피는 등 절제되지 않은 행동을 하는 경향이 있어 간경화, 중풍, 고혈압 등 각종 만성질환에 잘 이환된다.

이 체질은 본래가 간양이 실한 체질이므로 어떤 병적 원인으로 이미 실한 간양이 더욱 성(盛)해지면 열증으로 변하는 간양상항증(肝陽上亢證)이 되는데 이 체질에서 발견되는 독특한 증상이다. 즉 어지럽고 머리 아프며 입이 마르고 눈이 충혈되고 머리가 무거우며 다리에 힘이 없고 가슴이 답답하며 번조증(煩燥證) 등이 나타나는 것이다.

한태음인의 경우, 같은 간실의 장부구조이지만 간음실(肝陰實)이기 때문에 똑같은 원인이 주어지는 경우 간양상항 같은 열증(熱證)이 나타나지 않고 다른 형태의 증상, 즉 가슴이 답답하다거나 가슴이 벌렁거린다거나 불면 등의 증상으로 발현된다.

폐가 약한 것이 특징이 되는 이 체질은 따라서 폐에 속한 기관 중 하나인 피부가 약하여 피부감촉이 부드럽고 약하며 손발이 잘 트고, 유난히 땀을 많이 흘리거나 두드러기, 종기, 습진, 알레르기 같은 피부병에 쉽게 이환되는 특징을 갖는다.

폐가 약하여 천식, 기관지염, 폐렴, 비염, 감기 등 호흡기 질환에 취약하며 여름이라 할지라도 에어컨으로 냉방된 건물에서 기거하면 냉방병에 잘 걸린다. 폐허(肺虛)로 성량이 크지 않아 말을 오래하거나 많이 하면 쉽게 지치고 목소리가 낭랑하기 보다는 쉰 듯한 사람도 많다.

이 체질의 비만인들은 평소 땀이 많으며 또 땀을 많이 흘린다 해도 그로 인해 몸이 상하지 않는다. 오히려 땀을 일부러라도 많이 내야 건강에 도움이 되므로 사우나 등에서 땀을 내는 것이 건강을 위한 방법이 되는데 그 이유는 체질적으로 비습(肥濕)이 많기 때문이다.

이 체질은 체력과 지구력이 좋고 활동적이며 상체와 하체가 골고루 발달하여 운동을 좋아하는 사람이 많고 운동선수들 중에 이 체질이 많다.

---

1) 간(肝)이 강하다고 모두 음주(飮酒)를 잘 하거나 즐기는 경향이 있는 것은 아니다. 열태음인 중에는 심지어 한 잔만 마셔도 얼굴이 붉어져 술을 못하는 사람도 있는데 이는 체질요인이 아니라 알콜 분해효소(分解酵素)를 선천적으로 적게 타고난 이유 때문이다.

기질 및 성격 특징

열태음인의 경우 태음과 소양의 복합 체질이기 때문에 기질면에서도 외향적이고 다혈질적인 소양인(少陽人) 기질을 함께 가지고 있다.

유머러스하고 낙천적인 기질 등이 그것인데 다혈질적 기질을 많이 가진 열태음인은 겉으로 표현되는 양적 기질 때문에 열소양인으로 쉽게 오인되기도 한다. 그러나 이 체질은 근본이 음체질이므로 기질도 양적인 것보다는 음적 경향이 더 많다.

예컨대 쉽게 속마음을 들어 내지 않는다든가, 무슨 일을 할 때 적극적으로 나서기 보다는 신중하게 생각한 후에 비로소 움직이는 것, 행동이 무게 있고 지구력이 있는 것, 무슨 일이든 한 번 시작한 일은 끈기 있게 처리하는 기질들이 그것이다.

이 체질은 비만한 체형과 어울려 이 체질의 독특한 음적 기질로 인해 웅큼하다거나 음흉하다는 인상을 주기도 한다.

타고난 우수한 체력과 강인한 지구력, 낙천성, 끈기와 배짱 등으로 이 체질은 정치가, 사업가 등 방면에서 두각을 나타내는 경우가 많다. 재물에 지나친 관심을 갖거나 욕심이 많으며 도락을 즐겨 여가 즐기는 것을 좋아하고 특히 도박 등에 쉽게 몰두하는 것 등이 태음인 기질 중에서 많이 발견되는 점이다.

물론 이런 기질적 특징들은 태음인에게서 상대적으로 많이 발견되는 특징 정도로 인식해야 하며 태음인을 감별하기 위환 절대 조건으로 생각해서는 안 된다. 태음인 중에는 위에서 말한 전형적 성격이나 기질을 갖지 않은 사람들도 많다.

열태음인 치료에서 침치료 처방을 쓸 때 열태음 1형은 열태음 1형 기본방 및 부치료방이 되고 열태음 2형은 열태음 2형 기본방 및 부치료방이 되지만, 체질약 처방을 할 경우는 다르다. 비만이 분명해 보이는 1형이라면 열태음 기본처방인 열다한소탕(변비 경향자), 갈근해기탕(설사경향자) 중에서 대변상태에 따라 선택하지만, 보통의 체형을 갖는 1형이나 약간 호리한 체형을 갖는 2형의 경우라면 주로는 열다한소탕, 갈근해기탕 중에서 골라 쓰지만 드물게 청심연자탕(변비경향자), 태음조위탕(설사경향자)을 변증하여 처방할 경우도 있다.

■ 열태음인 1형

윈스턴 처칠, 김대중,

■ 열태음인 2형

존웨인, 김종필, 잉그릿드 버그만

■ 몸에 맞는 식품

곡물류: 쌀, 찹쌀, 현미, 수수, 강낭콩, 옥수수, 율무, 참깨, 땅콩

채소류: 무, 토란, 연근, 표고버섯, 더덕, 마, 칡, 도라지, 당근

감자, 고구마, 호박, 마늘, 양파,

과일류: 밤, 호두, 은행, 살구, 자두, 잣, 배, 도토리, 사과

육류: 소고기

어폐류: 청어, 장어, 미꾸라지, 상어, 쏘가리

기타: 녹용, 우유,

■ 몸에 맞지 않는 식품

곡물류: 메밀, 팥, 보리, 검은깨, 들깨

채소류: 상추, 시금치, 사리, 배추, 컴프리, 달래, 송이버섯,

과일류: 포도, 머루, 다래, 앵두, 파인애플, 무화과, 바나나, 모과

육류: 돼지고기, 오리고기

어패류: 조개류, 멍게, 새우, 게, 오징어, 문어

기타: 포도주, 맥주

한태음인

장부구조

한태음인의 장부구조는 간>신>비>폐이다. 중간장기 구조가 소음인의 신>비 구조를 가지고 있으므로 소음성 태음인으로 명명하기도 한다. 소음성 태음인이란 말 그대로 소음인 특질이 섞인 태음인이라고 할 수도 있고 소음인과 태음인의 복합 체질이라 할 수도 있다.

이 체질의 겉으로 들어나는 특징은 폐양허(肺陽虛)인데 이 폐양허를 만드는 이유는 이 체질의 간음(肝陰)이 실하기 때문이다. 이 체질은 음(陰)체질로 본디가 몸이 찬 체질인데 이는 이 체질의 간음(肝陰)이 더욱 태과하여 실한(實寒)체질이 되었기 때문이다.

외형 특징

열태음인과 한태음인은 간이 실하고 폐가 허한 체질이라는 점에선 같지만 이 두체질의 외형적 모습은 전혀 다르게 나타나는데 그 원인은 중간 장기인 신과 비의 강약대소가 서로 다르기 때문이다.

그러나 두 체질간의 차이에서 더 중요한 것은 같은 열태음인은 폐음허(肺陰虛)로 인해 간양실(肝陽實)이 된 것이 특징인 반면, 한태음인은 간음실(肝陰實)로 인해 폐양허(肺陽虛)가 된 것이 이 체질의 특징이라는 점이다. 다시 말해 열태음인을 간양이 너무 실해 온

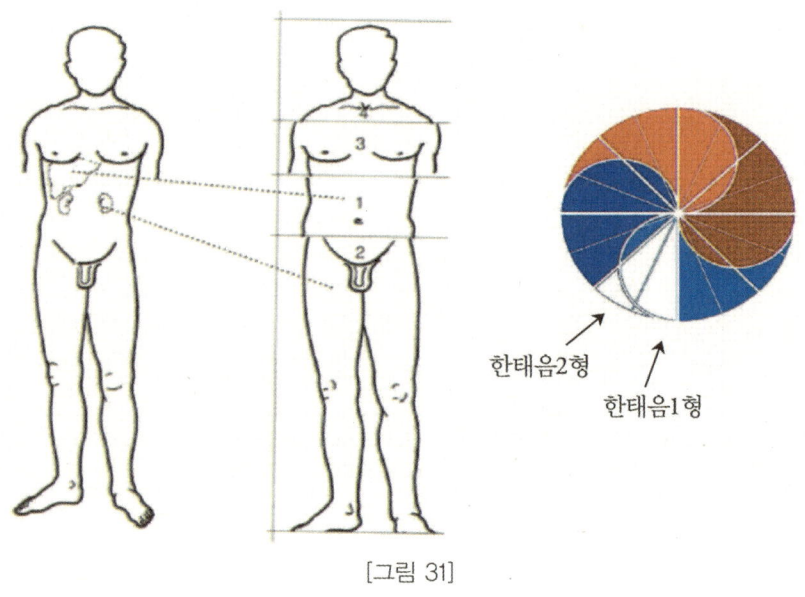

[그림 31]

체질, 한태음인을 폐양이 너무 허해 온 체질이라고 정의한다.

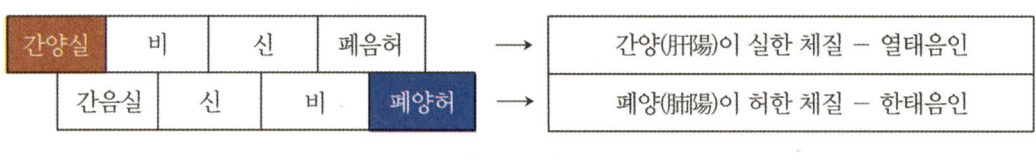

| 간양실 | 비 | 신 | 폐음허 | → | 간양(肝陽)이 실한 체질 – 열태음인 |
| 간음실 | 신 | 비 | 폐양허 | → | 폐양(肺陽)이 허한 체질 – 한태음인 |

[그림 32]

열태음인과 한태음인의 간은 장부구조상 동일하게 가장 강하고 폐는 동일하게 가장 약하지만 위 표에서 보는 것처럼 이 두 장기의 대소 크기를 같은 정도로 인정할 수는 없으며 열태음인의 간이 한태음의 간보다 강하고 한태음의 폐가 열태음의 폐보다 약하다. 열태음인의 간실(肝實)은 간양실(肝陽實)이며 한태음인의 간실(肝實)은 간음실(肝陰實)이기 때문이고 열태음인의 폐허(肺虛)는 폐음허(肺陰虛)이며 한태음인의 폐허(肺虛)는 폐양허(肺陽虛)기 때문이다.

한태음인은 폐양(脾陽)이 허하므로 상대적으로 간음이(腎陽)이 실해지는데 이렇게 간음이 실해지면 음승즉한(陽勝卽熱)이 되어 몸이 찬 한성(寒性)태음인이 된다.

이 체질은 간음(肝陰)이 실하여 한태음인이 되었지만 이 체질의 폐양(肺陽)은 허하므로 폐기능이 허(虛)한 다양한 병증, 즉 폐기허(肺氣虛) 증상이 열태음인보다 더 나타나게 된다. 폐기허 증상은 폐기(肺氣)부족으로 나타나는 증후로 기침이 나고 숨이 차며 숨소리가 약하고 힘이 없으며 기가 부족하여 호흡이 가쁜 등 일련의 증상이다.

한태음인에 있어서 비는 열태음과 달리 약한 장기이므로 열태음 체질처럼 살이 찌지 않는 체질이 된다. 이 체질은 많이 살이 찐다 해도 보통 혹은 약간의 과체중 정도가 되고 일반적으로는 보통 혹은 그 이하의 마른 체격을 갖는다. 이 점이 열태음인과 한태음인의 외형상 가장 큰 차이다.

이 체질 역시 둘로 다시 나눠지는데 살이 안 찌는 이 체질 안에도 자세히 관찰하면 그 중에서도 상대적으로 더 찌는 체질이 있고 절대로 살이 안 찌는 체질이 있다. 전자를 한태음 1형, 후자를 한태음 2형으로 나눈다.

한태음 2형의 경우, 살이 안 찌는 체질인데다가 몸도 차기 때문에 여러 여건상 소음인과 구별하기 매우 어렵다. 더구나 한태음인은 소음성 태음인이고 한소음인은 태음성 소음인이므로 이 두 체질은 피차 태음과 소음의 복합체질인 점에서 같으며 단지 소음, 태음 중에서 어느 체질특성이 더 많은가가 이 체질의 상호 차이점이 된다.

예컨대 소음(少陰)특징이 더 많고 태음(太陰)특징이 섞여 있으면 태음성 소음인이 되지만, 태음 특징이 소음 특징보다 더 많으면 소음성 태음인이 되는 것이다.

한태음인의 장부구조가 간>신>비>폐로써 한소음인의 장부구조인 신>간>폐>비와 비교하면 비록 순서는 다르지만 간과 신이 각각 강한 장기고 비와 폐가 각각 약한 장기라는 공통점을 가지고 있어 이 둘은 서로 유사한 장부구조를 갖고 있기 때문에 나타나는 모든 특징도 유사하게 된다. 따라서 한태음인의 특징은 같은 태음인인 열태음인보다 오히려 소음인과 유사한 면이 더 많은데 이는 장부구조가 유사해서 오는 현상이다.

이렇게 한태음인과 한소음인은 상호 유사성으로 감별하기가 쉽지 않지만 체질맥(體質脈)으로는 관(關)맥과 척(尺)맥으로 서로 다른 부위에서 맥이 뛰기 때문에 맥진에 익숙해지면 쉽게 감별된다.

생리 및 병리

이 체질은 폐허(廢墟)로 인해 피부가 약하여 손발이 잘 트고 습진, 종기, 두드러기, 알레르기 같은 피부질환에 잘 걸리며 여름철에도 감기에 잘 걸리며 에어컨으로 냉방된 건물에서 기거하면 냉방병에 잘 걸린다. 폐가 약하므로 천식, 기관지염, 폐렴, 감기 같은 호흡기 질환에 취약하다. 이 체질에 있어서 특이한 병증은 가슴이 두근거리거나 가슴이 답답한 증, 그리고 가끔 한숨을 내쉬는 증세가 그것이다.

이는 물론 신경적 원인으로 발생하지만 이 체질에 있어 심장이 다른 체질보다 약하여 나타나는 증상이다. 따라서 이 체질에서 노이로제, 불면, 우울증 등 신경성 질환이 비교적 자주 발견된다.

물론 이런 증상은 다른 체질에게서도 나타날 수 있지만 특이한 것은 다른 체질과 달리 이러한 신경성 질환이 이 체질에서는 겉으로 나타나는 화증(火症)이나 열증(熱症)의 형태로 발현되지는 않는다는 점이다.

즉 열소양, 열태음 같은 열체질들이 칠정(七情) 등의 원인으로 병이 발생하면 입이 마르고 뒷머리가 댕기고 상기(上氣)가 되며 눈이 충혈 되는 등 열증을 나타내지만 한체질(寒體質)의 경우에는 가슴이 답답하다거나 한숨을 내쉰다거나 잠이 안 온다거나 불안하다거나 하는 한증이 나타난다.

한태음인은 장부구조가 비슷한 한소음인과 유사한 면이 많이 있지만 이 둘을 비교하면 소음(少陰)적 기질보다는 태음(太陰)적 기질을 보다 많이 소유하고 있으므로 구분이 된다.

즉 한태음인은 비가 약한 소음인보다 음식을 가리지 않고 비교적 잘 먹으며, 소음인은 거의 땀을 안 흘리는 체질이지만 이 체질은 상대적으로 땀이 많고, 소음인은 이목구비가 작아서 아기자기한 맛이 나지만 이 체질은 눈, 코, 입이 상대적으로 크며 턱도 길어 윤곽이 뚜렷한 편이다.

그러나 이는 어디까지나 감별기준의 대강(大綱)으로 제시하는 것일 뿐 절대기준이 될 수 없으며 겉으로 나타나는 체형의 사이즈만으로 두 체질을 확연히 구분할 수 있는 것은 아니다. 한소음인의 경우 한태음인보다 더 큰 신장(身長)을 갖는 경우도 많으므로 외형상 특징만으로는 체형감별이 난해한 경우가 더 많다.

기질 및 성격 특징

한태음인은 태음(太陰)과 소음(少陰)의 복합체이므로 두 음(陰)의 복합체라는 점에서 음적 기질이 뚜렷하며 그런 점에서 음과 양의 복합체인 열태음인과 구분된다. 그러므로 이 체질은 기질상 열태음인처럼 양성이 많이 보이지 않고 음성이 강하다.

두 태음 체질을 비교할 때, 열태음체질은 유머러스하거나 낙천적이거나 호탕한 측면이 있지만 한태음은 그런 기질이 적고 활달한 사교성과 적극성도 떨어지며 여러 면에서 음적(陰的)이고 정적(靜的)측면이 강하게 보인다.

즉 점잖고 조용하고 얌전하며 신중한 측면이 있으며 남에게 쉽게 상처받고 받은 상처가 오래 가기도 하는데 이런 것들이 심화되면 급기야 질병을 일으키게 된다.

한태음인 치료에서 침치료 처방을 쓸 때 한태음 1형은 한태음 1형 기본방 및 부치료방이 되고 한태음 2형은 한태음 2형 기본방 및 부치료방이 되지만, 체질약 처방을 할 경우는 다르다. 매우 수척한 2형의 경우라면 한태음 기본처방인 청심연자탕(변비경향자), 태음조위탕(설사경향자) 중에서 대변상태에 따라 선택하지만, 보통 혹은 약간 호리한 체형을 갖는 1형의 경우라면 주로는 청심연자탕, 태음조위탕 중에서 골라 쓰지만 드물게 열다한소탕(변비 경향자), 갈근해기탕(설사경향자) 중에서 변증하여 처방하는 경우도 있다.

■ 한태음인 1형의 예

　헤리슨 포드, 김혜자

■ 한태음인 2형의 예

　그레고리 펙, 케빈 코스트너

■ 몸에 맞는 식품

　곡물류: 쌀, 찹쌀, 현미, 수수, 강낭콩, 옥수수, 율무, 참깨, 땅콩
　채소류: 무, 토란, 연근, 표고버섯, 더덕, 마, 칡, 도라지, 당근
　　　　　감자, 고구마, 호박, 마늘, 양파,
　과일류: 밤, 호두, 은행, 살구, 자두, 잣, 배, 도토리, 사과
　육류: 소고기
　어폐류: 청어, 장어, 미꾸라지, 상어, 쏘가리
　기타: 녹용, 우유

■ 몸에 맞는 식품

　곡물류: 메밀, 팥, 보리, 검은깨, 들깨
　채소류: 상추, 시금치, 사리, 배추, 컴프리, 달래, 송이버섯,
　과일류: 포도, 머루, 다래, 앵두, 파인애플, 무화과, 바나나, 모과
　육류: 돼지고기, 오리고기
　어패류: 조개류, 멍게, 새우, 게, 오징어, 문어
　기타: 포도주, 맥주

열소음인

장부구조

열소음인의 장부구조는 신〉폐〉간〉비이다. 중간장기 구조가 태양인의 폐〉간 구조를 가지고 있으므로 태양성 소음인으로 명명하기도 한다. 태양성 소음인이란 말 그대로 태양인 특질이 섞인 소음인이라고 할 수도 있고 태양인과 유사한 소음인, 태양인과 소음인의 복합 체질이라 할 수도 있다.

이 체질은 신양실(腎陽實)이 특징이다. 이 체질은 본디가 음(陰)체질이므로 몸이 찬 체질이어야 정상인데 상대적으로 열성을 띠는 이유는 비음(脾陰)이 약해서 온 현상이다.

즉 비음허(脾陰虛)가 이 체질의 신양(腎陽)을 실하게 만드는 근본원인이다. 그러므로 이 체질은 한소음인과 비교했을 때 상대적으로 열이 많아 열체질이 된 것이지 본래부터 열이 많아 열체질이 된 것이 아니다. 따라서 이 체질은 실열(實熱)체질이 아닌 허열(虛熱)체질이다.

외형 특징

신이 가장 발달한 열소음인은 신이 속한 하초(下焦)의 부위인 요부(腰部) 이하 둔부(臀部)가 가장 발달하며 다음으로 강한 폐로 상초(上焦)가 발달하여 이마가 넓고 어깨도 비교적 크고 넓다.

비가 가장 허한 것이 이 체질의 특징이므로 살이 많이 찌지 않을 것처럼 생각되지만 열소음인의 비허(脾虛)는 비음허(脾陰虛)를 의미하므로 비양허(脾陽虛)한 체질인 한소음 인과 달리 살이 일정하게 찌는 편이다.

번듯한 이마, 넓은 어깨, 어느 정도 살집이 있는 체격, 그리고 몸이 아주 냉한 편이 아닌 점 등의 조건 때문에 이 체질은 우리가 알고 있는 전형적 소음인 모습이 전혀 아니다. 따라서 이 체질을 다른 체질로 오인하는 경우가 많다.

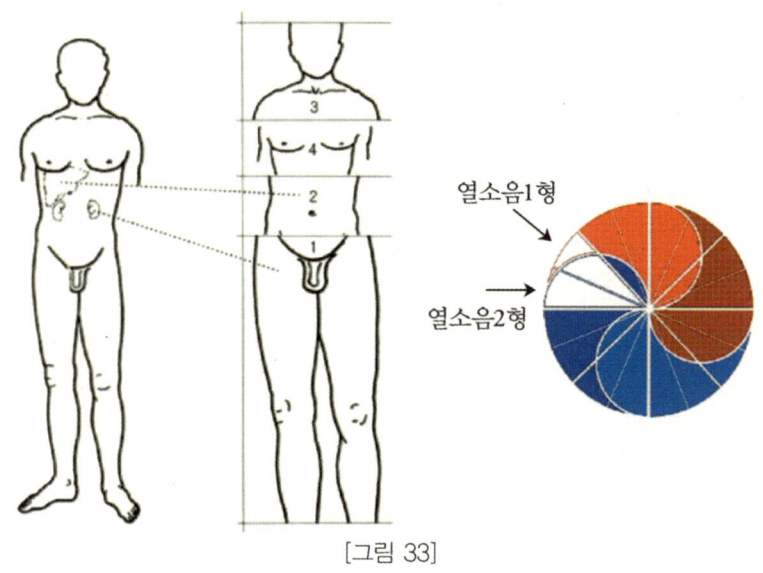

열소음1형

열소음2형

[그림 33]

이 체질도 자세히 관찰하면 살이 상대적으로 더 많이 찌는 유형과 덜 찌는 유형으로 나눠지는데 전자를 열소음 1형, 후자를 열소음 2형으로 명명한다.

살이 더 찌는 열소음 1형의 경우는 우리가 흔히 소음인의 전형으로 알고 있는 왜소하고 수척한 체형과는 전혀 동떨어진 이미지 때문에 소음인으로 판단하지 못하는 경우가 많다. 이 체형은 살집이 비교적 많아 자주 태음인으로 오인된다. 맥이 소음맥이 아니라면 겉모습만으로는 절대 소음인으로 판별하기 어려운 체질이다.

열소음인을 자세히 관찰하면 이 체질 특징인 신양실(腎陽實)로 인한 외형적 특징들을 발견할 수 있다. 얼굴을 사초(四焦)로 나누었을 때 입과 턱 부위가 하초(下焦)관할 부위인데 신양실(腎陽實)로 인해 입이 비교적 크고 아래턱은 넓은 모양이다.

이 체질의 반대 체질은 신양허(腎陽虛)인 한소양 체질이므로 이 체질은 여러 면에서 한소양인의 반대되는 외양을 보인다. 체질이 반대면 장부구조도 반대이므로 그에 따라 외양으로 나타나는 특징들도 반대가 되기 때문이다.

예컨대 한소양인이 날카로운 눈빛으로 예민한 인상을 준다면 열소음인의 안광(眼光)은 빛나지 않고 온화하며, 한소양인의 입이 작고 입술이 얇으며 턱이 뾰죽한 특징이 있다면 이 체질은 반대로 입과 입술도 상대적으로 크고 턱도 사각턱이거나 아니면 넓은 모양을 하는 경우가 많다.

성기(性器)는 신에 속하므로 신양이 가장 발달한 이 체질은 남녀 공히 스테미나가 좋고 성기가 크고 발달하기도 한다. 체격도 한소양인이 살이 안찌는 체질인데 이 체질은 어느 정도 살집이 있게 된다. 그러나 이 체질에서 과체중 정도까지는 되지만 비만 혹은 초비만까지 되지는 않는데 이는 이 체질의 비가 허하기 때문이다.

생리 및 병리

이 체질은 신양이 강한 특징으로 인해 남자는 선천적으로 양기(陽氣)가 좋고 여자는 출산을 잘 한다. 몸은 한소음인에 비하면 상대적으로 열이 더 많아 몸이 아주 냉한 편이 아니다. 그러나 이 체질은 아무리 열소음 체질이라도 소양인 같은 실열(實熱)체질이 아니므로 평소 몸이 더운 편이 아니다.

한소양 체질이 여러 면에서 체질감별이 어려운 체질이라면, 이 열소음인 체질도 소음인답지 않은 외형적 조건들로 인해 체질감별이 꽤 까다로운 체질이다.

이 체질의 비는 장부구조상 약하지만 비양허(脾陽虛)가 아닌 비음허(脾陰虛)이므로 한소음인 만큼 위가 약하지 않아 비교적 음식도 잘 먹고 소화도 잘 시킨다.

이 체질은 폐실(肺實)로 인해 풍부한 성량을 가지고 있어 이 체질 중에는 성악가나 가수로 두각을 나타내는 사람이 많다. 또한 넓은 이마와 시원한 느낌의 얼굴생김을 통해 무언가 양적(陽的)느낌이 복합되어 있는 인상을 준다.

기질 및 성격 특징

열소음인은 태양과 소음의 복합체이므로 기질적으로도 일정하게 태양인 특징을 소유하고 있어 비교적 외향적이고 적극성이 더 강한 측면이 보인다.

성격이 모나 보이지 않고 온화하며, 유머러스한 면도 있어 여러 면에서 예민하고 날카로워 보이는 한소양인의 반대 느낌이 강하다. 그러나 이는 전형적 측면이고 열소음인 역시 소음인 기질 및 특질들을 여전히 소유하고 있는데 예를 들어 불안정해지기 쉬운 마음과 우울증에 잘 걸리는 것 등이다.

인격을 잘 도야하고 수양하면 위대한 사상가, 철학자 등이 이 체질에서 많이 배출된다.

열소음인 치료에서 침치료 처방을 쓸 때 열소음 1형은 열소음 1형 기본방 및 부치료방이 되고 열소음 2형은 열소음 2형 기본방 및 부치료방이 되지만, 체질약을 처방할 경우는 다르다. 보통 혹은 과체중을 보이는 1형의 경우 열소음인 기본처방인 팔물군자탕(변비경향자, 평소 땀 없음) 보중익기탕(변비경향자, 평소 땀 있음)중에서 대변의 상태, 땀의 유무에 따라 선택 투여하지만, 보통 혹은 약간 호리하거나 수척한 체형을 갖는 2형의 경우라면 주로는 팔물군자탕, 보중익기탕 중에서 골라 쓰지만 드물게 곽향정기산(설사경향자,갈증있음) 관계부자이중탕(설사경향자, 살증없음)중에서 대변, 갈증의 유무 등을 변증하여 처방해야 한다.

■ 열소음 1형의 예

줄리 앤드류스

■ 열소음 2형의 예

신효범, 안젤리나 졸리

■ 몸에 맞는 식품

곡물류 : 쌀, 찹쌀, 강낭콩, 완두콩, 옥수수, 차조, 수수, 현미

채소류 : 감자, 당근, 부추, 마늘, 생강, 파, 양파, 고추, 고구마, 겨자, 마늘

과일류 : 사과, 귤, 레몬, 오렌지, 복숭아, 대추, 토마토, 오렌지

육류 : 닭고기, 염소고기, 개고기, 소고기, 노루고기, 양고기

어패류 : 장어, 미꾸라지

기타 : 인삼, 꿀, 로얄제리, 카레

■ 몸에 맞는 식품

곡물류: 보리, 녹두, 들깨, 통밀, 메밀, 팥, 검은깨, 검은 콩

채소류: 오이, 배추, 양배추, 숙주나물, 아욱, 비트, 샐러리, 알로에

과일류: 수박, 딸기, 포도, 감, 배, 키위, 참외, 바나나

육류: 돼지고기, 오리고기

어패류: 새우, 게, 해삼, 오징어, 문어, 낙지, 조개류, 광어, 굴, 해삼, 멍게

기타: 포도주, 맥주, 냉수, 얼음, 사우나

한소음인

장부구조

한소음인의 장부구조는 신〉간〉폐〉비이다. 중간장기 구조가 태음인의 간〉폐 구조를 가지고 있으므로 태음성 소음인으로 명명하기도 한다. 태음성 소음인이란 말 그대로 태음인 특질이 섞인 소음인이라고 할 수도 있고, 태음인과 소음인의 복합 체질이라 할 수도 있다.

이 체질은 비가 가장 약한 것, 즉 비양허(脾陽虛)가 특징이다. 이 체질은 음체질의 한(寒)체질로 신음(腎陰)이 태과하므로 몸이 차진 것인데 이 신음실(腎陰實)로 인해 비양이 허해진다.

열소음인과 한소음인은 신이 실하고 비가 허한 체질이라는 점에선 같지만 이 두체질의 외형적 모습은 다르게 나타나는데 그 원인은 중간 장기인 폐와 간의 강약대소가 서로 다르기 때문이다.

그러나 두 체질 간의 차이에서 더 중요한 것은 같은 신〉비의 구조를 가지고 있다 하더라도 열소음인은 비음허로 인해 신양실이 된 것이 특징인 반면, 한소음인은 신음실로 인해 비양허가 된 것이 이 체질의 특징이라는 점이다. 다시 말해 열소음인을 신양이 너무 실해 온 체질, 한소음인을 비양이 너무 허해 온 체질이라 정의한다.

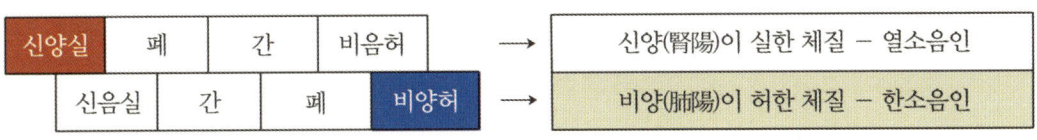

신양실	폐	간	비음허	→	신양(腎陽)이 실한 체질 – 열소음인
	신음실	간	폐	비양허	→	비양(肺陽)이 허한 체질 – 한소음인

[그림 34]

　열소음인과 한소음인의 신은 장부구조상 동일하게 가장 강하고 비는 동일하게 가장 약하지만 위 표에서 보는 것처럼 이 두 장기의 크기를 같은 크기로 인정할 수는 없으며 열소음인의 신이 한소음인의 신보다 강하고 한소음인의 비가 열소음인의 비보다 약하다.

　열소음인의 신실은 신양실이며 한소음인의 신실은 신음실이기 때문이고 열소음인의 비허는 비음허이며 한소음인의 비허는 비양허기 때문이다.

외형 특징

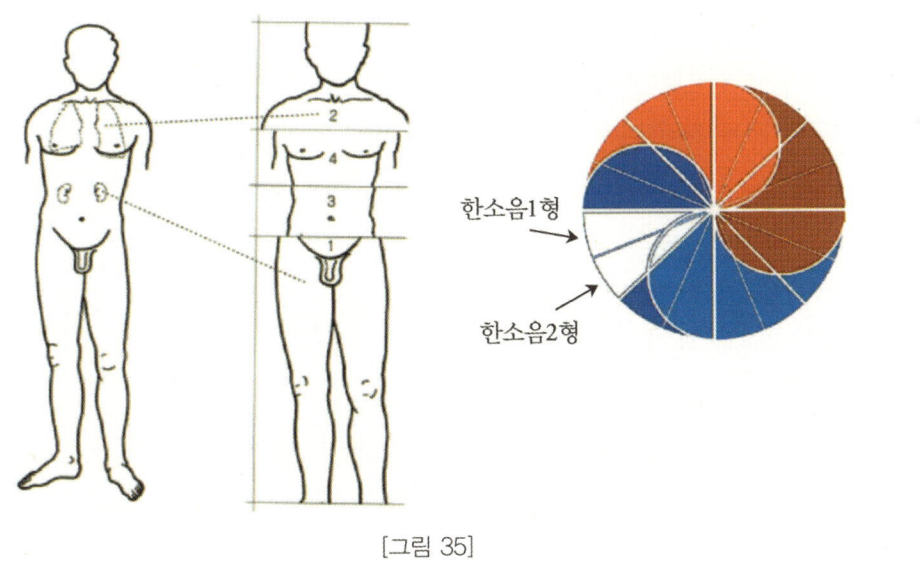

[그림 35]

　이 체질의 정반대 체질은 가장 열이 많고 비대(肥大)한 체질이 되는 열소양 체질이며 장부구조도 비〉폐〉간〉신과 신〉간〉폐〉비로 정반대다. 그러므로 이 체질은 여러 특징 면에서 열소양 체질과 반대적 면모를 가져 대조된다.

　이 체질은 신음이 가장 실하여 한소음인이 되었지만 그로 인해 비양이 허하여졌으므로 비양이 허한 다양한 병증이 나타난다.

비양(脾陽)이 강하면 강력한 비위(脾胃)기능으로 왕성한 식욕과 함께 소화를 잘 시키지만 반대로 비양(脾陽)이 허하면 소화기능이 약하고 쉽게 체하고 먹어도 왕성히 운화되지 않는다. 따라서 비양(脾陽)이 가장 허한 이 체질은 열소양인과 정반대로 가장 살이 찌지 않고 마르는 체형이 된다.

한편 이 체질은 비는 약하고 신은 강하여 소화흡수 기능이 약한 반면 이를 내보내는 배설기능은 강하므로 더 살이 빠지게 하는 원인이 된다.

육(肉)은 중상초(中上焦)에 속한 비(脾)의 기관이므로 비가 가장 약한 한소음인의 육(肉)은 당연히 발달하지 않아 운동선수 같은 직업에서 대성하기 어렵다. 그러나 소음인들은 강한 하체를 가지고 있으므로 사이클링, 스케이팅 같은 하체 중심의 스포츠에서는 기량을 발휘한다.

이 체질은 가장 살이 많이 찌는 경우에도 보통에까지 이를 뿐 결코 과체중이나 비만이 되지 않으며 여덟 체질 중에서 가장 살이 안찌는 체질이다. 따라서 많은 사람들이 과체중과 비만으로 걱정하는데 유독 이 체질만은 살이 좀 찌는 것이 소원이라고 말한다.

한소음인의 경우 폐와 비가 약하여 상초(上焦)와 중상초(中上焦)는 미숙한 반면, 신과 간이 강해 중하초(中下焦)와 하초(下焦)가 발달하게 되므로 몸집이 날씬하고 하체가 쭉 빠진 체형이 된다.

얼굴 형태 역시 둥글거나 넙적하지 않고 아래 위로 갸름한 계란형 모양이 되어 미인형 얼굴이 된다. 따라서 소음인들 중에 미남, 미녀가 가장 많다고 알려지고 있다. 그러나 이는 편협된 해석으로 반드시 얼굴이 갸름해야만 미인이 되는 것은 아니고 얼굴이 둥글한 형태에도 미인이 있을 수 있으므로 여느 다른 체질에도 미인들은 많다.

눈은 비에 속하므로 소양인들의 눈빛이 강력하다면 소음인의 눈빛은 반대로 마치 막 울다 그친 사람의 눈처럼 우수(憂愁)를 띄고 잔잔하고 부드러운 눈빛을 가지고 있어 인상이 온화하고 부드러운 느낌을 준다.

뼈(骨)는 신(腎)에 속하므로 신이 발달한 소음인이 살은 많이 찌지 않는 반면에 상대적으로 뼈가 굵고 골밀도도 강하여 늙어서 나이가 많아져도 좀처럼 허리가 굽어지지 않는다. 키는 아담하고 작은 키의 소유자가 많지만 몸은 말랐으나 키가 큰 소위 수척세장(瘦

瘠細長)형의 사람도 많다.

　한소음 체질은 전체적으로 수척한 체형을 가지는 특징이 있지만 이 체질도 잘 관찰하면 상대적으로 살이 더 찌는 타입이 있고 절대로 살이 안 쪄 평생을 수척한 체형으로 보내는 타입이 있다.

　전자를 한소음 1형, 후자를 한소음 2형으로 명명한다. 이 중에서 한소음 2형은 몸도 가장 차고 또 가장 마른 체형이므로 비교적 쉽게 감별이 된다.

생리 및 병리

　신음(腎陰)이 실해진다는 것은 음기운이 더 강해지므로 몸이 차진다는 것을 의미한다. 『내경(內經)』에 음승즉한(陰勝卽寒)란 말이 여기에 해당된다. 그러므로 비양(脾陽)이 강한 열소양인이 가장 열성체질인데 비해 비양(脾陽)이 가장 허한 이 체질은 동시에 신음(腎陰)이 가장 실하므로 몸이 가장 냉한 한성(寒性)체질이 된다.

　체질의학의 재미있는 면은 한 체질을 분명히 알고 나면 다른 체질도 쉽게 보인다는 것인데 만일 이 한소음인의 모든 특징과 특성을 알고자 하면 열소양인을 확고하게 이해하고 있으면 된다. 왜냐하면 한소음인은 장부의 구조와 특성이 모두 열소양인과 정반대이기 때문에 이 체질의 모든 특성들은 열소양인과 반대라 생각하면 쉽기 때문이다.

　열소양인이 강한 열을 가지고 있어 냉하고 시원한 것을 선호하는데 비해 한소음인은 반대체질이므로 몸이 가장 찬 체질이 되어 전체적으로 몸이 차고 속이 냉(冷)하고 추위를 잘 타고 손발도 찬 편[1]이다. 그러므로 따뜻한 음식을 선호하는 경향이 있게 되며 만일 찬 성질의 음식을 과하게 섭취하면 설사를 일으킨다.

　몸이 찬 소음인들에게 더운 약성을 가지고 있는 인삼, 꿀은 매우 유익한 약이 된다. 뿐만 아니라 따뜻한 더운 성질을 가지고 있는 식품[2]들은 이 체질에게 있어서 가장 적합한

---

1) 손발이 찬 것은 체질특징이 아니다. 소음인뿐 아니라 태음인, 심지어 소양인들까지도 손발이 냉한 사람이 발견되기 때문이다. 손발이 냉한 것은 어느 체질에게나 올 수 있는 말초혈액 순환 장애로 인한 병리증상으로 봐야하며 체질특성으로 이해해서는 안 된다.

2) 이 체질의 유익한 음식표 참조할 것.

음식이며 이런 음식을 많이 섭취할수록 선천적으로 냉한 몸을 덥혀주기 때문에 이 체질의 건강에 유익하다.

이 체질은 비가 가장 약한 체질이므로 평소 식성이 까다로운 편이고 불규칙한 식사를 하거나 과식 등을 하면 남들보다 쉽게 소화기에 병이 든다. 그러므로 이 체질이 평소 식사를 잘 하고 소화에 별 문제가 없다면 비교적 건강한 상태라고 인정할 수 있다.

이 체질은 마른 사람들이 대부분이기 때문에 비만체질과 달리 땀을 많이 흘리면 오히려 건강이 나빠지는 특징이 있으므로 사우나 등에서 일부러 땀을 빼거나 반신욕을 하는 것은 좋지 않다. 만일 이 체질이 병들었을 때 땀 흘리는 증상이 나타나면 건강이 좋지 않다는 증거이며 향후 중병(重病)이 생길 징후로 받아들여야 한다.

한소음인의 가장 강한 신(腎)은 하초(下焦) 역시 영향을 주어 신당(腎黨)에 속한 자궁의 기능 역시 강하므로 겉으로 보이는 마른 체형에도 불구하고 아이를 잘 낳고 얼마든지 다산할 수 있는 신체적 조건을 가지고 있다. 비교적 월경을 시작하는 연령이 빠르고 반면에 늦게 폐경이 된다.

한소음인은 상체가 약하고 하체가 발달했기 때문에 운동도 약한 상체를 보강하는 상체중심의 운동 즉, 베트민턴, 탁구, 테니스 등이 이 체질을 위한 운동이 된다.

기질 및 성격 특성

열소양인이 가장 양적(陽的)인 특징이 강하다면 한소음인은 그와 정반대되는 체질적 특성을 갖게 되므로 가장 음적 특성이 강한 체질이 된다. 이는 생, 병리와 기질에 이르기까지 영향을 주게 된다. 따라서 이 체질의 성품은 대체로 조용하고 사색적이며 꼼꼼하고 치밀하다.

지적(知的) 능력이 뛰어나 한 가지 주제에 깊이 있게 사고하는 특성을 가지고 있으므로 종교인, 철학자, 교육자 등 방면에서 두각을 나타내게 된다.

그러나 중요한 것은 모든 소극적이거나 내성적 사람을 그 기질 하나만을 보고 무조건 한소음인으로 판단해서는 안 된다는 것이다. 기질만 가지고 체질을 감별할 수도 없는 것이지만 특히 개인의 성격은 성장환경과 생활 여건에 큰 영향을 받아 후천적으로 형성되는 요인 중 하나기 때문이다. 개인에 따라 한소음인 중에서도 명랑하고 적극적이며 강한 기질을 가진 사람들도 많이 발견할 수가 있다.

이 체질은 부드럽고 약해 보이는 겉모습과 달리 내면의 심성은 강해서 전형적인 외유내강의 모습의 사람도 많고 의외로 냉정하고 쌀쌀한 사람도 있다.

한소음인 치료에서 침치료 처방을 쓸 때 한소음 1형은 한소음 1형 기본방 및 부치료방이 되고 한소음 2형은 한소음 2형 기본방 및 부치료방이 되지만, 체질약을 처방할 경우는 다르다. 매우 마른 체형을 가진 2형이라면 한소음인 기본처방인 곽향정기산(설사경향자, 갈증없음) 관계부자이중탕(설사경향자, 갈증있음) 중에서 대변의 상태, 평소 갈증의 유무에 따라 선택 투여하지만, 보통 혹은 약간 호리한 체형을 갖는 1형의 경우라면 주로는 곽향정기산, 관계부자이중탕 중에서 쓰지만 드물게 팔물군자탕(변비경향자, 평소 땀 없음) 보중익기탕(변비경향자, 평소 땀 있음)중에서 대변의 상태, 땀의 유무에 따라 변증하여 처방할 경우도 있다.

■ 한소음 1형의 예

아브라함 링컨, 안성기

■ 한소음 2형의 예

한경직

■ 몸에 맞는 식품

곡물류 : 쌀, 찹쌀, 강낭콩, 완두콩, 옥수수, 차조, 수수, 현미

채소류 : 감자, 당근, 부추, 마늘, 생강, 파, 양파, 고추, 고구마, 겨자, 마늘

과일류 : 사과, 귤, 레몬, 오렌지, 복숭아, 대추, 토마토, 오렌지

육류 : 닭고기, 염소고기, 개고기, 소고기, 노루고기, 양고기

어패류 : 장어, 미꾸라지

기타 : 인삼, 꿀, 로얄제리, 카레

■ 몸에 맞지 않는 식품

곡물류 : 보리, 녹두, 들깨, 밀, 메밀, 팥, 검은깨, 검은 콩

채소류 : 오이, 배추, 양배추, 숙주나물, 아욱, 비트, 샐러리, 알로에

과일류 : 수박, 딸기, 포도, 감, 배, 키위, 참외, 바나나

육류 : 돼지고기, 오리고기

어패류 : 새우, 게, 해삼, 오징어, 문어, 낙지, 조개류, 광어, 굴, 해삼, 멍게

기타: 포도주, 맥주, 냉수, 얼음, 사우나

열태양인

장부구조

열태양인의 장부구조는 폐〉비〉신〉간이다. 중간장기 구조가 소양인의 비〉신 구조를 가지고 있으므로 소양성 태양인으로 명명하기도 한다. 소양성 태양인은 문자 그대로 소양인 특질을 가진 태양인, 소양인과 유사한 태양인, 혹은 소양과 태양의 복합체질을 말한다.

이 체질의 특징은 폐대간소(肺大肝小)의 구조 중에서도 특히 폐, 즉 폐양이 가장 실한 것이며, 이 폐양이 쉽게 항진되는 것이 이 체질의 병적 원인이 된다.

외형 특징

폐가 가장 실하므로 폐가 속한 상초(上焦)가 가장 발달하여 넓은 어깨를 가지고 다음으로 비가 발달하여 비가 속한 중상초(中上焦)인 흉곽이 발달하게 되어 전체적으로 상체가 건장한 체격이 된다.

이 체질은 태양인 체질이지만 한태양인보다는 오히려 열소양인과 여러 면에서 더 가까운 체형이 되는데 그 이유는 열소양 체질과 장부구조가 유사하기 때문이다. 즉 열소양인은 비와 폐가 발달한 반면, 이 열태양인 체질은 폐와 비가 발달하여 서로 비폐가 둘 다 발달했기 때문이다.

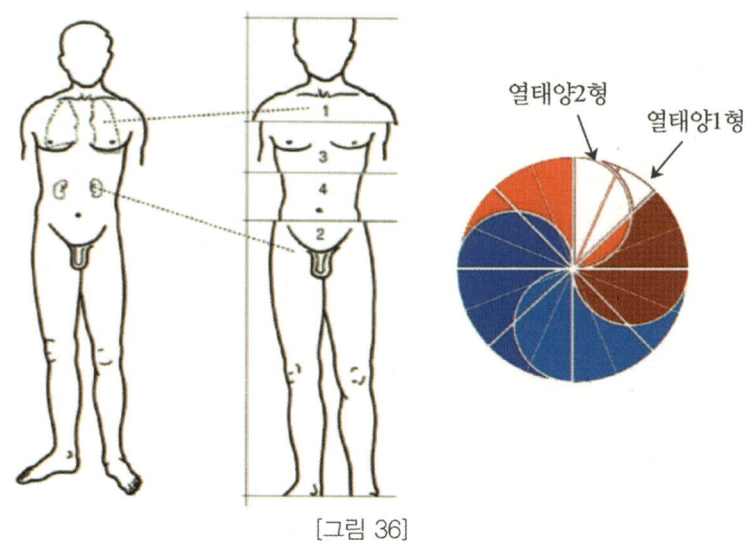

[그림 36]

단지 다른 게 있다면 열소양인은 비가 최강(最强) 장기이므로 폐가 최강(最强) 장기인 열태양보다 훨씬 비만하고 열성도 더 많다는 점이다.

　열태양 체질이 열소양 체질과 구분되는 또 다른 점은 열태양인은 목덜미가 발달되고 머리가 크고 둥근 편이며 이마가 넓은 편인데 이는 열태양인이 폐실(肺實)체질로 폐가 속한 안면의 상초(上焦)부인 이마와 머리 부분이 발달하기 때문이다.

　이마나 뒤통수가 남달리 크게 튀어나온 머리를 속칭 '짱구' 머리라 하는데 이 체질에서 이런 특징이 많이 발견되며 통계적으로는 뒤짱구머리가 더 많아 보인다. 그렇다고 이 형태의 머리통을 가진 사람을 무조건 태양인으로 봐서는 안 되는데 이는 다른 체질에서도 발견되기 때문이며 단지 다른 체질보다는 그 유의성이 더 많다는 정도로 받아들여야 한다.

　머리가 큰 것은 머릿속에 있는 두뇌 역시 발달함을 의미해서 머리가 발달한 태양인들은 남들이 생각하지 못하는 것을 생각해내거나 심하면 엉뚱한 생각을 하는 경우도 있다.

　열태양인은 눈에 광채가 있거나 강력한 눈빛을 하고 있는 사람이 있는데 이것은 강한 비로 인한 현상이다.

열태양인은 열소양인에 비하면 열성(熱性)도 상대적으로 적어 한 겨울에 냉수를 잘 마시거나 평소 찬 음식을 특히 선호하거나 하지 않는다. 이는 열태양인이 열소양인 만큼 이열(裏熱)이 많지 않기 때문이다.

이 체질은 비가 두 번째로 강한 장기이므로 일정하게 살이 찌지만 비가 최강(最强) 장기인 열소양 체질만큼 찌지는 않아 과체중 정도는 되지만 비만까지 되지는 않는다. 그러나 이 체질도 자세히 관찰하면 상대적으로 살이 더 쪄 쉽게 과체중으로 가는 타입과 어느 정도 찌더라도 더 이상 찌지 않는 두 타입으로 나눌 수 있다. 전자를 열태양 1형, 후자를 열태양 2형으로 명명한다.

생리 및 병리

폐가 가장 강한 것이 특징이 되는 이 체질은 강한 폐로 인해 폐활량이 좋고 성량 역시 크다.

귀는 상초에 속하므로 선천적으로 청각이 발달하였다.

이 체질은 간이 약하지만 비는 좋기 때문에 아무 음식이나 잘 먹고 소화도 잘 시키는 편이다. 그러나 간이 허함으로 인해 지방질이 많은 음식은 약한 간에 더욱 부담을 주어 육식이 몸에 해를 준다. 따라서 이 체질은 육식보다는 채식을 하는 것이 건강에 도움이 된다.

이제마는 태양인 여성은 아이를 잘 낳지 못한다고 했는데 이는 태양인 체질 중에서도 특히 이 열태양인 체질을 말한 것이다. 이 체질은 신이 약하기 때문에 자궁발육이 잘 안 되어 불임이 되거나 다산(多産)을 잘 하지 못한다. 그러나 불임 자체를 놓고 보았을 때 불임이 더 잘 되는 체질은 이 열태양인보다 신이 가장 약한 한소양인이 통계적으로 훨씬 더 많다. 이는 열태양인보다 한소양인이 숫자적으로도 훨씬 더 많을 뿐 아니라 열태양인에게 있어서는 신이 두 번째로 약한 장기이지만 한소양인은 신이 가장 약한 장기이기 때문이다.

이 체질은 간과 신이 모두 약하므로 하체가 약해져 장시간 앉아 있거나 오래 걷지 못하며 기대앉기 좋아하고 눕기도 잘 한다. 두 다리가 아무 이유도 없이 힘이 빠지는 중세가 나타나기도 하며 이것이 심해지면 다리가 점차 가늘어 지다가 종래 다리를 아주 못쓰게 되는 특이한 병이 생기기도 하는 체질인데 이 역시 이 체질의 중하초(中下焦)와 하초(下焦) 즉 간과 신이 함께 약해 오는 현상이다.

태양인들은 선천적으로 비교적 건강한 체질을 타고나 병에 잘 안 걸리는 체질인데 체력적인 면에서는 열태양인이 한태양인보다 더 강한 것 같으나, 반면 이 태양 체질들은 한번 병에 걸리면 한약이든 양약이든 마땅한 약이 많이 없고 잘 듣지도 않으며 부작용이 잘 나는 특징을 갖고 있다.

기질 및 성격 특성

열태양인의 기질은 소양(少陽)과 태양(太陽)과의 결합이므로 양적 기질이 강해 강직하고 적극적이며 진취성, 영웅심, 자존심이 있고 패기 있고 과단성이 있다.

사고(思考)가 진취적이고 과단성이 있어 무슨 일이든 겁내지 않고 자신 있게 시작하며 그런 과정에서 철저한 사전준비와 계획에 의존하기 보다는 자신의 순간적 영감과 직관력에 의존하는 편이다. 뛰어난 창의력이 있어 남이 생각하지 못한 것을 연구하며 정신기능이 발달해 통찰력이 뛰어나며 아이디어가 풍부하다.

방종하고 제멋대로 행동하는 면이 있어 사회에 적응을 못하여 고립되기 쉬우며 남의 말 듣기보다 자신의 뜻이 강해 자기 뜻대로 행동하고 처신하므로 사회로부터 따돌림을 받기도 한다.

태양인은 현실세계에 부정적이며 끊임없이 보다 낳은 미래를 추구하기 좋아하므로 자연히 급진적이고 개혁적인 성향을 갖게 되어 이상주의자나 혁명가적 성향이 강하게 나타난다. 말을 능숙하게 잘하며 대중 앞에서 연설을 잘하며 출세주의적이며 권력 지향성이 강해 정치에 관심을 많이 갖게 되고 실제로 정치계에서 뛰어난 두각을 나타내는 경우가 많다.

사람을 쉽게 사귀고 상대방을 어려워하지 않으므로 남들과 쉽게 인간관계를 형성하며 앞뒤를 생각하지 않고 거침없이 행동하는 성향이 있다. 두뇌 활동이 뛰어나 순간적 착상이나 기발한 착상이 많아 발명가적 기질이 있다.

이제마는 태양인은 이상적인 것을 추구하고 형이상학적 일이나 진리를 위한 탐구심이 강한 성향 때문에 인격을 잘 도야하면 인류를 위해 공헌하는 훌륭한 인재가 되지만 그렇지 않을 경우 가장 비루(鄙陋)한 인간이 된다고 말하고 있다.

　열태양인 치료에서 침치료 처방을 쓸 때 열태양 1형은 열태양 1형 기본방 및 부치료방이 되고 열태양 2형은 열태양 2형 기본방 및 부치료방이 되지만, 체질약을 처방할 경우는 다르다. 보통이상, 과체중의 체형을 가진 1형의 경우 열태양인 기본처방인 오가피장척탕을 투여하지만, 보통이하 혹은 약간 호리한 체형을 갖는 2형의 경우라면 주로는 오가피장척탕을 쓰지만 드물게 미후도식장탕을 변증하여 처방할 경우도 있다.

■ 열태양인 1형의 예

　　베토벤, 장준하

■ 열태양인 2형의 예

　　김용옥, 이부영

■ 몸에 맞는 식품

　　곡물류 : 쌀, 검정콩, 완두콩, 기타 색이 있는 콩, 검은 팥, 메밀, 녹두,
　　　　　　호밀, 팥, 보리, 검은깨, 들깨

　　채소류 : 시금치, 푸른 상추, 숙주나물, 가지, 우엉, 오이, 고사리, 배추,
　　　　　　컴프리, 양파, 피망, 달래, 송이버섯, 양배추, 가지, 쑥갓, 케일, 죽순

　　과일류 : 포도, 머루, 다래, 감, 곶감, 앵두, 파인애플, 무화과, 바나나, 모과,
　　　　　　딸기

　　육류 : 돼지고기, 오리고기, 칠면조

　　어패류 : 연어, 모든 조개류, 멍게, 새우, 게, 오징어, 굴, 바지락, 전복, 낙지,
　　　　　　문어

　　기타 : 포도주, 맥주, 꼬냑, 코코아, 녹차, 솔잎차, 황설탕, 초코렛, 치즈

■ 몸에 맞지 않는 식품

　　곡물류 : 율무, 참깨, 땅콩, 두부, 현미, 찹쌀, 수수, 흰콩, 붉은 팥, 참깨 ,
　　　　　　옥수수

　　채소류 : 무, 열무, 도라지, 콩나물, 참마, 미나리, 토란, 연근, 표고버섯, 더덕
　　　　　　칡, 당근, 연근

　　과일류 : 밤, 호두, 은행, 살구, 자두, 잣, 배, 도토리, 사과

　　육류 : 소고기, 사슴고기, 닭고기

　　어폐류 : 청어, 장어, 미꾸라지

　　기타 : 꿀, 후추, 스쿠알렌, 녹용, 커피, 우유, 동물지방, 인삼

한태양인

장부구조

한태양인의 장부구조는 폐〉신〉비〉간이다. 중간장기 구조가 소음인의 신〉비 구조를 가지고 있으므로 소음성 태양인으로 명명하기도 한다. 소음성 태양인이란 말 그대로 소음인 같은 태양인, 소음인 특질을 가지고 있는 태양인, 소음과 태양의 복합체질이라 할 수 있다.

이 체질의 특징은 폐대간소(肺大肝小)의 구조 중에서도 특히 간양이 가장 허(虛)한 것이며 특징이다.

열태양인과 한태양인은 폐가 크고 간이 작은 태양(太陽)체질이라는 점에선 같지만 이 두 체질의 외형적 모습은 전혀 다르게 나타나는데 원인은 중간 장기인 신과 비의 대소(大少)가 다르기 때문이다.

그러나 두 체질 간의 차이에서 더 중요한 것은 같은 폐〉간의 구조를 가지고 있다 하더라도 열태양인은 폐양이 태과되는 것이 특징인 반면, 한태양인은 간양이 불급(不及)한 것이 특징이라는 점이다. 다시 말해 열태양인을 폐가 너무 실해 온 체질, 한태양인을 간이 너무 허해 온 체질로 정의한다.

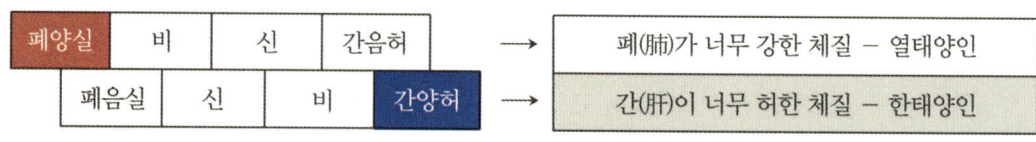

| 폐양실 | 비 | 신 | 간음허 | → | 폐(肺)가 너무 강한 체질 – 열태양인 |
| 폐음실 | 신 | 비 | 간양허 | → | 간(肝)이 너무 허한 체질 – 한태양인 |

[그림 37]

열태양인, 한태양인의 폐는 장부구조상 동일하게 가장 강하고 간은 동일하게 가장 약하지만 이 두 장기의 크기를 같은 크기로 인정할 수는 없으며 열태양인의 폐기능이 한태양의 폐기능보다 강하고, 한태양의 간기능이 열태양의 간기능보다 약하다.

그 이유는 위 그림에서 보는 것처럼 열태양인의 폐실은 폐양이 실한 것인 반면 한태양인의 폐실은 폐음이 실한 것이고 한태양인의 간허는 간양이 허함을 의미하고 열태양인의 간허는 간음이 허함을 의미하기 때문이다.

외형 특징

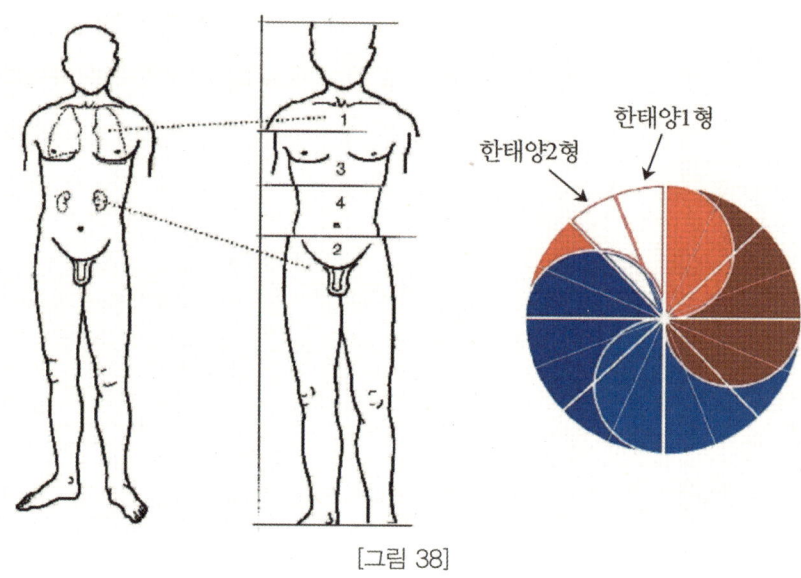

[그림 38]

폐가 강한 한태양인은 상초(上焦)의 발달로 넓은 어깨를 갖으나 비는 이 체질에서 약한 장기이므로 어깨에 비해 가슴은 그다지 넓지 않게 되며 여자의 경우는 유방도 크지 않다. 따라서 이 체질은 뒤에서 보면 다른 체질과 쉽게 구분이 될 정도로 큼직한 어깨를 갖지만 앞에서 보면 흉곽이 그다지 크지 않아 마치 소음인의 가슴처럼 좁게 보이며 이것이 이 체질의 외형적 특징이 된다.

한편 안면(顔面)을 사초(四焦)로 나눌 경우 이마와 두부(頭部)가 상초(上焦)에 해당하므로 폐가 강한 이 체질 역시 열태양 체질처럼 이마가 넓고 머리가 큰 사람이 많다. 그러나 이 체질에서의 폐실(肺實)은 폐양실(肺陽實)이 아니고 폐음실이므로 열태양만큼의 폐양실한 특징이 보이는 것은 아니다.

따라서 한태양인의 경우 짱구머리보다 보통형태의 머리가 더 많이 발견되는 것도 이 때문이다.

한태양 체질에서 비는 약한 체질이므로 살이 찌지 않는다.

이 체질의 반대체질은 가장 강한 간과 강한 비로 인해 쉽게 비만의 체질이 되는 열태음인이기 때문에 이 체질과 장부구조가 반대인 이 체질이 살이 잘 찌지 않는 것은 당연하다.

또한 간은 이 체질에 있어서 가장 약한 장기이므로 간이 속한 중하초(中下焦) 부위인 허리가 가늘고 연약해 보이며 간에 속해 있는 근이 발달하지 않기 때문에 역시 살이 찌지 않는 체질이 된다. 따라서 살이 비후(肥厚)하지 않고 몸은 마른 편이며 용모와 체구가 단정하고 깔끔해 보이는 인상이다. 과단성이 있고 단아하며 떳떳한 태도를 갖고 있어 초연하고 거만해 보인다.

이 체질도 자세히 관찰하면 살집이 비교적 있는 체형과 영 살이 안 찌는 체형으로 나뉘는데 전자를 한태양 1형, 후자를 한태양 2형으로 명명한다.

생리 및 병리

한태양인은 간이 가장 약하므로 남들보다 술을 적게 먹어도 간에 부담이 가는 체질이어서 술을 안 하거나 잘 못 마시는 사람이 많다. 그러나 이 체질에 대주가(大酒家)가 상대적으로 많으며 술에 탐닉하는 사람도 많다. 이는 소양인이 약한 신으로 인해 정력(精力)이 남들보다 약하지만 섹스에 탐닉하는 사람이 많은 것과 유사한 경우다.

이 체질의 사람들은 생랭하고 담백한 음식을 좋아하는 경향이 있는데 만일 맵고 짠 자극성 음식들을 오래 먹게 되면 위가 상(傷)해 소화불량이 되고 식도 경련이나 식도협착과 같은 병에 잘 걸린다.

이제마는 태양인 여성은 아이를 잘 낳지 못한다고 했는데 이는 신이 허한 열태양인에게 해당되는 말이며 이 체질은 강한 신으로 인해 출산의 문제는 없다.

태양인들은 두뇌 발달로 인해 대체로 명석한 두뇌를 가지고 있는데 두뇌가 발달했다 함은 단지 머리가 명석하다는 것 이외에도 뛰어난 창의력이 있거나 남들이 생각해내지 못한 것을 생각해낸다거나 뛰어난 직관력과 통찰력을 가지고 있다는 의미이기도 하다.

태양인의 가장 강한 폐는 폐활량을 좋게 하여 장거리 달리기에 유리하여 세계적 마라토너가 배출되기도 하며 성량이 뛰어나 세계적 성악가들이 배출된다. 특히 몸은 말랐는데 체격에 어울리지 않게 우렁찬 목소리를 소유하고 있는 사람들 중에 이 한태양인을 많이 볼 수 있는데 이는 폐가 가장 강한 장기이기 때문이다.

귀[耳]는 폐에 속한 상초(上焦)기관으로 청각이 발달하여 어렸을 때부터 음감(音感)이 뛰어나 음악 방면에 대성하기도 한다.

태양인은 쉽게 분노하는 기질이 있는데 이 경우 피가 머리로 잘 몰려 이로 인해 얼굴이 붉어지고 머리가 아프며 귀가 울리는 증상이 생긴다. 태양인에게 있어 가장 경계해야 할 감정이 분노의 감정인데 이 분노의 감정이 태양인의 건강을 가장 심하게 해치는 원인이 된다.

척추와 허리, 다리의 힘이 약해 오래 걷거나 앉거나 서지 못하고 기대기 좋아하며 눕기도 잘한다.

기질 및 성격 특성

태양인들은 무슨 일을 하는데 있어 순간적 영감과 착상에 더 의존하는 경향을 갖으며 현실적이기보다는 이상적인 면을 추구하는 면이 강하다.

태양인은 국가와 사회 및 주위세계에 대한 부조리 등에 대해 비분강개하기를 잘하며 이 분노의 감정을 다스리지 못하면 어떤 치료도 잘 듣지 않는다. 개혁적 성향이 지나쳐 혁명가가 되기도 하며 자신의 목숨을 걸고 혁명에 나서는 혁명가들이 태양인에서 많이 나온다.

현실에 부정적이거나 비판적이며 미래와 형이상학적인 것을 추구하는 경향이 있어 지나치면 망상가나 몽상가적으로 흐르기도 한다. 때로는 지나친 영웅심과 강한 자존심이 있어 자신만이 우월하고 남들은 다 자기보다 열등하다고 생각하는 경향이 있다. 이런 사고가 부지불식간에 나타나 남들과 화합하지 못하고 자기중심적 사고방식과 강한 아집으로 주위에서 타협이 불가능하고 독선적 인물이란 비난을 받기도 한다.

독창적이며 천재형으로 발명가와 전략가 혁명가가 적격이다. 자존심이 강하여 다른 사람으로부터 충고를 받는 것을 싫어하며 제멋대로 하는 경향도 있다. 저돌적이며 반항적 기질이 있고 남을 잘 공격하고 포용력이 부족하며 무슨 일을 하다가 잘못될 경우 자기보다는 남의 탓으로 돌리는 경향이 있어 남들로부터 소외당하기 쉽다. 태양인 중에 사회에서 고립되어 소외감과 외로움으로 일생을 실패한 사람으로 쓸쓸히 보내는 사람도 있다.

의외로 소심하여 타인으로부터 마음의 상처를 잘 받으며 그 경우 쉽게 풀어지지 않는 경향이 있으나 마음속에는 웅대한 야망을 품고 있어 군인이나 정치가 계통에 두각을 나타내는 경우가 있다.

한태양인 치료에서 침치료 처방을 쓸 때 한태양 1형은 한태양 1형 기본방 및 부치료방이 되고 한태양 2형은 한태양 2형 기본방 및 부치료방이 되지만, 체질약을 처방할 경우는 다르다. 몸이 매우 수척한 체형을 가진 2형이라면 한태양인 기본처방인 미후도식장탕을 투여하지만, 보통 혹은 약간 호리한 체형을 갖는 1형의 경우라면 주로는 미후도식장탕을 쓰지만 드물게 오가피장척탕을 변증하여 처방할 경우도 있다.

■ 한태양인 1형의 예

　　박정희, 피카소, 찰리 채플린, 나폴레옹

■ 한태양인 2형의 예

　　조용기 목사, 레닌, 유시민, 히틀러, 레리킹, 스티븐 호킹, 시인 이상

■ 몸에 맞는 식품

　　곡물류 : 쌀, 검정콩, 완두콩, 기타 색이 있는 콩, 검은 팥, 메밀, 녹두, 호밀,
　　　　　　팥, 보리, 검은깨, 들깨

　　채소류 : 시금치, 푸른 상추, 숙주나물, 가지, 우엉, 오이, 고사리, 배추, 컴프
　　　　　　리, 양파, 피망, 달래, 송이버섯, 양배추, 가지, 쑥갓, 케일, 죽순

　　과일류 : 포도, 머루, 다래, 감, 곶감, 앵두, 파인애플, 무화과, 바나나, 모과, 딸기

　　육류 : 돼지고기, 오리고기, 칠면조

　　어패류 : 연어, 모든 조개류, 멍게, 새우, 게, 오징어, 굴, 바지락, 전복, 낙지, 문어

　　기타 : 포도주, 맥주, 꼬냑, 코코아, 녹차, 솔잎차, 황설탕, 초코렛

■ 몸에 맞지 않는 식품

　　곡물류 : 율무, 참깨, 땅콩, 두부, 현미, 찹쌀, 수수, 흰콩, 붉은 팥, 참깨, 옥수수

　　채소류 : 무, 열무, 도라지, 콩나물, 참마, 미나리, 토란, 연근, 표고버섯, 더덕,
　　　　　　칡, 당근, 연근

　　과일류 : 밤, 호두, 은행, 살구, 자두, 잣, 배, 도토리, 사과

　　육류 : 소고기, 사슴고기, 닭고기

　　어패류 : 청어, 장어, 미꾸라지

　　기타 : 꿀, 스쿠알렌, 녹용, 커피, 우유, 동물지방, 인삼

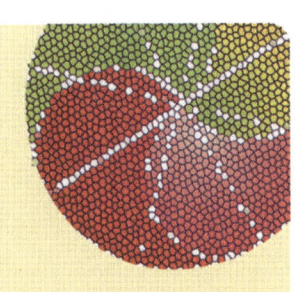

제6장

체질맥

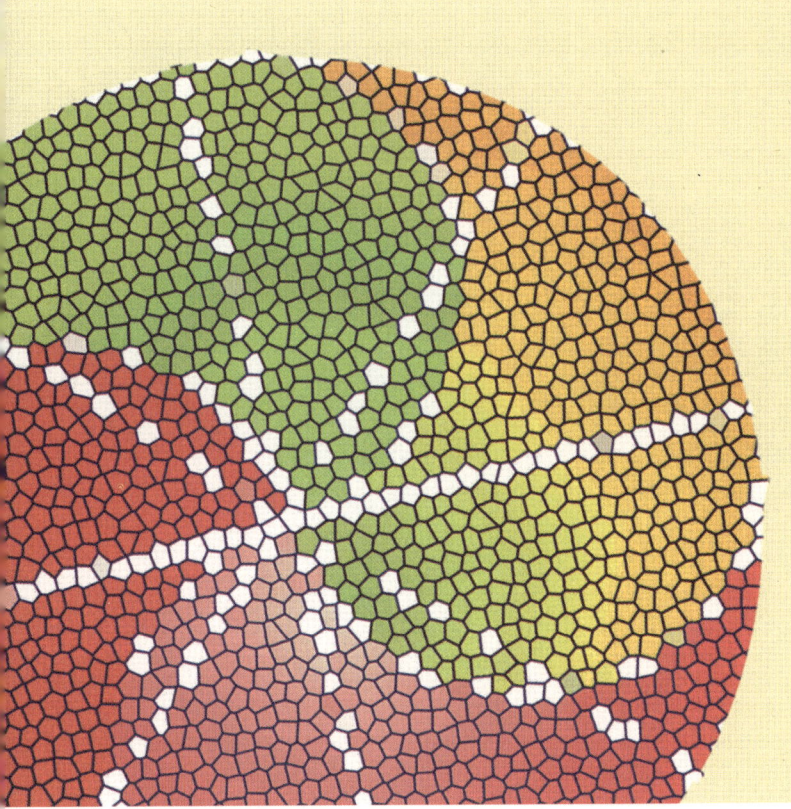

체질맥진(體質脈診)의 본질

체질이 맥에 나타날까?

과연 맥(脈)을 짚어서 체질을 가릴 수 있을까?

질문 자체는 기본적이지만 매우 근본적이고도 핵심적인 질문이다. 사람들이 이런 질문에 회의적 입장을 가지는 것은 당연한 일인데 인간은 상식적으로 사고하기 때문이다.

사상의학에서 체질진단이 가장 난해하며 병증, 소증(素證), 체형, 용모, 기질 등에서 얻어지는 모든 정보를 취합해 판단해도 체질감별이 잘 안 된다 하는 것은 이미 상식으로 되어 있다. 이런 마당에 단순히 맥진만으로, 그것도 그 자리에서 맥을 짚어 당장 체질을 가려낸다는 말을 들으면 이에 반응하는 사람들의 태도는 상식적일 수밖에 없다.

그렇다면 어떤 한의사에게 "맥(脈)을 짚어서 인체의 한열허실(寒熱虛實)을 판단하는 것이 가능한가?"라는 질문을 해보자.

만일 이 질문에 회의적 입장을 보이는 사람이라면 그는 한의사라 할 수 없다. 왕숙화가 제시한 27맥까지는 몰라도 부침지삭(浮沈遲數)의 4대 기본맥만 짚을 줄 알면 한열허실의 대강은 판단하는 것이 한의사의 상식이기 때문이다.

한의학 기본 진단법의 하나인 진맥의 기능에 대해 수긍한다면 진맥에 의한 체질진단 역시 수긍해야 옳다. 맥진으로 질병 상태에 관한 대강의 정보를 얻을 수 있는 터에 맥진으로 사람의 체질정보를 알아내는 것만은 불가능하다고 할 수 없기 때문이다.

사실대로 말하자면 진맥으로 병태를 아는 것보다 진맥으로 체질을 알아내는 것이 훨씬 쉬운 일이다. 문제는 체질맥진에 대해 우리가 배워본 적이 없어 모르고 있었거나, 혹은 단지 생각만으로 그런 일은 불가능한 것으로 치부하여 배울 생각조차 하지 않았을 뿐이다.

체질맥은 원칙적으로 누구든, 심지어 남에게 배우지 않고도 혼자의 힘만으로 익힐 수 있다. 그 간단한 증거는 체질맥을 발견하고 활용하다가 이제는 가르치는 입장에 선 내 자신이 살아 있는 증인이다.

나는 누구에게서도 배운 바 없이 스스로 맥법을 찾아 익혔으며, 필자 이외에도 이미 이전에 체질맥진을 발견하여 활용한 선배[1]들이 있었고 그 분들은 서로 만나서 상호 의견을 교환하지 않았어도 스스로 맥법을 익혀 체질진단에 활용하였다. 만일 내가 할 수 있고 선배들이 할 수 있었다면 이는 원칙적으로 누구든 할 수 있는 일이다.

체질맥이란 우리 몸에 고정된 맥상으로 이미 이전부터 존재해 왔던 것이다. 단지 사람들이 그런 맥이 있다는 사실을 모르고 있었거나, 회의(懷疑)적 입장에서 부정했거나, 맥을 찾는 방법을 몰랐을 뿐이다.

필자가 다른 점이 있다면 나는 맥(脈)의 원리를 믿었고 만나 뵌 적도 없었던 선배들의 체질맥법을 부정하지 않고 수긍했으며 선천적 장부대소의 차이가 반드시 맥으로 발현될 것이라는 사실을 믿었던 것뿐이다. 그랬기 때문에 그 원리를 확신한 가운데 체질맥을 찾으려 부단히 노력했고 그 결과 찾아내었다.

이 책을 읽는 독자들도 체질맥의 원리를 이해하고 확신한다면 그 확신의 바탕 위에서 스스로 체질맥을 짚는 방법을 찾아낼 수 있다. 단지 시행착오를 거치지 않고 비교적 빠른 시간 내에 남보다 쉽게 그 길에 도달하길 원한다면 이 책에서 설명하는 원리와 방법들에 대해 확신을 가지고 훈련하면 된다.

체질맥진이란 사람의 체질을 알아내기 위해 보는 맥법이므로 병의 상태를 보기 위해 보는 전통 진맥법과는 당연히 전혀 다른 맥법이다.

체질맥진(體質脈診)의 본질

---

1) 권도원, 이종오 같은 분들이 체질맥법을 창안해 활용했으며 이들의 맥법은 상호 다르지만 맥진을 통해 체질을 감별했던 점에서 같다.

우선 맥(脈)을 짚는 목적부터 다르기 때문에 맥을 잡는 방법이나 위치 등이 기존 맥진과 다를 수밖에 없다. 체질맥진과 전통맥진사이에 공통점이 있다면 단지 손가락 세 개를 이용하여 상대의 맥(脈)을 본다는 사실뿐이다.

체질맥진은 인체의 질병과 연계되어 있지 않으므로 병의 상태에 따라 시시각각으로 변하는 병맥(病脈)과 달리 언제나 변하지 않고 뛰는 고정맥(固定脈), 혹은 항상맥(恒常脈)을 찾는 것이다. 고정맥이란 몸의 상태에 따라 변화무쌍하게 바뀌는 맥이 아니라 몸의 상태에 관계없이 늘 그 자리에서 변함없이 뛰는 맥을 말한다.

맥동(脈動)의 세미한 변화를 감지하여 그 변화로부터 병정(病情)의 상태를 읽어내는 것이 전통 진맥이라면, 체질진맥은 맥동의 변화를 처음부터 무시하거나 일부러 없애버리고 대신 언제든지 변하지 않는 맥동을 찾아 감지해내는 것이다. 그러므로 변화하는 맥을 보는 방법과 변화하지 않는 맥을 보는 방법이 같을 수 없다.

사람의 감각기관은 질민 훈련하면 인공적으로 만든 어떤 기계적 센서보다 훨씬 더 정교하게 기능하는 것은 알려진 사실이다. 몇 방울의 포도주를 혀끝으로 맛보고 어느 지방의 몇 년도 산(産)인지를 구별해내는 일, 보통 사람의 귀에는 똑같은 음질로 들리는 음악의 음색을 구분하여 오디오 기기의 성능을 평가하는 일, 이런 일이 가능한 것은 인체 감각기관을 부단히 훈련한 결과다.

이렇게 우리의 감각기관은 훈련만 하면 그 어느 정교한 기계도 따라 올 수 없을 정도의 놀라운 기능을 보여주는 것은 알려진 사실이다. 비단 감각기관뿐 아니라 인체의 어떤 부분도 훈련하기에 따라 놀라운 기능을 발휘한다.

〈생활의 달인〉이란 제목을 가진 어떤 TV 프로그램은 자기 직업분야에서 오랜 기간 숙달한 사람들의 다양한 기술과 재능을 소개하는 프로그램인데 같은 일을 반복해서 오래하면 지적(知的) 능력에 관계없이 인체가 놀라운 기량을 보여주는 것을 소개하고 있다.

이 프로그램에서 언젠가 수산시장에서 일하는 젊은이가 소개되었는데 그는 저울을 이용하지 않고 단지 자신의 손에서 느껴지는 감각만으로 바다장어들의 무게를 측정해서 정확히 일정량으로 분류해내고 있었다.

손으로 단순히 무게만 재는 게 아니라 길이와 크기, 무게가 모두 제각기인 장어들을 몇 마리씩 골라 조합하여 정확히 1kg씩 만들어 바구니에 던지는 것이다. 장어의 크기에 따라 어떤 것들은 13마리가, 혹은 9마리가 1kg이 되는데 이 친구는 단지 손에서 느껴지는 중량감만으로 그 일을 간단하게 처리하고 있었다. 신기하긴 했지만 결코 놀랄만한 일은 아니었는데 상대적으로 쉬운 일이긴 하지만 나 자신도 유사한 경험을 한 적이 있기 때문이다.

옛날에 한의원에서 첩약을 지을 때에 처음에는 저울로 일일이 한 돈(3.75g)씩 중량을 달아 약을 지었지만 그 일을 몇 년 계속 되풀이 하다 보니 나중엔 그냥 손에서 한 돈의 감각이 느껴지게 되어 저울 없이도 약을 한 돈씩 정확히 집어낼 수 있게 됐던 것이다. 모르는 사람들이 보면 적당히 약을 짓는 것 같지만 실제로 재어보면 저울보다 더 정확히 약을 계량하여 짓는다.

체질진맥은 이와 같이 자신의 손가락 끝을 부단히 훈련하여 기계보다 민감한 센서로 만드는 일이다. 외과의사가 수술하는데 있어 영특한 두뇌를 필요로 하지 않고 고도로 숙련된 손 기술이 요구되는 것처럼, 한의사에게 있어 진맥은 부단히 갈고 닦아야 할 재간(才幹)이요, 기술(skill)이다.

진맥은 지식과 지능을 요구하지 않고 단지 훈련과 숙달만 필요로 한다. 따라서 체질맥진을 하기 위해 전통 맥진에 대한 선(先)지식이나 혹 선(先)경험이 있어야 하는 것도 아니고 심지어 한의사 아닌 어느 누구도 체질맥진을 배워 숙달할 수 있다.[2]

이 책의 목적 중 하나는 본인이 개발한 체질맥진을 널리 알리고 보급하는 것이다. 따라서 이 책에서 체질맥진의 이론과 방법에 대해 가능한 한 자세히 다루려 한다.

다행인 것은 전통 27맥을 다 짚는 맥진은 십수 년 훈련해도 숙달의 수준에 도달하기 어렵지만 체질맥은 비교가 안 될 정도로 숙달의 시간이 빠르고 익히기도 쉽다는 점이다. 그러나 체질맥진이 전통맥진보다 상대적으로 수월하다는 것이지 결코 노력 없이 손쉽게 얻어지는 것은 아니다.

지금까지 맥진을 가르친 경험에 의하면, 개인 차이를 감안해도 일반적으로 매일 평균

---

2) 그러나 본인은 한의사 아닌 일반인이 체질맥진을 공부하여 의학목적으로 활용하는 것에는 찬성하지 않는다. 단지 체질 맥진 자체는 심오한 이론이 내재돼 있는 학문의 영역이 아니어서 원론적으로 누구든 배워 익혀 쓸 수 있는 단순 기술의 영역이라는 사실을 강조하는 것이다.

30여 명 정도 환자의 맥을 짚게 하고 그 결과를 교정해주는 방식으로 진행했을 때, 처음 일주일간은 감(感)이 안 잡히다가 둘째 주일부터는 맥감이 오기 시작하고 셋째 주일에 접어들면 점차 맥에 자신이 생기기 시작하여 한 달 훈련을 마치면 기본적으로 체질맥을 보고 체질을 가리는 단계에 이르게 된다.

맥진의 정확도는 초보자와 숙달자가 같을 수 없으나 일단 한 달의 훈련을 받으면 체질 맥진을 해서 직접 임상에 응용할 수 있는 수준에 이르게 된다.

지금까지 가르쳐 본 경험에 의하면 몇 사람을 제외하고 거의 다 한 달이면 맥진에 자신감을 갖고 활용하는 것을 경험하였다. 그러나 이 경우는 본인이 옆에서 일일이 틀린 맥을 다시 짚게 하는 등의 개별 지도를 한 경우였는데 한의사들이 자신의 한의원 문을 닫고 한 달 동안 본인이 운영하는 한의원에서 맥진훈련에 매달리는 것이 현실적으로 쉬운 일은 아니다.

따라서 이 책에서는 스스로 체질맥을 찾아 익히는 데 중점을 두어 설명한다.

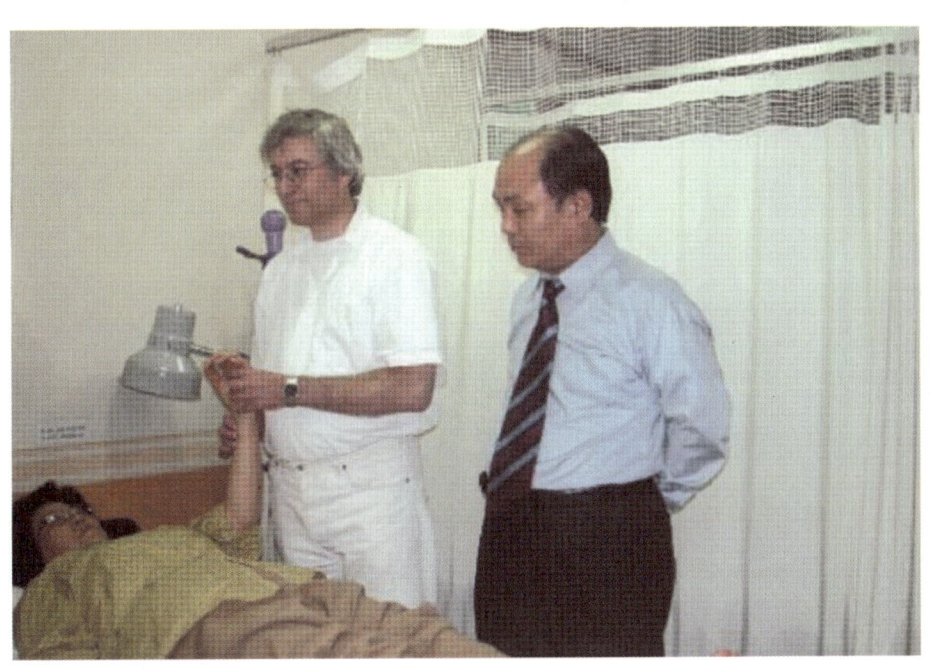

[그림 39] 독일인 의사 하랄드씨에게 맥진을 전수

전통맥진(傳統脈診)의 문제

현대처럼 다양한 진단기기(診斷器機)가 없었던 고대에서 질병의 상태나 원인을 상태에 따라 변하는 인간의 맥동(脈動)에서 찾으려 했던 고인(古人)들의 지혜는 매우 놀라운 것이었다.

인간 내면의 감정 상태를 굳이 어떤 기기(器機)로 측정하지 않고도 단지 겉으로 들어나는 안색과 표정만 보고도 알 수 있는 것처럼, 선인(先人)들은 인간 내면의 질병상태가 외부의 어떤 신체적 변화로 반영될 것이라는 소박한 생각을 갖고 있었다. 그 결과 맥동 상태에 주목했을 것이고 이것이 이후에 지속적 연구의 대상이 되었을 것이다.

실제로 맥동 상태를 세심히 관찰해보면 건강할 때와 아플 때, 놀랐을 때와 기쁠 때, 심지어 밥 먹기 전과 먹고 난 후의 맥이 모두 다르다.

상태와 상황에 따라 모두 다른 맥상(脈象)의 맥이 뛴다는 사실이야말로 역설적으로 맥진을 통해 인체 내부 상태를 추론하게 되는 근거가 된다.

몸 상태가 아무리 변화해도 맥은 항상 동일하게 뛴다면 맥을 볼 필요와 이유가 없을 것이기 때문이다. 그러므로 질병상태가 맥에 반영되고, 거꾸로 맥을 통해 질병의 상태를 파악한다는 것은 결코 허무맹랑한 것이 아니다.

고대(古代)에는 처음에 맥진을 단순히 음양허실(陰陽虛實)의 판단에 국한해 이용했지만 점차 후세에 이르러 맥의 부위를 세분화시켜 인체의 오장육부에 배속하고 그 이상(異狀)상태를 논하는 복잡화되는 양상으로 진전하였다.

맥(脈)이론이 세분화, 복잡화되면서 학자에 따라 맥을 보는 위치나 맥에 구현되는 장부의 발현부위, 맥의 종류에 있어서 다양한 견해들이 제기되었다.

그러나 후진(後晉)시대에 이르러 왕숙화(王淑和)가 맥경(脈經)을 저술한 이후 그의 학설이 가장 광범위하게 받아드려진 가운데 그가 제시한 소위 칠표(七表), 팔리(八裏), 구도(九道)의 도합 24맥[1]에 삭(數), 대(代), 산(散)의 삼맥(三脈)을 합하여 27맥의 종류가 있다는 것이 정설로 되었다.

이러한 27맥의 맥상(脈象)을 일일이 설명하는 것은 이 책의 목적이 아니므로 생략하지만 참고로 몇 가지 맥(脈)의 종류를 소개하면 다음과 같다.

> 부맥(浮脈) : 맥이 피부 표면에서 뛰어 가볍게 짚어도 손끝에서 감지된다.
> 활맥(滑脈) : 맥박이 원활하게 잘 내왕하여 여러 개의 구슬을 만지는 것 같다.
> 규맥(芤脈) : 파같이 속이 빈맥인데 가볍게 짚거나 힘 있게 짚어도 맥은 있으나 중등도로 짚으면 공허하다.
> 현맥(弦脈) : 맥상이 활줄이나 거문고 줄과 같이 손끝에 직선으로 나타난다.
> 유맥(濡脈) : 맥이 극히 세하고 연하며 부맥으로 나타나므로 가볍게 짚으면 나타나고 힘 있게 짚으면 사라진다.
> 산맥(散脈) : 부(浮)한 것 같으면서도 산대하며 무력하고 누르면 손가락에 가득하다.

이상의 맥상(脈象) 설명에서 보는 것처럼 비교적 쉽게 이해되고 짚기도 쉬운 맥이 있는 반면 어떤 맥은 지극히 주관적인 데다가 추상적이고 관념적이어서 실제 그 맥상을 맥을 짚어 분간해내기가 매우 어렵다.

그런데 이 27가지의 맥들이 다른 맥과 동시에 나타남으로서 특정 질병의 맥상을 이루기도 하는데 예를 들면 다음과 같다.

> 부(浮)하면서 유(濡)한 맥 : 음(陰)이 허(虛)할 때
> 현(弦)하면서 지(遲)한 맥 : 몸이 허(虛)할 때
> 세(細)하면서 약(弱)한 맥 : 밤에 식은땀이 날 때
> 단(短)하면서 삭(數)한 맥 : 신장의 통증과 심장에 열이 있을 때

---

1) 24맥은 다음과 같다: 부맥(浮脈), 규맥(芤脈), 활맥(滑脈), 실맥(實脈), 현맥(弦脈), 긴맥(緊脈), 홍맥(洪脈), 미맥(微脈), 침맥(沈脈), 완맥(緩脈), 색맥(濇脈), 지맥(遲脈), 복맥(伏脈), 유맥(濡脈), 약맥(弱脈), 장맥(長脈), 단맥(短脈), 허맥(虛脈), 촉맥(促脈), 결맥(結脈), 대맥(帶脈), 견맥(見脈), 동맥(動脈), 세맥(細脈).

특정한 맥들이 여러 개 합쳐져 어떤 질병의 맥상을 이룰 뿐 아니라 맥의 뛰는 부위에 따라 또 다른 질병의 맥상을 이루기도 한다.

> 좌측 손, 촌(寸) 부위의 부(浮)맥 : 바람에 상해 열이 나고 머리가 아프며 어지러울 때
> 좌측 손, 관(關) 부위의 부(浮)맥 : 바람과 열이 간을 상하거나 크게 화를 내서 간을 상했을 때
> 좌측 손, 척(尺) 부위의 부(浮)맥 : 방광풍열로 인해 소변이 붉고 소변에 피가 섞여 나올 때

27가지의 맥상들이 단독으로 혹은 둘, 셋씩 조합을 이루어 독특한 맥상을 이루어내고 또 그런 맥들이 촌관척 부위에 따라 모두 다른 맥상을 만들어내므로 원칙적으로 수백 가지 이상 매우 복잡하고 다양한 맥의 종류를 만들어내게 된다.

그러나 27가지 맥 자체를 하나하나 구분하기도 힘든 터에 이런 맥상들이 서로 조합을 이루어 만들어내는 다양한 맥상들을 임상에서 일일이 구분해낸다는 것은 현실적으로 매우 어려운 일이다.

고전(古典)에 나오는 선인(先人)들의 맥(脈)이론을 부인할 수는 없으나 그 이론이 너무 복잡하고 추상적인 면으로 전개되어 결국 비현실적이고 관념적인 측면들을 내포하게 된 것도 사실이다. 이러한 전통맥진이 얼마나 어려웠는지 선인들조차도 매우 비판적이었는데 맥후(脈候)에는 이런 말이 써있다.

> 맥이 다섯 번 혹은 오십 번 뛸 때에 오장(五臟)의 기(氣)를 살필 수 있다고 말하는 것은 망령됨이 심한 것이다. 맥의 높고 낮음과 빠르고 느림과 매끄럽고 꺼끄러움 같은 것은 겨우 구분하여 알 수 있겠으나, 세 손가락으로 깊이 누르고 가볍게 누르고 하는 사이에 어찌 능히 이른바 이십칠맥(二十七脈)이라는 것을 구분할 수 있겠는가?[2]

라고 비판하고 있고, 이제마 자신도 말하기를 "맥법(脈法)이란 증상을 가려내는 한 방법으로 맥의 이치란 맥의 부침지삭(浮沈遲數), 즉 높고 낮고, 느리고 빠른데 있는 것이니 반드시 깊고 기묘한 이치까지 다 탐구할 필요는 없다"[3] 라고 하고 있다.

---

2) 然謂五動或五十動 候五藏之氣者妄甚矣. 如其浮沈遲數滑澁 僅可辨知耳 三指擧按之間 焉能辨所謂二十七脈者哉? 〈脈候〉

3) 夫脈法者 執證之一端也 其理在於浮沈遲數而不必究其奇妙之致也 〈東醫壽世保元 醫源論〉.

맥(脈)의 기본원리

　전통맥진과 체질맥진은 앞서 언급한대로 별개의 다른 맥진이다.

　전통맥이 다양한 맥상의 형태를 분별하여 살피는데 목적이 있다면, 체질맥은 맥에서 발현되는 촌관척 육맥(六脈) 가운데 어느 부위에서 맥이 가장 강하게 나타나는가를 찾아내는 것이다.

　그러나 이런 차이에도 불구하고 체질맥의 원리 자체는 『황제내경』에서 기원한 맥의 원리와 왕숙화(王淑和)의 맥경(脈經)에서 확립된 육맥(六脈)이론에 기초하고 있다. 그러므로 체질맥을 이해하기 위해서는 전통 맥진의 기본 원리를 잠깐 살펴볼 필요가 있다.

　맥경(脈經)을 저술한 왕숙하(王淑和)는 맥을 좌우 손의 촌관척(寸關尺) 세 부위로 나누어 각기 오장육부에 배속시켰는데 왼손의 촌관척에서는 심·간·신 세 장부의 맥을 보고, 오른손의 촌관척에서는 폐·비·명문(命門)의 세 장부를 관찰했다.

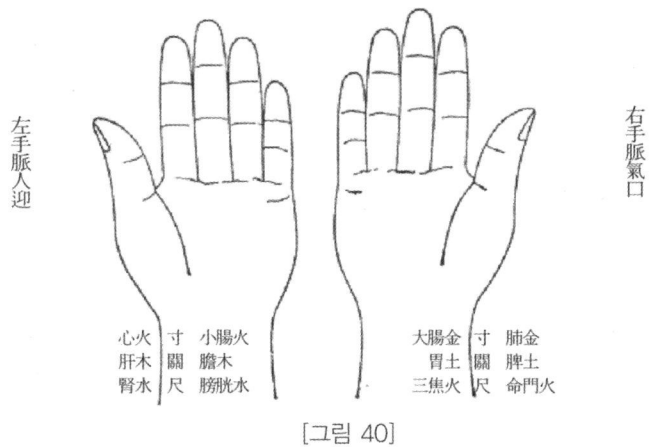

[그림 40]

맥(脈)의 각 부위에 따라 배속된 장기(臟器)간에는 일정한 원칙이 있는데 오른손 촌관척에 배속된 세 장기 중에서 촌(寸)부의 폐(肺)는 호흡작용으로 산소를 인체에 공급하고, 관(關)부의 비(脾)는 음식물을 소화 흡수시켜 영양분을 제공하고, 척(尺)부의 명문(命門)에서는 정(精) 즉 호르몬을 제공한다.

한편 왼손의 촌관척에 배속된 세 장기 중에서 촌(寸)부의 심(心)은 피를 온몸에 분배하고, 관(關)부의 간(肝)은 몸에 들어온 독소를 해독하며 저장하고, 척(尺)부의 신(腎)은 불필요한 물질을 배설한다.

즉 오른손에 배속된 장기들은 인체에 필요한 물질을 제공하고 왼손에 배속된 장기들은 그것을 받아 활용하는 역할을 함을 알 수 있다.

좌우 양손의 촌관척에 배속된 장부 간에는 일정한 오행(五行)상의 상생(相生), 상극(相剋)관계가 있다.

즉 왼손 척(尺)부의 신은 오행상의 수(水)로서 관(關)부의 간 즉 목(木)을 생(生)하고, 다시 이 목(肝)은 촌부의 화(心)를 생(生)하는 수생목(水生木), 목생화(木生火)의 상생관계에 있다.

다시 왼손 촌부의 화(心)는 오른손 척부의 명문(火)와 접속하고 이 척부의 명문(火)는 다시 관부의 비(土)를 생하고, 이는 다시 촌부의 폐(金)를 생함으로서 소위 화생토(火生土), 토생금(土生金)의 상생관계에 놓여 있고 오른손 촌(寸)부의 금(肺)이 다시 왼손 척(尺)부의 수(腎)를 생하게 됨으로서 상생작용이 끊이지 않고 이어진다.

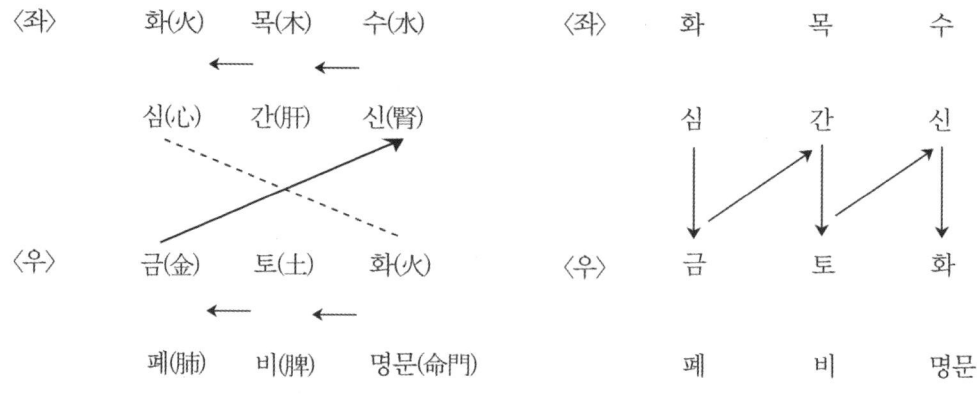

[그림 41]

한편, 왼손 촌부의 화(心)는 오른손 촌부의 금[肺]를 극하고, 왼손 관부의 목[肝]은 오른손 관부의 토[脾]를 극하고, 왼손 척부의 수[腎]는 오른손 척부의 화[命門]를 극함으로써 왼손의 장부들이 오른손에 배속된 장부들을 극(剋)하는 소위 상극관계에 있다.

극(剋)하는 입장에 있는 왼손이 극을 당하는 입장에 있는 오른손보다 강하므로 일반적으로 왼손맥이 오른손맥보다 강하게 뛴다.[1]

그렇다면 고인들은 어떻게 인체 오장육부의 내면 상태를 손 관절의 요골동맥에서 뛰는 촌관척(寸關尺) 부위에서 관찰할 수 있다고 생각했을까?

이 문제의 해답은 결국 맥의 원리가 될텐데 이에 대해 황제내경(黃帝內經)이나 난경(難經), 맥경(脈經)등 여러 고전(古典)에 이미 그 원리가 설명되고 있다. 『황제내경』의 맥요정미론(脈要精微論)에는 이런 말이 나온다.

> 상단부(上端部)가 끝나는 위에서는 가슴[胸]과 목구멍 안[喉中]의 질병을 살피고, 하단(下端)부가 끝나는 아래에서는 아랫배[少腹], 허리[腰], 다리[股], 무릎[膝], 정강이[脛], 발(足)의 질병을 살핀다.[2]

즉 인체 부위를 공간적으로 상하로 나누어 이 부위를 맥(脈)에 배속시켜 살피는 진맥의 원리를 나타내는 것이다. 난경(難經)에는 맥의 촌관척 부위에 관해 다음과 같이 언급되어 있다.

> 맥(脈)에는 삼부구후(三部九候)가 있는데 각각 무엇을 주(主)로 하는가. 삼부(三部)란 촌관척을 말하며 구후(九候)는 부중침(浮中沈)을 말한다. 맥의 상부(上部)에서는 하늘을 본으로 삼아 가슴에서 머리까지 이르는 질병을 살피고, 맥의 중부(中部)에서는 사람을 본 삼아 흉격 아래에서 배꼽에 이르는 질병을 살피고, 맥의 하부(下部)에서는 땅을 본으로 삼아 배꼽이하에서 다리에 이르는 질병을 관찰한다.[3]

1) 이상 김정제, 『동의 진료요람』 참조.
2) 上竟上者 胸喉中事也 下竟下者 少腹腰股膝脛足中事也〈內經의 素問脈要精微論〉.
3) 脈有三部九候, 各何主之? 然, 三部者, 寸關尺也, 九候者, 浮中沈也. 上部法天, 主胸以上至頭之有疾也, 中部法人, 主膈以下至臍之有疾也, 下部法地, 主臍以下至足之有疾也. 審而刺之者也.〈難經十八難〉

여기서도 역시 인체를 상중하의 공간으로 나누고 각각의 위치를 맥에 부합시켜 그에 상응(相應)하는 부위의 질병들을 진찰하는 원리를 보여주고 있다. 결국 맥의 촌관척 부위는 인체의 상중하 부위에 따라 정한 것임을 알 수 있다.

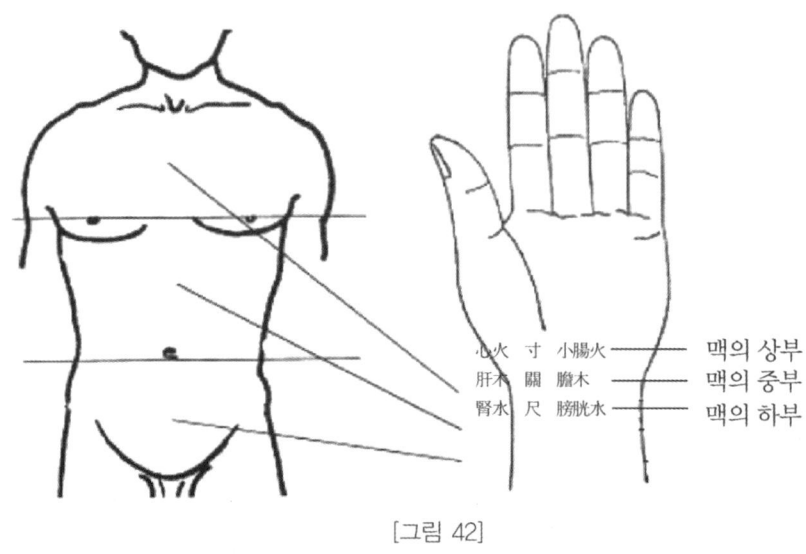

心火　寸　小腸火 ──── 맥의 상부
肝木　關　膽木 ──── 맥의 중부
腎水　尺　膀胱水 ──── 맥의 하부

[그림 42]

맥(脈)의 기본원리

그러므로 신체를 흉(胸), 격(膈), 복(腹)의 삼초(三焦), 즉 삼부(三部)로 나누고, 심폐(心肺)는 흉부(胸部)에 위치하고 있기 때문에 양 손의 촌(寸)에 배속시켰고, 간비(肝脾)는 격하(膈下)에 위치함으로 양 손의 관(關)에 배속하고, 신(腎)은 배꼽 이하 양측에 위치함으로 양 손의 척(尺)에 배속한 것이다.

한편, 『내경(內經)』이나 『난경(難經)』 모두 촌관척에 발현하는 인체부위를 단순히 오장육부에만 한정하지 않고 인신(人身) 전체를 삼등분하여 촌부(寸部)는 하늘을 본받아 인체의 상부인 가슴 이상에서 머리에 이르기까지 있는 모든 질환을 살피고 관부(關部)는 흉격[膈]에서 배꼽[臍]까지의 질환을, 다시 척부(尺部)는 배꼽이하 다리[足]에 이르기까지의 모든 질환을 본다 하였다.

좌촌(左寸)에 폐(肺)를 배속시키고 우촌(右寸)에 간(肝)배속시킨 이유는 폐(肺)와 심(心) 모두 상초(上焦)에 위치하고 있지만, 기(氣)는 양(陽), 혈(血)은 음(陰)이라는 개념에 입각한 것이다. 즉 폐는 기를 주관하며 기는 우(右)에서 왕성하기 때문에 우수(右手)에 배속했고 심(心)은 혈(血)을 주관하고 좌(左)에서 왕성하기 때문에 좌수(左手)에 배속한 것이다.

　육맥(六脈)을 오장(五臟)에 배속하는데 있어서는 의가(醫家) 간에 큰 이견(異見)이 없었으나 다만 육부(六腑)의 맥을 촌관척에 배속하는데 있어서는 역대 고전(古典)과 의가(醫家)들의 견해가 통일되지 않고 엇갈렸다.

　예를 들어 맥경(脈經)을 저술한 왕숙화(王淑和)는 왼손의 촌관척에 각각 심간신(心肝腎)과 함께 소장, 담 방광을 배속했고 오른손의 촌관척에는 폐비명문(肺脾命門)과 함께 대장(大腸), 위(胃), 삼초(三焦)를 배속하였는데 이 배속원리는 폐대장(肺大腸)은 모두 금(金)에 속한 장부(臟腑)며 심소장(心小腸)은 화(火)에 속한 장부로 각각 음양의 표리(表裏)장부의 관계에 있으므로 같은 부위에 배속시킨 것이다.

　같은 원리에 따라 간담(肝膽), 비위(脾胃), 신방광(腎膀胱)의 맥 부위 역시 동일하게 배속하였다. 그러나 장경악(張景岳), 이빈호(李瀕湖)등은 이와 달리 대장(大腸), 소장(小腸)의 맥 발현 부위를 각각 촌부(寸部)가 아닌 척부(尺部)에 배속하였는데 그 이유는 앞서 『내경』과 『난경』에서 언급한 상하의 공간개념에 따른 맥 배속 원리에 따른 것이었다.

　대장(大腸), 소장(小腸)은 해부학적으로 체간(體幹)의 밑 부분에 위치하고 있으므로 맥 또한 밑 부위인 척부(尺部)에 배속하는 것이 옳다 주장했던 것이다. 이 점에 관련하여 흥미를 끄는 것은 장경악(張景岳)이 왕숙화(王淑和)의 맥 배속에 대해 신랄하게 비판한 점이다.

　　왕숙화가 말하길 심소장(心小腸)은 좌촌(左寸)에 있고 폐대장(肺大腸)은 우촌(右寸)에 있다 했으니 이는 심하게 틀린 것이다. 무릇 대장, 소장은 모두 하부(下部)에 위치했으므로 맥도 당연히 척부(尺部)에서 뛰어야 맞다.[4]

　왕숙화는 맥경(脈經)을 저술한 맥의 권위자였지만 부(腑)의 배속을 『내경』의 원리인 공간적 개념에 의하지 않고 장부 표리(表裏)관계에 따라 배속함으로서 후학으로부터 관

───────────────

4) 自王淑和云 心與小腸合於左寸 肺與大腸合於右寸 以至後人 遂有左心小腸 右肺大腸之說 其謬甚 夫大腸小腸 皆下部
　之腑 自當應於兩尺.

념론으로 흘렀다는 비판을 받은 것이다.

			왕숙화	장경악	이시진	의종금감
좌	촌	외	심	심	심	전중
		내	소장	전중	전중	심
	관	외	간	간	간	담
		내	담	담	담	간
	척	외	신	신	신	소장, 방광
		내	방광	방광,대장	소장	신
우	촌	외	폐	폐	폐	흉중
		내	대장	흉중	흉중	폐
	관	외	비	비	위	위
		내	위	위	비	비
	척	외	명문	신	신	대장
		내	삼초	소장	대장	신

[표 18]

(대장, 소장의 맥 배속은 왕숙화의 경우만 양손의 촌부에 배속했고 나머지 의가들은
모두 해부학적인 위치에 따라 척부(尺部)에 배속시켰다.)

맥(脈)의 기본원리

체질맥 성립의 이론근거

인체를 공간적으로 상중하로 나누고 각 부위에 배속된 장부 허실을 맥(脈)의 상중하인 촌관척 삼부(三部)에서 보는 진통 맥진의 원리는 체질맥에서 그대로 계승된다. 단지 다른 점이 있다면, 이제마는 인체를 삼부(三部)로 나누지 않고 사부(四部), 즉 사초(四焦)로 나누었다는 것이다.

전통적 진맥의 공간배속 원리대로라면 상초(上焦), 중상초(中上焦), 중하초(中下焦), 하초(下焦)에 배속된 장부들의 허실 역시 맥(脈)에서도 공간적으로 동일하게 넷으로 발현될 것이다. 삼부(三部)로 나뉘었던, 사부(四部)로 나뉘었던 몸의 내부(內部) 상태가 맥에 공간적으로 발현되는 것이 맥의 원리이기 때문이다.

이제마는 신간(身幹)을 사초(四焦)로 나눠 상초(上焦)는 폐(肺)가 관할하는 영역이고 이 폐가 강한 사람을 태양인으로 명명했다. 그러므로 폐가 위치한 상초(上焦)를 선천적으로 강하게 타고난 태양인은 맥에 있어서도 가장 상부(上部)에서 가장 강한 맥이 발현될 것이다.

중상초(中上焦)는 비(脾)가 관할하는 영역이고 비를 가장 강하게 타고난 소양인은 당연히 맥의 중상부(中上部)에서 가장 강한 맥이 발현될 것이다.

중하초(中下焦)는 간(肝)이 관할하는 영역이며 간을 가장 강하게 타고난 태음인은 맥도 중하부(中下部)에서 가장 강하게 발현될 것이다.

하초(下焦)는 신(腎)이 관할하는 영역이며 신을 가장 강하게 타고난 소음인은 맥 역시

하부(下部)에서 가장 강한 맥이 나타날 것이다.

　이는 체질맥 이론을 성립시키는 기본 가설(假說)이며 이 가설이 과연 실제적 사실과 부합하는지를 찾는 것이 체질맥진의 과제다. 본인은 이 가설이 옳아야 한다는 생각을 했으므로 이 원리를 붙들고 오랜 시간동안 다양한 방법으로 체질맥을 찾으려 노력하였다. 그리고 수많은 시행착오와 노력 끝에 드디어 체질맥을 잡는 특별한 맥진법을 개발해 정립할 수 있었다.

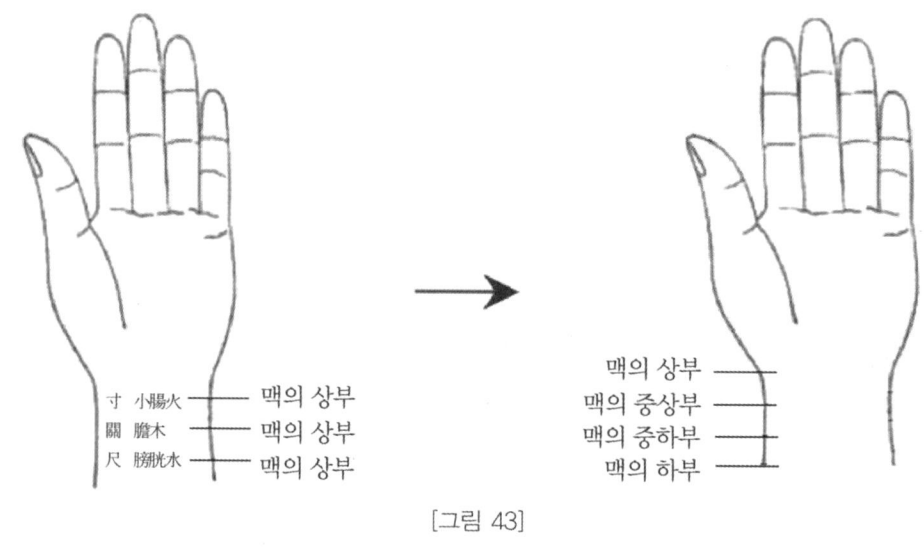

[그림 43]

　인체의 상중하 삼부(三部)가 공간적으로 맥의 촌관척에 발현되는 원리대로라면 인체를 사부(四部)로 나누었을 때 위 그림처럼 맥에도 공간적으로 사부에 나타나야 옳을 것이었다. 그러므로 사부에 걸쳐 나타나는 맥을 촉진키 위해 네 손가락으로 맥을 짚으면 되겠다는 것이 초기의 생각이었다. 그러나 이는 원리적으로는 부합하는 것이어도 실제로는 불가능한 것이다.

　네 손가락을 사용해 맥을 보는 경우 새끼손가락, 즉 소지(小指)가 다른 손가락들과 비교해 터무니없이 짧기 때문에 다른 세 손가락들과 같은 동일한 조건과 압력으로 맥을 누를 수가 없었기 때문이다. 그러므로 사초(四焦)의 허실을 파악하기 위해 네 손가락을 사용해 맥을 잡는 것은 포기할 수밖에 없었다.

　그렇다면 세 손가락만 사용하여 인체의 사초허실 단서를 어떻게 잡아낼 수 있을까?

이 문제는 체질맥진 연구 과정에서 태음인 맥을 확정짓게 되었을 때 비로소 풀리게 되었다.

태음인 체질맥은 중초(中焦)가 강하므로 삼지(三指)를 사용하여 맥진하는 경우 관부(關部)에서 맥이 잡혀야 했는데 실제로 맥을 짚어보면 이상하게도 관부(關部)와 척부(尺部) 사이-보다 정확히는 관과 척의 정(正)중간이 아니라 관부 쪽에 더 치우친 부위-에서 맥이 촉진되고 있었다.

이 태음맥은 부인할 수 없을 정도로 너무 명료하였기 때문에 왜 이 맥이 손끝에서 감지되지 않고 손끝과 손끝 사이에서 감지되는 것일까를 고민하지 않을 수 없었다.

초창기 체질맥을 찾아가는 과정에서 발생한 이러한 고민은 점차 다른 체질들의 맥을 확정지으면서 해결되기 시작하였다. 즉 많은 케이스를 경험한 결과 내린 결론은 체질맥은 반드시 손끝에서만 감지되는 맥상을 잡는 것이 아니며 또 그래야 할 필요도 없다는 것이다.

일반 전통맥은 손가락 끝을 두드리는 맥의 감촉을 분별하는 것이므로 반드시 손끝에서 맥상을 느껴야 하지만, 체질맥은 맥의 촌관척의 공간위치에 나타나는 것을 잡아내는 것이어서 손가락 끝이 되었든 그 사이가 되었든 공간적으로 어느 위치에서든 뛸 수 있기 때문이다.

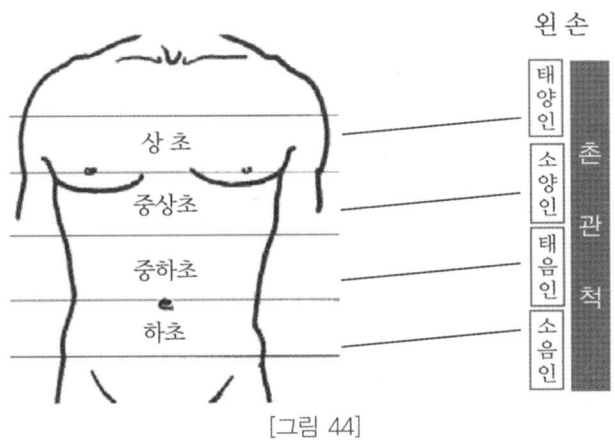

[그림 44]

위 그림은 사초(四焦)에 속한 장부가 좌측 손의 촌관척(寸關尺)에 상응해서 체질맥이 나타나는 부위를 그림으로 표시한 것이다. 이 그림을 잘 보면 삼초(三焦) 장부허실이 촌관맥에 발현하는 전통맥진의 그림과 다른 것을 알 수 있는데, 예를 들면 앞서 말한 바와 같이 태음인 체질맥이 나타나는 부위는 정확히 관맥이 아니라 그림에서 보는 것처럼 관맥과 척맥의 중간 사이다. 이는 체질맥에서 나타나는 매우 특이한 현상으로 전통맥과 체질맥이 다른 가장 큰 특징 중 하나가 된다.

소음인의 체질맥은 척(尺)맥과 척맥 이하의 부위로 세 번째 손가락 끝과 그 이하의 부위에서 감지된다. 소음인맥은 맥을 잡는 마지막 손가락의 끝과 그 이하 부분에서 비교적 강하게 맥이 촉지되므로 맥 잡기가 수월한 편이다. 소양인맥은 촌맥과 촌맥 이하 부위에서 감지된다.

그런데 소양인 맥 중에는 처음에 맥을 잡으면 관(關)부에서 맥이 뛰다가 조금 기다리면 맥이 위쪽, 그러니까 촌부 쪽으로 올라가는 맥도 있으니 주의해야 한다. 체질맥에서는 이렇듯 맥의 위치가 도중에 바뀌는 경우도 있으므로 맥을 잡을 때 위치의 변화가 오는지 살피는 것이 매우 중요하다.

소양인 체질맥과 태양인 체질맥은 촌부와 그 이상에서 맥이 잡히므로 맥을 잡기는 쉬우나 종종 맥만으로는 태양인인지 소양인인지 구별하기가 쉽지 않다. 그러므로 태양인의 경우 맥만으로는 온전히 구별되지 않아 체형, 병증 등 다른 기준들을 동원해 감별하는데 이점에 대해서는 별도 설명한다.

사초(四焦)허실이 공간적으로 동일하게 맥에서도 사부(四部)로 나뉘어 발현되지만 위 그림에서 표시된 것처럼 체질맥이 감지되는 부위는 전통맥진의 그것처럼 손가락 끝에서만 느껴지는 게 아니고 손가락 끝, 혹은 그 바로 밑이나 위 부분에서 뛰고 있음을 아는 것이 중요하다.

체질맥 진맥부위와 촉진방법

전통맥진은 손목 부위에서 뛰는 요골동맥을 촉진하는 것이다. 손목 부위를 잘 살피면 소위 요골(撓骨) 경상돌기라는 것이 있다. 뼈가 돌출된 부분인데 여기를 찾아 장지(長指)를 갖다 대면 이 부위가 관(關)부위가 된다.

나머지 검지와 약지를 가지런히 내려놓으면 자동으로 검지가 닿는 자리가 촌(寸)부, 약지가 닿는 부위가 척(尺)부위가 된다.

그러나 체질맥에서 잡는 촌관척은 전통맥진 부위와 다르다.

체질맥에서는 주(肘)관절 쪽으로 한두 횡지(橫指)쯤 더 내려가서 촌관척의 부위를 잡는데 기존 맥의 척(尺)부위가 체질맥에서는 촌(寸) 부위가 되도록 짚는다.

이렇게 맥을 보는 위치를 전통맥과 달리 잡는 이유는 무엇일까? 요골의 경상돌기를 피하기 위해서다.

손가락 세 개 중 하나가 경상돌기에 걸치게 되면 맥이 걸려서 셋 중 어디서 가장 강한 맥이 뛰는가를 구별하는데 문제가 된다. 전통맥진에서는 손끝을 두드리는 맥의 느낌이 중요하기 때문에 경상돌기가 문제 되지 않지만 체질맥은 촌관척 부위 중 어느 위치에서 맥이 나타나는가를 잡아내는 것이므로 맥을 짚는 세 손가락이 모두 균등한 조건하에 위치해 있어야 한다.

각자 키가 다른 세 사람의 키를 비교하려면 높이가 균일한 편평한 바닥 위에 세워놓고 재야하는 것처럼 삼맥(三脈) 중에서 어느 부위의 맥이 가장 강하게 뛰는가를 보려면 경상돌기를 피해 바닥이 편평한 요골의 기저부(基底部)에 갖다 놓아야 하기 때문이다.

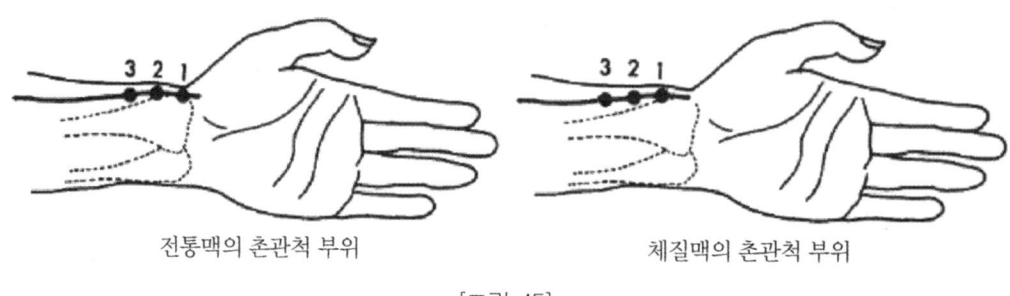

전통맥의 촌관척 부위　　　　　　　체질맥의 촌관척 부위

[그림 45]

기존 전통맥진에서는 맥을 잡을 때 콩알 몇 개 무게 정도의 적은 하중으로 힘을 서서히 가볍게 주면서 맥의 뜨고 가라앉음을 조심스럽게 느낀다. 그러나 체질맥진은 전통맥진의 압진(壓診)과 전혀 다르다.

처음부터 강하고 센 힘으로 환자의 맥을 최대한 깊이 압박하여 누른다. 맥을 너무 강하게 누르기 때문에 맥을 짚는다는 표현이 어울리지 않고 맥을 잡는다 혹은 눌러 잡아당긴다는 표현이 더 어울린다.

환자 왼손의 인대(靭帶) 부위부터 요골동맥까지를 싸잡는 느낌으로 강하게 잡아당겨 요골 기저부(基底部)위에 갖다 올려놓는 것이다. 이때 환자는 너무 맥 짚는 힘이 강하게 느껴져 팔이 저리다거나 일정한 동통을 느낄 정도가 되어야 한다. 맥을 다 본 뒤에는 맥 짚은 손가락 자국과 손톱자국이 환자 팔위에 선명히 남게 되는 것이 보통이다.

가볍게 잡는 맥에 익숙한 환자들은 의사가 강한 힘으로 맥을 잡는 것에 의아해할 수 있으므로 "맥이 좀 아픕니다"라고 사전양해를 구하거나 아니면 본인의 한의원에서처럼 병원 내에 체질맥진과 일반맥진의 다른 점을 설명하는 공지문을 미리 붙여 놓아 환자들의 이해를 구할 수도 있다.

그렇다면 체질맥에서는 왜 이렇게 강력한 힘으로 맥을 잡아 누르는가. 그렇게 강하게 맥을 잡아 누르면 도대체 무슨 맥감이 느껴질 수 있을까.

체질맥진에서 강한 힘으로 맥을 잡아 누르는 이유는 역설적으로 그 어떤 맥감도 느껴지지 않도록 맥동을 일부러 없애버리기 위해서다.

체질맥 진맥부위와 촉진방법

체질맥은 맥상의 느낌이 부드러운지 거친지 맥동이 **빠른지** 느린지를 보는 것이 아니다. 단지 맥이 공간적으로 어디에서 뛰는지, 첫 손가락에서 뛰는지 혹은 그 밑 부위에서 뛰는지, 둘째와 셋째 손가락 사이에서 뛰는지 등에만 관심이 있다.

전통맥진에서처럼 살며시 맥을 짚으면 세 손가락에서 모두에서 맥이 잡히기 때문에 어느 한 부위에서만 뛰는 맥을 찾을 수 없게 된다. 따라서 더 이상 어떤 맥감도 느껴지지 않도록 강한 힘으로 맥을 압박해 없애는데 맥을 강하게 누른 상태를 유지하며 숨을 죽인 채 긴장하며 약 십여 초 이상 기다리면 사라졌던 맥이 마치 샘물이 샘솟듯 손가락 셋 중 한 군데에서 나타나며 느껴진다.

바로 그것이 체질맥이다.

그러므로 만일 당신이 강하게 누른 세 손가락 가운데 한 군데에서만 맥이 뛰는 것을 감지했다면 일단 체질맥진의 첫 걸음은 완벽히 성공한 셈이다.

문제는 이렇게 체질맥을 발견했다 하더라도 맥진을 연습하는 초기에는 맥진할 때마다 그 체질맥의 위치가 변하므로 과연 어디에서 잡히는 맥이 진정한 체질맥인지를 확신하지 못한다는 점이다. 따라서 맥을 잡을 때마다 늘 변하지 않고 한 곳에서 고정된 맥을 잡아 낼 수 있게 된다면 체질맥은 마스터한 것이 된다.

세 손가락 모두에서 뛰는 맥을 강하게 압박하여 다 없앤 상태에서 일정시간 기다리면 한 군데에서만 맥이 뛰게 되는 현상은 어찌하여 생기는 것일까?

이는 분명하고도 부인할 수 없는 물리적 현상이므로 왜 이런 일이 생기는지를 생각해 볼 필요가 있다. 만일 이런 현상이 생기지 않는다고 하면 체질맥은 처음부터 성립조차 되지 않는다.

예를 들어 여기 한 명의 소양인이 있어 그 사람의 체질맥을 잡는다고 하자.

이 사람의 비〉폐〉간〉신의 장부 강약구조가 그대로 맥에 발현된다는 것이 체질맥의 원리다. 따라서 이 사람의 장부 허실구조에 따라 가장 강한 비(脾)는 가령 120의 힘으로 맥에 나타난다고 하면 두 번째로 강한 폐(肺)는 100의 힘으로 나타나고 세 번째인 간(肝)은 80의 힘으로 나타나며 마지막 가장 약한 신(腎)의 맥은 60의 힘으로 맥에 구현될 것이라고 가정해보자.

이때 맥을 누르는 힘이 50이라면 네 장기의 맥을 다 느끼게 되고 90의 힘으로 잡아 누르면 80과 60으로 뛰는 맥은 사라져 잡을 수가 없게 된다. 만일 120의 힘으로 뛰고 있는 맥을 잡아내려면 적어도 110 정도의 힘으로 맥을 눌러야 그보다 약한 맥들은 죽게 될 것이고 오직 120의 힘으로 뛰는 맥만 살아남게 될 것이다.

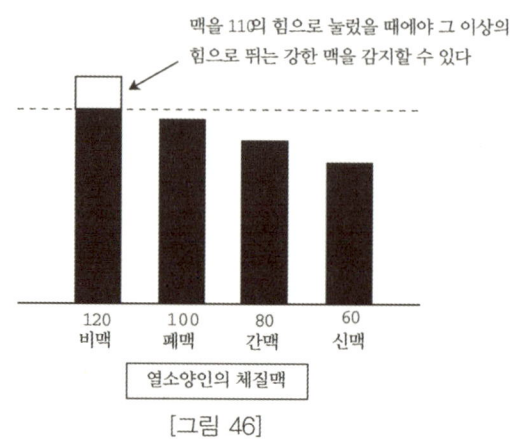

맥을 110의 힘으로 눌렀을 때에야 그 이상의
힘으로 뛰는 강한 맥을 감지할 수 있다

120 100 80 60
비맥 폐맥 간맥 신맥

열소양인의 체질맥

[그림 46]

물론 이런 설명은 왜 체질맥진에서 맥을 강하게 압박하여야 하는지 이해하기 쉽도록 제시한 편의적 설명이다.

만일 110의 압력으로 맥을 눌렀을 때 특정 맥이 120의 힘으로 뛰고 있다면 그 맥은 누르는 압력보다 더 강하게 뛰므로 반드시 나타나게 된다.

처음에는 그 맥이 촌관척 어느 부위에서 잡히던 상관하지 말기 바란다. 다만 한 개만의 맥이 감지되는 것을 목표로 연습하는데 이 단계는 빠른 사람의 경우 맥을 훈련 시작한 첫 날에 느낄 수도 있다.

강력한 압력으로 맥을 누를 수 있기 위해서는 전통 맥진에서처럼 환자의 팔을 탁상 위에 뉘여서는 안 되고 맥진 그림에서 보는 것처럼 반드시 환자의 손목을 수직으로 쳐들어야 한다.

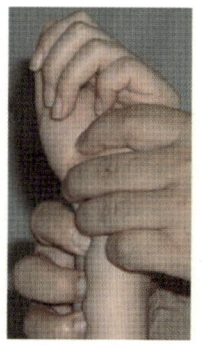
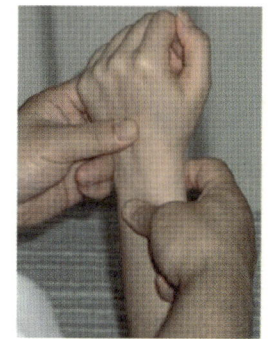

맥진의 앞모습   맥진의 뒷모습

[그림 47]

이렇게 하는 이유는 두 가지다.

첫째는 보다 강력한 힘으로 효과적으로 맥을 압박하기 위해서다. 일반 맥진에서처럼 수평바닥 위에 팔을 올려놓고 맥을 누르면 진맥자가 강한 힘의 압력을 줄 수가 없다. 그러나 환자의 손과 진맥자의 손이 직각을 이루면 진맥자가 자신의 몸 안 쪽 방향으로 맥을 잡아당기면서 손가락에 훨씬 강한 힘을 줄 수 있게 된다.

이러한 자세는 환자가 바닥이나 침대에 누운 상태고 진맥자가 옆에 서거나 앉아서 맥을 보는 경우 자연스럽게 이 자세가 이뤄진다.

진맥자와 환자가 나란히 책상을 마주하고 앉은 상태라면 체질진맥을 하기 위해선 반드시 진맥자가 환자의 곁으로 가 선 채로 진맥을 해야 한다. 그렇게 해야 환자의 손이 수직으로 유지된 상태에서 진맥할 수 있기 때문이다.

그러나 가장 정확한 진맥결과를 얻으려면 환자가 앉은 자세보다 누워있는 자세가 더 좋다. 드물긴 하지만 앉아 진맥한 결과와 누워 진맥한 결과와 다를 때가 있기 때문이다.

환자의 팔을 수직으로 세우는 두 번째 이유는 앞서 서술한 대로 맥은 상하의 공간적 개념에서 나온 것이므로 팔을 수직으로 세울 때 진맥자의 손가락이 자연히 상하로 배열되어 상중하 위치 중 어디에서 맥이 뛰는지 보다 용이하게 감지할 수 있기 때문이다.

이 경우 맥을 짚는 손가락은 틈새 없이 빽빽이 잡는 것보다 그림에서 보는 것처럼 약간 성글게 잡는 것이 맥이 공간적으로 어디에서 뛰는지를 가늠하는데 도움이 된다.

■ 체질진맥의 요령

1. 의사의 왼손은 수직으로 세워진 환자의 왼손을 잡아 약간 뒤로 젖혀 고정시킨다.
2. 환자 손목의 경상돌기를 찾아 그 밑 부위에 2지를 갖다 대고 나머지 3지, 4지를 가지런히 놓아 맥진 부위를 확정한다.
3. 맥을 압박할 때 단순히 동맥이 뛰는 혈관만 누르는 게 아니라 손목의 정중선을 지나는 인대(靭帶) 부위에서 시작하여 혈관까지 폭넓게 싸잡아 잡아당기듯 압박해야 한다.
4. 따라서 진맥할 손가락이 놓이는 위치는 혈관의 바로 위가 아닌 손목의 정중선 쪽으로 약간 들어간 부위에 놓는다.
5. 맥 부위가 확정되면 세 손가락이 직각을 이룬 상태에서 강하고 센 힘으로 맥을 잡아당기듯 압박하여 누른다. 이때 세 손가락에서 맥동이 전혀 느껴지지 않을 때까지 강한

힘으로 압박해야 한다.

    6. 맥을 압박한 상태에서 손가락의 힘을 그대로 유지한 채, 수 초에서 수십 초를 긴장
하며 기다린다.

    맥을 짚을 때 왜 혈관만을 안 누르고 혈관주위 인대 부위까지 폭넓게 싸잡아 압박해
눌러야 하는지 그 이유를 설명하기가 쉽지 않다.

    다만 이런 독특한 방법은 수많은 경험과 시행착오를 반복하여 최종적으로 가장 쉽고
효과적으로 체질맥이 발견되는 방법이라 판단해 도출한 것이다. 물론 반드시 위에서 설
명하는 방법 그대로만 맥을 잡아야 하는 것은 아니다.

    이 책에서 설명하는 맥의 원리를 이해했다면 내가 했던 것처럼 스스로 다양한 방법으
로 맥을 찾아 자신만의 맥진법을 개발할 수도 있다. 그러나 골프를 치는데도 수많은 경
험과정을 통해 도출된 규범을 처음에는 무조건 따라 하는 것이 시행착오와 시간을 줄이
는 요령이다.

체질맥 진맥부위와 촉진방법

    맥을 가르쳐 본 경험에 의하면 나와 똑같은 자세로 따라하는 후배들이 가장 숙달의 진
도가 빨랐고 처음부터 자기 식으로 해보겠다는 사람은 오히려 숙달이 늦었다. 그동안의
연구과정을 통해 내린 결론은 맥진 성공의 핵심 요소는 올바른 맥진 방법의 숙지(熟知)
라 생각된다.

    환자의 손을 어떤 방법으로, 어떤 방향으로, 또 어느 정도의 힘으로 누르느냐에 따라
모두 맥진결과가 다르게 나타난다. 그러므로 맥진 훈련 초기에 맥을 잡을 때마다 위치가
다른 곳에서 맥이 감지되는 것은 당연한 현상이다. 따라서 초기에는 단지 하나의 맥만
잡히는 것을 목표로 연습한다.

    처음에는 올바른 체질맥의 결과가 도출되려면 촌관척을 누르는 세 손가락 힘의 하중
이 모두 동일해야 할 것이라 생각했다. 그러나 시간이 흐름에 따라 점차 생각이 바뀌게
되었는데 지금은 어느 정도인지는 몰라도 세 손가락의 힘이 각각 달라야 할 것이라는 결
론에 도달하고 있다.

    그 이유는 요골동맥은 촌맥(寸脈) 부위에서 가장 얕고 척맥(尺脈)쪽으로 진행할수록
근육 속으로 점차 들어가 맥이 깊어지는데 얕은 맥을 누르는 힘과 깊은 맥을 누르는 힘
이 동일하면 근육의 저항으로 맥에 동일한 압력이 전달되지 않을 것이기 때문이다.

그렇다면 진맥하는 손가락 압력의 크기가 각각 어느 정도가 되어야 할까 라는 문제가 나올 것이다. 그러나 이 점에 대해서는 해답이 없다. 단지 오래 훈련하다 보면 각각의 손가락이 최적의 힘으로 맥에 가하게 되는 압력을 자신도 모르는 사이에 익히게 된다는 점은 분명하다.

노인이나 젊은이나 어린이나, 혹은 피부가 탄탄한 사람이나 부드러운 사람들이나 손목 조건이 모두 각양각색으로 다른데 맥진할 때 가하는 압력은 결국 오랜 시간을 통해 자신도 모르게 최적의 힘을 가하도록 자동적으로 숙달되게 되어 있다. 앞서 말한 바와 같이 우리 인체는 훈련에 따라 기계보다 더 정교한 기능을 해내기 때문이다.

체질맥은 환자의 왼손 한 쪽만을 본다.

그 이유는 맥을 짚는 의사가 대개는 오른손잡이여서 평소 자주 쓰는 오른손이 왼손보다 발달하여 맥 짚기가 민감하고 훈련하기도 쉬울 뿐 아니라 환자의 경우 일반적으로 오른손맥보나 왼손맥이 상대적으로 더 강하게 뛰기 때문에 맥의 분간이 더 용이히기 때문이다.

왼손맥이 오른손맥보다 강하게 뛰는 이유는 심장이 왼쪽에 자리 잡고 있기 때문이며 앞서 설명한대로 왼손맥의 심간신(心肝腎)맥이 오른쪽의 폐비명문(肺脾命門)을 극(剋)하는 입장에 있기 때문이다.

그런데 만일 맥을 짚는 의사가 왼손잡이라면 자신의 익숙한 왼손으로 환자의 오른손맥을 보는 것도 무방할 것으로 생각된다. 추정의 표현을 쓰는 이유는 내 자신 직접 경험해보지 못했기 때문이다.

단지 인체 내부 조건을 맥을 통해 공간적 개념으로 보는 체질맥 원리로 본다면 체질맥은 양손 어디서나 잡을 수 있다. 왼손맥은 심간신(心肝腎)을 보고 오른손맥은 폐비명문(肺脾命門)을 본다는 육맥(六脈)의 배속문제는 체질맥에서는 무의미하기 때문이다.

체질맥의 훈련

체질맥을 훈련하는데 있어 부딪치는 가장 난감한 문제는 자신이 짚은 맥이 과연 제대로 짚은 맥인지 아닌지 여부를 판단할 수 없다는 것이다.

예를 들어 맥진결과 촌관척 세 부위 중 한 군데에서만 뛰는 체질맥을 감지하는 데 성공했다 하더라도 이 체질맥이 어제는 촌(寸)에서 뛰었고 오늘은 관(關) 부위에서 뛰었다면 과연 어느 맥이 그 환자의 실제 체질맥이냐를 판단해야 하는 문제가 발생한다.

맥을 잡을 때마다 매번 다른 결과가 나오는 것은 맥을 누르는 세 손가락의 압력이나 누르는 방향이 미숙함으로 인해 일정치 않아 생기는 현상이다.

환자의 맥이 변하는 게 아니라 어제 잡은 내 맥진의 힘과 오늘 잡은 힘이 일정치 않아 나타나는 현상이다. 맥을 누른 상태에서 세 손가락의 힘을 일부러 교대로 강하게 누르거나 약하게 눌러보면 맥이 나타나는 부위가 변하는 것을 알 수 있다.

이렇게 맥의 결과가 불규칙하기 나오는 사실 때문에 사람들이 체질맥진을 몇 번 시도해보다가 중도에 포기하는 가장 큰 요인이 된다.

그러나 처음부터 잘 되는 것은 이상한 일이다.

자전거를 처음 타는 사람이 첫 날부터 잘 타거나 피아노 배우는 사람이 처음부터 잘 친다면 이는 이상한 일일 뿐 아니라 비정상적인 것이다. 잘 안 되는 것이 정상이다.

체질맥진을 익히는 가장 빠른 방법은 이미 맥진을 익힌 선학자(先學者)가 후학들을 일일이 지도하고 자세를 교정해주며 맥진결과에 대해 옳고 그름을 지적해줌으로서 지속적으로 같은 결과가 나오도록 훈련시키는 것이다. 이는 마치 악기를 가르치는 선생이 학생의 잘못을 옆에서 일일이 지적하고 직접 시범도 보이면서 지도하는 것과 같다.

맥진이란 두뇌로 이해하는 분야가 아니므로 혼자의 힘으로만 익히기에는 현실적 한계가 있기 때문에 이런 도제(徒弟)식 전수방식이 최선이라 할 수 있다. 그러나 모든 사람에게 개인적으로 맥진을 지도하는 것은 현실적으로 불가능한 일이다.

이 문제의 해결을 위하여 한 가지 방법을 소개한다. 이렇게 하면 맥의 훈련과 숙달은 혼자만의 노력으로 얼마든지 가능하다.

우선 가까운 사람 중에서 분명히 체질의 판단이 서는 사람 한 두 명을 선정하여 진맥의 훈련 대상으로 삼는다. 그리고 그 사람을 상대로 집중적으로 맥진 훈련을 반복하는데 목표는 맥을 짚을 때마다 동일한 결과가 나오도록 하는 것이다.

예를 늘어 아내나 남편저럼 매일 쉽게 섭할 수 있는 가족의 일원이라면 오래 시간을 두고 보아왔으므로 체형이나 심성(心性), 혹은 체질침이나 체질약을 투여해본 경험을 통해 체질의 확신이 설 수 있으며 일단 체질이 확정된 사람을 대상으로 연습하는 것이 가장 효과적이다.

예를 들어 그 사람의 체질이 소양인이 분명하다면 맥은 확실히 왼손의 촌부(寸部)에서 뛰어야 한다. 이 사람의 체질맥을 짚었는데 만일 맥이 촌(寸) 아닌 다른 곳에서 뛰고 있는 것이 느껴진다면 맥을 잘못 짚은 것이다. 이때는 여러 번 다시 짚어 촌부위에서 맥이 감지될 때까지 되풀이해 짚는다.

처음에는 그 위치에서 맥을 찾는다는 생각으로 맥을 짚는데 만일 맥이 촌부 아닌 다른 곳에서 촉지되면 이는 잘못 짚은 것이므로 손가락 각기의 힘을 제각기 조절해서 촌부에서 맥이 뛰도록 잡는 것이 요령이다.

그렇게 해서 일단 촌부에서 뛰는 맥을 잡게 되었다면 그 순간에 누른 힘의 세기, 잡는 위치, 방향 등을 반드시 잊어버리지 않도록 머릿속에 입력한다. 그리고 앞으로 계속 같은 방법으로 맥을 잡아 동일한 결과가 나오도록 반복 훈련한다.

체질맥은 일반 맥과 달리 언제 어느 때 맥을 잡아도 늘 같은 부위에서 뛰는 맥이기 때문에 가까운 사람의 맥을 수없이 잡는 연습을 되풀이해야 한다. 그리하여 맥을 잡을 때마다 항상 같은 맥이 뛰는 것을 느낄 수 있는 경지에 다다랐다면 이는 자신도 모르는 사이에 체질 맥진에 숙달되고 있음을 의미한다.

다만 주변에 무슨 체질인지 도무지 판단이 안 서는 사람만 있다면 체질을 잘 아는 한의사를 찾아가 일단 체질 진단을 받아 맥진을 시작하는 것이 불필요한 시간을 줄이는 길이다. 체질을 모르고 시작하면 맥이 어디서 뛸지 모르는 상태에서 맥진훈련을 할 수 밖에 없으며 이 경우 체질을 알고 맥진을 하는 경우보다 시간이 몇 배나 더 걸리게 된다.

만일 매일 환자를 대하는 입장에 있는 사람이라면 체질맥진이 잘 안 되는 상태에서라도 꾸준히 체질맥진을 반복할 것을 권한다. 하루에 수십 명 이상 맥을 잡을 수 있는 환경에 있는 사람은 그렇지 않은 사람보다 맥을 익히는데 매우 유리한 입장에 있다. 그 기회를 최대한 잘 활용해야 한다.

직업상 늘 환자와 접하는 사람은 맥진이 되든 안 되든 관계치 말고 내원하는 모든 환자의 맥을 체질맥진으로 짚어 그 결과를 기록으로 남긴다. 어제의 환자가 며칠 후 다시 왔을 경우 과거의 진맥결과를 보지 않은 상태에서 다시 잡은 맥진 결과와 일치하는지를 비교해본다.

초기에는 맥진 결과에 대해 스스로 확신할 수 없으므로 맥진 결과를 곧장 치료에 적용할 수 없다. 그러나 한두 달이 지나는 이후부터 시차(時差)를 두고 짚은 맥진의 결과들이 일치하는 비율이 점차 많아지기 시작하면 비로소 맥에 대한 자신감이 생기기 시작한다.

이처럼 맥에 대한 자신감이 점차 생기기 시작하면 체질맥진의 결과대로 체질침 처방을 쓰기 시작하고 치료의 예후를 관찰해본다.

다행히 체질침은 올바른 진맥 결과에 따라 체질처방을 쓰는 경우 자침(刺針)효과가 그 자리에서 당장 나타나므로 이 치료효과야말로 체질맥진의 가장 훌륭한 선생이 된다.

당연히 맥진을 훈련하는 과정에서 좌절감은 수도 없이 찾아온다. 어려움에 부딪칠 때마다 과연 체질맥(體質脈)이란 것이 실질적으로 존재하기나 하는 것인지 근원적 회의가 들기도 할 것이다.

내 경우 이런 회의와 좌절의 과정을 겪으면서도 중도에 포기하지 않고 맥진을 지속할 수 있었던 이유는 두 가지였다.

첫째는 나보다 먼저 체질맥을 연구한 권도원(權度沅), 이종오(李鍾午)[1] 두 분의 존재 때문이다.

나는 두 분 선생님을 직접 뵌 적조차 없었으나 수십 년 간 체질 맥법으로 성공적 임상을 지속한 두 분의 존재가 힘이 되었고 그분들이 앞서 간 길을 내가 못 갈 이유가 없다고 믿었다.

둘째는 그 동안 실제 임상을 통해 경험한 체질맥진과 그에 따른 임상효과가 너무나 뚜렷했고 놀라운 것이었으므로 그 결과들을 무시하거나 부정할 수 없었기 때문이었다.

체질맥을 부인하고 중도에 포기해 버리기에는 그동안 스스로 경험한 임상의 결과들이 너무나 놀라웠고 분명했기 때문에 포기할 수 없었다.

---

1) 권도원은 한의사로 1932년생, 이종오(작고)는 침구사로 1934년생으로 동년배였으나 두 분이 개발해 활용한 체질맥은 서로 동일하지 않다.

체질맥의 재현(再現)성과 객관(客觀)성

체질맥진의 결과가 과연 그 사람의 실체적 체질을 반영한다는 것을 어떻게 확증할 수 있을까. 이것은 매우 중대한 문제이므로 한번 생각해 보자.

예컨대 여기 소양인으로 맥진 결과가 나온 사람이 있다. 과연 그 사람의 실제 체질이 소양인인지 아닌지 어떻게 증명할 수 있을까? 이는 기본적이고도 근본적인 문제이므로 필자 역시 이 문제를 가지고 심각히 고민하지 않을 수 없었다.

이화학적 검사나 첨단 진단기기를 통해 체질을 확증하는 방법이 없는 상태에서 내가 내린 체질진단 결과가 실체적 체질과 일치한다는 사실을 어떻게 확인하며 입증할 수 있을까.

이 문제에 관련해 본인이 생각 끝에 내린 입증기준은 다음과 같은 세 가지다.

첫째, 맥진 결과에 따라 치료했을 때 병이 부작용 없이 치유돼야 한다,
둘째, 맥진의 결과에 재현성이 확보돼야 한다,
셋째, 맥진의 결과에 객관성이 입증돼야 한다 는 점이다.

진단이 올바르면 치료의 결과가 호전되거나 치료돼야 하는데 이것이 가장 기본적인 전제다.

효과가 검증되지 않는 치료이론은 아무리 그럴 듯 해도 무가치한 것이다. 체질침(體質針)의 경우, 옳은 맥진에 의한 침처방으로 시침(施鍼)하면 대개의 경우 그 자리에서 혹은

몇 시간 후에, 늦어도 다음 날 치료효과가 나타난다.

따라서 침을 놓아보면 맥진의 결과가 맞았는지 틀렸는지 알 수 있다. 체질침을 놓았는데 전혀 반응이 없거나 미약한 부작용이 있거나 악화된다면 이는 체질진단이 틀렸음을 의미한다.

그러나 체질약(體質藥)을 처방하는 경우에 있어서는 양상이 다르다. 한약은 먹자마자 그 자리에서 효과가 나타나지 않으므로 약을 먹은 즉시 나타나는 효과반응의 유무로 체질진단의 옳고 그름을 판단할 수 없다.

그러나 체질진단이 잘못되어 다른 체질의 약을 잘못 투여한 경우라면 몇 시간 후, 혹은 다음 날 적어도 이삼일 안에 분명한 부작용들이 나타난다. 체질약은 대부분 약성(藥性)이 한 쪽으로 많이 편중되어 있기 때문이다.

따라서 체질약을 투여한 경우, 효과와 관계없이 환자가 어떠한 부작용도 보이지 않고 잘 먹기만 해도 일단은 체질진단이 옳은 것으로 판정하고 설사, 변비, 두통, 소화불량 등의 부작용이 발생하면 일단 잘못된 체질진단에 의한 잘못된 투약으로 간주한다.

체질 한약은 옳게 투여하면 대개는 반 제를 다 먹기 전에 효과 반응이 나타나며 일단 제대로 쓴 체질약은 심지어 6개월 이상 같은 약을 계속 투여해도 전혀 부작용이 나타나지 않는다. 반면에 전통적 고방(古方)이나 후세방(後世方)의 경우는 처음 한두 제는 문제 없이 잘 먹다가도 한두 달 이상 장기적으로 투여하면 차츰 부작용이 나타나는 경우가 허다하다.

이는 투여한 약물 중에 체질에 맞지 않는 약재들이 섞여 있기 때문에 이런 약들이 오래 몸에 쌓이면서 몸에서 거부반응을 보이는 현상이다.

체질맥진의 검증에 관련하여 내 자신의 개인적 경험 두 가지를 소개한다.

그 첫째로, 본인은 사상(四象)처방에 의한 과민성 대장증후군 치료에 유명한 의사로 모 책자에 소개된 바 있는데[1] 이런 이력을 갖게 된 소이(所以)는 다음과 같다.

체질맥진에 자신이 붙으면서 언제부터인가 모든 침과 약치료에 순전히 사상방(四象方)만을 사용하다가 어느 날 문득 나의 체질맥진 결과가 실체적 체질과 일치하는 것인지

---

1) 『애타게 찾은 숨은 명의 50인』, 학원사, 2001.

한 번 검증하고 싶은 생각이 들었다.

여러 생각 끝에 일단 하나의 특정 병명을 정하고 그 병에 순전히 사상처방을 사용한 내 치료가 얼마나 효과가 있는지, 혹은 무효나 부작용이 얼마나 생기는지 통계치를 내어 조사해보기로 했다.

그렇게 해서 선택한 병증이 설사였다. 설사는 한약을 잘못 썼을 때 일반적으로 가장 많이 경험하는 부작용 중 하나로 사상처방 아닌 일반 처방을 써도 약을 잘못 쓰면 설사를 일으킨다.

따라서 처음부터 설사 환자를 대상으로 실험하면 잘못된 한약투여에 더욱 민감하게 반응할 수 있는 병증이 되므로 일부러 실험대상 병증으로 가장 적합하다 생각되어 선택하였다.

일반적으로 전통 후세방(後世方)에서는 설사의 경우 장(腸)을 덥히는 초과, 초두구 등이 들어가는 온장지제(溫腸之劑)나 장(腸)의 염증에 대응하는 금은화, 포공영 등을 가미하는 처방을 쓴다. 그러나 체질처방에서는 병이 같아도 체질에 따라 모두 다른 처방을 쓰기 때문에 체질에 따라서는 오히려 찬 약을 쓰는 경우도 많다. 만일 체질진단을 잘못하여 냉성 약을 잘못 쓰는 경우라면 증세의 급격한 악화를 피할 수 없게 된다.

나는 수개월에 걸쳐 임상검증 도표를 만들어 놓고 과민성대장 증후군 뿐 아니라 장염, 식중독 등으로 발생하는 모든 설사 증상에 사상처방을 투여하고 호전여부를 체크했다. 약을 투여한 후 일정한 시간이 지나서 효과와 부작용 유무를 알아보기 위해 일일이 전화로 예후를 확인하였다.

설사 환자들에게 사용한 체질처방은 형방사백산, 형방지황탕, 곽향정기산, 관계부자이중탕, 열다한소탕, 갈근해기탕 등이었는데 결과는 예상했던 대로 매우 만족스러웠다.

자신이 없었으면 처음부터 시도할 엄두가 나지 않았을 일이었다.

95% 이상 거의 부작용 없이 치유되는 성공적 임상실험을 마치고 나서 나의 체질 맥진 결과에 따른 체질치료에 스스로 확신을 갖게 되었다.

이후에 우연한 기회에 설사, 변비 등을 주증(主症)으로 하는 과민성 대장치료 방면에 사상처방만을 사용해 고치는 명의(名醫)로 소개되자 전국적으로 이 병을 가진 환자들이 몰려들었다. 환자 중에는 이 병으로 10년에서 심지어 30년 이상 고생한 사람들이 대다수였다. 양방이든 한방이든 치료해도 잘 낫지 않은 환자들이었으나 온전한 사상방(四象方)으로만 치료하여 지금도 만족한 치료효과를 보고 있다.

체질맥진 결과가 실체적 체질임을 확증하는 방법으로 필자가 관심을 둔 또 하나의 방법은 맥진의 객관성과 재현성의 확보 문제다.

체질맥진을 훈련하고 가르치면서 내가 아무리 맥을 잘 잡아도 남에게 가르쳐 전수(傳受)시킬 수 없고 단지 나 혼자만 잡을 수 있는 맥진이라면 객관적 진맥법이라 인정될 수 없다.

또한 맥진에 숙달한 여러 사람들이 한 사람의 동일한 환자를 진맥했을 때에도 그 결과가 모두 동일하게 나올 때에만 맥진의 객관성을 인정받을 수 있다.

한편 맥의 재현성은 동일한 사람에게 시행한 맥진결과가 일정한 시차(時差)를 두고 반복적으로 맥진했을 때마다 역시 동일한 결과로 나올 수 있는가 하는 것으로 실증되어야 한다.

이 문제가 확보되지 않으면 맥진의 가치는 인정될 수 없는 것이다.

맥진의 검증과 그 객관성에 관련하여 언급할 개인적 경험 두 번째 이야기는 내게서 체질맥진을 배운 후배 한의사 오(吳)모 원장에 관한 것이다. 내게서 그동안 개인적으로 많은 한의사들이 맥진을 배워나갔지만 특별히 이분의 케이스를 언급할 만한 이유가 있다.

이 분은 평소에 나보다 환자를 더 많이 보는 유능한 원장인데 내게 체질맥진을 배우기 위해 한 달에 두 번 정도 공휴일 혹은 평일에 자신의 한의원 문을 닫고 내 한의원을 방문하였다.

아침부터 퇴근 때까지 진맥하는 내 옆에 붙어 다니면서 같이 맥을 보며 훈련했는데 이 양반이 맥을 보는 모습을 보면 마치 내 자신이 맥을 보고 있는 것처럼 느껴질 때가 많았다. 마치 거울을 보듯 내 맥 짚는 모습 그대로를 완벽히 재현하여 맥을 보았기 때문이다.

매우 꼼꼼하고 정확한 성품을 가진 이 친구는 그렇게 만 4년 간 열심히 따라다니며 올 때마다 일평균 50여 명의 맥을 짚었다.

그러던 어느 날 아침시간이었다.

환자 침대 5개에 제각기 다른 병증을 가진 환자들이 침 치료를 받기 위해 누워 있었는데 차례대로 맥을 보니 그날따라 4명의 체질이 연달아 소음인이고 마지막 한 명이 태음인이었다. 소음인 네 명이 연이어 나란히 누워 있는 일은 흔치 않는 일이라 내심 희한하다 생각하면서 옆에서 맥을 배우는 오 원장은 어떤 결과가 나오는지 궁금했다.

나의 맥진 훈련 방식은 일단 내가 먼저 맥을 본 다음에 그 결과를 말해주지 않고 옆에서 훈련하는 사람에게 맥을 보게 한 후 그 결과를 말하게 하는 것이다.

내 진맥결과와 맞으면 넘어가고, 틀리면 정답을 말해주지 않고 다시 맥을 보게 한다. 그렇게 해서 내 맥진 결과와 일치할 때까지 두 번, 세 번 반복해 맥을 보게 한다.

맥을 보던 오 원장이 나와 똑같은 결과로 네 명 모두 소음인이라 말했을 때 본인도 기뻤겠지만 당시 내가 더 기뻤던 데는 이유가 있었다. 내 진맥법이 비로소 옳다 함을 인정받을 수 있고, 남에게 전수될 수 있으며, 드디어 진맥의 객관성을 인정받을 수 있다 생각했기 때문이다.

그때는 내가 맥진을 완성한 지 얼마 되지 않은 초창기였으므로 그 순간은 내게 특별히 남다른 의미가 있었다. 그 순간은 언젠가 맥 볼 줄 아는 한의사가 되었다고 세상을 다 갖은 듯 혼자 좋아했던 순간에 이어 두 번째로 잊을 수 없는 순간으로 남아 있다. 기쁜 심정이 몇 달 동안이나 지속됐다.

진맥의 객관성과 재현성의 중요성에 대해서 필자는 처음부터 염두에 깊이 두고 있었으므로 그 후에도 맥진을 훈련하는 과정에서 다양한 방법들을 시도했다.

한의원에서 근무하는 세 명의 간호보조사들이 어느 시점에 운 좋게도 태음인, 소음인, 소양인이었던 적이 있었는데 이들을 대상으로 맥만으로 사람을 분간하는 연습을 해보기도 했다. 눈을 가린 채 손목에서 나타나는 맥으로만 사람을 구분하는 실험은 내 스스로에게도 매우 흥미로운 일이어서 이후 맥을 훈련하는 분들에게 반드시 그 과정을 거치도록 하고 있다.

한편 시차를 두고 찾아 온 환자들인 경우, 기록된 진맥결과를 일부러 확인한지 않은 채 진맥하여 재진(再診)과 초진의 결과가 상호 일치하는지 확인한다.

이런 저런 훈련과 검증 과정을 거치면서 나의 맥진은 이제 객관성과 재현성이 충분히 확보된 것으로 스스로 확신할 수 있게 되었다.

맥진을 소개할 때나 가르칠 때 체질맥진에 회의(懷疑)를 가진 사람들의 의식을 불식시킬 수 있는 방법은 별 수 없이 맥진의 결과를 실증적으로 보여주는 것뿐이다.

의학영역을 대중의 흥밋거리로 격하시키는 우(愚)를 범하는 것이 될까 우려되긴 하지만 한 번쯤은 TV에라도 나가 맥진의 실증을 보이는 것이 필요하다면 할 용의도 있다.

한의사들을 위한 맥진강의에서는 내게서 맥진을 공부한 후배들을 초청하여 맥진 시범을 보이게 하는데 이것이 맥진을 신뢰하게 하고 그들의 성취욕구를 적절히 자극할 수 있기 때문이다.

맥으로 자신의 체질을 알고 싶은 지원자 몇 사람을 나오게 한 후 맥을 배운 후배가 이들을 무작위로 반복 진맥해 체질을 진단하게 하는데 이때 중요한 것은 진맥자가 피진맥자의 외형, 체격 등 특징을 알 수 없도록 완전히 눈을 가린 채 맥을 보게 한다. 이렇게 서너 명의 지원자들을 무작위로 돌려가며 한 사람이 진맥을 반복하는데 동일한 사람에게 동일한 진맥 결과가 나오는지 여부를 보이는 것이 요점이다.

이때 피진맥자의 손이나 피부 등에서 느껴지는 특징들을 진맥자가 기억 못하게 하고 이것이 진맥에 영향을 주지 않도록 피진맥자의 손에 목장갑을 끼우고 오직 손목에서 느껴지는 맥동만으로 맥진한다.

여기서 일단 맥진편은 마무리한다.

혹시 이 책을 읽고 나서 곧 체질진맥을 쉽게 할 수 있을 것이라 생각했던 사람들, 진맥의 숨겨진 비밀을 알게 되어 쉽게 진맥을 할 수 있으리라 생각한 사람들에게는 혹 실망이 느껴지지 않을까 염려된다.

분명한 것은 진맥은 언어로 배우는 지식체계가 아니라 몸으로 체득하여 익히는 경험체계라는 것이다. 자전거 타기나 서예를 말과 글로만 가르칠 수 없는 것처럼 진맥은 글로 설명하기에 한계가 있다. 이제부터 남은 것은 독자들이 직접 배운 요령을 가지고 시작하는 것뿐이다. 최후 승자는 누가 더 꾸준히 노력하여 스스로 체득하는가에 달려 있다.

　진맥에 자신이 생기는 순간 당신은 진정한 한의사, 맥을 볼 줄 아는 한의사가 된다. 일단 이 일은 한의(韓醫)의 길로 접어든 당신이 온 힘을 다하여 자신의 모든 것을 걸고 투자할 만한 가치가 있는 일이다.

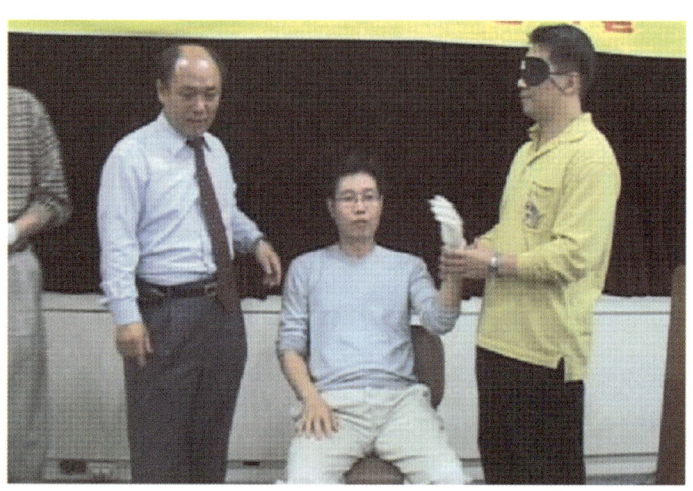

[그림 48] 한의사를 위한 체질맥진 공개강의

체질맥의 재현(再現)성과 객관(客觀)성

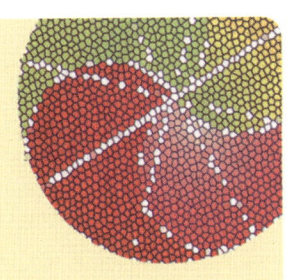

제7장

체질침

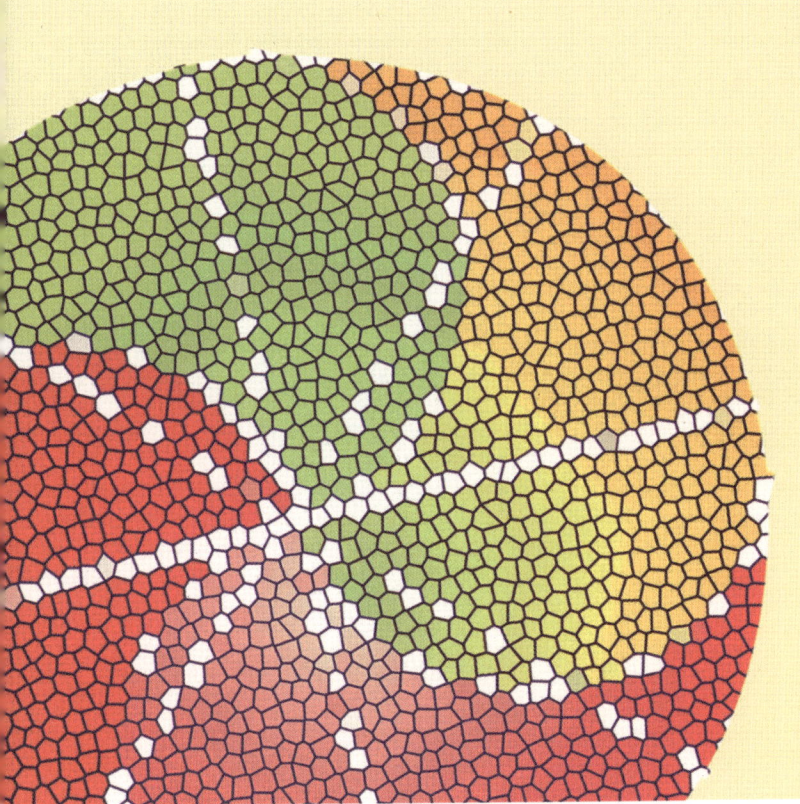

침법(鍼法)의 고찰

　사암체질침의 원리를 설명하기에 앞서 우선 침의학 전반에 관한 내용에 대해 한 번쯤 짧게나마 고찰하고 넘어가기로 하자.

　현재 한의과 대학에서 정규과목으로 가르치고 있고 대다수 한의사들에 의해 사용되고 있는 침법은 기껏해야 50점짜리밖에 안 되는 침법이다. 이 침법이 제대로 되려면 한의학 근본이론, 즉 음양론, 오행론, 장부론 등에 충실하게 부합할 때만 제 점수를 줄 수 있기 때문이다.

　한의학이란 이 이론들의 바탕 위에 설립된 것이므로 질병을 해석하고 진단하며 치료 원칙을 세우는데 있어 사용되는 기본 사유의 틀은 마땅히 한의학적이어야 한다. 설사 한의학 전통이론에 의거해 질병을 진단하고 파악했다 하더라도 정작 치료에 있어서는 이와 관련 없는 다른 이론근거로 치법이 행해진다면 이는 진단과 치료의 상호관계가 일치하지 않는 것이 된다.

　예컨대 서양의학에서 고혈압으로 진단이 나오면 혈압을 낮춰주고 염증이 있으면 항염제를 투여하는데 이는 진단과 치료원리가 일치하는 것이다.

　그런데 한의사가 어떤 요통(腰痛)환자를 신장(腎臟)이 허(虛)해서 온 요통으로 진단했는데 정작 치료에 있어서는 허한 신장을 보해주는 원리로 침을 쓰지 않고, 통상적으로 요통에 잘 듣는다고 알려진 침혈들을 취해 침을 놓는다면 이는 진단과 치료의 원리가 일치하지 않는 것이 된다.

만일 허리 아픈 데에 무슨 무슨 혈들이 잘 듣고, 머리 아플 때에는 무슨 혈들이 잘 들어 그 혈들을 취하는 침법을 쓰기로 한다면 장부론이니 오행이론이니 하는 한의학 기본 원리들은 애써 배울 필요가 없게 되는 것이다. 단지 침혈(鍼穴)의 위치와 주치(主治)기능만 잘 외우면 되는 것이다.

그렇다면 적용되고 활용되지 않을 이론들을 애써 배울 필요가 어디 있을까. 문제는 전통 한의학 이론이 학교에서 학문적으로 가르치고는 있으나 정작 치료과정에서는 적용되지 않는 별개의 공허한 이론으로 남아있다는 것이다.

왜 이런 일이 생긴 것일까.

중국에서 발원한 침의학은 수천 년의 세월이 흐르면서 거대한 중국 대륙에서 역대 수많은 의가(醫家)들의 다양한 이론과 경험들이 축적되어 발전해왔다.

『황제내경』 시대에 기본이론이 확립된 침술의학은 난경에 이르러 더욱 발전된 형태를 취하게 되는데 침이론의 근본은 오행(五行)적 사고와 보사(補瀉)를 통한 장부 조절이 주된 원리였다. 난경(難經)의 칠십오난(七十五難)을 보면,

> 경(經)에 이르길 동(東)이 실하고 서(西)가 허하면 남(南)을 사하고 북(北)을 보하라는데 이는 어찌 됨이뇨. (…중략…). 자(子)는 능히 모(母)를 실하게 하고 모는 능히 자를 허하게 하니 고로 화(火)를 사하고 수(水)를 보하면 금으로 목을 억제케 해 평안을 얻고자 함이라.[1]

라는 말이 나오고, 팔십일난(八十一難)에는,

> 실한 것을 더 실하게 하거나 허한 것을 더 허하게 하거나, 부족한 것을 더 덜거나 남는 것을 더 보태지 말라.[2]

침법(鍼法)의 고찰

---

1) 七十五難曰 : 經言東方實, 西方虛, 瀉南方, 補北方, 何謂也? 東方木也, 西方金也. 木欲實, 金當平之 ; 火欲實, 水當平之 ; 土欲實, 木當平之 ; 金欲實, 火當平之 ; 水欲實, 土當平之. 東方肝也, 則知肝實 ; 西方肺也, 則知肺虛. 瀉南方火, 補北方水. 南方火, 火者, 木之子也 ; 北方水, 水者, 木之母也, 水勝火, 子能令母實, 母能令子虛, 故瀉火補水, 欲令金不得平木也.

2) 八十一難曰 : 經言無實實虛虛, 損不足而益有餘.

등의 내용이 나오는 것으로 보아 오행(五行)과 보사(補瀉)가 침이론의 핵심이 되고 있음을 알 수 있다.

그러나 침의학의 오랜 발전과정에서 침치료에 치중했던 의가(醫家)들도 있었을 것이고 뜸치료를 더 중시했던 의가도 있었을 것이다. 한편 특정 경혈의 치료효과 연구에 치중한 사람도 있었을 것이고 침을 놓는 다양한 기법(技法)연구에 주력한 사람들도 있었을 것이다.

그런데 중국 침의학이 근세에 서양세계에 알려지면서 유감스럽게도 오행과 보사에 중점을 둔 전통 침의학이론은 본류(本流)에서 살아지고 대신 특정치료 효과 중심의 경혈침구이론이 중국침의 원류(原流)로 대치되고 말았다.

이렇게 된 이유는 소위 증치적 사고가 일반화되어 있는 서양세계에 침의학이 소개되고 전파되는 과정에서 저들의 사고와 기준에 맞추고 적응되어 소위 서양의학적 잣대로 체계화된 것과 무관하지 않다. 머리 아플 때는 무슨 혈(穴), 체했을 때는 무슨 혈, 하는 침법은 저들에게 이해시키기도 쉽고 전파하기도 쉬웠을 것이다.

이런 주치(主治) 중심의 경혈침이론 역시 중국침이론의 하나이긴 하지만 전통이론으로 질병을 해석하고 치법을 세우는 본연의 침법은 침의학 중심에서 사라지고 대신 서양적 사고에 적용시킨 편이적 침법이 지금의 중국침의 원류로 자리 잡았다.

그러나 우리가 침을 공부할 때 인체 12경락이 모두 오장육부에 귀속되고 오수혈(五輸穴) 같은 특정 혈들이 오행(五行)의 속성을 가지고 있다는 사실을 배우는 것은 그 경혈, 경락들이 장부 조절기능과 밀접한 연관이 있음을 의미하는 것이다. 이러한 사실은 침구학이란 원리적으로 경혈과 경락을 이용한 보사의 방법으로 장부 허실을 조절하여 치료하는 체계임을 의미한다.

따라서 보사(補瀉) 없고 장부조절 없는 침법은 극단적으로 말해 침을 이용한 경피(硬皮) 자극요법, 혹은 지압, 마사지 요법과 다를 바 없다. 표현이 좀 지나친 감이 있어 최대한 완화적 표현으로 환언하면 지금의 중국침은 '서양의학적 침의학' 쯤이라 부를 수 있다.

그러나 엄밀히 말하면 서양의학적 침법이라 할 수도 없는데, 문자 그대로 서양의학적 침법이 되려면 그 이론과 체계가 서양의학 체계에 완벽히 부합해야 하기 때문이다. 서양의학에서는 진단 결과가 같으면 치료는 누가해도 동일하게 이루어지는데 반해 중국침은 놓는 사람에 따라 증상은 하나인데 치료는 모두 다르게 한다.

사람들은 그것이 서양의학과 구분되는 중의학적 특징이라 말하지만 솔직히 말하면 이는 어설프게 서양의학을 흉내만 냈거나 서양의학적 잣대에 꿰맞춘 변종(變種)의학에 불과할 뿐이다.

흔히 한의학을 서양의학적 관점과 기준으로 판단하지 말라고 강변하는데 그런 말은 온전히 한의학 전통이론에 충실한 정통 한의학을 구사하는 사람만이 할 자격이 있는 말이다. 정통 중국의학도, 과학적 서양의학도 아닌, 두 가지가 적당히 섞인 잡종의학을 하는 사람은 그런 말할 자격이 없다.

음양, 오행, 장부론이 중심이 된 전통 침의학이론이 중국에서가 아닌 한반도에서 조선인 사암도인(舍岩道人)에 의해 그 맥이 계승·발전된 것은 역사의 아이러니다.

조선시대 중기(中期)에 생존했던 사암도인은 『난경(難經)』 육십구난(六拾九難)에 나오는 허즉보기모(虛則補其母), 실즉사기자(實則瀉其子)의 원칙에 각각 관(官)을 사하고 보하는 원리를 덧붙여 장부의 허실에 따른 침구 보사를 상생관계뿐만 아니라 상극관계까지 결합시키고, 여기에다 자경(自經)과 타경(他經)보사를 결부시킨 독창적 침법을 창안했다.

그는 이 침법으로 수많은 난치 환자들을 치료했을 뿐 아니라 많은 생명을 건져냈다. 사암침이 침법으로서 발군의 효능을 나타내는 것은 이 침법 원리가 전통 한의학 원리에 철저히 의거해 뛰어난 침법으로써의 효능을 보여주기 때문이다.

침법(鍼法)의 고찰

오수혈(五輸穴)의 기능

사암침과 체질침은 오행(五行)의 상생, 상극원리를 기반으로 오수혈(五輸穴)을 활용하는 침법(鍼法)이므로 향후 이 책에서 소개되는 체질침이론을 온전히 이해하기 위해 오수혈이론과 사암침법에 관한 대략적인 이해가 반드시 필요하다.

인체 경락은 기(氣)라고 표현되는 에너지가 12경맥에 연결된 오장육부와 전신을 쉴 새 없이 운행하고 있으며 오장육부는 오행의 상생상극작용에 의해 상호견제하고 억제하며 강화하고 보완하는 가운데 균형을 이룬다.

이 균형이 유지되는 한 우리는 이를 건강상태라 정의한다. 그러나 어떤 원인으로 질병이 발생하면 이 균형은 깨지게 될 것이며 그 결과 기(氣)순환 역시 장애를 받게 될 것이다.

기(氣)는 생명이 존재하는 한 지속적으로 기능하며 생명이 끝나면서 동시에 기능을 멈춘다. 이는 마치 가정에 전기 에너지로 유지되는 다양한 전자기기(電子器機)들과 전선(電線)에 비유될 수 있다.

전선이 경맥이라면 전자기기는 오장육부다. TV, 컴퓨터, 오디오 등 전자기기에 전선이 연결돼 있고 그 전선에 전기 에너지가 흐르고 있을 때 각 장치들의 고유한 제 기능이 발휘되며 에너지가 차단되면 기기의 작동도 멈춘다.

12경맥의 수많은 경혈들 가운데에서도 특히 60개의 오수혈(五輸穴)들은 인체오장육부와 같이 오행(五行) 상생상극의 원리에 따라 움직이고 있어 이 혈들을 이용하면 장부의 기능을 임의로 조절할 수 있다. 따라서 이 혈들을 다른 혈들과 달리 장부조절혈(臟腑調節穴)이라 부른다.

사암침은 병의 원인을 장부기능의 허실로 발생하는 것으로 보고 그 허실을 조절해주는 침법인데 여기서 장부조절을 위해 사용하는 경혈이 바로 이 장부조절혈이라 불리는 오수혈이다. 이 오수혈들은 12개의 경맥 중에서 팔다리 관절부 이하에 존재하는 각기 5개씩 도합 60개의 경혈(經穴)들로 구성되어 있다.

『황제내경(黃帝內經)』에는 사람의 팔 다리를 표(標)라 하고 몸통을 본(本)이라 하여 팔다리 관절이하에 위치한 경혈들이 원격부위의 질환들을 치료함에 있어 중요한 치료작용을 한다 했는데 사지(四肢)에 존재하는 경혈들이 그 혈(穴)들이 소재하는 부위의 국부 질환들을 치료할 뿐 아니라 멀리 떨어져 있는 머리, 얼굴, 가슴, 배, 등 부위의 질환에 이르기까지 효과적으로 치료한다는 것이다.

이는 경맥과 장부가 밀접히 관계되고 기(氣)의 에너지 흐름이 상하, 내외로 서로 통하고 있음을 의미한다.

오수혈의 운용을 현대적으로 해석하자면 사람의 체간(體幹)보다는 사지(四肢)말단으로 갈수록 신경이 더 예민해져 그쪽에 위치한 경혈들이 더 민감하므로 자침했을 때 효과가 더 강할 것으로 유추할 수 있다. 이는 마치 지렛대 이론처럼 사지 말단의 치료혈들을 이용해 몸통의 병을 치료할 때 더 효과적이라고 생각할 수 있다.

사암침에서 사지말단의 60개혈을 치료혈로 사용하는 이유는 그 혈들이 각기 오행의 속성을 가지고 있는 특징 때문인데 인체 경혈 중에서 목(木), 화(火), 토(土), 금(金), 수(水)의 오행(五行)에 귀속되는 경혈들은 오수혈뿐이며 따라서 이 혈들만이 오행의 상생, 상극 이론에 따라 운용이 가능하다.

중국 침구학에서 오수혈이 처음으로 언급되어 있는 문헌은 『황제내경』의 영추본수(靈樞本輸)편이고 『난경(難經)』에도 언급되어 있는데 이 두 고전에서 모두 오수혈편을 따로 두어 언급하고 있는 점으로 보아 고인(古人)들이 이 오수혈의 중요성을 매우 중요히 인식하였던 것을 알 수 있다.

영추(靈樞)에 의하면 오수혈은 오장육부 경맥의 기가 나오고 들어가는 곳으로 물의 흐름에 비유해 각기, 정(井), 형(滎), 수(輸), 경(經), 합(合)의 다섯 가지의 다른 이름으로 표현했고 이 혈들은 각기 독특한 치료 작용들을 갖고 있어 예컨대 정(井)혈은 급성 열성질환이나 구급 질환을 치료하고, 형(滎)혈은 발열성 질환을, 수(輸)혈은 관절의 동통을, 경(經)혈은 인후부, 해소 천식 등 폐의 병을, 합(合)혈은 소화기 질환들을 각기 치료한다 하였다.

그러나 오수혈들이 각기 어떠한 치료 효능들을 갖고 있느냐 하는 것은 전통 중국침법에 있어서는 중요할지 모르나 사암침에서는 전혀 의미가 없다. 사암침에 있어서 오수혈의 의미는 그 혈들이 각기 갖고 있는 오행(五行)의 속성이지 그 혈들의 치료 효능이 아니기 때문이다.

오수혈(五輸穴)의 구조

오수혈은 침구학의 고전(古典)뿐 아니라 현대 침구서적에 있어서도 빠짐없이 설명이 되고 있을 만큼 중요한 위치를 차지하고 있지만 재미있는 것은 그렇게 강조되고 있는 오수혈이 중국 전통 침법에서는 실제임상에서 치료 목적으로 거의 활용되고 있지 않다는 사실이다.

사암침법에서는 치료 목적으로 오직 이 오수혈만을 활용하므로 이 오수혈이 어떤 기능을 하고 어떤 내부 구조를 가지고 있는지를 아는 것이 매우 중요하다.

오수혈을 한마디로 정의하면 각 경맥을 통해 각 장부(臟腑) 간의 에너지를 주고받는 시스템이라 할 수 있다. 즉 어떤 이유로 장부 간의 에너지 흐름에 균형이 깨어졌을 때 이 오수혈 시스템을 이용하여 경락의 에너지 흐름을 인위적으로 조절하는 장치라는 의미다. 오수혈 구조는 오행에 소속된 12경맥 안에 다시 오행에 소속된 각각 다섯 개의 경혈들로 모두 60개로 구성되어 있다.

예를 들어 간경(肝經)은 오행에서 목(木)에 해당하는 경맥이므로 목경(木經)이라 부르고 이 간경안에는 각기 오행에 귀속되는 다섯 개의 경혈들이 있다.

대돈(大敦, LV1)은 목(木)에 속하여 목혈(木穴)이라 부르며,
행간(行間, LV2)은 화(火)에 속하여 화혈(火穴)이라 부르고,
태충(太衝, LV3)은 토(土)에 속하여 토혈(土穴)이라 부르며,

중봉(中峰, LV4)은 금(金)에 속하여 금혈(金穴)이라 부르며,
곡천(曲泉, LV8)은 수(水)에 속하여 수혈(水穴)이라 부른다.

이 다섯 혈 가운데 특히 대돈(大敦, LV1)은 목경(木經)의 목혈(木穴)이므로 간경(肝經)의 대표혈이 된다.

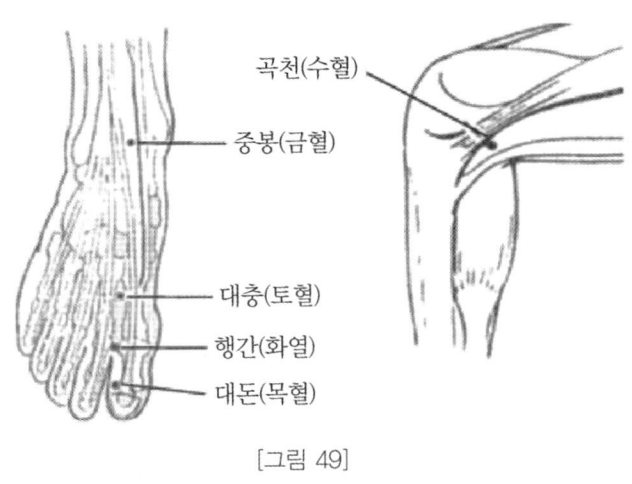

곡천(수혈)
중봉(금혈)
대충(토혈)
행간(화열)
대돈(목혈)

[그림 49]

마찬가지로 심경(心經)은 화(火)에 해당하는 경맥이므로 화경(火經)이라 부르는데 심경에 속한 다섯 개의 오수혈 중에서 특히 소부(少府, HT8)혈은 화경(火經)의 화혈(火穴)이므로 심경(心經)의 대표혈이 된다. 이런 식으로 각 경들의 대표혈들을 보면 다음과 같다.

대돈(大敦)은 간경(肝經)의 대표혈이 되고(목경의 목혈),
소부(少府)는 심경(心經)의 대표혈이 되며(화경의 화혈),
태백(太白)은 비경(脾經)의 대표혈이 되고(토경의 토혈),
경거(經距)는 폐경(肺經)의 대표혈이 되고(금경의 금혈),
음곡(陰谷)은 신경(腎經)의 대표혈이 된다(수경의 수혈).

이 대표혈들은 경맥의 속성과 경혈의 속성이 같은 혈들이어서 대표혈이 되었는데 이 대표혈들은 자기 경맥의 기(氣)를 다른 경맥으로 보내는 역할을 하므로 다른 말로 송혈(送穴)이라 부른다.

보내는 혈(穴)이 있으면 받아들이는 혈(穴)도 있게 마련인데 각 경의 대표혈을 제외한 나머지 혈들은 다른 경맥으로부터 에너지를 받아들이기 때문에 모두 수혈(受穴)이 된다.

경 락	목(木)혈	화(火)혈	토(土)혈	금(金)혈	수(水)혈
간 (목경)	대돈 (목목) LV1	행간 (목화) LV2	태충 (목토) LV3	중봉 (목금) LV4	곡천 (목수) LV8
심 (화경)	소충 (화목) HT9	소부 (화화) HT8	신문 (화토) HT7	영도 (화금) HT4	소해 (화수) HT3
비 (토경)	은백 (토목) SP1	대도 (토화) SP2	태백 (토토) SP3	상구 (토금) SP5	음릉 (토수) SP9
폐 (금경)	소상 (금목) LU11	어제 (금화) LU10	태연 (금토) LU9	경거 (금금) LU8	척택 (금수) LU5
신 (수경)	용천 (수목) KD1	연곡 (수화) KD2	태계 (수토) KD3	부류 (수금) KD7	음곡 (수수) KD10

[표 19]

오수혈(五輸穴)의 구조

아래 그림을 자세히 보자. 검은 원 (●)으로 표시된 대표혈들을 중심으로 보면 화살표 모양을 따라 자경(自經)의 에너지가 양쪽의 타경(他經)으로 나가고, 속이 빈 원(○)으로 표시된 혈에 입장에서 보면 화살표 모양을 따라 타경의 에너지가 자경(自經)으로 들어오는 것을 알 수 있다.

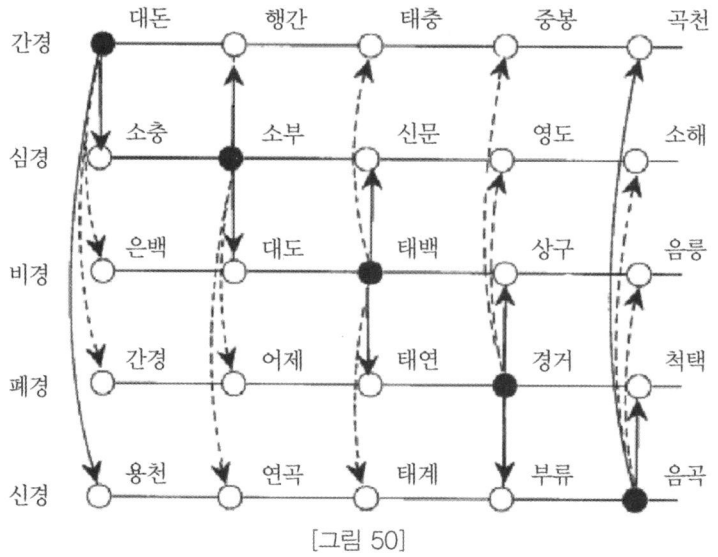

[그림 50]

그림에서 구체적으로 간경(肝經)을 보면 행간(LV2, 火혈)은 심경(火經)의 에너지를 소부(HT8, 火혈)란 대표혈을 통해 받아들이며, 태충(LV3, 土혈)은 비경(土經)의 에너지를 태백(SP3, 土혈)이란 대표혈을 통해 받아들이며, 중봉(LV4, 金혈)은 폐경(金經)의 에너지를 경거(LU8, 金혈)란 대표혈을 통해 받아들이며, 곡천(LV8, 水혈)은 신경(水經)의 에너지를 음곡(KD10, 水혈)이란 대표혈을 통해 받아들이고 있음을 알 수 있다.

따라서 대표혈인 대돈(LV1)을 제외한 나머지 네 혈들을 다른 경맥의 에너지를 받아들이고 있으므로 수혈(受穴)이라 부른다. 이렇게 오수혈은 각 경맥마다 한 개의 송혈과 네 개의 수혈들로 이루어져 있어 에너지를 서로 주고받고 상하좌우로 밀접하게 연결하는 구조임을 알 수 있다.

사암침(舍岩鍼)의 처방원리

　　사암(舍岩)은 『황제내경』과 『난경』에 나타난 원리를 바탕으로 자신의 침법 원리를 세
웠는데 『난경』에 나오는 "허하면 그 어미를 보하고, 실하면 그 자식을 사하라(虛則補其
母 實則瀉其子)"라는 조문에 근거했다.

　　이는 오행 관계 속에서 어떤 한 요소가 허(虛)할 때 이를 보(補)하기 위해서는 그 요소
를 발생시키고 조장시키는 관계에 있는 어미를 보해주면 자연히 아들 관계에 있는 그 자
신이 강해진다는 것이고, 오행의 관계 속에서 어떤 한 요소가 실(實)할 때 그 요소를 사
(瀉)하기 위해서는 그 요소의 자식관계에 있는 요소를 사해주면 그 어미인 자신이 약해
진다는 의미다.

　　여기에 사암은 자신의 원리를 덧붙여 독특한 침구 처방이론을 성립했다. 즉 "허(虛)하
면 그 모(母)를 보(補)하라"는 조항에 덧붙여 "관(官)을 사(瀉)"하는 원리를 더했고, "실
(實)하면 그 자(子)를 사(瀉)하라"는 조항에 "관(官)을 보"하라는 자신의 원리를 더했다.

　　사암이 난경의 보사(補瀉)방법에 자신의 원리를 더한 것은 보사의 효과를 한층 더 강
화하기 위함이다.

　　오행(五行)에서 한 요소를 보하기 위해 그 어미를 보해주면 자(子)의 요소가 강화되지
만, 이와 동시에 그 요소를 억제하는 관계에 있는 관(官)에게 그 억제의 힘을 발휘하지
못하도록 제어하게 되면 억제를 할 수 없게 되어 결과적으로 더욱 강력한 보(補)의 효과
가 나타나게 될 것이라 사암은 생각했다.

　　마찬가지로 오행의 한 요소가 실한 경우, 이를 사(瀉)하기 위해서 그 자(子)를 사하면

그 요소가 약화되지만, 이와 동시에 그 요소를 억제하는 관계에 있는 관(官)의 힘을 더 강화시켜주면 억제하는 힘을 더욱 조장해 줌으로 결과적으로 더욱 강력한 사(瀉)의 효과가 나타나게 될 것이다.

사암은 이렇게 자신이 만든 원리를 오수혈에 적용시켜 새로운 침 처방들을 만들어냈고 이를 치료에 활용했다. 고전(古典)에서 그토록 오랫동안 중히 취급되어 왔던 오수혈들이 사암의 손에 의해 비로소 생명을 얻고 진가를 발휘하기 시작한 것이다.

그러면 여기서 구체적으로 사암이 구성한 처방 원리를 이용하여 비(脾)를 보하는 처방을 만들어 보기로 하자.

허하면 어미를 보(補)하고 관(官)을 사(瀉)하라 했으므로 이 방법에 따라 사암처방을 만드는데, 여기서 먼저 기억해야 할 것은 먼저 타경(他經)에서 해당 혈을 취하고 다음에 자경(自經)에서 해당 혈을 취하는 순서를 따른다는 것이다.

그러면 비(脾)를 보하는 처방을 만들기 위해 비경(脾經)의 대표혈인 태백혈을 중심으로 생각해보자.

　　1. 보기모(補其母)에 따라 먼저 비경의 모(母)경인 화경(火經)의 화(火)혈인 소부(少府, HT8)혈을 취한다.
　　2. 자기 경맥인 비경(脾經)중에 태백(SP3)의 모(母)이며 화(火)혈인 대도(大都, SP2)를 취한다.

이렇게 타경(他經)에서 취한 소부(HT8)혈과 자경(自經)에서 취한 대도(SP2) 두 혈은 보(補)해주는 혈이 된다.

　　3. 다음 순서인 사기관(瀉其官)은 먼저 비경의 관(官)경인 간경(肝經)의 목(木)혈인 대돈(LV1)을 취한다.
　　4. 다음에 자신의 경맥인 비경(脾經)에서 태백(SP3)의 관(官)이며 목(木)혈인 은백(SP1)혈을 취한다.

이렇게 타경에서 취한 대돈(LV1)혈과 자경에서 취한 은백(SP1), 두 혈은 사(瀉)해주는 혈이 된다. 이렇게 만들어진 비보(脾補)처방은,

소부(HT8), 대도(SP2) 보(補),
대돈(LV1), 은백(SP1) 사(瀉)

의 네 경혈로 구성된다.

이번에는 반대로 비(脾)가 너무 강해 비를 사(瀉)하는 처방을 만들어보자.

1. 실(實)하면 사기자(瀉其子)하고 보기관(補其官)하라 했으므로 먼저 비경의 자(子)경
인 금경(金經)의 금(金)혈인 경거(LU8) 혈을 취한다.
2. 다음에 자기 경맥인 비경(脾經)중에서 태백(SP3)의 자(子)이며 금(金)혈인 상구(SP5)
를 취한다.

이렇게 타경(他經)에서 취한 경거(LU8)혈과 자경(自經)에서 취한 상구(SP5), 두 혈은
사(瀉)해주는 혈이다.

3. 다음 순서인 보기관(補其官)은 먼저 비경의 관(官)경인 간경(肝經)의 목(水)혈인 대
돈(LV1)을 취한다.
4. 다음에 자신의 경맥인 비경(脾經)에서 태백의 관(官)이며 목(木)혈인 은백(SP1)을 취
한다.

이렇게 타경에서 취한 대돈과 자경에서 취한 은백 두 혈은 보해주는 혈이다. 이렇게
만들어진 비(脾)를 사하는 처방은,

경거(LU8), 상구(SP5), 사(瀉),
대돈(LV1), 은백(SP1), 보(補).

의 네 경혈로 구성된다.

이 방법을 이해하기 쉽게 그림으로 표시하면 다음과 같다.

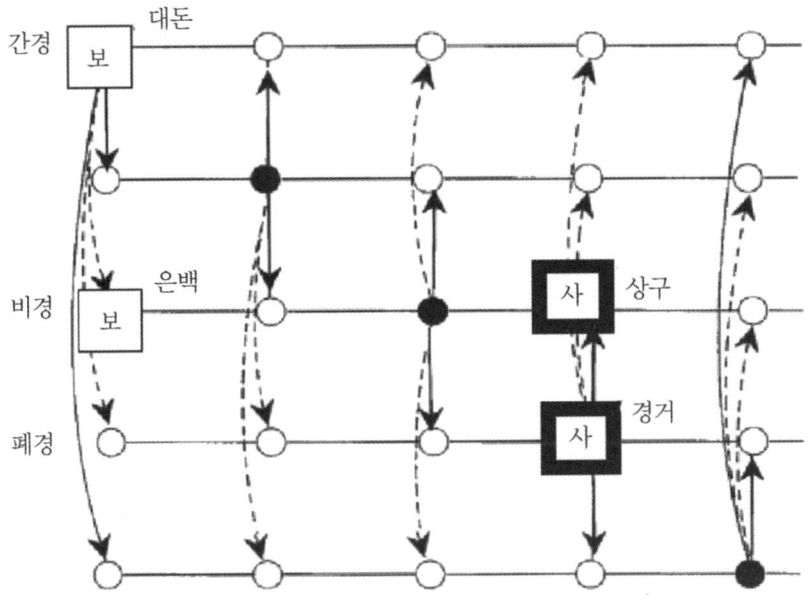

비(토)를 사하는 방법 : 사자보관의 원리에 따라 먼저 자경인 폐경(금경)의 금혈(경거)를 취하고 자경(토경)의 금혈(상구)를 취해 사해주고, 환경인 간경(목경)의 목혈(대돈)을 취하고 자경의 목혈(은백)을 취하여 보여 준다

[그림 51]

이와 동일한 방법으로 12경맥의 보(補)하는 처방과 사(瀉)하는 처방을 모두 만들 수 있다. 이 방법에 따라 만들어진 사암침의 처방들은 각 처방마다 4개씩의 경혈들로 구성되며 인체에는 12경맥이 있으니 각 경맥을 보하고 사하는 처방은 모두 24개로 구성된다.

장부	보방 (정격)				사방 (승격)			
	보(+)		사(−)		보(+)		사(−)	
폐	태백	태연	소부	어제	소부	어제	음곡	척택
대장	삼리	곡지	양곡	양계	양곡	양계	통곡	이간
위	양곡	해계	임읍	함곡	임읍	함곡	상양	려태
비	소부	대도	대돈	은백	대돈	은백	경거	상구
심	대돈	소충	음곡	소해	음곡	소해	태백	신문
소장	임읍	후계	통곡	전곡	통곡	전곡	삼리	소해
방광	상양	지음	삼리	위중	삼리	위중	임읍	속골
신	경거	부류	태백	태계	태백	태계	대돈	용천
심포	대돈	중충	음곡	곡택	음곡	곡택	태백	대릉
삼초	임읍	중저	통곡	액문	통곡	액문	삼리	천정
담	통곡	협계	상양	규음	상양	규음	양곡	양보
간	음곡	곡천	경거	중봉	경거	중봉	소부	행간

[표 20] 십이경맥 사암처방표

사암(舍岩)은 인체 오장육부는 건강할 때 균형이 유지되지만 일단 어떤 병사(病邪)로 인해 병변이 발생하면 장부의 균형이 깨진다고 보고 위와 같은 난경(難經)의 원리를 적용하여 장부 허실을 바로 잡아주는 것을 치료의 대강(大綱)으로 삼았다.

이 사암침법은 일본으로 건너가 오행침법(五行鍼法)이란 이름으로 알려졌고 서양에서는 4개의 침만을 사용하는 침법이라 하여 Four Needle Technic으로 알려져 있다.

이 사암침을 전문으로 구사하는 사람들 중엔 기존 중국 침법을 평가절하 하는 사람들이 많은 것이 사실이다. 이는 사암침이 전통침과 달리 이론과 처방 구성 원리가 심오하며 질병과 장부의 한열허실의 상호관계를 이해해야 처방이 강구되며 진단 과정과 처방 대처가 난해하다는 점, 그리고 침의 효능이 전통침에 비교가 안 될 정도로 뛰어나는데서 기인하는 것이다.

전통 중국침법은 경락학설(經絡學說)에 기초하고 있어 침을 놓기 위해 경락 이론과 경혈 위치, 그리고 경혈의 주치(主治)효능의 이해가 필수적이다. 따라서 전통침은 어떤 원리의 바탕 위에 전개되었다기보다 오랜 시간을 통해 누적된 경험의 바탕 위에 성립된 것이므로 결국 경혈의 위치와 효능에 따른 침처방의 암기가 필연적이다.

암기에 자신 없는 사람은 갓 시집 온 경험 없는 새색시가 요리책 펴놓고 음식을 만들 듯 책을 보며 침을 놓게 되고 이런 사람들을 폄하하여 가리켜 소위 '요리책 침구사'라 부른다. 사실 그런 식으로라면 어린아이들도 배워 침을 놓을 수 있겠다는 말이 과장된 말은 아니다.

사암침은 일반 침에 비해 원리가 심오하고 활용이 어려운 것이 사실이다. 그러나 사용하는 치료 경혈들은 팔 다리 관절부 이하에 위치한 모두 60개의 경혈뿐이다.

360여 개 이상의 정혈(正穴)에 임독맥혈(任督脈穴), 경외기혈(經外奇穴), 새로 발견된 신혈(新穴)들에 이르기까지 수많은 경혈들의 위치와 주치들을 일일이 다 외워야 하는 중국침법에 비해서는 일단 암기의 부담이 훨씬 적다. 뿐만 아니라 경혈의 부위는 중요하지만 그 혈들이 가지고 있는 수많은 치료효능들은 무시되어 각 혈들의 주치 기능들을 외울 필요가 없다. 치료 원리가 달라 전통적 주치효능은 의미가 없기 때문이다.

사암침의 한계(限界)

　본인은 지금처럼 체질침을 전문으로 시술하기 전까지는 오랫동안 사암침을 위주로 임상을 했다. 임상을 하는 가운데 전통 중국침의 치료적 한계에 봉착하면서 돌파구를 찾다 만난 것이 사암침이었고 이 침법의 강력한 효능으로 인해 큰 자부심을 갖고 연구하게 되었다.

　그러나 시간이 흐르면서 사암침에서도 역시 쉽게 해결되지 않는 다양한 문제들이 있음을 발견하게 되었다.

　예컨대 어떤 환자에게 사암침을 시술한 경우, 처음엔 꽤 좋은 효과를 보여 주다가도 일정한 횟수가 지나면 침의 효력이 감소하는 경우도 있었고 심지어는 부작용이 나기도 하였다.

　한 가지 아닌 다양한 증상을 호소하는 환자들의 경우 어떤 증상을 우선적 치료 타깃으로 삼아야 할지, 어떤 장부 경락과 연결하여 치료처방을 구해야 할지, 또 보법을 써야 할지 사법을 써야 할지 명쾌히 판정 내리기 어려운 경우도 많았다.

　책을 읽어도 문제의 해답을 구하지 못하는 경우가 많았는데 예컨대 『사암도인침구요결(舍岩道人針灸要訣)』에 나오는 코[鼻]에 관한 기록을 보면, 코가 막힌 증상은 폐(肺)가 냉(冷)해서 온 것으로 보고 폐를 보하는 처방을 썼고, 코에서 피가 나는 것은 위(胃)에 열이 있어 온 것으로 보고 위를 사하는 처방을 썼다.

　한편 코에 피가 섞여 있으면 비(脾)가 상(傷)해 온 것으로 보고 비(脾)를 보하는 처방을, 그리고 코 속에 살이 생겨 콧구멍을 막는 것은 신(腎)이 상(傷)해 온 것으로 보고 신

(腎)을 보하는 처방을 사용했다.[1]

그러니까 같은 콧병이라 해도 나타나는 증상이 다름에 따라 폐(肺), 위(胃), 비(脾), 신(腎) 등 장부와 관련하여 여러 처방을 사용했는데 문제는 어떤 원리와 이유로 그렇게 되는지에 대한 설명이 결여되어 있다.

중풍(中風)의 경우 왼쪽이 마비되었으면 간(肝)을 보하는 처방, 오른쪽이 마비되었으면 폐(肺)를 보하는 처방을 쓰는데 이는 전통적 좌혈우기(左血右氣)론에 따라 좌측 마비면 혈허(血虛), 우측 마비는 기허(氣虛)로 보아 각기 간보방(肝補方)과 폐보방(肺補方)을 썼을 것으로 유추할 수 있다.

그러나 입을 꽉 다물고 목구멍에서 담(痰)이 끓는 소리가 나면 비(脾)를 보하는 처방, 등이 앞쪽으로 휘어져 못 움직이면 폐(肺)를 보하는 처방, 온몸 마디마디가 쑤시고 아프면 담(膽)을 보하는 처방을 쓰는데 대해서는 그 원리를 유추하기가 쉽지 않았다.

전통 한의학 이론체계에 따른 처방과 진단의 원리를 추론할 수 있는 부분이 적지 않지만 수많은 질병에 대응하는 사암침의 모든 진단과 치료의 운용 원리를 알아내고 이를 바탕으로 새로운 질병에 적용하고 활용하는 원리를 찾아내는 것이 결코 쉬운 일이 아니다.

사실 그가 남긴 『사암도인침구요결』이란 서적은 치료원리를 설명한 이론서(理論書)라기보다는 임상경험의 사례들을 수록한 임상서(臨床書)였으므로 결국 사암침의 진단과 처방원리를 찾아내는 것은 온전히 후학들의 몫이 되었다.

적지 않은 학자들이 감추어진 사암침의 운용원리를 찾아 연구했지만 연구방법과 이론 해석의 차이 등으로 의견이 분분해 같은 사암침을 사용하는 사암침 전문가 사이에도 서로 다른 다양한 분파가 생기게 되었다.

팔강(八綱)변증 및 장부(臟腑)변증에 따른 전통적 변증시치(辨證施治)에 의거해 사암침을 구사하는 학파가 가장 많으나 동일한 환자라도 시술자의 변증방법 차이로 인해 각기 다른 사암침처방을 사용하는 결과를 낳기도 해서 이 경우 당연히 효능 또한 일정치 않다.

좌우 촌관척(寸關尺)의 육장육부(六臟六腑) 허실을 보는 전통 맥진법이나 『황제내경』에 나오는 인영기구(人迎氣口) 비교 맥진을 활용해 사암침을 쓰는 학파도 있으나 이 역

---

1) 사암도인 침구요결 第四十章. 鼻痛門 참조.

시 사람에 따라 맥진의 능력이 천차만별이고 맥진 결과가 다르면 선택된 처방도 달라지며 치료 효능 또한 다를 수밖에 없다.

한편 사암침은 문제가 되는 한 장기(臟器)의 병변을 조절할 목적으로 필연적으로 타 장기들을 건들게 되는데 이때 타 장기의 허실에 관계없이 이미 정해진 원리로 보사하는데 따른 문제들도 야기된다.

예컨대 간실(肝實)증으로 간(肝)을 사(瀉)한다 했을 경우, 사암침 원리대로라면 무조건 그 자(子)인 화(火)를 사하고 관(官)인 금(金)을 보(補)해 주어야 한다.

이때 만일 환자의 심이 약하거나 폐가 실한 상태에 있다 하더라도 여전히 약한 심을 더 사해주고 강한 폐를 더 보해야 하는 문제점이 생기는 것이다.

요컨대 사암침은 한 장기의 병변을 조절하기 위해 불필요한 타 장기까지 건드림으로서 또 다른 문제들을 야기할 수 있는 문제를 내포하고 있는 것이다.

나는 사암침을 오랫동안 구사하면서 부딪힌 많은 문제들이 체질침을 만나 연구하는 과정에서 온전한 해결점을 찾게 되었다. 사암침 이론과 체질이론의 결합으로 이루어진 사암 체질침법은 전통 사암침보다 훨씬 더 완벽하고 진보된 이론으로 체계화되어 가히 사암침의 상위(上位)버전이라 말할 수 있다.

이제부터 사암침에 기반한 체질침이론에 대해 공부해보기로 하자.

상생(相生)상극(相克)의 새로운 해석(解釋)

　사암침에 기반한 체질침 이론을 공부하기 앞서 우선 기존에 알려진 오행의 상생, 상극 개념을 새로운 관점에서 재해석하고 이해하는 것이 매우 중요하다.

　오행의 상생관계(相生關係)란 목화토금수(木火土金水)의 다섯 요소 간의 관계에서 한 요소가 다른 요소를 발생시키고 조장하는 관계다. 목이 화를 낳고, 화는 토를, 토는 금을, 금은 수를 낳는 데 여기서 목과 화, 화와 토, 토와 금, 금과 수의 관계를 상생관계라 정의한다. 이 상생관계에서 나를 낳아 준 것을 모(母), 내가 낳는 것을 자(子)라고 하므로 목이 화를 낳기 때문에 목은 화의 모(母)이며, 동시에 화는 목의 자(子)라는 관계가 성립한다.

　인체의 오장(五臟)을 오행에 대입하면, 간(肝)은 목이고 심(心)은 화이며 비(脾)는 토, 폐(肺)는 금이 되므로 간과 심, 심과 비, 비와 폐, 그리고 폐와 신 사이에는 동일한 상생관계가 존재한다.

　오행(五行)의 상극관계(相克關係)란 사물의 상호관계에서 한 사물이 다른 사물을 억제하고 제약하는 관계다. 목은 토를 이기고, 토는 수를, 수는 화를, 화는 금을, 다시 금은 목을 이기는 관계를 상극관계라 정의한다.

　이 상극관계에서 관수(官讐)의 관계를 보게 되는데 내가 억제하는 것을 관(官), 나를 억제하는 것을 수(讐)라고 정의한다.

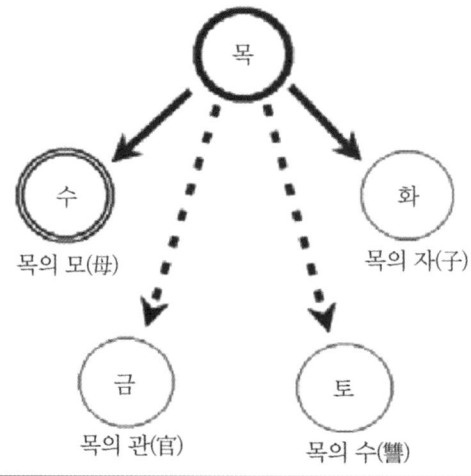

목의 모(母)

목의 자(子)

목의 관(官)

목의 수(讐)

목을 중심으로 생각할 때 화는 자(子), 수는 모(母), 토는 수(讐), 금은
관(官)이 되어, 모자(母子) 간에는 상생 조장 관계, 관수(官讐)간에는
상극억체관계가 존재한다.

[그림 52]

따라서 목과 토의 관계에서 목이 토를 억제하므로 토의 입장에서는 목이 관(官)이 되지만, 목의 입장에서는 금이 관이 된다. 한편 토와 수의 관계에서 수는 토에게 억제 당하므로 수가 토의 수(讐)가 된다.

이를 다시 오장의 관계에 대입하면 간(肝)과 비(脾), 비(脾)와 신(腎), 신(腎)과 심(心), 심(心)과 폐(肺), 그리고 다시 폐(肺)와 간(肝) 사이에는 상극관계가 존재한다.

전통적으로 오행(五行)의 상생, 상극관계는 단방향(單方向)의 관계만으로 설명되었다. 즉 목이 화를 낳고, 화가 토를 낳고, 토는 금을 낳기 때문에 이 들 사이에는 모자(母子) 관계가 성립되면서 서로 조장하는 관계가 성립되었다. 그러나 상생의 조장관계는 단(單)방향뿐 아니라 그 반대 방향의 관계에서도 가능하다는 사실을 이해할 필요가 있다. 즉 목→화→토→금→수 방향뿐 아니라 반대방향인 목→수→금→토→화의 방향에서도 동일한 상생조장 관계가 성립한다는 것이다.

예를 들어 만일 오행의 요소 중 토가 강해진다고 가정했을 때, 토가 강해지면 토의 자인 금이 강해지는 것은 당연하지만, 이 경우 토의 모관계에 있는 화는 어떻게 될 것인가를 생각해보자.

토금(土金)과 마찬가지로 화토(火土) 역시 모자(母子)관계로서 상생 및 조장관계에 있으므로 만일 자인 토가 강화되면 모인 화 역시 강해질 것이다.

결국 여기서 오행에 있어 한 요소가 강해지면 그와 상생관계를 이루고 있는 양 방향의 두 요소가 동시에 함께 강해진다는 새로운 결론을 얻을 수 있다.

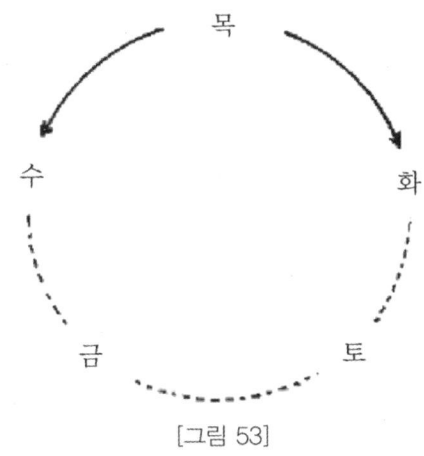

[그림 53]

이는 상극관계에서 마찬가지다. 예를 들어 오행의 요소 중에 토가 강해진다고 가정하면, 강화된 토로 인해 관(官)관계에 있는 목이 토를 억제하지 못하게 되어 목은 약화될 것이며, 한편으로 수(讐)관계에 있는 수는 강화된 토가 자신을 억제하게 되므로 역시 약화된다.

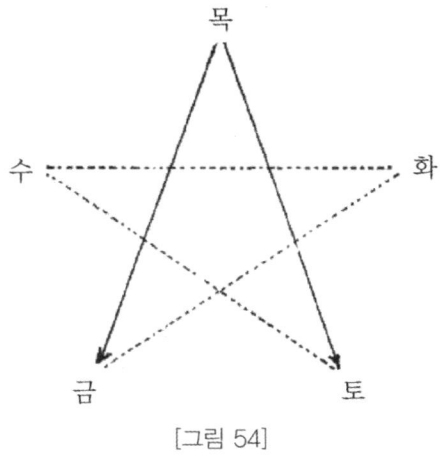

[그림 54]

결국 오행(五行) 중 한 요소가 강해지면 그와 상극관계에 있는 단(單)방향뿐 아니라 양(兩)방향에 있는 두 요소에 모두에게 영향을 준다는 결론을 얻는다.

오행관계에서 상생, 상극의 결과가 단(單)방향이 아닌 양(兩)방향으로 동일하게 미친다는 인식이야말로 사암침 처방 원리에서 체질침 처방을 도출하는 가장 핵심적 이론근거가 되므로 이를 인식하는 것이 매우 중요하다.

이러한 현상은 오수혈(五輸穴)의 구조와 그 기능을 통해서도 확인할 수 있다. 오수혈 구조의 그림을 보면 어느 특정 혈에 보(補)나 사(瀉)의 자극을 가하면 그 보사의 영향이 한 방향으로만 가는 것이 아니라 양 방향 모두에 동일하게 미치는 것을 알 수 있다.

예를 들어 아래 그림에서 보다시피 토경(土經)의 대표혈인 태백(太白, SP3)혈에 침으로 보(補)의 자극을 가한다 했을 때, 이 보의 에너지는 모경(母經)인 심경(心經)으로 전해져 심경의 에너지를 증가시키는데 그 에너지는 신문(神門, HT7)을 통해 전달된다.

동시에 자경(子經)인 폐경(肺經)으로도 전해져 폐경의 에너지를 증가시키는데 그 에너지는 태연(太淵, LU9)을 통해 전달된다. 결론적으로 보(補)의 자극을 주어 보에너지를 증가시키면 그 결과는 그 경맥과 상생, 조장관계를 갖고 있는 양(兩)방향으로 영향이 미치게 됨을 알 수 있다.

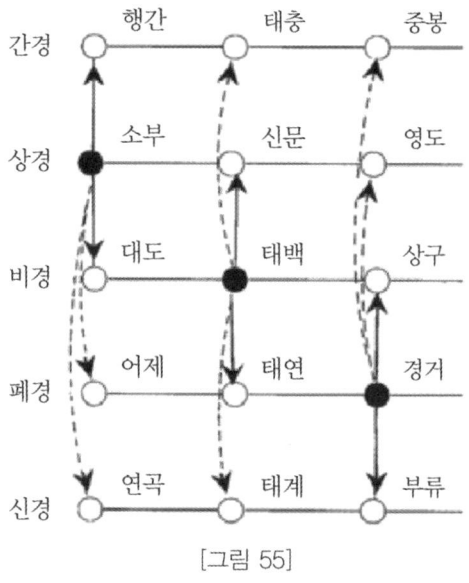

[그림 55]

그런데 이 경우, 비경(脾經)과 상극, 억제관계에 있는 간경(肝經)과 신경(腎經)의 에너지에는 어떤 영향을 미치게 될까?

그림을 보면 간경(肝經)에는 태충(太沖, LV3)혈을 통해 억제하는 에너지가 가고, 신경(腎經)에는 태계(太溪, KD3)혈을 통해 억제 에너지가 감을 볼 수 있다.

이는 동시적 상황으로 비경(脾經)에 보(補)의 자극을 주면 비(脾)와 상생, 조장관계에 있는 심경과 폐경에는 보의 에너지가 전달되지만 이와 동시에 상극, 억제관계, 즉 관수관계(官讐關係)에 있는 간경(肝經)과 신경(腎經)에는 사의 에너지가 전달되는 것은 당연하기 때문이다.

결론적으로 어느 특정 경맥의 경혈에 보(補)나 사(瀉)의 자극을 주게 되면 그 결과는 상생상극 관계에 있는 다른 경맥에 동시에 보사(補瀉)에너지가 양방향으로 동일하게 전달됨을 알 수 있다.

관념적으로 이러한 현상이 일어나는 것을 이해하는 것은 어렵지 않지만 실제 비경(脾經)이 태백(太白)혈을 자극하면 심경(心經)의 신문(神門)이나 폐경(肺經)의 태연(太淵)으로 전달되어 해당 장부들의 에너지가 조절된다는 사실을 현대 의학적 개념으로 이해하기는 쉽지 않다. 비경(脾經)의 태백혈은 발에 위치하고 있으며 심경(心經)의 신문 혈이나 폐경(肺經)의 태연혈은 손에 위치하고 있어 인체 신경계의 기능만으로는 설명되지 않기 때문이다.

그러나 해부학적 위치에 상관없이 우리 몸 안에는 오수혈의 침자극으로 다른 장부 에너지에 영향을 주어 조절하는 정교한 장부조절 시스템이 존재한다는 것이며 바로 오수혈이 그 시스템이다.

체질침(體質針)의 원리

    체질침(體質鍼)의 본격적인 이론 학습에 들어가기 전에 여기서 잠깐 체질침의 정의, 체질침의 원리 등에 대해 생각해보기로 한다.

    체질침은 전통적 기존 침법과 다른 침법으로 체질의학적 이론바탕에 근거한 침법을 체질침법이라 정의한다. 그러므로 체질침은 전통 침법과 이론배경부터 다를 뿐 아니라 치료 메커니즘 자체가 다른 전혀 새로운 침의학(鍼醫學)이라 할 수 있다.

    질병을 치료한다는 면에서는 전통침이나 체질침이 다를 바 없지만 병을 해석하고 그에 대한 처방을 강구하는 과정이 철저히 체질론적 바탕 위에 서 있다는 점에서 기존 침의학과 매우 다른 것이다.

    체질침은 한의사 권도원(權度沅)에 의하여 세계 최초로 이론이 체계화되어 발표되었으며 이후에 염태환(廉泰煥)이 체계화한 24경락 체질침, 염동환(廉東煥)의 오상(五像)체질침, 이동웅의 640유형 체질침을 비롯한 다양한 종류의 체질침법이 국내에 존재하고 있다.

    체질침이론을 살피기 전에 먼저 사상의학의 창시자인 이제마가 그의 저서 『동의수세보원』에서 침(鍼)에 관련하여 언급한 내용을 잠깐 살펴볼 필요가 있다.

    주지하다시피 사상의학(四象醫學)은 약물(藥物)체계이며, 이제마 자신은 침법(鍼法)에 관한 어떤 이론도 언급한 바 없는데, 그가 우연히 다른 사람이 침놓고 즉각적인 효과를 보는 것에 대한 짧은 언급이 소음인범론(少陰人泛論)편에 기록돼 있다.

어느 날 이제마는 혀가 말려 말을 못하는 소음인 중기(中氣)병 환자가 어떤 사람에게 합곡혈(合谷穴)에 침을 맞고 신기하게 즉시 치유되는 현상을 목격했고 이 경험을 통해 그는 다른 질병이라도 약이 빠른 효능을 내지 못할 경우 침이 능히 빠른 효과를 나타낼 수 있을 것이라 믿게 된다. 그리하여 그는,

> 침(鍼)의 경혈(經穴)에도 역시 태소음인의 사상인(四象人)에 응용할 수 있는 혈(穴)이 있을 것이며 승강완속(升降緩束)의 묘한 이치가 있을 것이니 이를 잘 살펴야 한다. 이후 (以後) 사람 중에 그 일을 감당할 사람이 나오길 기대한다.[1]

라고 언급하였다.

침법에 관한 이제마의 이 언급을 자세히 숙고해보면 비록 이제마 자신은 침법을 내놓지 않았지만 그가 체질침법에 관련하여 어떤 원리의 침법을 생각하고 있었을까 하는 사고(思考)이 일단을 읽을 수 있다.

그가 중기(中氣) 환자의 침치료 현장을 보면서 생각한 침법은 자신이 창안한 치료체계와 동일한 치료원리 위에 서 있는 침법일 것으로 유추할 수 있다.

그는 사람의 체질을 넷으로 분류하면서 우리가 통상 사용하는 한약재들도 체질에 맞추어 분류하였는데 이제마는 인체의 경혈 역시 체질에 따라 분류할 수 있을 것이라고 믿었고 그 체질경혈(體質經穴)들을 바탕으로 승강완속(升降緩束)의 이치를 잘 활용하면 약보다 훨씬 빠른 효과를 나타내는 치료법이 될 수 있을 것이라 믿었다.

예컨대 당귀(當歸)는 소음인에게만 쓰이는 약재(藥材)고 숙지황(熟地黃)은 소양인에게만 쓰이는 약재이듯, 합곡(合谷)혈은 소음인에게 쓰이는 혈, 소부(少府)혈은 소양인에게 쓰이는 혈 등 과 같이 분류한 뒤 이러한 체질 경혈 등을 활용하여 비국(脾局)의 양기(陽氣)를 끌어내리거나 신국(腎局)의 양기(陽氣)를 끌어올려주는 방법 등으로 응용하면 체질 약재들을 써서 치료하는 것과 동일한 효능, 혹은 그보다 속한 효과를 기대할 수 있을 것이라 믿었던 것이다.

여기서 승강완속(升降緩束)의 원리란 그가 사상인 병리론에서 전개한 태소음양(太少

---

1) 嘗見 少陰人 中氣病 舌卷不語 有醫 針合谷穴而 其效如神 其他諸病之 藥不能速效者 針能速效者 有之 蓋 針穴 亦有 太少陰陽四象人 應用之穴而 必有升降緩束之妙 繫是 不可不察 敬俟 後之謹厚而好活人者 (少陰人泛論).

陰陽)인의 사상인(四象人) 치료원리를 의미한다.

예컨대 이제마는,

> 장중경(張仲景)이 논한 소양병(少陽病)은 신국음기(腎局陰氣)가 열사(熱邪)에 눌려 밑
> 으로 가라앉고 비국음기(脾局陰氣)는 열사(熱邪)에 막혀 아래로 내려가 신국(腎局)에 연
> 접하지 못하고 등골뼈 사이에 엉기어 모여 아교처럼 굳어져 갇혀 막힌 병으로, 이런 증
> 후에는 이열(裏熱)을 낮추고 표음(表陰)을 내려주면 담음(痰飮)이 저절로 흩어지고 결흉
> (結胸)의 증후도 생기지 않는다.[2]

고 함으로서 사기(邪氣)로 정체된 기운을 아래, 위로 소통해주는 것이 치료의 원리가 된
다고 설명했던 것이다.

마찬가지로 위국(胃局)의 청양(淸陽)이 위로 올라가 두면(頭面)과 사지(四肢)에 만족
할 만큼 충족되지 못하면 상소(上消)병이 생기고, 대장국(大腸局)의 청양이 위로 올라
위국에 만족할 만큼 충족되지 못하면 중소(中消)병이 생긴다 하여 위수열이열병(胃受熱
裏熱病)의 기본 개념을 설명했고, 반대로 위수한이한병(胃受寒裏寒病)에서는 온위(溫
胃)하여 음을 끌어내리고 건비(健脾)하여 강음(降陰)하는 것을 치료 원칙으로 제시하고
있다.

소음인 신수열표열병론(腎受熱表熱病論)에서도 비양(脾陽)은 내려오지 못하고, 신국
(腎局) 양기(陽氣)가 비국(脾局)으로 올라가지 못하고 방광에 울체되어 있는 것이 병의
원인이라는 견해[3]를 피력하면서 기운을 돋우고 양을 올려 주는 것[益氣而升陽]을 치료
원리로 제시했다.

따라서 소음인은 비국(脾局) 양기(陽氣)와 신국(腎局) 양기(陽氣)가, 소양인은 비국(脾
局) 음기(陰氣)와 신국(腎局) 음기(陰氣)가 서로 오르내려 소통하지 못하고 울체되어 정
상 생리가 이루어지지 않아 병이 발생하는 것으로 이를 소통시키는 것이 치료의 원리가
된다한 것이다.

따라서 이제마가 말한 승강완속(升降緩束)의 묘한 이치란 자신이 창안한 태소음양(太

---

2) 嘗見 少陰人 中氣病 舌卷不語 有醫 針合谷穴而 其效如神 其他諸病之 藥不能速效者 針能速效者 有之 蓋 針穴 亦有
太少陰陽四象人 應用之穴而 必有升降緩束之妙 繫是 不可不察 敬俟 後之謹厚而好活人者 (少陰人泛論).

3) 脾局陽氣 爲寒邪所掩抑而, 腎局陽氣 爲邪所拒 不能直升連接於脾局 鬱縮膀胱之證也.

少陰陽)인의 병인, 병리와 치료원칙을 포괄하는 개념이다.

사상의학적 체질침법은 이렇게 이제마적 치료원리에 철저히 기반했을 때 비로소 이제마(李濟馬)적 체질침이라 정의할 수 있을 것이다. 그러나 현존하는 국내의 체질침 중에는 이제마가 생각했던 원리에 의거한 침법은 아직 존재하지 않고 있다.[4]

국내 체질침의 원조(元祖)라 할 수 있는 권도원(權度沅)의 팔체질(八體質)침법은 비록 사상의학 이론배경에서 출발하고 있지만 이제마가 생각한 승강완속(升降緩束)의 이치를 구현하는 침법과는 거리가 있는 것이었다.

권(權)은 모든 사람이 날 때부터 각기 허실이 다른 장부구조를 가지고 태어난다는 이제마의 선천적 장부 대소론(大少論)에 주목하고 이 장부의 허실을 조절해 주는 것을 치료의 대강(大綱)으로 삼았던 것이다.

그러니까 권의 체질침 이론체계는 애초 이제마가 생각했던 승강완속의 기법을 구현하는 침법이 아니라 선천적인 장부 불균형을 조절하는 침법이었던 것이다.

그가 설립한 이론 가운데 매우 의미있고 핵심적인 내용 중 하나는 선천적 장부구조의 대소를 알아내는 방법으로 맥진을 이용한 것이었다. 즉 그는 다른 장부구조를 갖는 체질들은 각기 변하지 않는 고유의 맥상을 가지고 있다 했으며 특수한 맥진법을 이용하면 이를 구분할 수 있다 주장했다.

그가 발표한 논문에는 각 체질에서 고유한 맥상이 나타나는 현상에 대한 메커니즘 설명이 결여되어 있으나 그가 세운 체질침법 이론과 체질맥진법 이론은 한의학 역사상 세계 최초의 것으로 매우 중요한 학문적 업적으로 평가될 만하다.

권도원은 자신의 침법 치료원리로 오수혈(五輸穴)체계를 통해 장부허실(臟腑虛實)을 조절하는 침법을 사용했는데 그가 차용한 침법이 사암침(舍岩鍼)이다.

물론 그는 사암침법의 원리에 자신의 이론을 가미하여 독특한 체질침 이론을 만들었으나 그가 구성한 침법의 원리바탕은 사암침법에 근거하고 있다.

---

4) 현재 이제마의 승강완속 원리에 기반한 침법을 연구하고 있는 한의사들이 없는 것은 아니나 아직 정식으로 이론체계가 완성되어 발표되지는 않은 시점이다.

사암도인(舍岩道人)은 모든 질환은 특정 장부의 한열허실(寒熱虛實)에 귀속된다고 보고 치료를 위해서 일단 병증을 변증한 다음, 어느 장부의 문제인지를 찾아내 해당 장부의 한열허실을 조절함으로서 치료하는 원리를 세웠다.

그러나 권은 이 치료체계를 병증(病證)이 아닌 체질적인 선천적 장부허실(臟府虛實)의 조절에 적용하였는데 이는 사암침의 치료적 지평(地坪)을 한 차원 더 높인 것으로 평가되는 것이다.

사암침과 체질의학의 결합

한의사 권도원은 사람이 병들면 선천적인 체질 장부구조의 강약 편차가 심화되므로 이를 조절하여 복원시키는 것을 치료원리를 세웠는데 그가 장부조절을 하기 위해 사용한 이론이 사암침법이다.

그러나 그가 훌륭한 것은 사암침 원리를 단순히 차용해 쓰는데 그치지 않고 사암침 원리를 확대하여 자신만의 체질침 처방을 창안했고 그 처방 중에서 각 체질에 어울리는 처방들을 취사선택하여 활용했다는 점이다.

그의 체질침법은 사상의학자들로부터 이론상의 문제 등으로 비판과 논쟁을 일으키기도 했지만 그가 성립한 체질침이론은 사암침 원리와 체질의학을 결합한 매우 독창적인 것이었으며 전통 중국침에서 볼 수 없는 즉각적이고도 놀라운 치료효과들을 보여 주었기 때문에 많은 사람들의 이목을 집중시켰다.

권은 이후에 자신이 창안한 팔체질침과 전통 사상의학은 상호 연관이 없는 독자적 의학체계라 했으나 그의 체질침은 여전히 임상가에서 사상의학과 깊은 연관성을 가지고 활용되고 있는 것이 사실이다.

그가 전개한 이론과 사상의학 이론과의 상충문제의 고찰은 뒤로 미루기로 하고 우선 사암침 이론과 체질의학 이론이 어떻게 결합되어 체질침 이론으로 성립되었는가를 알아보자.

태양인, 소양인, 태음인, 소음인에게 질병이 발생하면 체질의학적 병리관에 따라 각각 실하고 허한 장부의 편차가 더욱 심화된다. 더 실해진 장부는 사(瀉)해줘야 하고 더 허해진 장부는 보(補)해줘야 하는데 이를 위해 선택하는 장부의 보사처방은 사암침 원리에 의해 만들어진 장부 허실 처방이다.

예를 들어 소양인의 경우 비대신소(脾大腎小)한 체질로 이 체질의 비(脾)는 원래부터 실하다. 만일 어떤 질병적 원인으로 병이 발생하면 이 체질의 비(脾)는 더욱 태과된 쪽으로 움직이므로 치료를 위해 태과된 비(脾)를 사해주게 되며 이것이 기본처방이 된다.

이 경우 사암침 처방에는 각 장부를 보하고 사하는 24개의 처방이 있으므로 이 처방들 중에서 비(脾)를 사하는 처방을 선택하면 될 것이다.

그러나 문제는 생각처럼 단순하지 않다. 왜냐하면 24개의 기존 사암침 처방 중에는 체질의학적 치료를 위해 사용할 수 없는 처방들이 존재하기 때문이다.

왜 그런지 알아보자.

이해를 쉽게 하기 위해 구체적 예를 들어 설명한다.

사암처방 중에서 비(脾)를 사(瀉)하는 처방은 "실하면 그 자(子)를 사하고 관(官)을 보하라."는 원리에 의해 만들어진 것이다.

즉 사자보관(瀉子補官)의 원리에 따라 자(子)인 폐경(肺經)을 사(瀉)하고 官(관)인 간경(肝經)을 보(補)해주는 것이다.

그러므로 이 처방은 사폐(瀉肺)와 보간(補肝)의 원리에 따라 만들어진 처방이므로 반드시 환자의 장부구조 상 폐(肺)가 강하고 간(肝)이 약한 구조를 가지고 있는 사람에게만 맞는 처방이 된다.

만일 어떤 환자가 선천적으로 폐(肺)가 약한 장부를 가지고 있다면 이 처방은 쓸 수 없는 처방이 된다. 왜냐면 이 처방은 이미 약한 폐(肺)를 또 사(瀉)하는 내용이 들어있기 때문이다.

마찬가지로 환자가 선천적으로 간(肝)이 실(實)한 구조를 가지고 있다면 역시 이 처방은 쓸 수 없는데 이는 원래부터 간(肝)이 실한 사람을 보(補)해 줌으로 더 실하게 만들 수는 없기 때문이다.

결국 사암침 처방은 비록 그것이 장부의 허실을 조절하는 처방으로 만들어졌지만, 이는 선천적인 장부구조의 차이를 갖는 체질적 개념과 관계없이 성립된 처방이므로, 이를 특정 장부구조를 가진 체질을 치료하는 처방으로 그대로 차용해 쓸 수 없다는 결론에 이르게 된다.

그러므로 다양한 장부구조를 가진 체질침 처방으로 사용할 수 있으려면 현재의 사암침 처방은 장부구조의 차이에 대응하는 처방으로 다시 재구성해야 할 필요가 생기게 되는 것이다.

바로 여기서 사암침 처방이 체질침 처방으로 변화하는 과정이 생기는데 이에 대해 공부해 보자.

사암침 처방의 구성은 허즉보기모(虛則補其母)에 사기관(瀉其官)하고 실즉사기자(實則瀉其子)에 보기관(補其官)하는 원리로 만들어지는데 우리는 앞에서 오행의 상생 상극은 단순히 단 방향으로만 작용하는 것이 아니라 양방향으로 작용한다는 사실을 배운 바 있다.

그러므로 바로 이 원리를 적용하면 사암의 기존 처방뿐 아니라 또 다른 처방을 만드는 방법도 가능하다는 사실을 알 수 있다. 즉, 특정 장부를 보(補)하는 처방을 만들기 위해, 기존 사암원리대로 모(母)를 보하고 관(官)을 사하는 방법 외에도, 모(母) 대신 자(子)를 보할 수도 있고, 관(官) 대신 수(讐)를 사해줄 수 도 있을 것이다.

모(母)나 자(子)나 발생, 조장하는 관계에서는 같고, 관(官)이나 수(讐)나 억제하고 제어하는 관계에서는 동일한 것이기 때문에 필요에 따라 얼마든지 양자 간에 취사선택할 수가 있게 되는 것이다.

이는 앞서 살핀 것처럼 오행의 상생, 상극이 단 방향으로만 가능한 것이 아니라 양방향으로 미친다는 원리에 바탕한 결과며 오수혈에서 각각 보사(補瀉)의 침 자극을 주었을 때 그 결과가 송혈(送穴)과 수혈(受穴)을 통해 각각 다른 경락으로 동일하게 영향을 주기 때문이다.

그러므로 이 새로운 확대원리에 따르면 보(補)하거나 사(瀉)하는 처방을 만드는 방법은 기존 사암 원리 외에도 세 가지의 경우가 더 존재하여 모두 4가지의 방법으로 처방을 구성할 수 있다는 결론에 이르게 된다.

이를 알기 쉽게 다음과 같이 정리할 수 있다.

보(補)하는 처방를 구하는 방법은,

모(母)를 보하고 관(官)을 사하는 기존 사암처방 원리 외에도,

모(母)를 보하고 수(讐)를 사하거나,

자(子)를 보하고 관(官)을 사하거나,

자(子)를 보하고 수(讐)를 사해주어도 결과는 동일하다.

그렇다면 여기서 구체적으로 이 네 가지 방법에 따라 비(脾)를 보(補)하는 처방을 만들어 보자.

먼저 비경(脾經)의 대표혈인 태백을 중심으로 생각한다.

첫째, 보모(補母)하고 사관(瀉官)하면,

　　소부(HT8), 대도(SP2) 보, 대돈(LV1), 은백(SP1) 사가 되는데 이는 기존 사암침 처방

　　이다.

둘째, 보모(補母)하고 사관(瀉官) 대신 사수(瀉讐)하면,

　　소부(HT8), 대도(SP2) 보, 음곡(KD10), 음릉천(SP9) 사가 된다.

셋째, 보모(補母) 대신 보자(補子)하고 사관(瀉官)하면,

　　경거(LU8), 상구(SP5) 보, 대돈(LV1), 은백(SP1) 사가 된다.

넷째, 보모 대신 보자(補子)하고, 보관 대신 보수(補讐)하면,

　　경거(LU8), 상구(SP5) 보, 음곡(KD10), 음능천(SP9) 사가 된다.

비(脾)를 보(補)하는 처방		
보모사관 (사암처방)	소부, 대도 보 (+)	대돈, 은백 사 (−)
보모사수	소부, 대도 보 (+)	음곡, 음릉천 사 (−)
보자사관	경거, 상구 보 (+)	대돈, 은백 사 (−)
보자사수	경거, 상구 보 (+)	음곡, 음릉천 사 (−)

[표 21]

이번에는 같은 원리로 비(脾)를 사(瀉)하는 처방을 만들어 본다.

첫째, 사자(瀉子)하고 보관(補官)하면,

　　경거(LU8), 상구(SP5) 사, 대돈(LV1), 은백(SP1)가 되는데 이는 기존 사암침 처방

　이다.

둘째, 사자(瀉子)하고 보관(補官) 대신 보수(補讐)하면,

　　경거(LU8), 상구(SP5) 사, 음곡(KD10) 음능천(SP9) 보가 된다.

셋째, 사자(瀉子) 대신 사모(瀉母)고 보관(補官)하면,

　　소부(HT8), 대도(SP2) 사, 대돈(LV1), 은백(SP1) 보가 된다.

넷째, 사자 대신 사모(瀉母)하고, 보관 대신 보수(補讐)하면,

　　소부(HT8), 대도(SP2) 사, 음곡(KD10) 음능천(SP9) 보가 된다.

비(脾)를 사(瀉)하는 처방		
사자보관 (사암처방)	경거, 상구 사(−)	대돈, 은백 보(+)
사자보수	경거, 상구 사(−)	음곡, 음릉천 보(+)
사모보관	소부, 대도 사(−)	대돈, 은백 보(+)
사모보수	소부, 대도 사(−)	음곡, 음릉천 보(+)

[표 22]

이런 처방 구성 원리에 따라 육장육부(六臟六腑) 장부를 각각 보(補)하고 사(瀉)하는 처방을 재구성해 보면 각 처방마다 4배수로 만들 수 있으므로 기존 24개의 사암처방이 모두 96개의 처방까지 늘어난다.

이 관점에서 본다면 사암침(舍岩鍼)이란 원리적으로 구성이 가능한 각각 네 가지씩의 처방 중에서 한 가지의 방법만을 선택해 사용하는 침법(鍼法)임을 알 수 있다.

24개의 기존 처방을 사암침(舍岩鍼)처방이라고 말한다면 확장된 96개의 처방은 체질침에서 쓰는 처방이므로 이를 체질침처방이라 명명할 수 있다.

그러나 이렇게 만들어진 96개의 처방들이 체질침에서 모두 다 사용되는 것은 아니다. 이 처방 중에서 각 체질의 장부구조에 따라 선택적으로 사용되는데 처방이 어떤 원리로 취사선택되어 사용되는가 하는 문제를 살펴보기로 하자.

십이경	보사	보(+)방				사(−)방			
		보모사관 (사암처방)	보모사수	보자사관	보자사수	사자보관 (사암처방)	사자보수	사모보관	사모보수
간	보	음곡,곡천	음곡,곡천	소부,행간	소부,행간	경거,중봉	태백,태충	경거,중봉	태백,태충
	사	경거,중봉	태백,태충	경거,중봉	태백,태충	소부,행간	소부,행간	음곡,곡천	음곡,곡천
심	보	대돈,소충	대돈,소충	태백,신문	태백,신문	음곡,소해	경거,영도	음곡,소해	경거,영도
	사	음곡,소해	경거,영도	음곡,소해	경거,영도	태백,신문	태백,신문	대돈,소충	대돈,소충
비	보	소부,대도	소부,대도	경거,상구	경거,상구	대돈,은백	음곡,음능	대돈,은백	음곡,음능
	사	대돈,은백	음곡,음능	대돈,은백	음곡,음능	경거,상구	경거,상구	소부,대도	소부,대도
폐	보	태백,태연	태백,태연	음곡,척택	음곡,척택	소부,어제	대돈,소상	소부,어제	대돈,소상
	사	소부,어제	대돈,소상	소부,어제	대돈,소상	음곡,척택	음곡,척택	태백,태연	태백,태연
신	보	경거,부류	경거,부류	대돈,용천	대돈,용천	태백,태계	소부,연곡	태백,태계	소부,연곡
	사	태백,태계	소부,연곡	태백,태계	소부,연곡	대돈,용천	대돈,용천	경거,부류	경거,부류
심	보	대돈,중충	대돈,중충	태백,태능	태백,태능	음곡,곡택	경거,간사	음곡,곡택	경거,간사
	사	음곡,곡택	경거,간사	음곡,곡택	경거,간사	태백,태능	태백,태능	대돈,중충	대돈,중충
담	보	통곡,협계	통곡,협계	양곡,양보	양곡,양보	상양,규음	삼리,양능	상양,규음	삼리,양능
	사	상양,규음	삼리,양능	상양,규음	삼리,양능	양곡,양보	양곡,양보	통곡,협계	통곡,협계
소장	보	임읍,후계	임읍,후계	삼리,소해	양곡,양보	통곡,전곡	삼리,양능	통곡,전곡	상양,소택
	사	통곡,전곡	상양,소택	통곡,전곡	삼리,양능	삼리,소해	양곡,양보	임읍,후계	임읍,후계
위	보	양곡,해계	양곡,해계	상양,여태	상양,여태	임읍,함곡	통곡,내정	임읍,함곡	통곡,내정
	사	임읍,함곡	통곡,내정	임읍,함곡	통곡,내정	상양,여태	상양,여태	양곡,해계	양곡,해계
대장	보	삼리,곡지	삼리,곡지	통곡,이간	통곡,이간	양곡,양계	임읍,삼간	양곡,양계	임읍,삼간
	사	양곡,양계	임읍,삼간	양곡,양계	임읍,삼간	통곡,이간	통곡,이간	삼리,곡지	삼리,곡지
방광	보	상양,지음	상양,지음	임읍,속골	임읍,속골	삼리,위중	양곡,곤륜	삼리,위중	양곡,곤륜
	사	삼리,위중	양곡,곤륜	삼리,위중	양곡,곤륜	임읍,속골	임읍,속골	상양,지음	상양,지음
삼초	보	임읍,중저	임읍,중저	삼리,천정	삼리,천정	통곡,액문	상양,관충	통곡,액문	상양,관충
	사	통곡,액문	상양,관충	통곡,액문	상양,관충	삼리,천정	삼리,천정	임읍,중저	임읍,중저

[표 23] 사암처방과 체질침 처방

사암체질침 처방 구성원리

이해를 쉽게 하기 위해 위에서 만들어진 체질처방 중에서 소양인의 체질처방은 어떤 원리로 선택하는지 예를 들어본다.

소양인은 열소양인과 한소양인의 둘로 나뉘는데 두 체질의 장부구조는 다음과 같다.

　　열소양인 : 비〉폐〉간〉신
　　한소양인 : 비〉간〉폐〉신

즉 두 소양인은 비(脾)가 크고 신(腎)이 작다는 점에서는 같은 체질이지만 중간의 두 장기 크기가 다르다.

사암처방 원리에 의해 만들어진 비사방(脾瀉方)－경구 상구 사(瀉), 대돈 은백 보(補)－은 앞서 살핀 대로 사자보관(瀉子補官)의 원리에 의해 만들어진 것이므로 비(脾)를 사해주기 위해 폐(肺)를 사하고 간(肝)을 보하는 방법으로 만들어진 것이다. 그러나 이 처방은 열소양인의 경우는 쓸 수 있지만 한 소양인의 경우에는 쓸 수 없는 처방이 된다.

왜냐하면 열소양인의 폐(肺)는 강하고 간(肝)은 약하지만 한소양인의 경우는 거꾸로 간(肝)이 강하고 폐(肺)가 약한 장부구조를 가지고 있어 이 처방을 쓸 경우 한소양인의 강한 간을 더 강화시키고, 약한 폐는 더 약화시키기 때문이다.

결국 동일한 비(脾)를 사하는 처방이라도 각 체질의 장부구조에 따라 어떤 체질에는 쓸 수가 있고, 또 어떤 체질에는 쓸 수가 없다는 것을 알 수 있다.

만일 간이 실하고 폐가 약한 구조를 갖는 한소양인의 비(脾)를 사하는 처방을 구하려면 이 체질의 장부구조에 딱 맞는 다른 처방을 구해야 한다.

그렇다면 여기서 한소양인 장부구조에 맞는 비사방(脾瀉方)을 구해 보자.

먼저 사자보관(瀉子補官)의 사암원리에 따르면 일단 폐(肺)를 사하고 간(肝)을 보해야 하는데 한소양인의 폐(肺)는 장부구조상 약하므로 사(瀉)할 수가 없다.

그러므로 자(子)인 폐(肺) 대신 모(母)인 심(心)을 사(瀉)해주는 방법을 취해야 한다. 자(子)나 모(母)나 상생, 조장관계에 있어서는 같기 때문에 둘 중 하나를 경우에 따라 임의로 선택할 수 있기 때문이다.

한편 보관(補官)의 원리에 따라 간(肝)을 보해 주어야 하는데 한소양인의 간(肝)은 장부구조상 강한 장기이므로 또 보(補)해 줄 수 없다. 따라서 관(官) 대신 수(讐)관계에 있는 신(腎)을 보해 준다. 한소양 장부구조에서 신(腎)은 약한 장기이므로 보(補)하는 장기로 선택할 수 있기 때문이다.

결국 한소양인의 비를 사하는 처방은 장부구조에 따라 사자보관(瀉子補官)의 사암원리 대신 사모보수(瀉母補讐)의 원리에 따라 취혈하게 됨을 알 수 있는데 이렇게 해서 얻어진 처방은 소부(HT8) 대도(SP2) 사(瀉), 음곡(KD10) 음능천(SP9) 보(補)가 된다.

한편 앞서 살펴본 열소양인 체질에 사용할 수 있는 사자보관(瀉子補官)의 사암처방도 이 체질에 원칙적으로 쓸 수는 있으나 그 체질에 딱 맞는 가장 적합한 처방이라고는 볼 수는 없다. 왜냐하면 열소양인의 간(肝)은 약한 장기이지만 신(腎)이 장부구조상 더 약한 장기이므로 간 대신 신을 보해주는 처방이 더 적합하기 때문이다.

그러므로 열소양 장부구조에 가장 적합한 처방은 사자보관(瀉子補官)보다는 사자보수(瀉子補讐)의 방법이 더 적합하여 경거(LU8), 상구(SP5) 사(瀉), 대돈(LV1) 은백(SP1) 보(補) 보다는 경거(LU8), 상구(SP5) 사(瀉), 음곡(KD10) 음능천(SP9) 보(補)가 더 좋은 처방임을 알 수 있다.

실제 열소양 체질에게 이 두 처방을 시술하여 그 결과를 비교해보면 앞 처방은 무난하지만 뒤에 처방이 훨씬 효과가 더 강력하게 나타나는 것을 알 수 있다.

비(脾)를 사(瀉)하는 처방 (비−)			
사자보관	경거, 상구 사(−)	대돈, 은백 보(+)	사암처방
사자보수	경거, 상구 사(−)	음곡, 음릉천 보(+)	열소양인 적합처방
사모보수	소부, 대도 사(−)	음곡, 음릉천 보(+)	한소양인 적합처방

[표 24]

결론적으로 말하면, 체질의학적 치료를 위해 비(脾)를 사(瀉)하는 처방을 결정하는데 있어서 가장 중요한 고려사항은 그 처방을 쓰려는 사람의 장부구조, 즉 체질에 따라 달라져야 한다는 사실이며 이것이야말로 사암침과 사암체질침[1]의 가장 중요한 차이가 되는 것이다.

이처럼 같은 비(脾)를 사(瀉)하는 처방으로 만들어 졌지만 각기 취혈 내용이 다른 처방들이 존재하는데 사암원리로 만들어진 사자보수(瀉子補讐)의 처방은 체질에 관계없이 비실(脾實)병증에 쓰는 처방이라 한다면, 사자보수(瀉子補讐)와 사모보수(瀉母補讐) 원리로 만들어진 처방은 체질에 따른 장부구조를 바로 잡아 주기 위한 체질치료 처방이 된다.

만일 사암원리로 만들어진 비사방(脾瀉方)을 열소양인에게 쓰면 적합한 장부구조로 인해 무난히 사용할 수 있지만, 한소양인에게 쓸 경우에는 처음에는 효과가 있는 듯 하다가 나중에는 효과가 없거나 부작용이 나타날 수도 있다. 이는 처방 구조상 약한 폐(肺)를 계속 사해주고 강한 간(肝)을 계속 보해주는 결과가 되기 때문이다.

여기서 이해를 더 충실히 하기 태음인의 약한 폐(肺)를 보(補)하는 처방을 사암처방 원리와 사암체질침 처방 원리에 의해 한 번 더 만들어 보자.

우선 사암원리대로 하면 보모사관(補母瀉官)해야 하므로 모경(母經)인 비(脾)를 보하고 관경(官經)인 심(心)을 사해야 한다. 이렇게 만들어진 처방이 태백, 태연 보, 소부, 어제 사가 된다.

---

1) 여기서 단순히 체질침이라 표기하면 권도원의 팔체질침(八體質鍼)이나 염동환의 오상(五象)체질침 등 다른 여타의 체질침과 의미가 혼동될 우려가 있으므로 혼동을 막기 위해 이 책에서는 사암침에서 유래한 체질침이란 의미에서 사암체질침이라 명명한다. 그리고 그에 의거한 처방을 사암체질침 처방으로 명명한다.

그런데 이 처방을 폐(肺)가 약한 태음인에게 쓸 수 있는 처방인지를 알려면 태음인의 장부구조를 봐야 할 것이다.

열태음인: 간〉비〉신〉폐
한태음인: 간〉신〉비〉폐

사암처방은 보모사관(補母瀉官)에 의해 비(脾)를 보하고 심(心)을 사한 것이므로 일단 이 처방은 비(脾)가 실한 열태음인에게는 맞지 않는 처방임을 알 수 있다. 원래 강한 비(脾)를 더 보(補)할 수 없기 때문이다.

한태음인의 경우는 비(脾)가 허(虛)하므로 일단 이 처방을 원칙적으로 쓸 수가 있지만 이미 우리는 각각의 장부구조에 딱 들어맞는 체질처방을 구하는 법을 배웠으므로 그에 따라 두 태음인에게 가장 적합한 체질처방을 구성을 해 보자.

우선 열태음인에게 맞는 폐보방(肺補方)은 비(脾)가 실하므로 보모(補母)를 할 수 없으므로 대신 보자(補子)를 하여 신(腎)을 보하고, 다음에 사관(瀉官)하려면 심(心)을 사할 수 있으나 심을 사하는 것보다는 이 체질에 있어서 간(肝)이 강한 장기이므로 사관(瀉官) 대신 사수(瀉讐)를 선택하는 것이 더 강력한 처방이 된다.

한편 한태음인에게 맞는 폐보방(肺補方)은 비가 약한 장기이므로 보모(補母)하여 비(脾)를 보하고, 사관(瀉官)하려면 심을 사할 수 있으나 이 체질에 있어서 간이 가장 강하므로 사관(瀉官) 대신 사수(瀉讐)를 선택하여 간(肝)을 사해준다.

이렇게 해서 만들어진 처방은 아래와 같다.

폐(肺)를 보(補)하는 처방 (폐+)			
보모사관	태백, 태연 보(+)	소부, 어제 사 (−)	사암처방
보자사수	음곡, 척택 보(+)	대돈, 소상 사 (−)	열태음인 사암체질침처방
보모사수	태백, 태연 보(+)	대돈, 소상 사 (−)	한태음인 사암체질침처방

[표 25]

사암체질침 처방 구성원리

체질침 처방과 장부론의 상충문제

이쯤에서 잠깐 머리를 돌려 체질침 처방과 사상의학적 장부관(臟腑觀)에 대한 상호 관계에 대해 생각해 보기로 하자.

체질침 처방과 관련하여 똑똑한 한의사 후배들로부터 자주 듣게 되는 질문은 이제마의 장부개념과 전통 한의학의 장부개념이 다른데 사암침 처방에 근거한 체질침 처방이 전혀 다른 장부개념에 근거한 사상의학적 장부구조를 교정하는 것이 가능한가 하는 것이다.

언뜻 생각해 보면 전통 장부개념에 입각한 사암침 처방이 사상의학적 장부 허실을 조절하는 것은 견강부회 논리가 아닌가 생각할 수도 있다. 그러나 그것이 과연 가당치 않은 논리를 끌어다 억지로 맞추는 것인지 아닌지를 검증하는 방법은 의외로 간단하다.

체질침을 놓아 보고 그 효과를 보는 것이다. 뚜렷하고도 분명한 효과가 나타나는 것이 사실이라면 체질침이 기능하는 것이며 그 현상을 논리적, 이론적으로 해명하는 것은 차후의 과제다.

모든 학문 이론은 처음에는 나타나는 실체적 현상을 설명하는 가설로 제시된다. 그리고 그 가설이 현상을 해명하고 경험적으로 입증될 때 비로소 하나의 이론으로 승격된다. 그러므로 중요한 것은 이론이 논리적으로 합당한가 아닌가를 관념적으로 따질 것이 아니라 먼저 어떤 부인할 수 없는 실체적 현상이 존재하느냐에 있다.

사암침에 근거한 체질침이 사상의학적 장부구조를 성공적으로 조절하여 분명하고도 확실한 치유효과를 나타내는 것이 사실일진대, 그 분명한 현상 앞에 두고 이론의 적합성 여부를 따지는 것은 공허한 것이다.

　알다시피 전통 장상론(臟象論)에 입각한 중국 전래의 장부론(臟腑論)과 이제마가 새로이 정립한 사상의학적 장부관은 다르다. 이제마는 폐비간신 네 장기를 국(局) 혹은 당(黨)이란 독특한 개념으로 인식해 폐당(肺黨), 신국(腎局) 등의 용어를 사용했다.

　예컨대 전통 장부이론에서는 폐(肺)와 대장(大腸)이 금(金)에 속한 장기로 하나로 묶이지만, 사상의학에서는 폐(肺)는 위완(胃脘)과 묶이고 대신 대장(大腸)은 신장(腎臟)과 연계된다. 눈(眼)은 전통 장부론에서 간(肝)에 속하지만 사상의학에서는 비(脾)에 속한다.

　만일 어떤 사람이 전통 한의학에서는 눈이 간(肝)에 속하는데 사상의학에서는 왜 비(脾)에 속하는가를 질문하면서 과연 둘 중에 어떤 것이 맞는 것인가를 묻는다고 하자. 이에 대한 정확한 답은 이것은 틀리고 맞고의 문제가 아니라 두 가지 상이한 관점과 인식체계의 차이에서 오는 것이란 대답일 것이다.

　엄한 아비 밑에서 자란 아이에게 아버지가 어떤 사람이냐 물으면 무섭고 엄한 분이라고 답한다. 그러나 자식 때문에 남몰래 눈물 흘리는 남편을 보곤 했던 부인에게 남편이 어떤 사람이냐를 물으면 남편은 한없이 약한 사람이라는 답을 할 것이다.

　이렇듯 동일한 사람에 대한 상반된 평가는 결국 관찰하는 사람의 상이한 입장과 관점의 차이에서 오는 것일 뿐 별개의 다른 사람을 두고 하는 말이 아니다.

　전통 개념의 간과 사상의학의 간이 다른 것은 그것을 인식하는 관점과 이론체계가 다르다는 것이지 해부학적 목표 장기 그 자체가 다른 것이 아니다. 즉 관점의 차이가 존재한다 해서 인식의 대상 자체가 바뀌는 것이 아니다. 장상론적 간과 사상의학적 간이 따로 존재하는 것이 아니며 장상론에서의 간이 사상의학적으로는 폐나 방광이 되는 것도 아니다.

　예를 들어 간을 보(補)하기 위하여 침처방으로 간보법(肝補法)을 쓴다고 할 때 이는 장상론적 개념으로서의 간을 보하는 것인가, 사상의학적 개념에서의 간을 보하는 것인가를 묻는다면, 이는 아버지를 도와줄 때 무서운 아버지를 도와주는 것인가 약한 아버지를 도와주는가를 묻는 것과 똑같은 질문이다.

　오늘날의 한의학의 독특한 장부이론은 질병치료 경험과 기초적인 해부학적 인식이 복합되어 그 기초가 형성된 것이다.

『황제내경』의 영추(靈樞) 경수(經水)편에는 옛 사람들이 인체에 대한 해부를 통해 사체(死體)의 해부학적 장부조직과 형태를 관찰했고 더불어 생리, 병리변화를 연구했음을 알 수 있다.[1]

장부(臟腑) 개념은 이렇게 내경(內經) 시대부터 시작되고 있으나 당시는 아직 장부 개념이 완성되지 않았고 모호한 개념으로부터 탈피하지 못한 시대였다.

그러다가 내경 이후 시대인 동한말(東漢末)의 장중경과 당대(唐代)의 손사막, 금원(金元)시대의 이동원 등에 의해 본격적으로 장부학이 연구되었고 청대(淸代)의 왕청임(王淸任)이나 엽천사(葉天士)등 에 이르러 비로소 장부학설이 완성단계에 이르게 되었다.

그러므로 내경 시대에 시작된 해부학적 장부(臟腑)의 연구는 시대흐름에 따라 다양한 의가(醫家)들에 의해 현상적인 면과 실체적인 면의 결합을 통한 연구과정에서 오늘날과 같은 독특한 장부론으로 자리 잡을 것이다.

그렇다면 구한말(舊韓末) 이제마에 이르러 그가 새롭게 해석한 장부체계 역시 동일한 해부학적 장부의 또 다른 관점의 새로운 인시체계일 뿐이다.

사상의학적 장부관(臟腑觀)이나 장상론적 장부관은 동일한 장부를 해석하고 인식하는 차이만 있을 뿐, 비록 시간의 차이는 있으나 모두 내경 시대 이후 사람들에 의하여 제시된 것이며 비록 지엽적이고 사소한 인식의 차이는 있으나 두 관점은 같은 객체 장부에 기반한 것이다.

---

1) 若夫八尺之士, 皮肉在此, 外可度量切循而得之, 其死可解剖而視之, 其藏之堅脆, 府之大小, 穀之多少, 脈之長短, 血之淸濁, 氣之多少, 十二經之多血少氣, 與其少血多氣, 與其皆多血氣, 與其皆少血氣, 皆有大數. 其治以鍼艾, 各調其經氣, 固其常有合乎?

16유형의 사암체질침 처방

지금까지 사암원리에 의해 도출된 침처방을 사암체질침의 치료처방으로 확대하는 방법에 대해 공부했다. 이제 이를 바탕으로 여덟 체질의 체질 처방뿐 아니라 여기서 다시 분화된 16유형의 체질처방까지 구하는 방법을 공부해 보자.

앞서 공부한 바와 같이 체질치료는 어떤 병사(病邪)로 인해 질병이 발생하면 그 사람의 선천적 장부구조 불균형이 심화되므로 그 불균형을 원래의 자리로 회복시켜 주는 것을 원리로 한다. 그러므로 질병에 걸렸을 때 이를 치료하는 체질침처방을 구하려면 앓고 있는 병의 원인과 증상에 관계없이 환자의 체질적 장부구조가 어떤 것인가를 아는 것이 중요한 관건이 된다. 체질치료에서는 병에 따라 처방이 나오는 것이 아니고 장부구조에 따라 처방이 나오기 때문이다.

여덟 체질의 체질처방을 구하는 원칙은 어떤 병사(病邪)로 인해 결과적으로 태과되거나 불급해진 장부를 찾아 보사로 바로잡아 주는 것이다. 그러므로 예를 들어 비(脾)가 가장 강한 특징인 열소양인의 경우 병사로 인해 비실(脾實)이 더욱 태과(太過)해지므로 비양(脾陽)을 사해주는 것이 기본처방이 된다.

신(腎)이 가장 약한 특징인 한소양인의 경우 병사로 약한 신이 더욱 약해지므로 불급해진 신양(腎陽)을 보해주는 것이 기본처방이 된다.

322
16유형의 사암체질침 처방

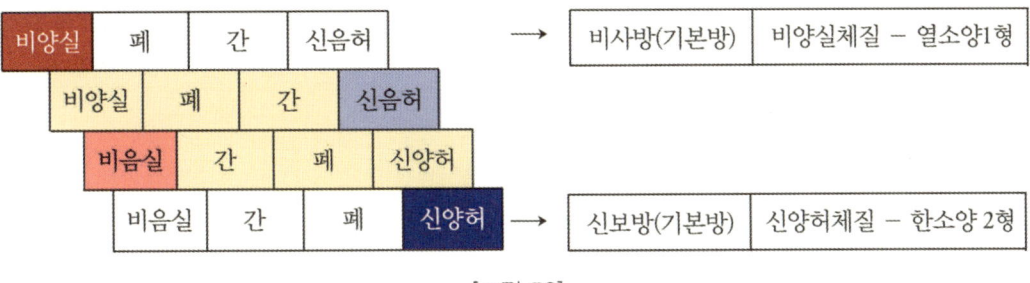

비양실	폐	간	신음허	→	비사방(기본방)	비양실체질 – 열소양1형
비양실	폐	간	신음허
비음실	간	폐	신양허
비음실	간	폐	신양허	→	신보방(기본방)	신양허체질 – 한소양 2형

[그림 56]

열소양 1형의 경우, 비>폐>간>신의 장부구조에서 비양실(脾陽實)이 병사로 인해 더욱 태과하므로 비양(脾陽)을 사(瀉)하는 처방이 열소양 1형의 체질 기본방이 되고, 한소양인 2형의 경우 비>간>폐>신의 장부구조에서 신양허(腎陽虛)가 병사로 인해 더욱 불급해지므로 신양(腎陽)을 보하는 처방이 한소양 2형의 체질 기본방이 된다.

그러나 여덟 체질이 열여섯으로 분화되면서 각기 두 가지의 유형이 더 생기게 되었는데, 비양실(脾陽實)한 열소양 1형 외에 신음허(腎陰虛)한 열소양 2형이 새로 생겼고, 한소양인의 경우도 신양허(腎陽虛)한 한소양 2형 외에 비음실(脾陰實)한 한소양 1형이 더 생긴 것이다.

이렇게 새로 생긴 두 유형의 병근(病根)은 각각 양실(陽實) 하거나 양허(陽虛)한 것이 아니라 신음허(腎陰虛), 비음실(脾陰實)로서 음허(陰虛), 음실(陰實)이라는 점이 다르다.

그렇다면 새로 생긴 신음허 병근을 갖는 열소양 2형과 비음실 병근을 갖는 한소양 1형의 기본처방을 어떻게 구할 수 있을까. 신음허에는 신보방(腎補方)을 쓰고 비음실에 비사방(脾瀉方)을 쓰면 될까?

유감스럽게도 답은 그렇게 할 수 없다는 것이다. 왜냐하면 음허(陰虛), 음실(陰實)을 보사하는 처방은 양허(陽虛), 양실(陽實)을 보사하는 처방과 같을 수 없기 때문이다.

예를 들어 비(脾)를 보하는 처방이 있다 했을 때 이 처방은 실제로는 비양(脾陽)을 보하는 처방이며, 비(脾)를 사하는 처방이 있다면 이는 실제로는 비양(脾陽)을 사하는 처방이다.

우리가 통상적으로 비(脾)가 실하다 혹은 허하다 하고 말할 때 이는 실질기능을 담당하는 비양(脾陽)이 실하고 허한 것을 의미하는 것이기 때문이다.

그러므로 신음(腎陰)이 허한 것을 보하려 할 때는 직접 신보방(腎補方)을 쓸 수 없다는 결론이 나오는데 신보방은 신양(腎陽)을 보하는 처방이기 때문이다.

따라서 직접 해당 장기를 보하고 사하는 방법을 쓰면 그것은 해당 장기의 양(陽)을 보하고 사하는 처방이 되어 쓸 수 없으므로 결국 간접적인 방법으로 해당 장부의 허실을 보해주는 방법을 찾을 수밖에 없다는 결론에 이르게 된다.

다시 말해 해당 장부의 음허(陰虛), 음실(陰實)을 각각 보하고 사하는 처방은 직접 해당 장기를 겨냥하지 않고 간접적인 방법으로 타 장기를 보사함으로서 결과적으로 음(陰)의 허실이 조절되는 방법을 찾는다는 것이다.

그렇다면 16유형 분류로 인해 새로 생긴 열소양 2형의 병근(病根), 즉 신음허(腎陰虛)를 보해주는 간접적 방법에는 어떤 것이 있을 수 있을까.

첫째, 해당 장기인 신(腎)을 직접 보하면 신음(腎陰)이 아닌 신양(腎陽)을 보하는 처방이 되므로 쓸 수 없고, 대신에 모(母)인 금(金)을 보해 주면 금생수(金生水)가 되어 간접적으로 신음이 보해지는 결과가 될 수 있다.

둘째, 신(腎) 대신, 신의 자(子)인 목(木)을 보해 주어도 간접적으로 모(母)인 신음이 보강된다.

셋째, 신(腎) 대신, 신의 관(官)인 토(土)를 사해주어 신을 억제하지 못하도록 제어하면 간접적으로 신음이 보해진다.

넷째, 신(腎) 대신, 신의 수(讐)인 화(火)를 사해주어도 역시 같은 결과가 온다.

위 네 가지 방법 중에서 앞서 배운 바대로 각 체질의 장부구조에 따라 가장 알맞은 방법을 취사선택할 수 있을 것이다.

열소양 체질의 장부구조가 비>폐>간>신이므로, 첫째 방법인 폐를 보하는 방법은 장부구조상 이미 강한 금(金)을 또 다시 보(補)해주는 것이 되므로 쓸 수가 없다.

토(土)를 사(瀉)하는 세 번째 방법인 비사방(脾瀉方)은 이미 열소양 1형의 기본방으로 사용되는 처방이므로 역시 선택할 수 없다.

그렇다면 신(腎)의 자(子)인 목(木)을 보해주는 둘째 방법이나 신(腎)의 수(讐)인 화(火)를 사해주는 넷째 방법이 남게 된다. 넷째 방법인 화(火)를 사해주면 그 결과로 상생관계에 있는 목(木)과 토(土)가 약화되고 동시에 상극관계에 있는 수(水)와 금(金)이 강화된다.

우리의 목표는 간접적 방법으로 신(腎)을 보해 주는 것이므로 이 방법을 선택할 수 있을 것 같지만, 이 방법은 수(水)와 동시에 금(金)까지 강해지는 결과가 되므로 장부구조 상 금(金)이 이미 강한 이 체질에는 이 방법을 쓸 수가 없다.

그렇다면 결국 남은 것은 수(水)와 상생관계에 있는 목(木)을 강화시켜 주는 방법뿐인데 이 방법을 취해보기로 하자. 우선 목(木)을 강하게 해주면 그 결과로 상생관계에 있는 수(水)와 화(火)가 강해진다.

반면에 상극관계에 있는 금(金), 토(土)는 약해진다. 즉 간(肝)을 보해주면 그 결과로 약한 신(腎)이 보해지면서 동시에 이 체질의 강한 폐(肺)와 비(脾)가 약해짐을 알 수 있다.

따라서 이 방법은 비〉폐〉간〉신의 열소양 전체 장부구조를 효과적으로 조절하면서 동시에 간접적으로 신(腎)을 돕는 처방이 됨을 알 수 있다.

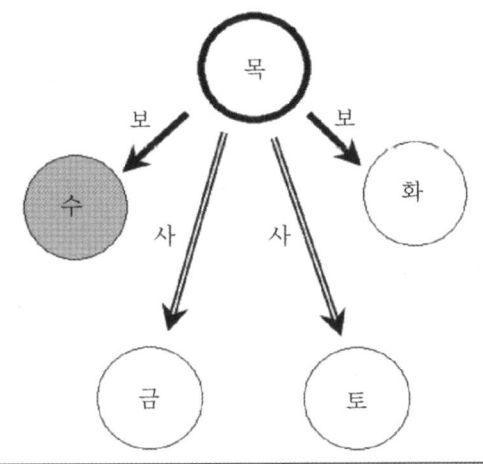

신수를 간접적으로 보하기 위해 자(子)인 간목을
보해주면 심화도 강화되고 동시에 폐금과 비토가
약화되어 비〉폐〉간〉신의 장부구조를 조절한다.

[그림 57]

그러니까 신음허(腎陰虛)를 보하기 위한 간접방법은 원칙적으로 네 가지 경우의 방법 중에서 오직 목(木)을 보하는 둘째 방법만이 선택할 수 있는 방법이 됨을 알 수 있다.

따라서 신음허(腎陰虛)의 병근을 가지는 열소양 2형 체질의 기본처방은 간보방(肝補方)이 됨을 알 수 있다.

간보방(肝補方)은 비〉폐〉간〉신의 장부구조를 충족시켜 주는 처방이여야 하므로 앞서 배운바 대로 보모사수(補母瀉讐)의 원리에 따라 모(母)인 신경을 보하고 수(讐)인 비경을 사해주면, 음곡(KD10), 곡천(LV8) 보(補)에 태백(SP3), 태충(LV3) 사(瀉)가 된다.

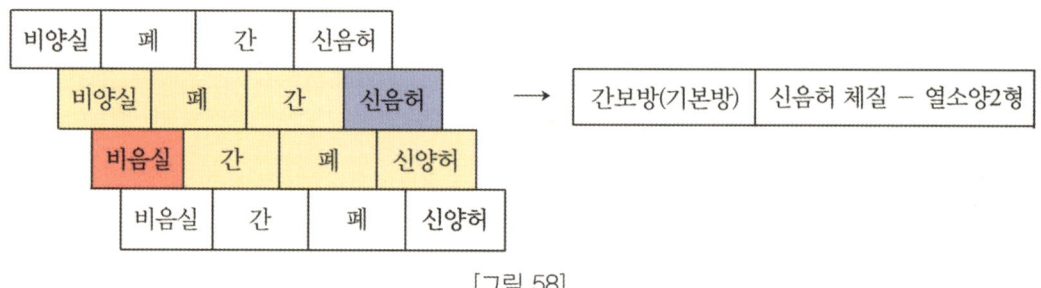

[그림 58]

이번에는 새로 생긴 한소양 1형의 처방을 도출하는 과정을 살펴보자.

한소양 1형은 신양허(腎陽虛)가 아닌 비음실(脾陰實)을 병근으로 하기 때문에 이 비음실(脾陰實)을 여하히 사(瀉)해줄 것인가가 기본방 구성의 관건이 된다.

비음실은 직접 비(脾)를 사(瀉)하는 처방을 쓸 수 없고 간접적 방법으로 비를 사해주는 방법을 찾아야 하므로 그 방법을 생각하면 다음과 같다.

첫째, 비(脾)의 모(母)인 화(火)를 사해주면 모(母)가 약화되므로 자(子)도 약화되어 비를 간접적으로 사할 수 있다.

둘째, 비(脾)의 자(子)인 금(金)을 사해주어도 같은 결과가 된다.

셋째, 비(腎)의 관(官)인 목(木)을 보해주면 비를 억제하게 되어 간접적으로 비가 사해지게 된다.

넷째, 비(脾)의 수(讐)인 수(水)를 보해주어도 역시 같은 결과가 온다.

위 네 가지 방법 중에 원칙적으로 하나를 선택할 수가 있다.

그런데 한소양 체질의 장부구조가 비>간>폐>신이므로, 둘째 방법인 폐를 사하는 방법은 장부구조상 이미 약한 금(金)을 또 다시 사(瀉)해주는 것이 되므로 쓸 수가 없다.

목(木)을 보(補)하는 셋째 방법인 간보방(肝補方)도 장부구조상 간이 이미 강한 장기이므로 강한 간을 또 보할 수 없으므로 쓸 수 없다.

수(讐)관계에 있는 수(水)를 보해주면 장부구조상 신이 약하므로 되겠다 싶지만 신(腎)을 보하는 신보방(腎補方)은 이미 한소양 2형 체질의 기본방으로 쓰이고 있으므로 쓸 수가 없다.

결국 남은 것은 첫째 방법으로 비(脾)의 모(母)인 화(火)를 사해 줌으로 비를 간접적으로 사하는 방법만이 남게 된다.

화(火)를 사해주면 그 결과로 상생관계에 있는 목(木)과 토(土)가 약해진다. 반면에 상극관계에 있는 수(水)와 금(金)은 강해진다.

즉 심(心)을 사해 줌으로서 그 결과로 강한 비(脾)와 간(肝)이 약해지면서 동시에 이 체질의 약한 폐(肺)와 신(腎)이 강해짐을 알 수 있다.

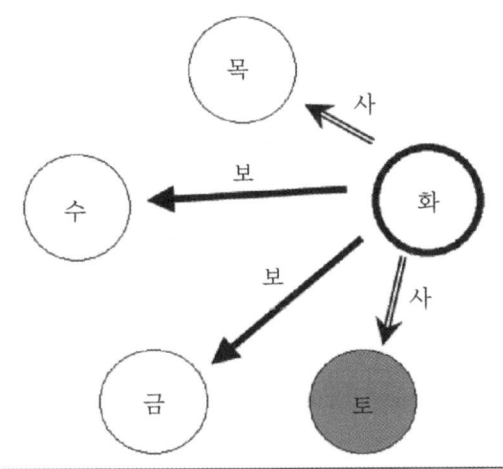

비토를 간접적을 사하기 위해 모(母)인 심화를 사해주면 간목도 약화되고 동시에 신수와 폐금이 강화되어 비>간>폐>신의 장부구조를 조절한다.

[그림 59]

따라서 이 방법은 비>간>폐>신의 한소양 전체 장부구조를 효과적으로 조절하면서 동시에 간접적으로 강한 비(脾)를 사하는 처방이 됨을 알 수 있다.

그러니까 비음실(脾陰實)을 사하기 위한 간접방법은 원칙적으로 네 가지 경우의 방법 중에서 오직 심(心)을 사하는 첫째 방법만이 선택할 수 있는 방법이 됨을 알 수 있다.

따라서 비음실(脾陰實)의 병근을 가지는 한소양 1형 체질의 기본방으로 심사방(心瀉方)이 됨을 알 수 있다.

심사방(心瀉方)은 비>간>폐>신의 장부구조를 충족시켜 주는 처방이여야 하므로 앞서 배운바 대로 사자보관(瀉子補官)의 원리에 따라 자인 비경을 사하고 관(官)인 신경을 사해주면 태백(SP3),신문(HT7) 사(瀉) 음곡(KD10),소해(HT3) 보(補)가 된다.

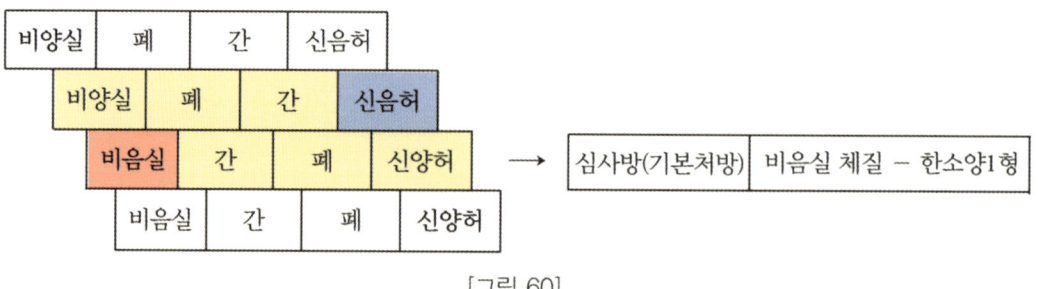

비양실	폐	간	신음허
비양실	폐	간	신음허
비음실	간	폐	신양허
비음실	간	폐	신양허

→ | 심사방(기본처방) | 비음실 체질 – 한소양1형 |

[그림 60]

　설명의 편의를 위해 열소양 2형의 신음허(腎陰虛)와 한소양 1형의 비음실(脾陰實) 기본처방을 구하는 방법만 예시하였는데 다른 여타의 체질의 음허, 음실 처방을 도출하는 방법도 위와 동일하다.

　정리하면, 사암침 처방을 활용한 체질침 처방을 장부 허실을 조절하기 위하여 쓴다할 때, 이는 각각 양실(陽實)과 양허(陽虛)를 조절하는 처방이 되어 기존 여덟 체질 장부허실을 조절하는 처방으로만 쓸 수 있으며, 여기서 다시 열여섯 유형으로 분화하면서 발생한 나머지 새로운 여덟의 음실(陰實), 음허(陰虛) 유형들은 직접 방법이 아닌 간접적 장부조절로만 보사(補瀉)조절이 가능하다는 것이다.

기본방(基本方)과 부치료방(副治療方)

체질의 기본처방이란 병사(病邪)로 인해 심화된 장부의 불균형을 바로 잡아주기 위해 그 해당 체질의 병근(病根)장부를 찾아내 조절하는 치료처방이다. 이 체질 기본방만 올바로 찾아 보사해주는 것만으로도 대개의 병들은 치료된다.

그러나 단순한 질병이 아닌 경우, 혹은 질병의 상태가 심하거나 오래 된 경우는 기본방만으로 보사해주기보다 부(副)치료처방을 더 해주면 장부조절 기능이 더 강화되어 치료의 효능을 높여줄 뿐 아니라 치료기간도 단축시킬 수 있게 된다.

기본방은 병근장부(病根臟腑)를 보사로 조절해주는 것이라면 부치료방은 불균형된 병근장부와 길항관계를 갖고 있는 반대 장부를 보사해 주는 처방이다. 아래 그림은 비양실이 병근장기인 열소양 1형의 경우 기본방과 부치료방을 얻는 양식을 보여준다.

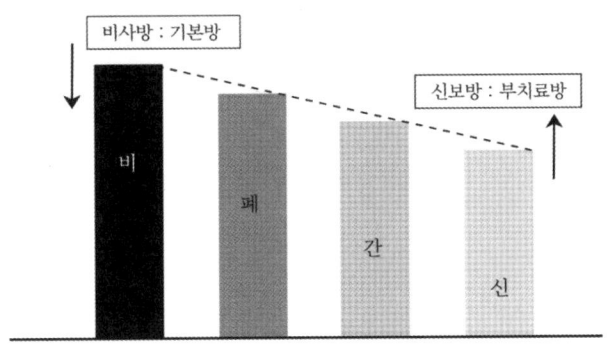

비양실이 병근인 열소양1형의 기본방, 부치료방

[그림 61]

병근장기가 비양실이므로 이를 사하여 깍아주는 비사방(脾瀉方)이 기본방이 되고, 길항장기인 신(腎)을 보(補)해주는 신보방(腎補方)이 부치료방이 된다.

동일한 방법으로 신양허(腎陽虛)가 병근장기인 한소양 2형의 경우, 허한 신양을 보해 주는 신보방이 기본방이 되고, 길항장기인 비(脾)를 사(瀉)해 주는 비사방(脾瀉方)이 부치료방이 된다. 마찬가지로 비음허가 병근인 열소양 2형의 경우, 비음허를 간접적으로 보해 주는 간보방이 기본방이 되고 길항장기인 신허를 보해 주는 신보방은 부치료방이 된다.

다만 주의할 것은 비양실 열소양 1형의 부치료방인 신보방과 비음실 한소양 1형의 부치료방인 신보방(腎補方)이 각각 이름이 같은 처방이지만 서로 장부구조가 다르므로 경혈선택이 달라져 처방명은 같아도 취혈 내용은 다르다는 점이다. 이는 비사방(脾瀉方)을 동일한 부치료방으로 하는 열소양 2형과 한소양 2형도 마찬가지여서 처방명은 같으나 취혈 내용은 다르다.

설명한 원리대로 열여섯 체질유형의 기본방과 부(副)치료방을 만들어 표를 만들면 다음과 같이 되며 이 처방 표를 자세히 보면 열여섯 유형의 기본처방은 장부구조가 반대가 되는 체질인 경우 기본처방의 내용도 반대가 됨을 알 수 있다.

예를 들어 비양실(脾陽實)을 병근으로 하는 열소양 1형은 장부구조가 비〉폐〉간〉신이고, 반대의 장부구조를 갖는 신〉간〉폐〉비의 한소음 2형은 비양허(脾陽虛)가 병근이 되어 처방도 반대가 된다.

즉 열소양 1형의 비사방(脾瀉方)이 경거, 상구 사(瀉), 음곡, 음능천 보(補)인데 한소음 2형의 비보방(脾補方)은 경거, 상구 보(補), 음곡, 음능천 사(瀉)가 되어 침혈은 갖고 단지 보사만 반대가 된다. 다른 체질들도 마찬가지로 장부구조가 반대면 그에 따라 외형(外形), 기질, 생리, 병리뿐 아니라 처방까지도 반대가 된다.

[표 26] 사암체질침의 기본방과 부방

	기본방 (폐〉비〉신〉간)	부치료방
열태양1형	폐-(폐양실)	간 +
	태백(SP3), 태연(LU9) - 대돈(LV1), 소상(LU11) +	음곡(KD10), 곡천(LV8) + 경거(LU8), 중봉(LV4) -
	기본방 (폐〉비〉신〉간)	부치료방
열태양 2형	비-(간음허)	폐 -
	경거(LU8), 상구(SP5) - 대돈(LV1), 은백(SP1) +	태백(SP3), 태연(LU9) - 대돈(LV1), 소상(LU11) +
	기본방 (폐〉신〉비〉간)	부치료방
한태양 1형	심 + (폐음실)	간 +
	대돈(LV1), 소충(HT9) + 경거(LU8), 영도(HT4) -	소부(HT8), 행간(LV2) + 경거(LU8), 중봉(LV4) -
	기본방 (폐〉신〉비〉간)	부치료방
한태양 2형	간 + (간양허)	폐 -
	소부(HT8), 행간(LV2) + 경거(LU8), 중봉(LV4) -	음곡(KD10), 척택(LU5) - 대돈(LV1), 소상(LU11) +
	기본방 (비〉폐〉간〉신)	부치료방
열소양 1형	비-(비양실)	신 +
	경거(LU8), 상구(SP5) - 음곡(KD10), 음릉(SP9) +	대돈(LV1), 용천(KD1) + 태백(SP3), 태계(KD3) -
	기본방 (비〉폐〉간〉신)	부치료방
열소양 2형	간 + (신음허)	비 -
	음곡(KD10), 곡천(LV8) + 태백(SP3), 태충(LV3) -	경거(LU8), 상구(SP5) - 음곡(KD10), 음릉(SP9) +
	기본방 (비〉간〉폐〉신)	부치료방
한소양 1형	심-(비음실)	신 +
	태백(SP3), 신문(HT7) - 음곡(KD10), 소해(HT3) +	경거(LU8), 부류(KD7) + 태백(SP3), 태계(KD3) -
	기본방 (비〉간〉폐〉신)	부치료방
한소양 2형	신 + (신양허)	비 -
	경거(LU8), 부류(KD7) + 태백(SP3), 태계(KD3) -	소부(HT8), 대도(SP2) - 음곡(KD10), 음릉(SP9) +

	기본방 (간〉비〉신〉폐)	부치료방
열태음 1형	간-(간양실)	폐 +
	소부(HT8), 행간(LV2) - 경거(LU8), 중봉(LV4) +	음곡(KD10), 척택(LU5) + 대돈(LV1), 소상(LU11) -
	기본방 (간〉비〉신〉폐)	부치료방
열태음 2형	심-(폐음허)	간 -
	대돈(LV1), 소충(HT9) - 경거(LU8), 영도(HT4)+	소부(HT8), 행간(LV2) - 경거(LU8), 중봉(LV4) +
	기본방 (간〉신〉비〉폐)	부치료방
한태음 1형	비 + (간음실)	폐 +
	경거(LU8), 상구(SP5) + 대돈(LV1), 은백(SP1) -	태백(SP3), 태연(LU9) + 대돈(LV1), 소상(LU11) -
	기본방 (간〉신〉비〉폐)	부치료방
한태음 2형	폐 + (폐양허)	간 -
	태백(SP3), 태연(LU9) - 대돈(LV1), 소상(LU11) +	음곡(KD10), 곡천(LV8) - 경거(LU8), 중봉(LV4) +
	기본방 (신〉폐〉간〉비)	부치료방
열소음 1형	신-(신양실)	비 +
	경거(LU8), 부류(KD7) - 태백(SP3), 태계(KD3) +	소부(HT8), 대도(SP2) + 음곡(KD10), 음릉(SP9) -
	기본방 (신〉폐〉간〉비)	부치료방
열소음 2형	심 + (비음허)	신 -
	태백(SP3), 신문(HT7) + 음곡(KD10), 소해(HT3) -	경거(LU8), 부류(KD7) - 태백(SP3), 태계(KD3) +
	기본방 (신〉간〉폐〉비)	부치료방
한소음 1형	간-(신음실)	비 +
	음곡(KD10), 곡천(LV8) - 태백(SP3), 태충(LV3) +	경거(LU8), 상구(SP5) + 음곡(KD10), 음릉(SP9) -
	기본방 (신〉간〉폐〉비)	부치료방
한소음 2형	비 + (비양허)	신 -
	경거(LU8), 상구(SP5) + 음곡(KD10), 음릉(SP9) -	대돈(LV1), 용천(KD1) - 태백(SP3), 태계(KD3) +

기본방(基本方)과 부치료방(副治療方)

사암체질침의 처방을 좀 더 알아보기 쉽게 16유형의 도표에 따라 배치하면 아래 그림
과 같이 된다.

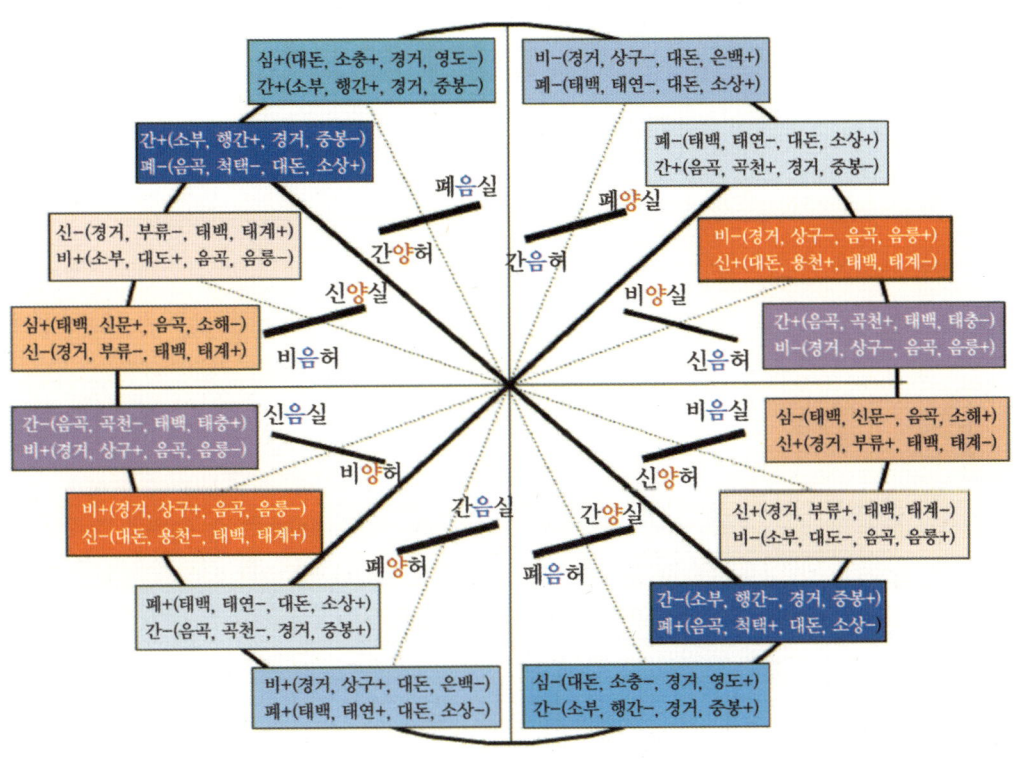

[그림 62]

사암체질침의 보사(補瀉)

체질침은 장부허실(虛實)을 보사(補瀉)의 방법으로 조절하는 침법이기 때문에 자침(刺鍼)에 있어 보사의 테크닉은 필수적이다.

침의 보사방법에는 여러 가지가 있는데, 침을 찌르고 빼는 속도와 방법에 따른 서질(徐疾)보사, 침병(鍼柄)을 돌려주는 방향에 따른 원방(圓方)보사, 침병을 돌리는 회수(回數)에 따른 구육(九六)보사, 호흡에 따라 침을 찌르고 빼는 호흡보사 등 여러 가지가 있으나, 체질침에서는 기본적으로 영수(迎隨)보사를 사용한다.

영수보사는 경락의 유주(流注)방향으로 침을 찌르면 보(補)가 되고 그 반대 방향으로

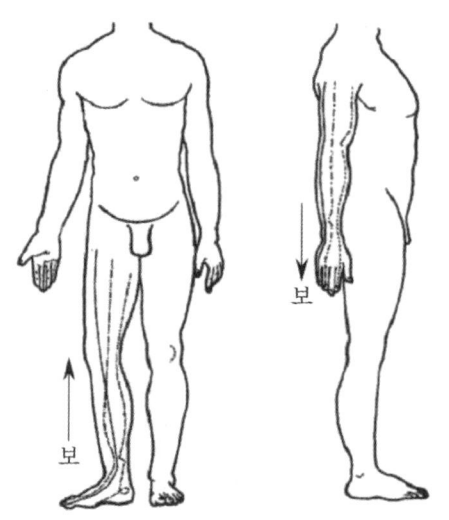

> **영수보사** : 음경의 족경은 발끝에서 체간 쪽을 향해 침을 자입(刺入)하면 보가 되고 그 반대 방향으로 자입하면 사가 된다. 수경은 체간에서 손끝을 향해 자입하면 보가 되고 반대는 사가 된다.

[그림 63]

찌르면 사(瀉)가 되는 방법이다.

사암체질침에서는 오장(五臟)의 허실만 조절하므로 부(腑)경락인 양경락(陽經絡)은 쓰지 않고 장(臟)경락인 음경락(陰經絡)만 쓴다. 따라서 수(手)의 음(陰)경락은 체간(體幹)으로 부터 수지부(手指部) 쪽으로 경맥의 기(氣)가 흐르고 족(足)의 음(陰)경락은 발끝에서 체간 쪽을 향해 흐르므로 각각 그 방향으로 비스듬히 침을 자입(刺入)하면 보(補)가 되고 그 반대 방향으로 자입하면 사(瀉)가 된다.

그러나 단순히 침의 자입(刺入) 방향에 따른 보사만으로는 그 효과가 만족스럽지 않다 생각되어 침을 일단 자입한 후 다른 보사법을 부가적으로 활용하는데 이 때 가장 많이 쓰는 방법이 구육(九六)보사다.

그러나 필자는 개인적으로 전통적 구육보사를 사용하지 않고 나름대로 단순화시킨 구육보사를 활용한다. 그 이유는 전통적 구육보사가 지나치게 관념화돼 있어 실제 임상효과에 부합하지 않는다는 결론을 내렸기 때문이다.

전통 구육보사는 남녀의 성별에 따라 보사방향이 다르고 오전, 오후의 시간에 따라 다르며 수(手)경과 족(足)경, 양(陽)경과 음(陰)경에 따라 각기 보사 방법이 모두 반대가 되어 다르기 때문에 실제 임상에서 개개의 환자에게 자침 후 보사를 행할 때 이 모든 여건을 일일이 따져야 하므로 매우 복잡하고 실수하기도 쉽다.

그러나 다년 간 임상을 통해 실험한 결과 이러한 개별적 요인에 따라 모두 보사결과가 반대로 달라진다는 것은 무의미하다는 결론에 이르게 되었다.

예컨대 오전 오후에 따라 남자와 여자는 각각 보사를 반대로 해야 하는데 남자에게 놓는 침과 여자에게 놓는 침 처방이 다르지 않고 같은 터에 유독 보사에 있어서는 오른쪽으로 침을 염전(捻轉)시키면 남자에게는 보(補)가 되고 여자에게는 사(瀉)가 된다는 것은 어떤 전통 학리로도 설명이 안 되는 관념론 그 자체로 아무런 임상적 의의가 없는 것이다.

본인은 성별, 시간, 경락에 관계없이 좌양(左陽), 우음(右陰)의 이론에 따라 침병을 회전시킬 때 좌전(左轉), 즉 엄지손가락이 앞으로 전진하는 방향으로 돌리면 보가 되고, 우전(右轉), 즉 엄지가 뒤로 후퇴하는 방향으로 돌려주면 사가 되는 간단한 방법을 쓴다.

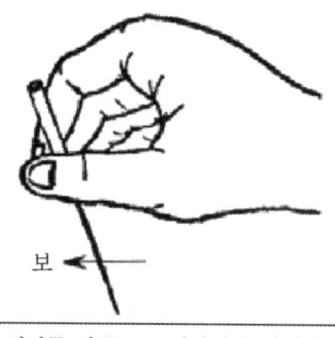

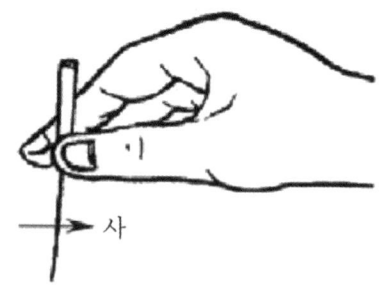

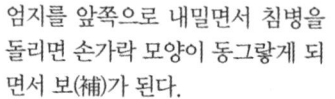

엄지를 앞쪽으로 내밀면서 침병을 돌리면 손가락 모양이 동그랗게 되면서 보(補)가 된다.	엄지를 안쪽으로 당기면서 침병을 돌리면 손가락 모양이 심각형이 되면서 사(瀉)가 된다.

[그림 64]

침을 돌리는 회수(回數)도 기수(奇數)는 양이고 우수(偶數)는 음에 속하는 원리에 따라 9번을 돌려주면 보, 6번을 돌려주면 사가 되는 방법을 쓴다. 침병을 돌릴 때 쉬지 않고 9번, 6번을 계속 돌리는 것이 아니라 홀수인 3회씩 끊어서 세 번, 짝수인 2회씩 끊어서 3번을 돌리는 요령으로 한다.

예를 들어 보(補)의 방향으로 자입된 침병을 구육보사로 보하기 위해 염전시키는 경우, 오른손 엄지가 앞쪽으로 나가는 방향으로 하나, 둘, 셋 (한 번), 하나, 둘, 셋(두 번), 하나, 둘, 셋(세 번) 하고 마음속으로 셋씩 세 번 끊어 세면서 도합 9번 돌려준다.

사(瀉)할 경우에는 오른쪽 엄지가 들어가는 방향으로 하나, 둘,(한 번) 하나, 둘(두 번), 하나, 둘(세 번)하고 마음속으로 둘씩 세 번 끊어 세면서 도합 6번을 돌려준다.

침병을 돌릴 때 득기(得氣)가 되지 않으면 조금 쉬었다가 재차 동일한 요령으로 다시 돌리는데 침이 득기되어 더 이상 침이 돌아가지 않으면 숫자를 다 채우기 위해 강제로 침을 더 염전시키지 않는다. 강제로 침을 돌리면 환자가 통증을 심하게 느끼게 되기 때문이다.

사암체질침의 자침(刺鍼)법

　　체질침의 자침(刺鍼)방법은 크게 두 가지로 나눈다. 일반 침과 마찬가지로 침을 찌른 후 일정시간 유침시켰다가 빼는 유침법(留鍼法)과 침을 꽂았다가 즉시 빼고 다시 꽂았다 빼는 것을 일정회수 반복하는 반복자침(反復刺鍼)이다.

　　체질침이 다른 침과 구별되는 가장 특별한 장점은 침의 효과가 그 자리에서 즉각적으로 나타나는 점이다.

　　예를 들어 환자가 심한 통증을 호소하거나, 통증으로 팔을 들어 올릴 수 없다거나 허리를 움직이기 불편하다는 등의 증상을 호소할 때 이러한 증상들의 즉각적 소실을 목표로 한다면 이때는 반드시 반복자침법을 사용한다.

　　반복자침은 침을 자입(刺入)한 즉시 다시 발침(拔針)하고 또 다시 자침하는 것을 반복하는 것으로 기본방은 4회, 부치료 처방은 그 반(半)인 2회를 연달아 실시한다.

　　예를 들어 비사방(脾瀉方) 기본방에 신보방(腎補方) 부치료방을 반복자침법으로 시술한다 하자. 이 반복 자침법은 침을 단순히 찔렀다 뺐다를 반복하므로 침병(鍼柄)을 염전시키는 보사는 없고 대신 영수(迎隨)보사로 침을 사자(斜刺), 즉 경맥이 흐르는 정(正)방향 혹은 역(逆)방향으로 비스듬히 찌르는 방법을 쓴다.

　　그러므로,

　　　　경거혈을 사의 방향으로 찔렀다가 즉시 빼고,
　　　　상구혈을 사의 방향으로 찔렀다가 즉시 빼고,

음곡혈을 보의 방향으로 찔렀다가 즉시 빼고,
음능천혈을 보의 방향으로 찔렀다가 즉시 빼면,

기본방의 반복자침을 전체적으로 1번 한 것이 된다. 연이어 같은 동작을 3번 더 반복하면 기본방을 4번 자침한 것이 된다.

기본방 4회 자침이 끝나면 이어서 부치료방을 2회 더 자침하는데,

대돈혈을 보의 방향으로 찔렀다 빼고,
용천혈을 보의 방향으로 찔렀다 빼고,
태백혈을 사의 방향으로 찔렀다 빼고,
태계혈을 사의 방향으로 찔렀다 빼면,

부치료방을 1회 자침한 것이 되고 이를 한 번 더 되풀이해서 2회를 자침하면, 기본방 4회, 부치료방 2회 하여 한 번의 치료가 끝난다. 이 반복자침은 의사의 입장에서는 도합 24번 침을 찌르고, 환자의 입장에서도 24번 침을 맞게 되는 셈이므로 매우 강자극이 된다.

침이 피부를 뚫고 들어갈 때마다 자극이 되므로 일반침 보다 자극이 상대적으로 매우 강하며 따라서 올바른 처방을 선택한 경우라면 그 강한 보사의 자극으로 인해 즉각적으로 침의 반응이 나타난다.

침을 찌를 때 통증을 경감시키기 위해 흔히 침관(鍼管)을 사용하는데 반복자침의 경우 자침 과정에서 침을 침관 속에 넣었다 빼는 것을 반복하므로 조작이 불편하기 때문에 자침을 쉽게 하도록 특별히 고안된 체질침관을 많이 사용한다. 그러나 본인은 체질침관을 따로 쓰지 않고 보통 침관을 사용한다.

무엇이든 익숙해지면 조작이 쉬워지기 때문에 별도 비용을 들여 체질침관을 구입할 필요를 느끼지 않기 때문이다. 이 반복 자침법은 전통 중국 침에는 없는 체질침의 고유 자침법[1]이다.

한편, 환자의 질병이 구안괘사나 중풍, 마비, 관절염 등 한두 번의 침치료만으로 침 반

---

1) 반복자침법은 단자법(單刺法)이라고도 하며 한의사 권도원 선생에 의해 확립된 침법이다.

응이 나타나지 않는 질환인 경우, 통증이 만성으로 오래 진행되어 즉각적 통증의 소실(消失)이 목표가 되지 않는 경우는 일반침과 같은 유침법을 쓴다.

침을 유침시키는 시간은 대체적으로 15분에서 25분 내외[2]가 가장 좋으며 상황에 따라 시간을 임의로 증감 조절할 수 있다. 유침법을 쓸 경우, 구육(九六)보사를 사용하는데 통상 기본방을 부치료방보다 2배 이상 더 염전시켜 기본방의 보사효과를 극대화시킨다.

유침법을 쓸 때, 열태음, 열소양, 열소음 등 열체질의 경우는 기본방을 왼쪽에 시술하고, 부치료방을 오른쪽에 시술한다. 한태음, 한소양, 한소음 등 한체질의 경우에는 반대로 기본방을 오른쪽에, 부치료방을 왼쪽에 시술한다. 따라서 유침법의 경우 몸의 좌우편 모두에 자침한다.

열체질은 일반적으로 몸의 왼쪽이 상대적으로 강한 편이어서 병이 상대적으로 약한 쪽인 오른쪽으로 오는 경향이 강하고, 한체질의 경우에는 반대로 왼쪽으로 오는 경우가 많은데 이는 임상적으로 그런 유의성이 있다는 것일 뿐 예외 없이 반드시 그런 현상이 나타나는 것은 아니다.[3]

이렇게 좌우를 구분하여 자침하는 경우는 병이 좌우 한 쪽에 발생하지 않는 일반적인 경우이며, 만일 좌측 수족이 저리다거나 우측 발이 염좌(捻挫)하는 등 분명히 좌우 한 쪽에서 병이 발생했을 때는 증상이 없는 건측(健側)에 기본방을 시술하고 환측(患側)에 부치료방을 시술하는 것이 원칙이다.

반복 자침법은 반드시 환측이 아닌 건측에만 시술하는 것을 원칙으로 한다. 건측에 반복 침법으로 기본방 4회, 부치료방 2회 하고 나서 환자에게 당장 그 자리에서 통증이 경감되는지를 느껴 보게 하는데 이 때 통증의 소실이 20~50% 이상 되면 그것으로 1회 치료는 종료된다.

만일 10~20% 정도만 호전된 경우라면 반대측인 환측에 기본방 2회, 부치료방 1회를 더 부가하여 자침한다. 이렇게 환측에 부가하여 자침하는 경우 통증의 경감 정도가 증가

---

2) 본인은 유침(留鍼)시간을 통상 24분 하는데 환자가 많을 경우에는 15-20분으로 줄인다.

3) 사람들에게 한 쪽 발로 서 보라고 시켜보면 몸이 비만한 열체질의 경우 대체로 왼발로 서는 경향이 많고 마른 한체질들의 경우 오른발로 서는 경향이 많은데, 이는 한 발로 버티고 서야 할 경우 자기도 모르게 강한 쪽의 발을 사용하기 마련이기 때문이다. 이런 현상은 왼손잡이 오른손잡이와는 관계없이 나타난다.

하여 1회 치료로서는 만족할 만한 효과를 보는 것이 일반적이다.

만약 즉각적인 통증의 소실을 목적으로 자침했는데 기대한 효과 반응이 전혀 나타나지 않는 경우라면 이때는 잘못된 맥진에 의해 잘못된 자침처방을 선택한 것으로 의심할 수 있다. 이 경우 반드시 다시 진맥하고 처방을 달리 선택하여 자침해야 한다.

최근 본인은 한 환자에게 경우에 따라 일반유침법과 반복자침법을 함께 쓰기도 한다. 그 이유는 반복자침은 유침없이 침을 찔렀다 빼는 동작만 반복하므로 침놓는데 모두 걸리는 시간이 불과 2, 3분 내외밖에 되지 않는다. 이렇게 되면 오래 침을 맞을 것을 기대했던 환자로서는 침치료가 너무 빨리 끝나는 것에 대해 이상히 생각할 수 있기 때문이다.

한국의 경우라면 모르지만 미국에서는 침치료 숫가가 매우 고가(高價)이므로 효능 효과와 관계없이 2, 3분 치료에 50~80불 이상 청구하는데 심리적 저항감이 생길 수 있다는 것을 감안하면 시술자로서는 불편을 감수하고서라도 유침과 반복침을 적당히 조합하여 치료하는 것도 방법이 될 수 있다. 두 침법을 함께 쓰는 경우에는 반드시 유침을 먼저 하고 나중에 발침(拔針)한 후 반복 침법으로 자침하되 그 횟수는 기본방과 부치료방을 2:1 정도의 비율로 줄여 자침할 수 있다.

사암체질침의 효과반응

체질침은 정확한 맥진에 의해 올바른 처방을 선택하여 시술하면 바로 그 자리에서 즉각적인 치료 효과가 나타난다. 반응이 너무 신속히여 어떤 때는 마치 기적같이 느껴지는 경우도 있다.

낙침(落枕)으로 인해 고개를 좌우로 돌리지 못하는 환자는 침을 맞고 나면 그 자리에서 목이 돌아가고, 어깨가 아파 팔을 잘 올리지 못하는 사람도 그 자리에서 팔을 올리게 된다. 급성 요염좌(腰捻挫)로 업혀 들어 온 사람이 침 맞은 후에는 혼자 걸어 나가는 것이 보통이다. 그러나 이렇게 기적적인 통증의 소실을 경험한다 하더라도 그 자리에서 통증이 100% 완전히 소실되는 것은 아니다.

예컨대 급작스런 통증의 정도를 100으로 가정했을 때 사암체질침의 첫 시술에서 통증이 30%에서 절반 이하로 급격히 줄어들면 통증으로 꼼짝 못하던 손을 들거나 움직이지 못하는 목을 움직일 수 있게 되는 것이다.

그러므로 일회의 체질침 시술로 보통 30%에서 50% 이상 통증이 감소되는 것이 일반적 결과며 심지어는 7, 80%에서 100% 완전히 사라지는 경우도 가끔 있다. 본인은 1회의 침 치료로 치료 후 그 자리에서 30%에서 50%까지 통증이 경감되는 것을 기대 목표치로 삼고 자침한다.

그러므로 체질침을 시술한 후 즉각적 효과반응이 나타나지 않거나 통증의 감소가 미미한 정도에만 머문다면 이는 체질맥진의 결과가 잘못되어 잘못된 처방을 선택하여 시술한 결과가 아닐까 의심하여 다시 맥진하고 새 처방을 찾는다.

그러나 오진(誤診)으로 다시 진맥하고 침을 놓는 경우는 체질침이 숙달되어 가면서 그 오차범위가 현저히 줄어들며 나중엔 열 명에 한 명꼴도 채 되지 않게 된다. 그러므로 체질침의 특징은 침시술 결과만 가지고도 오진이나 오치(誤治)의 결과를 대체로 알 수 있다는 장점이 있다.

체질침은 비단 통증만 감소시키는 것이 아니라 체(滯)하여 가슴이 답답한 증상, 손이 저리는 증상, 특정 부위가 꽉 눌려 조이는 듯한 증상 등 모든 급성의 증상들을 즉각적으로 개선시킨다.

그러나 수 주(週)에서 수개월 진행된 만성통증, 마비감, 통증이 불규칙적으로 사라졌다 생겼다를 반복하는 증상들은 침을 맞는 당시 통증의 정도가 심하지 않아 드라마틱한 통증의 경감이 나타나지 않는다.

침으로 즉각적인 통증 경감이 일어 난 이후 나타나는 현상은 크게 두 가지로 대별할 수 있다.

첫째는 침을 맞고 수 시간이 지나거나 다음 날이 되면 다시 통증이 되살아나는 경우인데, 이 경우 통증이 다시 재발된다 해도 처음 침을 맞기 전의 통증상태로 완전히 되돌아가지는 않는다.

예를 들어 첫 번 시술 후 40% 정도 통증이 감소되어서 60% 정도의 동통(疼痛)이 남아 있었다면 다음 날 그 동통의 정도가 10~20% 증가하여 70~80% 정도로 다시 돌아갈 수 있다.

이 경우 환자는 통증은 여전하지만 침 맞기 전보다는 훨씬 낮다는 말을 하는데 이경우가 가장 일반적이며 당연히 침의 시술이 더 필요하다. 하루나 이틀 지나 다시 시술하면 통증 정도가 재차 감소하는 과정 속에서 통증의 범위가 점차 줄어들며 치유하게 된다.

여기서 중요하게 지적하고 넘어 갈 것은 침을 지속적으로 맞는 경우 통증의 경감 상태가 생각처럼 정확한 분량으로 비례하여 사라지지는 않는다는 것이다.

예컨대 첫 날 침을 맞고 그 자리에서 30% 통증이 경감한 환자는 이런 식이면 앞으로 두 번만 더 맞으면 다 낫게 될 것으로 기대할 수 있다. 그러나 통증의 경감은 그런 식으로 매번 정확히 같은 분량으로 사라지는 것은 아니다. 오히려 침을 맞을 때마다 통증의 경감속도나 범위가 줄어드는 경향이 있다. 즉 첫 날 30%의 통증경감이 있었으면 다음 회 시술 때에는 20%, 그 다음 번에는 15% 정도로 통증경감의 정도가 줄어드는 식이다.

왜 이런 일이 생기는 것일까를 생각해본 적이 있는데 지금까지 내린 결론은 아무리 강력한 사암체질침의 자극이라 할지라도 자극이란 뭐든 처음의 임펙트가 가장 크고 동일한 자극이 지속적으로 들어가게 됨에 따라 그 강도(強度)가 점차 떨어지기 때문이 아닐까 생각하고 있다.

매를 열 대 맞는다 했을 때, 처음 맞을 때가 가장 아프고 나중에 계속 맞는 매는 점차 통증을 덜 느끼는 것과 마찬가지일 것이다. 침도 결국 자극요법의 일종이므로 환자가 느끼는 자극의 분량과 세기는 자극이 일정하게 지속되면서 떨어지는 것이 당연한 것이다.

그렇다면 일정기간 지속적으로 침을 맞아 점차적으로 효과를 보는 일반 침과 처음에 강력한 침 효과가 나타나고 점차로 효과가 떨어지는 사암체질침과 무슨 차이가 있느냐고 반문할 사람이 있을지 모른다.

그러나 침을 직업으로 하는 전문가적 입장에서 봤을 때 침 시술 첫 회에 바로 그 자리에서 엄청난 위력을 보여주는 체질침을 일반침과 동일선상에 놓고 비교하는 것 자체가 어불성설이다.

침을 맞고 그 자리에서 놀라운 효능을 경험하는 환자가 느끼는 안도와 치료에 대한 신뢰는 환자치료에 매우 긍정적으로 작용할 뿐 아니라 침의 일반적 효능, 효과만 가지고 비교해도 사암체질침이 일반침보다 통상적으로 서너 배 이상 더 강력하기 때문이다.

그러니까 일반침을 서너 번 맞아 나타나는 효과가 사암체질침의 경우 단 한 번에 나타나므로 일률적으로 전체적인 치료기간만 놓고 보았을 때에도 사암체질침과 일반침은 비교 자체가 되지 않는다.

침을 맞는 횟수는 한국의 경우 침치료가 보험으로 인정되므로 환자들에게 경제적 부담이 적으므로 일반적으로 매일 놓는 것을 원칙으로 한다. 그러나 보험적용이 안 되는 나라에서는 침 숫가가 매우 비싸 부담이 되고 거리상으로도 먼 곳에서 오거나 직장관계로 매일 오라하면 부담이 될 수 있다.

본인은 미국에서 진료하면서 증상이 시급하고 통증이 매우 심각한 경우에만 처음 두세 번 매일 침을 맞도록 하고, 통증 정도가 심하지만 견딜 만한 경우 이틀에 한 번, 일반

통증의 경우 사흘에 한 번 간격을 두고 침을 맞도록 한다. 어느 경우든 침 효과가 나타나 진전이 있게 되면 침 치료 방문 간격을 점차 늘릴 수 있다. 즉 이틀에 한 번 오던 사람은 사흘에 한 번, 사흘에 한 번 오던 사람은 일주일에 한 번씩이다. 그러나 처음부터 닷새 나, 일주일 혹은 열흘에 한 번 씩 침 치료를 받는 것은 침의 지속효과가 이어지지 않아 치료에 효과적이지 않다.

한편, 첫 번째 자침으로 즉각적인 통증 경감이 일어 난 이후 나타나는 현상 중 두 번째 경우는 침 시술 후에 아직 잔존해 있던 통증이 시간이 경과함에 따라 점차 완전히 사라 져 버리는 경우이다.

예를 들어 1회 침 시술 후 통증이 절반 정도 소실되고 절반만 남아 있다 했을 때, 그 나 머지 50%의 통증이 다음 날 다시 증가하지 않고 시술 후 수 시간에 걸쳐 점차로 완화되 다가 다음 날 완전히 소실되는 경우다.

이런 경우라면 더 이상의 침 시술은 필요 없으며 1회 침 시술만으로도 온전히 치료가 된 경우로 인정하는데 체질침 시술 경우 이런 경우가 의외로 많다. 병이 복합적이거나, 경과가 오래 되었거나, 환자가 노쇠하거나 등의 여건이 있으면 여러 번의 침 시술이 필 요하지만, 병이 단순하거나 발생한지 얼마 안 됐거나, 환자의 체력이 견실한 경우 등은 단 1회 치료만으로도 쾌차한다.

이렇게 침시술 반응이 일정하지 않는 이유는 당연히 병의 원인, 통증의 정도, 병이 경 과된 시간, 환자의 체력, 심지어 심리상태 등에 따라 달라진다.

이번에는 오진에 의한 처방선택 오류로 침을 잘못 시술한 경우를 생각해 본다.

이 경우 나타나는 현상 역시 두 가지로 대별된다.

첫째는 아무런 침 반응이 없어 더 나빠지지도 않고 더 좋아지지도 않는 경우고,

두 번째는 부작용이 나타나는 경우다.

부작용이란 침 맞은 후 몸이 무겁게 느껴지거나 눈이 침침하게 느껴지기도 하고 머리 가 멍해지는 경우도 있으며 가슴이 답답해지기도 한다. 간혹 침시술 후 통증이 더 증가 하여 통처(痛處)가 더 아파지는 경우도 있다.

그러나 다행인 것은 비록 오진으로 오치했다 하더라도 사암체질침 시술 후 부작용이 생기는 경우보다 아무 반응이 나타나지 않는 무반응 현상이 훨씬 비율적으로 더 많다는

것이다. 이를 비율로 표시하면 부작용 빈도가 20%이라면 무반응의 빈도가 80% 정도된다.

그러므로 체질침을 처음 배워 시술하려는 초보자의 경우라도 부작용이 무서워 체질침 시술을 두려워할 필요가 없다. 처음엔 맥진의 정확도가 많이 낮으므로 오진에 의한 오치를 하는 경우가 많은 것이 당연하다.

그러나 사암체질침은 이렇듯 부작용이 미미한 정도기 때문에 걱정할 필요 없으며 필자의 경우도 초창기에는 같은 환자에게 오진으로 인해 여러 다른 체질의 기본방을 쓴 적이 많았다.

그러나 맥진의 숙달과 함께 정확한 침 처방을 고르는 확률이 높아지면서 치료효율도 같이 높아지게 되므로 임상에서 지속적으로 맥진과 사암체질침의 활용을 꾸준히 하는 것만이 유능한 치료자가 되는 지름길이다.

옛 의서에 "동즉불통(痛則不通), 불통즉통(不通則痛)"[1]이란 말이 있는데 이 말이야말로 침 치료의 메커니즘을 가장 극명하게 묘사하는 말이다.

침의 치료기전을 설명할 때 통(痛)증이란 기(氣)가 통하지 않고 막힐 때 발생한다 해서 통하지 않으면(不通) 아프다(痛)란 말이 나왔고, 이 막힌 기를 통하게 하면 통증은 사라진다 해서 통(通)하면 안 아프다(不痛)란 말이 나온 것이다.

나는 이 말이 나온 어원을 사암체질침을 놓는 경험을 통해 비로소 깨닫게 되었다. 즉, 침 시술 도중에 환자가 환처(患處)에서 시원한 물줄기가 스쳐 지나가는 기분이 든다거나 찬 기운이 통하는 느낌이 든다는 말[2]을 하는 경우를 종종 듣는데 처음엔 그 말이 무슨 뜻인가 몰랐다가 가만히 생각해보니 통증 부위에 찬 기운이 통하는 느낌을 옛 사람들이 기(氣)가 통하는 느낌으로 서술한 것이라는 것을 알게 되었다.

실제로 환자들이 침 시술 중에 찬바람이 지나간다던가 찬물이 흐르는 느낌을 받는다 말하는 경우, 이것은 예외 없이 바로 그 자리에서 90% 이상 통증이 사라지는 극적인 호

---

1) 『동의보감(東醫寶鑑)』 잡병(雜病)편에 〈東垣〉의 인용문으로 나오는 말이다. 아픈 통증은 기가 통하지 않아 생기므로 기를 통하게 하면 아프지 않게 된다는 뜻으로 침자(針刺)로 막힌 기를 뚫으면 통증이 사라진다는 의미로 침구치료의 메커니즘을 설명하는 말로 많이 쓰인다.

2) 미국 사람도 침을 맞으면서 이런 현상을 느끼는 경우가 많으므로 이때 그들이 하는 표현으로는 cooling sensations을 느꼈다 하는 말을 가장 많이 쓴다.

전반응을 보여주는 신호다. 침 자극을 가해서 막힌 기(氣)가 통하면 환자는 그 자리가 마치 찬바람이나 찬물이 흐르는 듯한 감각을 느끼게 되는데 바로 이것이 통즉불통(通則不痛)의 현상이다.

호전반응이란 일반적으로는 명현(瞑眩)현상처럼 병증이 호전되기 전에 경험하는 불유쾌한 반응, 부작용등 부정적 의미를 갖고 있지만, 체질침에 있어서의 호전반응은 문자 그대로 시술 이후 쾌차하여 호전되며 느끼는 긍정적 반응을 의미한다.

호전반응 중에는 전술(前述)한 시원한 느낌 외에도 순간적으로 머리가 맑아지는 느낌, 눈이 밝아지거나 몸이 가벼워지는 느낌 등이 있다. 이런 느낌을 경험하고 나면 8, 90%는 바로 그 자리에서 즉각적인 통증의 완화 및 소실을 경험한다.

물론 체질침을 맞고 증세가 호전되기 위해서는 반드시 이런 호전반응을 느껴야 되는 것은 아니다. 아무 호전반응도 느끼지 않았어도 증상의 호전을 느끼는 경우가 실제로는 훨씬 더 많다.

미국에 와서 배운 것 중의 하나는 침을 놓기 전에 자신의 통증 정도를 물어보아 환자 스스로 그 통증수치를 추정하게 한 후, 침을 다 놓고 나서 발침(拔鍼)한 후에 통증의 경감상태를 물어보아 스스로 비교 판단케 하는 것이다.[3]

소위 통증지수(Pain Score)라는 것인데 1에서 10까지의 숫자를 주고 침치료 전에 자신의 통증 정도가 얼마냐 물으면 통증이 극심한 경우 10을 말하기도 하고 대개는 7에서 8 정도를 말한다. 사암체질침에서는 침을 다 놓고 난 후 이 숫자가 그 자리에서 얼마나 변했는지를 반드시 체크하도록 한다.

이렇게 통증지수를 체크하는 이유는 사암체질침은 치료효과를 확인키 위한 것이기도 하지만, 통증의 경감수준이 만족치 않을 경우 혹 잘못된 진맥결과에 의한 오치가 아닌지 여부를 판단하기 위함이기도 하다. 오진의 경우에는 반드시 그 자리에서 재진맥하고 다른 처방으로 다시 침을 놔야 하기 때문이다.

체질침의 또 하나의 특징은 아무리 침 시술을 여러 번 받거나 노쇠(老衰)한 사람이 침

---

3) 미국의 한의과 대학 부속병원에서는 침놓기 전(前)과 후(後)에 대한 결과 차이를 환자에게 물어 루틴으로 임상실습 차트에 기록하도록 학생들에게 교육하고 있다

을 맞아도 기운이 빠지거나 체력이 저하되는 등 부작용이 발생하지 않는다는 것이다. 따라서 옛말처럼 침을 오래 맞으면 기운이 딸리거나 지친다는 등의 표현은 이 사암체질침에는 적용되지 않는다.

이는 일반침과 달리 침을 꽂는 침의 숫자가 양쪽 8개로 정해져 있어 많은 개수의 침을 꽂는 일반 침과 구별되며 동시에 체질침이 몸의 균형을 복원하는 원리로 작용하기 때문이 아닐까 생각한다.

따라서 체질침을 맞는 도중 침훈(鍼暈)등 부작용을 경험하지 않고 노쇠한 분이나 소아에게도 문제없이 침을 놓을 수 있는데 이는 일반침과 구별되는 매우 중요한 차이다.

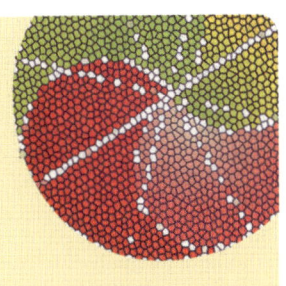

제8장

체질치료의 실제

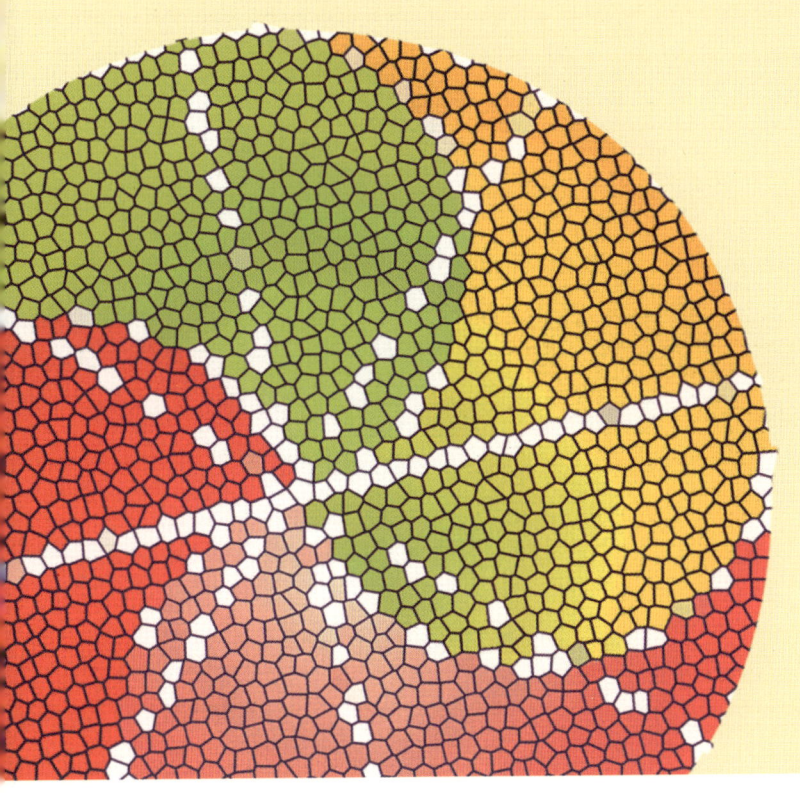

체질치료의 구체적 접근방법

체질의학에서 쓰는 형방지황탕(荊防地黃湯)이란 처방이 있다.

이 약은 소양인 망음(亡陰)증에 쓰이는 처방으로 『동의수세보원』이 비수한표한병(脾受寒表寒病)편에 몸이 냉하고 배 아프며 설사하는 증세[1]의 처방으로 제시된 것이다.

그러나 이 약을 쓸 때 일반 한의학 원리대로 처방에 대응하는 주치 증상이 맞다고 해서 아무 환자에게든 증상만 보고 이 약을 쓰면 치료는커녕 더 큰 부작용을 낳게 된다.

이 처방은 몸 차고 배 아프고 설사하는 '증상'에 쓰도록 되어 있는 처방이 아니라, 몸 차고 배 아프며 설사하는 특징이 있는 소양인 '체질'에 쓰는 처방이기 때문이다. 즉 이 약은 '병증처방'이 아니라 '체질처방'이다.

따라서 형방지황탕이란 처방은 비록 설사증상에 제시된 처방이지만 요건만 충족되면 요통이든, 소화불량이든, 당뇨병이든 오직 이 약만 쓰는데 투약요건이 제대로 맞으면 이 약은 기가 막히게 잘 듣는 명처방이 된다.

여기서 요건이란 평소 몸이 찬 성질이 있고 배가 잘 아프며 설사를 잘 하는 경향이 있는 소양인을 의미한다. 그러니까 이 약은 위 요건에서 말하는 조건 중에 하나라도 맞지 않으면 쓸 수 없는 처방이다. 즉, 평소 몸이 찬 편이고 배도 잘 아프고 설사도 곧 잘하지만 소양인이 아니고 태음인이라면 이 약이 맞지 않고, 또 같은 소양인이라도 평소 몸에 열이 많거나 변비 경향의 사람이라면 이 약을 쓸 수 없다는 뜻이다.

---

1) 身寒腹痛泄瀉.

비수한표한병(脾受寒表寒病)에는 이 형방지황탕이 설사뿐 아니라, 오한(惡寒), 두통, 발열이 있으면서 체(滯)한 사람에게 처방되기도 하고[2], 심지어 설사와 관계없는 중풍, 구토, 부종[3]에도 쓰이고 있는데 이런 별개의 다양한 증상에 쓰이지만 이 약을 쓸 수 있는 요건은 앞서 말한 평소 몸이 찬, 가끔 설사를 잘 하는 소양인, 즉 한소양인이어야 한다.

그러므로 체질처방이란 어떤 사람이 가지고 있는 특정 병증을 목표로 쓰는 약이 아니라 그 처방이 총체적으로 몸에 맞게 되어 있는 사람이라면 특정 병증에 관계없이 여러 병증에 두루 쓰이는 처방을 말한다.

그러므로 체질처방은 그 약들을 쓰도록 돼 있는 사람에게 이미 고정되어 있어 병증에 관계없이 그 체질의 사람에게만 쓰이는 통치방(通治方)을 의미한다.

따라서 형방지황탕이 기본처방으로 고정되어 있는 체질의 사람이라면 증상이 비록 나중에 달라져도 다른 체질의 기본처방으로 변방(變方)하여 쓰지 않는다. 체질처방은 체질에 고정된 처방이지 수시로 변화하는 증세에 맞춰 쓰는 약이 아니기 때문이다.

사상방(四象方)에서 기본처방이라 함은 체질침에서의 기본방과 동일한 개념으로 반드시 그 사람에게만 병증에 관계없이 전적으로 쓰이는 처방이다.

예컨대 형방지황탕을 기본처방으로 써야 할 사람은 처음부터 그 약을 쓰도록 운명적으로 타고나는 것이지 그 사람이 현재 앓고 있는 병증에 따라 약이 바뀌지 않는다.

그렇다고 사상치료의 기본처방은 『동의수세보원』에 등장하는 모든 처방들이 모두 기본처방이 되는 것은 아니다. 사상처방 중에서도 증세에 따라 임의로 혹은 임시로 쓸 수 있는 치료처방이 존재한다. 그러나 그런 처방들은 어디까지 필요에 따라 일시적으로, 제한적으로 쓰는 것이며 기대한 증상의 호전이 있으면 다시 자신의 기본처방으로 돌아와야 한다. 이 점은 비단 약 처방뿐 아니고 체질침 처방에 있어서도 전적으로 동일하다.

예컨대 한소음인에게 쓰이는 비보방(脾補方)이란 침 기본방이 있다. 이 처방은 비(脾)

---

2) 少陽人十七歲女兒素證 間有悖氣 食滯腹痛矣 忽一日 頭痛 寒熱 食滯 有醫 用蘇合元三箇 薑湯調下 仍爲泄瀉 日數十行 十餘日不止 引飮不眠 間有譫語證 時則 己亥年 冬十一月 二十三日也 卽夜 用生地黃 石膏 各六兩 知母三兩 其夜 泄瀉度數減半其翌日 用荊防地黃湯 加石膏四錢 二貼連服 安睡而 能通小便.

3) 浮腫 初發 當用 木通大安湯 或 荊防地黃湯 加 木通 日再服則 六七日內 浮腫必解 浮腫 解後 百日內 必用 荊防地黃湯 加 木通 二三錢 每日 一二貼用之.

를 보(補)하는 처방이므로 원래 한의학 이론대로 하면 몸이 나른하고 입맛 없고 헛배가 부르는 등의 통상적 비허(脾虛)증상을 목표로 하는 처방이지만 체질침에서 이 처방을 쓰는 이유와 대상은 전혀 다르다.

체질침에서 이 처방은 환자의 병증이 비허(脾實)든 아니든 관계없이 오로지 '비허(脾虛)를 타고난 체질'이면 이 처방을 쓴다. 체질침에서 비보방(脾補方)이란 처방은 목표가 비허증(脾實證)이란 '병증'에 있지 않고, 선천적으로 비(脾)를 허(虛)하게 태어난 '체질'에 쓰도록 되어 있기 때문이다.

그러니까 이 체질을 가진 사람이라면 그 사람이 발을 삐었든, 허리가 아프든, 소화가 안 되든, 무슨 병증에도 관계없이 비보방(脾補方)을 기본방으로 쓰게 되어 있으며 제대로 이 체질의 사람을 골라 쓰기만 하면 기가 막히게 잘 듣는 처방이 된다.

그렇다면 애초에 특정 병증의 치료를 목표로 제시된 처방들이 어떻게 환자가 갖고 있는 전혀 다른 병증들을 고치는 작용을 할 수 있는 것일까 하는 질문이 생기게 된다. 이에 대한 대답은 체질의학의 치료 메카니즘으로 이미 이 책에서 여러 번 불균형 이론에 연결지어 설명한 바 있다.

해답의 핵심은 그런 처방들이 비록 특정 병증치료에 맞추어 설계된 것이라 할지라도 그 처방의 약물들이 목표하는 신체적 특징을 갖춘 사람—즉 그 처방을 기본방을 쓰는 체질—이 쓰게 되면, 그 때는 본래 그 처방이 의도하는 치료 작용에 관계없이 그 사람의 불균형 된 몸 상태를 교정하는 방향으로 작용하기 때문이다.

즉, 특정 체질처방을 필요로 하는 특정 체질 구조를 가진 사람에게 **체질처방이 정확히 투여됐을 때, 그 체질약이나 체질침은 그 사람의 병적으로 심화된 모든 불균형을 복원시키는 통치적 처방으로 기능하게 된다**는 것이다.[4]

병증을 직접목표로 치료하는 처방을 쓰지 않고 불균형을 복원시켜 단지 몸 상태를 변화시키는 방법을 썼는데도 병증상이 살아지는 것은 앞서 체질의학의 치료 메커니즘을

---

4) 경우가 다르긴 하지만 특정 병증을 치료하는 약물이 애초의 목표 증상과 관계없는 전혀 다른 병증을 치료하는 약물로 쓰이는 경우는 양약의 경우에도 많이 볼 수 있다. 발기부전 치료제 비아그라가 여성 불임, 임신 중독증, 폐동맥 고혈압 등 치료에 쓰이는가 하면 당초 소아마비와 안면마비 치료제로 개발된 보톡스가 주름살 제거에 쓰이고 있고 해열진통제 아스피린은 심장병, 뇌졸중 등의 심혈관 질환 예방을 위한 약으로 더 많은 사람들이 복용하고 있다.

설명하면서 폭설로 막힌 도로를 해결하는 예화로 설명한 바 있다.

그렇다면 특정 체질처방을 써야하는 특정 체질들을 어떻게, 어떤 방식으로 고를 것인가. 이것이 실상은 체질치료의 요체요 본질이다. 즉 체질치료의 성공여부는 병증을 잘 짚어내서 그것을 치료하는 처방을 찾아내는 변증(辨證)능력에 있지 않고 이미 어떤 사람에게 고정된 기본처방의 체질을 골라낼 줄 아는 변상(辨象)능력에 있다. 따라서 체질의학을 병을 가려내는 의학이 아니라 사람을 가리는 의학이라 말하는 것도 바로 이 때문이다.

그런데 이렇게 사람을 가려내는 방법도 같은 사상의학을 전공하는 치료자라 해서 모두 같은 방법으로 접근하는 것은 아니다. 어떤 사람은 특정체질에서 나타나는 체질 병증을 찾는 것을 중시하거나 심성 및 성격 분석을 중시하거나 혹은 외적인 체형 특징을 중시하는 등 실로 다양하다.

필자는 이 책에서 체질맥과 환자의 비수(肥瘦)상태, 그리고 여덟 체질로 나눈 장부구조의 특징을 살펴 접근하는 매우 독특한 방법을 제시하고 있다.

그렇다면 이제부터 지금까지 배워온 지식에 기반하여 어떻게 체질치료에 접근하는지 구체적으로 살펴보기로 하자.

비만체질의 치료 – 열소양 1형과 열태음 1형

여기 비만[1]한 체형을 가진 환자가 한 사람 있어 당신에게 치료를 받기 위해 찾아왔다고 가정하지. 이 비만한 환자가 무슨 질병으로 왔던 관계없이 이 환자의 체질을 찾아내 그에 맞는 체질처방을 찾아내는 것이 체질치료의 과제다.

비만의 정도가 다양하겠지만 여기서는 편의상 과체중을 넘어 누가 보아도 뚱뚱하다고 인정하는 비만에서 초비만에 이르는 체형의 환자가 왔다고 가정한다.

앞서 여덟 체질의 16유형 비수(肥瘦)분포[2]를 소개한 바 있었는데 그 중에서도 가장 비만하게 되는 체형을 알기 쉽게 검은 색으로 표시한 아래 도표를 한 번 보자.

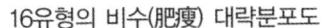

16유형의 비수(肥瘦) 대략분포도

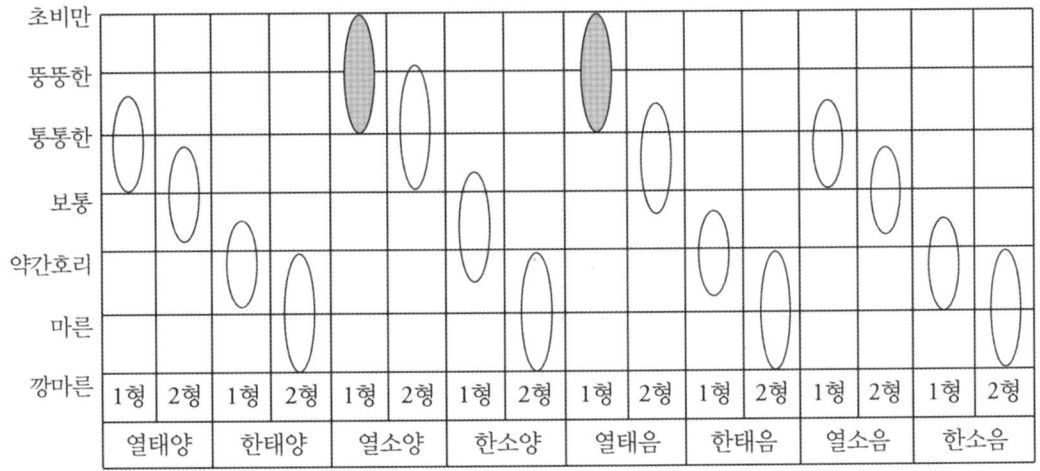

[표 27]

이 중에서 특히 열소양 1형과 열태음 1형을 보면 둘 다 통통한 체격으로부터 초비만의 체격까지 걸쳐 있음을 볼 때, 일단 비만이 확실한 환자는 열소양 1형과 열태음 1형 둘 중 하나일 것으로 간주할 수 있다.

그림에서 보는 것처럼 이 두 체질을 제외한 다른 열체질들은 보통 정도의 체형에서 통통한 체형에 걸쳐 있으므로 비만이 분명한 사람이라면 열소양 1형과 열태음 1형 중 하나임을 알 수 있다.

만일 독자들이 이미 체질맥을 습득했다면 이 비만한 환자의 체질은 체질맥만으로 그 자리에서 판정된다. 예컨대 진맥결과 소양맥이 나오면 열소양 1형, 태음맥이 나오면 열태음 1형이 된다.

열소양 1형이라면 침은 비승격 기본방에 신정격 부치료방을 써야 할 것이고, 열태음 1형이라면 간승격 기본방에 폐정격 부치료방의 치료처방이 적용된다.[3]

체질	유형	체형	기본방	부치료방
열소양	1형	뚱뚱하거나 초비만	비승격	신정격
			−경거,상구, +음곡,음릉천	+대돈, 용천, −태백, 태계
열태음	1형	뚱뚱하거나 초비만, 혹은 과체중	간승격	폐정격
			−소부,행간, +경거,중봉	+음곡, 척택, −대돈, 소상

[표 28]

그러나 아직 체질맥에 숙달하지 못한 사람들은 맥진만으로는 두 체질 중 어디에 속하는지 분별할 수 없으므로 현 단계에서는 일단 지금까지 앞서 배운 바 있는 지식을 총동원하여 두 체질을 구분해보기로 하자.

이 뚱뚱한 환자가 열소양인지, 열태음인지를 구별하는 감별요인 중 첫 번째는 열성(熱

---

1) 일반적으로 체질량 지수가 20미만이면 저체중, 20~25이면 정상체중, 25~30이면 과체중, 30이상일 경우 비만증으로 나눈다.
2) 이 책 94쪽 참조.
3) 이 책 220쪽, 사암체질침의 기본방과 부방 참조.

性)의 정도이다. 아무리 둘 다 같은 열(熱)체질이지만 열소양의 열과 열태음의 열은 동급에 놓고 비교할 수 없다. 소양인의 열은 실열(實熱)이고 태음인의 열은 허열(虛熱)이기 때문이다.

즉 소양인은 원래부터 열이 많은 체질이어서 질병상태와 관계없이 평소 열이 많은 체질이고 태음인은 음체질이어서 원래는 열이 없는 체질이다. 원래 열이 없는 태음인도 같은 태음인끼리 비교했을 때 상대적으로 열이 더 많은 태음인과 열이 더 적은 태음인으로 구분되는데 전자를 열태음인, 후자를 한태음이라 명명한다.

열태음인의 경우 선천적으로 실(實)한 간양(肝陽)이 더욱 항진될 내외적 병인이 발생하면 간양상항(肝陽上亢) 등의 뚜렷한 열증을 보이는 특징이 있다. 그러므로 열성을 판단할 때 평소의─소위 소증(素證)의─실열 현상인지 아니면 어떤 병인에 의해 발생한 허열 현상인지를 구별하는 것이 매우 중요하다.

소증(素證)이 열성인 사람─즉 원래부터 열이 많은 사람─은 평소 일상생활에서 냉수를 선호한다거나, 찬 성질의 음식들─냉면, 맥주, 돼지고기, 참외 등─을 선호하거나, 밤에 이부자리를 잘 안 덮고 자거나, 발을 내놓고 자거나, 같은 방 안에서도 남들은 춥다 하는데 자기만 덥다고 창문을 여는 등의 양태를 보인다.

만일 뚱뚱한 사람이 이상과 같은 뚜렷한 열성의 소증이 보이면 그 환자는 열소양인으로 간주할 수 있다. 그러나 평소 뚜렷한 열성 소질(素質)을 보이지 않다가 몸에 문제가 있을 때, 예컨대 최근 스트레스가 많거나 신경성 원인 등으로 열성이 나타나면 이는 열태음 체질로 판단한다.

대(大), 소변(小便) 상태는 한열을 가리는 중요한 지표지만 열소양과 열태음, 둘 중 하나를 가리는 체질 감별지표로서는 의미가 없다. 변(便)이 굳고 변비면 열증이고 묽고 자주 보면 한증이지만 이는 어디까지나 같은 체질 안에서 한열의 정도를 가리는 기준으로 사용되는 것이지 특정 체질을 가리는 기준으로 사용되는 것은 아니다. 따라서 같은 열소양 체질 안에서도 변이 굳은 사람이 있는가 하면 묽은 사람도 있으며 이는 열태음인에서도 마찬가지다.[4]

---

4) 대소변의 상태는 일단 특정 체질로 감별된 상태에서 기본처방을 고르는 매우 중요한 기준으로 작용하므로 임상적으로 매우 중요한 의의가 있다. 이에 대해서는 따로 부가 설명한다.

소변⁵⁾의 경우도 같다.

열소양인과 열태음인을 구분하는 지표로 또 중요한 것은 그 사람의 장기(臟器)대소의 기능을 비교해 보는 것이다.

예를 들어 열소양인의 장부구조는 비>폐>간>신으로 폐(肺)가 비(脾) 다음으로 실한 장기인데 반해 열태음인은 간>비>신>폐로 폐가 가장 약한 장기다.

따라서 이 뚱뚱한 환자가 평소 감기에 잘 걸린다거나 기관지염, 천식에 취약하거나, 피부병에 약하고 알러지 등에 잘 이환되는 소증이 있으면 열태음인의 가능성이 많다.

피부는 폐(肺)에 속하기 때문에 피부가 촘촘하고 조밀하며 촉감이 탄탄하면 폐가 강한 열소양인, 반면에 피부가 부드럽고 섬세하고 약하면 폐가 약한 열태음으로 판정할 수 있다. 이는 맥진을 위해 환자 손을 잡을 때 느낄 수도 있고 혹은 일부러 피부를 만져보는 촉진을 통해서 알 수도 있다.

일반적으로 열태음인의 경우 땀을 많이 흘리는 것으로 알려져 있으나 평소 땀의 많고 적음으로는 두 체질을 분별하기 어렵다. 두 체질 다 열과 습(濕)이 많아 땀을 잘 흘리기 때문이다.

성대(聲帶)나 음성은 폐에 속하므로 폐가 강한 열소양인은 목소리가 우렁차거나 맑은 면이 있고 반면 열태음인은 목이 쉰 듯 하거나 탁하거나 말을 많이 하면 쉽게 피로해진다. 이는 환자와의 대화를 통해 직접 목소리를 확인할 수도 있고 아니면 환자에게 직접 문진(問診)을 통해 확인할 수도 있다.

필자가 이와 관련해 잘 묻는 질문은 "높은 산이나 혹은 대 운동장 같은 곳에서 마음껏 소리를 질러 본다고 할 때 자신의 목소리가 시원하고 우렁찬 면이 있다고 생각하는지 아니면 보통 혹은 약하다고 생각하는지"이다. 우렁차게 할 수 있으면 열소양, 아니라거나 보통이다, 잘 모르겠다 라고 대답하면 열태음인으로 판단할 수 있다. 전형적인 열소양인인 루치아노 파바로티의 목소리와 전형적 열태음인인 김대중 전 대통령의 목소리를 비교해보면 쉽게 알 수 있다.

---

5) 소변의 경우는 대변과 반대로 자주 보면 열증, 자주 안 보면 한증으로 판단한다.

비(脾)는 두 체질 공(共)히 강한 장기이지만 열소양인의 비는 가장 강하고 열태음인의 비는 두 번째로 강한 장기이기 때문에 두 체질 간에 비(脾)의 기능을 비교해보는 것도 유용한 감별기준이 된다.

우선 왕성한 식욕으로 식사를 잘하거나 대식가 기질이 있고 소화도 잘 시킨다면 열소양인, 그렇지 않다면 열태음인일 가능성이 많다. 강력한 비열(脾熱) 때문에 열소양인의 경우 냉성 음식이나 찬 음식을 선호하지만 열태음인은 그렇지 않은 경우가 대부분이다.

눈(眼)은 비당(脾黨)에 속했으므로 비가 가장 발달한 열소양인의 눈은 부리부리하거나 안광(眼光)이 있고 매서운 느낌이 있다. 반면 열태음인의 눈은 매서운 면이 없고 힘도 들어가 있지 않아 황소의 순박한 눈을 보는 느낌이 든다.

대개 사람이 뚱뚱하면 마음이 유순하고 넉넉해 보이고 행동은 느리거나 게을러 보이고 성격은 낙천적 느낌이 드는 것이 일반적인데 전형적인 열소양인은 비록 몸이 뚱뚱해도 날카로운 눈매와 조밀한 피부, 단단한 살집 때문에 사람이 어딘가 강해 보이고 만만치 않아 보이고 행동도 민첩한 느낌이 든다.[6]

육(肉)은 비(脾)에 속했으므로 비가 가장 강한 열소양인은 뚱뚱하면서 동시에 살집이 단단한 면이 있고 열태음은 뚱뚱하면서도 살집이 어딘가 무르고 부드럽고 약한 느낌이 든다.

비당(脾黨)은 중상초(中上焦)고 폐(肺)는 상초(上焦)에 속했으므로 비와 폐가 강한 열소양인은 어깨와 가슴이 발달하게 되어 우람한 상체를 가진다. 여성의 경우 유방이 큰 경우가 많다.

반면 간(肝)이 속한 중하초(中下焦)와 비(脾)가 속한 중상초(中上焦)가 발달한 열태음인은 중상초와 중하초가 함께 발달하여 체간의 아래 위가 비슷한 드럼통 같은 펑퍼짐한 체형이 된다.

그러므로 같은 뚱뚱한 사람이라도 역도나 씨름선수처럼 체간(體幹)의 상부가 발달했

---

6) 이런 기준은 어디까지나 체질맥을 모르는 상태에서 외적특성으로 체질을 구분하려 할 때 쓰일 수 있는 기준일 뿐 절대적 기준은 아니다. 골프 황제 최경주 선수를 진료한 적이 있었는데 이 분은 눈이 날카롭고 피부가 조밀하고 살집이 단단하여 소양인이 분명할 것이라 예단 했으나 막상 맥을 보니 열태음인이었다. 이 분이 그런 소양적 특성을 가진 것은 세계적 선수로 훈련하는 과정에서 오랜 동안 이차적, 후천적으로 얻어진 특성일 것이므로 매우 이례적인 케이스다. 태음인이라 할지라도 정보기관, 경찰사정 기관 등에서 오래 일한 사람들은 눈매가 매서워 질 수 있고 운동선수들의 경우는 피부가 단련되어 단단해질 수 있음을 고려해야 한다.

으면 열소양인, 전체적으로 어깨가 넓지 않고 체간부가 드럼통처럼 굴곡 없이 뚱뚱하면 열태음인으로 볼 수 있다.

기타 땀을 더 잘 흘린다거나 식욕이 더 좋다거나 성격이 더 급하다거나 하는 사항들은 두 체질을 결정적으로 감별하는 기준이 되지 못한다. 그런 특질들은 두 체질에 모두 나타날 수 있기 때문이다.

	한열	눈	피부, 살집	음성	체형
열소양1형	실열, 냉수(冷水) 선호, 찬 성질의 음식 즐김, 이부자리를 잘 안 덮고 발을 내 놓고 잔다.	눈이 부리부리 하거나 안광(眼光)이 있고 매서운 느낌	피부가 촘촘하고 조밀, 촉감이 탄탄하고 살집이 단단하다.	목소리가 우렁차고 음성이 맑다.	어깨와 가슴이 발달하여 우람한 상체.
열태음1형	허열, 평소 뚜렷한 열증 없음, 병인이 있는 경우 열증을 나타낸다.	황소의 순박한 눈을 보는 느낌.	피부가 부드럽고 섬세. 살집이 부드럽고 약하다.	목이 쉰 듯 하거나 탁하거나 무게감.	체간의 아래 위가 비슷한 드럼통 같은 펑퍼짐한 체형.

[표 29]

지금까지 일정 정도 이상의 비만한 환자가 내원했을 때, 체질맥을 모르는 상태에서 앞서 배운 지식을 기반으로 여러 조건을 비교해 체질을 분별해보는 과정을 설명했다.

여기까지 와서 일단 무슨 체질일 것이라고 판단이 서게 되면 이제는 체질침의 기본처방에 의거해 침을 시침(施鍼)해본다.

만일 환자의 통증 경감을 목표로 하는 경우라면 반복 자침법을 사용하는데 효과를 확인하기 위해 침놓기 전(前)과 후(後)의 통증지표를 체크하는 것을 잊지 말고 특히 영수(迎隨)보사로 자침의 방향을 분명히 하는 것이 중요하다.

일정 횟수의 반복자침이 끝나면 바로 그 자리에서 환자에게 통증이 어느 정도 경감했는지를 물어본다. 이때 중요한 것은 환자가 침대에 누운 상태에서 물을 것이 아니라, 일단 침대에서 일어나게 한 후 몸을 움직이게 하거나 특히 아픈 부위를 움직여 보게 한 후 물어야 정확한 결과를 알 수 있다.

즉각적인 통증의 경감 상태가 30~50%가 되면 일단 자침의 목표는 달성된 셈이며 동시에 체질판단의 정확성 여부도 이 자침 효과 여부에 따라 확진할 수 있다.

통증의 경감이 있긴 있으나 만족스럽지 않는 경우에는 다시 환자를 눕게 한 후 처음 자침한 반대쪽에 부가하여 침을 놓는다. 전회(前回)에 기본방 4회, 부치료방 2회를 했을 것이므로 이차(二次) 자침에서는 기본방 2회, 부치료방 1회를 시술한다.

자침 후 다시 일어나게 해서 전회의 요령으로 통증의 경감상태를 물으면 첫 회의 결과보다 평균 20~30% 더 통증이 경감된 상태를 확인할 수 있다. 물론 첫 회 자침 후 결과가 만족스러우면 다시 더 자침할 필요가 없으며 하루 이틀의 간격으로 다시 내원하도록 한다. 그러나 첫 회 자침 후 통증감소가 10% 미만이거나 잘 모르겠다, 혹은 더 아프다고 하는 경우라면 오진에 의한 잘못된 처방을 쓴 것으로 판단하고 처음부터 다시 재(再)진맥, 재(再)자침의 순서를 밟아야 한다.

이번에는 앞서 설명한 요령으로 체질을 가늠했다 가정하고 이때 체질한약을 투여해야 할 경우를 생각해본다.

이 책은 사상의학을 보다 쉽게 접근하는 방편으로 사개(四個)의 장부구조를 여덟로 나누어 비수(肥瘦)에 따라 한열로 대분(大分)하고 중간 장부 개념을 대입하여 접근하는 방법을 소개하고 있다.

앞서 사상인 팔병태와 사체질을 한열로 나눈 여덟 체질과의 상호관계에 대해 설명한 바 있는데 열소양인과 열태음인은 이제마에 병태론으로는 각각 위수열이열병론(胃受熱裏熱病論)과 간수열이열병론(肝受熱裏熱病論)이 오는 이열(裏熱)체질이 된다고 설명한 바 있다.[7]

이렇게 중간장부구조로 나눈 여덟 체질과 이제마의 여덟 병태가 일치되는 것으로 보는 관점은 침치(鍼治)와 약치(藥治)를 공유하기 위한 가설(假設)이론으로 이 둘은 임상에서 완벽히 일치하지 않는 경우도 있지만 지금까지 임상 경험에 의하면 거의 90% 이상

---

7) 이 책 73쪽, 팔병태(八病態)와 여덟 체질 장부구조(臟腑構造).

같은 것으로 간주할 수 있다.

이제마 팔병태	여덟 체질	장부구조
위수열이열병(胃受熱裏熱病)	열 소양인	비>폐>간>신
간수열이열병(肝受熱裏熱病)	열 태음인	간>비>신>폐

[표 30]

이제 비만한 열소양인에게 침처방인 비승격 기본방을 썼다 했을 때 이 환자에게 체질약을 투여하려면 어떤 기준으로 처방할 수 있을까를 생각해보자.

열소양인에게 투여되는 대표적 기본처방은 소양인 이열증(裏熱證)에 쓰이는 처방 중에서 양격산화탕(涼膈散火湯)과 형방사백산(荊防瀉白散)이 있다. 소양인 이열증에 쓰는 처방에는 이외에도 지황백호탕, 인동등지골피탕 등등 더 있지만 이런 처방들은 체질의 기본처방으로 쓰이지 않는다.

따라서 양격산화탕(涼膈散火湯)과 형방사백산(荊防瀉白散)의 두 처방은 열소양인이 쓰는 기본처방으로 매우 중요한 처방이므로 반드시 기억하고 있어야 한다.

양격산화탕은 원래 흉격열증(胸膈熱證)의 상소(上消)증에 제시된 처방이고 형방사백산은 신열복통설사증(身熱腹痛泄瀉證)에 제시된 처방인데 일단 열소양인으로 판정된 사람 중에서 어떤 기준에 의거하여 이 두 처방을 선별하여 투여할 것인가가 문제다.

이 두 처방은 모두 열이 많은 이열증(裏熱證)의 열소양인이 쓰는 약이지만 두 약을 투여하는 결정적인 조건은 평소의 대변 경향이다. 분명한 열소양인으로 판명난 사람 중에서 평소 대변이 굳거나 변비경향이 있다면 양격산화탕을 투여하고, 변이 무르거나 설사를 쉽게 잘 하는 경향이 있다면 형방사백산을 쓴다.

즉 뚱뚱한 열소양 1형 중에서 평소 변이 굳고 변비 경향자[8]는 양격산화탕이 그 사람의 대표 기본처방이 되고, 변이 무르고 설사를 쉽게 하는 설사 경향자는 형방사백탕이 그 사람의 대표 기본처방이 된다.

참고로 앞서 형방지황탕이란 기본처방 체질을 언급하면서 이 처방은 평소 몸이 차고

비만체질의 치료 ─ 열소양 1형과 열태음 1형

---

8) 대변의 상태를 구분하는 방법은 따로 좀 더 부연하여 자세히 설명한다.

배가 잘 아프고 설사 경향이 있는 소양인이 쓰는 처방이라 말한 바 있는데, 이런 관점에서 보면 형방사백산은 평소 몸에 열이 많고 배가 잘 아프고 설사를 잘하는 경향이 있는 체질이 쓰는 기본 처방이라는 것을 알 수 있다.

다시 말해 표현하면 형방지황탕은 몸이 마른 편인 소양인(한소양인)이 쓰는 약이고, 형방사백산은 몸에 살집이 있는 사람(열소양인)이 쓰는 약인데 두 소양인 다 평소 대변 경향이 무르고 설사를 잘 하는 사람이 쓰는 약이다.

이상에서 살펴 본 것처럼 만일 지금보고 있는 비만한 환자가 열소양인으로 판명되면 침은 열소양 1형의 기본방, 부치료방이 처방되고, 약을 쓸 경우에는 대변의 상태에 따라 양격산화탕과 형방사백탕 중에 하나를 투여한다.

침 치 료	열소양인	맥상 소양맥 (좌촌맥)	유형 1형	체형 비만, 초비만	침 처 방	기본방 : 비승격, 부방 : 신정격	
약 치 료	위수열 이열병	소양맥 (좌촌맥)	보통, 보통이상, 과체중 비만, 초비만		약 처 방	대변 굳거나 변비경향	양격산화탕
						대변 무르거나 설사경향	형방사백산

[표 31]

기존의 사상치료에서는 환자에게 체질한약을 투여할 때, 환자의 체질을 전혀 모르는 상태에서 우선 다양한 방법을 동원하여 체질을 가려내는 난해한 과정을 우선 거쳐야 하고, 일단 체질이 가려진 다음에는 그 체질이 한증인지 열증인지를 다시 변증하고, 그 이후에 다시 그 사람의 체질병증을 가려낸 후에야 체질처방을 투여할 수 있었다.

그러나 이 책에서는 체질맥으로 체질을 그 자리에서 가려내고, 다음에 체형의 비수(肥瘦)를 살피거나 문진(問診)을 통해 한열을 판단한 후, 그 사람의 대소변의 경향에 따라 기본 대표처방을 선택하는 매우 단순한 방법을 쓰고 있음을 알 수 있다.

여기서는 아직 체질맥을 숙달하지 못한 사람을 위해 체질을 가리는-이 장(章)에서는 뚱뚱한 환자에 제한하여-방법을 소개하고 있으나 불원간 체질맥에 숙달하게 된다면 자신의 환자에게 체질침을 쓰고 체질약을 투여하는 방법이 기존의 방법에 비해 혁명적으로 단순화될 수 있다는 사실을 보여주고 있다.

이번에는 비만환자가 태음인이라는 가정 하에 체질 처방약을 투여하는 경우를 보자.

비만한 태음인은 열태음인이 되며 이제마의 병증론적 분류로는 간수열이열병(肝受熱裏熱病)이 오는 체질이다.

열태음인에게 쓰는 처방으로는 태음인 이열병(裏熱病)에서 사용되는 열다한소탕(熱多寒少湯)과 갈근해기탕(葛根解肌湯)[9]이 대표적이다.

열태음인에게 이 두 가지 처방을 투여하는 선택기준은 열소양 체질과 같이 평소의 대변상태가 된다. 뚱뚱한 열태음인의 경우 평소 대변이 굳거나 보통이면 열다한소탕을, 묽거나 설사를 잘 하는 체질이라면 갈근해기탕이 기본처방이 된다. 만일 명백히 변비가 있는 열태음인이면 열다한소탕에 대황을 가하는데[10] 상태에 따라 한 돈에서 두 돈 정도 가감한다.

이상에서 본 것처럼 만일 지금 보고 있는 비만한 환자가 열태음인으로 판명되면, 침은 열태음 1형 기본방, 부치료방이 선택되고, 약은 대변의 상태에 따라 열다한소탕, 갈근해기탕 또는 열다한소탕 가미 대황 중에 하나를 선택 투여한다.

		맥상	유형	체형		
침치료	열태음인	태음맥 (좌관맥)	1형	보통, 과체중, 비만, 초비만	침처방	기본방 : 간승격, 부방 : 폐정격
약치료	간수열 이열병	태음맥 (좌관맥)		보통, 과체중 비만, 초비만	약처방	대변 보통 굳음 → 열다한소탕
						대변 굳거나 변비 → 열다한소탕 + 대황
						대변 연변, 설사경향 → 갈근해기탕

[표 32]

9) 갈근해기탕(葛根解肌湯)은 열다한소탕에서 나복자(蘿葍子)를 뺀 처방이다.
10) 열다한소탕(熱多寒少湯)에 대황(大黃)을 가한 처방을 청폐사간탕(淸肺瀉肝湯)이라 한다.

여기서 한 번 정리하고 넘어가야 할 것은, 체질침을 시술할 때에는 일단 맥을 짚어 체질을 가리고, 체형의 비수(肥瘦)에 따라 한열체질을 구분하고, 비만정도의 차이에 따라 1형과 2형으로 세분하여 각각의 기본처방을 시술했다.

그러나 체질한약을 투여하는 경우에서는 체질맥으로 체질을 가리고 비수(肥瘦)에 따라 한열체질을 구분하는 것 까지는 같으나, 기본 처방을 선택하는 기준은 침처럼 비만의 정도가 아니라 평소 대변의 경향의 차이라는 점에서 다르다는 것이다.

체질약 처방과 배변(排便)문제

앞서 살펴본 것처럼 체질 약을 투여할 때 있어 약 처방을 선택하는 가장 중요한 기준 중 하나가 평소의 배변문제다.

대변의 평소 경향은 체질 침을 시술함에 있어서는 아무런 기준도, 고려사항도 되지 않는다. 다만, 체질약을 처방하는데 있어서는 매우 중요한 기준이 되므로 이에 대한 분명한 관점을 갖는 것이 중요하다.

나는 다년간 많은 과민성대장증후군 환자들을 접하면서 타고난 장기능(腸機能)의 상태가 사람마다 다르고 그에 따라 나타나는 증상 역시 모두 다르게 발현하는 것을 발견하였다.

다시 말해 사람이 타고난 장(腸)상태에 따라 같은 과민성장증후군이 발병했다 해도 증상이 복통 및 설사 위주로 나타나는 사람, 설사, 변비가 교대로 나타나는 사람, 변비 위주로 나타나는 사람 등 다양한 형태를 보인다.

같은 병이라 해도 이렇게 체질에 따라 다른 양태의 증상을 갖는 사람들에게 단일 처방이 효과가 없는 것은 당연한 것이며 개별적 접근을 하는 사상치료가 효과가 뛰어난 것은 당연하다.

이런 장기능의 타고난 성향은 선천적이고 체질적이어서 나중에 상황과 조건이 아무리 바뀌어도 변하지 않는다는 것도 발견하였다.

평소 환자의 배변문제에 관심을 집중하지 않는 의사들은 사람마다 그와 관련해 타고난 배변 경향이 따로 있다는 사실을 알지 못하고 있고, 또 변비나 설사란 원인만 주어지면 언제나 생기는 것으로 단순하게 생각한다.

그러나 가까운 주변 사람들 몇 명에게만 물어봐도 이런 개인의 배변 경향이 분명하게 있음을 쉽게 확인할 수 있다. 다만 그 차이가 작거나 미미해 건강상 특별한 이상을 주지 않으므로 의사나 환자가 평소 특별한 관심을 갖지 않을 뿐이다. 그러나 사상의학에서 약을 처방할 때 평소 배변상태가 기본 체질처방을 결정하는 매우 중요한 기준이 된다는 사실을 다시금 강조한다.

사람은 크게 설사경향자와 변비경향자로 나눈다.

이는 선천적인 것이며 이 세상 누구도 이 두 가지 범주에서 벗어나지 않는다. 이는 마치 사람을 열성 경향자와 한성 경향자로 나누거나, 비만 경향자와 수척 경향자로 나누는 것과 같은 맥락인데 비록 어떤 사람이 뚱뚱하지도 마르지도 않은 보통 체형을 가졌다 해도 근본적으로는 비만이나 수척 중 어느 범주에 속해 있는 것과 같다.

그러므로 여러 분 중 누가 자신은 변비도, 설사 경향도 없는 지극히 정상적인 장(腸)기능을 가지고 태어났다 생각하는 사람이라 할지라도 반드시 이 둘 중 어느 카테고리에 속해 있으므로 이를 찾아낼 수 있어야 한다. 극단적으로 말해 이 경향을 모르면 체질한약을 쓸 수 없기 때문이다.

변비와 설사는 배변 경향의 양(兩)극단으로 장기능이 이상(異常)항진되어 연동운동이 심화되면 설사가 되고 반대로 기능이 너무 약하면 변비가 되는 것은 다 아는 사실이다.

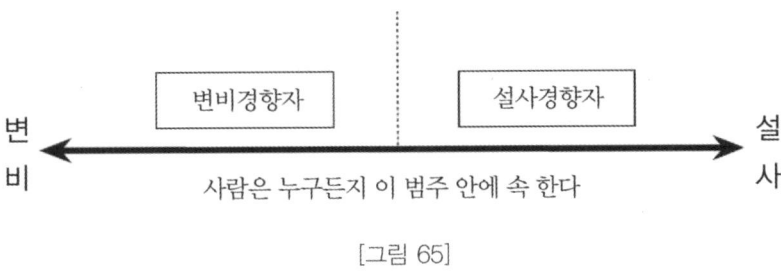

[그림 65]

이 둘은 양 극단에 있기 때문에 이 둘의 속성을 동시에 다 가진 사람—즉 평소 설사와 변비를 똑같은 비율로 잘 하는 사람—은 없다. 매우 뚱뚱하면서 동시에 매우 마른 사람이 있을 수 없는 것과 같은 이치다. 만일 내가 바로 그렇다는 사람이 있다면 그것은 일시적으로 나타나는 병적현상이지 선천적으로 타고난 체질경향이 아니다.

사상의학에서 주목하는 것은 제한적, 일시적으로 나타나는 병리현상이 아니라 그 사람이 평소 타고난 선천적 생리 경향이며 이를 소증(素證)이라 하여 매우 중시한다.

문제는 우리 주변에 극단적 배변경향을 가진 사람은 드물고 그 중간 어디에 속하는 사람들이 대부분이라는 점이다. 그러므로 사상의학을 하면서 환자의 배변경향을 잘 찾아내는 것은 일종의 진료기술에 속한다.

환자들이란 극단적 경우를 가진 경우를 제외하고 평소 배변문제로 불편을 느끼지 않을 때는 대부분 한 마디로 "대변에는 이상이 없다."고 말해 버린다. 환자 자신이 정상이라 말하면 더 이상 캐묻기 어렵지만 그렇다고 거기서 "그렇군요?" 하고 끝내 버리면 체질약 처방은 할 수 없게 된다.

그렇다면 환자의 평소 변비나 설사의 배변경향을 어떻게 알아낼 수 있을까.

변비, 설사 경향이 명백한 사람은 의사가 물을 때 쉽게 답해 주므로 문제되지 않지만 문제는 자신의 배변은 정상이라고 말하는 사람이다. 이때 반드시 다시 던져야 할 질문은 하루에 몇 번 대변을 보는지 횟수에 관한 것이다.

매일 하루에 한 번씩 보는 대변을 정상의 기준으로 삼고 배변횟수가 그보다 많으면—즉, 하루에 두 번 이상 배변하면—설사 경향자로 보고, 하루 한 번 기준을 건너뛰면—즉 이틀 혹은 사흘 혹은 그 이상에 한 번 보는 배변이면—변비 경향자로 판단한다.

중요한 것은 변의 실제상태, 즉 변이 딱딱한지, 묽은지, 굵은지, 가는지, 처음엔 굳다가 나중엔 묽어지는지 등의 상태를 기준으로 삼는 것이 아니라 단순히 배변의 횟수로 변비, 설사 경향자를 판단한다는 점이다. 만일 환자가 매일 하루 한 번씩 정상으로 대변을 잘 본다고 대답할지라도 그 사람의 배변 경향을 알아내기 위해 다시 캐물어야 한다.

필자가 이와 관련해 잘 묻는 질문은 "지난 십여 년 동안을 두고 길게 봤을 때, 매일 한 번 씩 잘 본 대변은 제외하고 혹시 비정상적인 배변이 있었다면 **하루 두세 번 본 적이 더 많았는지, 아니면 하루, 이틀 건너뛰어 본 적이 더 많았는지**"를 묻는다.

이렇게 긴 시간의 범위를 두고 재차 물으면 환자들은 잠깐 생각하다가 "그렇다면 가끔 건너 뛴 적이 더 많았지요"라거나 "하루 두세 번 본 적이 더 많습니다." 라는 식으로 답하여 자신의 배변경향을 말하게 된다.

간과해서는 안 될 점은 처음 환자에게 배변에 관해 물을 때 사람들은 자신의 평소 경향을 답하지 않고 최근의 배변상태를 염두에 두고 답한다는 것이다. 원래 대변을 매일 못 보고 하루 이틀 건너뛰어 보는 사람이 최근 음식을 잘 못 먹어, 혹은 어떤 병적 증상으로 하루 서너 번 배변하고 있다면 그 환자는 하루 서너 번, 혹은 설사를 한다고 대답한다.

그러므로 의사는 이 사람이 평소 배변경향을 말하는 것인지 최근 상태를 말하는지 즉각 알아채야 한다. 사상의학에서 중요한 것은 그 사람의 평소 경향, 즉 소증이지 지금 당장 앓고 있는 병적 증상이 아니다.

설사나 변비는 누구든지 병적 원인이 생기면 발생하는 병리현상이다. 예를 들어 평소 변비 경향이 있는 사람이라 할지라도 변패된 음식물을 섭취하거나 오염된 물을 갈아 마시면 당연히 변을 묽게 보거나 설사를 하게 되고, 평소 설사 경향이 있는 사람도 여행 중이나 혹은 남의 집에서 자는 경우 수일 간 대변을 못 보는 일시적 변비현상이 생기도 한다. 그리므로 우리가 중시하는 것은 평소의 배변경향이며 병리현상으로 발생하는 일시적 상태가 아님을 다시 강조한다.

선천적 변비경향을 타고나는 열소음인 들 중에는 일주일에 한 번 밖에 대변을 못 보고 살아도 아무 불편을 못 느끼고 사는 사람들이 많다. 늘 그렇게 살아왔고 그것이 불편하지 않으며 그 사람에게는 그것이 정상으로 느껴지기 때문에 변비약을 먹을 필요성도 못 느낀다. 마찬가지로 밥만 먹으면 변소에 가는 사람, 즉 하루 두세 번 이상 대변을 보는 사람도 그 사실이 하나도 불편하지 않으므로 비정상이라 생각하지 않고 당연한 것으로 알고 사는 사람이 많다.

이런 이상(異狀)적 배변경향은 소위 체질의학에서 말하는 소증(素證)으로 치료대상이 아니며 설령 치료해도 일시적으로 들을 뿐 다시 원상태로 돌아간다. 임상 경험에 의하면 평소 설사 경향자가 어떤 원인으로 인해 변비가 생기게 되면 매우 불편해하며 남들보다 훨씬 더 못 견뎌한다.

변비 경향자 역시 마찬가지다. 평소 일주일에 두세 번 변을 보던 사람이 어떤 원인으로 하루에 수회씩 변을 보게 되면 매우 불편해 하고 병적증상으로 느끼게 된다.

변비경향의 환자	설사경향의 환자
− 대변 상태가 굵고 모양을 잘 갖추어 나온다. − 하루에 한번 이상 보는 일은 거의 없다. − 대변 본 후 후중감이 거의 없다. − 대변을 비교적 쉽게 빨리 보고 나온다. − 음주 후에도 설사는 잘 하지 않는다. − 2~3일 대변을 못 봐도 불편하지 않다 → 그래서 변비가 있느냐고 물으면 변비는 없다고 대답하는 경우가 많다.	− 대변상태가 가늘고 풀어져 나온다. − 하루에도 여러번 화장실에 간다. 식사하고 나면 바로 화장실에 간다. − 대변 본 후 후중감이 있다. − 대변보는 시간이 길다. − 음주 후에 설사를 잘 한다. − 가끔 2~3일씩 못 보는 경우가 있을 때, 하루라도 변을 못 보면 매우 불편 해 한다. → 그래서 자신이 변비가 심하다고 말하기도 한다.

[표 33]

이와 관련해 여러분에게 도움이 되기 위해 필자가 과거에 오판하여 잘못 투약한 케이스를 소개한다.

이 환자는 평소 설사 경향자였는데 양의사가 처방한 어떤 약물을 먹고 완고한 변비가 되어 고생을 하고 있던 중이었다. 다른 질병으로 내원하여 진찰하는 과정에서 배변 상태를 물으니 "저는 변비가 심해 죽을 고생을 하고 있습니다."라고 대답한 것이다.

대체로 변비 경향자가 쉽게 변비가 되고 설사 경향자가 작은 원인에도 쉽게 설사를 하기 때문에 그만 그 말을 듣고 변비 경향자로 판단하고 그에 준하는 체질약을 투여하고 말았다. 그 환자의 경우 평소 설사 경향자였는데 일시적 원인으로 변비가 되니 그것이 너무 불편하여 호소한 상황이었던 것을 오해한 것이다.

재차 평소의 배변 경향을 물었지만 이 환자가 너무 자신의 변비로 고통하는 것을 강조했기 때문에 잘못 판단을 내린 것이었는데 약을 투여 한 지 수일이 지나서 환자가 속이 불편함을 호소했을 때에야 오판했음을 깨달았던 케이스였다.

체질약을 처방할 때 환자의 말을 쉽게 단순히 받아들일 것이 아니라 재차, 삼차 확인하여 분명한 소증(素證) 경향을 판단한 후 투여해야 함을 다시 한 번 깨달은 순간이었다.

수척(瘦瘠)체질의 치료 — 한소양 2형과 한소음 2형

이번에는 몸이 매우 마른 체형의 환자가 있어 당신에게 치료를 받기 위해 찾아왔다고 가정하자.

이 몸이 마른 환자가 무슨 질병으로 왔던, 이 환자의 체질을 찾아내 그에 맞는 체질처방을 찾아내는 것이 체질치료의 과제가 된다. 사람마다 수척의 정도가 다양하겠지만 여기서는 편의상 약간 호리호리한 체격을 넘어 누가 보아도 깡말랐다고 인정하는 체형이라 가정한다.

앞서 소개한 여덟 체질의 16유형 비수(肥瘦)분포도에서 가장 마른 체형을 한 체형의 분포를 알기 쉽도록 검게 표시한 아래 도표를 한 번 보자.

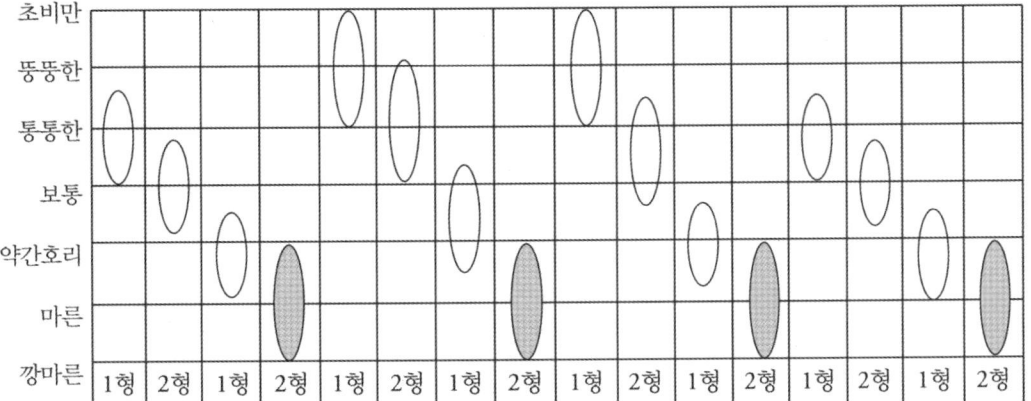

[표 34]

이 그림을 보면 한태양, 한소양, 한태음, 한소음의 소위 한(寒)체질들은 체형이 보통이나 보통 약간 이하부터 시작해서 깡마른 체형에 이르기까지 소위 살이 안찌는 수척경향의 체형을 가진 것을 알 수 있다.

이 중에서도 특히 검게 표시한 각 한체질의 2형들은 모두 마른 체형부터 깡마른 체형을 하고 있음을 볼 수 있다. 그러니까 일반적으로 말랐다 해서 무조건 소음인일 것이라 짐작하는 것은 잘못된 것인데 깡마른 체형은 이 표에서 보는 것처럼 어느 체질에도 다 있기 때문이다.

체질맥을 습득했다면 이 환자의 체질은 그 자리에서 바로 판정되겠지만 아직 맥에 자신이 없다면 이 시점에서 어떤 체질로 판정할 것인가가 문제가 된다.

다년간의 임상경험에 의하면 몸이 매우 마른 체형을 갖는 환자는 원칙적으로는 네 체질이 다 될 수 있으나, 그 중에서도 특히 태양인과 태음인은 그 숫자가 거의 무시할 만큼 희소하다는 사실을 발견하였다.

즉 태양인은 열태양이건 한태양이건 간에 임상에서 매우 드물게 만나게 되는데 거기다가 몸이 아주 마른 체형을 가진 한태양 2형을 만나게 되는 비율은 더더욱 드물다. 태음인의 경우도 한태음인의 숫자가 열태음인에 비하면 훨씬 적은데 그 중에서도 가장 마른 체형을 가진 한태음 2형은 있긴 있어도 그 숫자가 거의 무시해도 좋을 만큼 적다.

따라서 여러분 앞에 있는 몸이 매우 마른 환자가 한태양인 2형이나 한태음인 2형이 될 확률은 100명에 몇 명도 될까 말까 하는 수준이 될 것이다. 결국 이 마른 환자의 경우는 한소양인 2형이 되거나 한소음인 2형이 될 확률이 훨씬 높다.

간과할 수 없는 사실은 몸이 매우 마른 체형을 한 사람들 중에는 한소양 2형의 숫자가 우리가 짐작하는 것 이상으로 많다는 사실이다.

만일 이 수척한 체형을 가진 환자가 소양인이라면 한소양 2형이 되어 신정격 기본방에 비승격 부치료방을 쓰는 체질이 될 것이고, 소음인이라 가정하면 한소음 2형이 되어 비정격 기본방에 신승격 부치료방이 적용된다.

체질	유형	체형	기본방	부치료방
한소양	2형	말랐거나 깡마른 체형	신정격	비승격
			+경거, 부류, −태백, 태계	− 대도, 소부, +음곡, 음능천
한소음	2형		비정격	신승격
			+ 경거, 상구, −음곡, 음능천	− 경거, 부류 , + 태백, 태계

[표 35]

그러나 아직 체질맥에 숙달하지 못한 경우 이 수척한 환자가 두 체질 중 어디에 속하는지 분별할 수 없으므로 현 단계에서는 앞서 배운 바 있는 지식을 총동원하여 어디에 속하는지 구분해보기로 하자.

외양이 비슷하게 깡마른 한소양 2형과 한소음 2형 중에서 체질을 구별하는 감별요인 중 첫 번째는 두 체질에 있어서 한열의 정도를 살펴보는 일이다.

둘 다 같은 한(寒)체질이긴 하지만 한소양인은 어디까지나 소양인이고 한소음인은 소음인이므로 이 두 체질의 몸이 찬 정도를 동급에 놓고 비교할 수 없다.

소음인은 원래부터 몸이 찬 체질인데 여기에 한(寒)자가 붙어 한소음인이 되면 열소음과 달리 이 사람의 몸은 실한(實寒)이 되어 매우 찬 편이 된다. 그러나 한소양인은 근본이 열이 있는 소양 체질이지만 열(熱)소양인에 비해 열이 상대적으로 적으므로 한(寒)소양인으로 명명된 것이다. 따라서 이 사람의 몸은 허한(虛寒)이 되어 한소음인의 그것만큼 차지 않다.

그러나 이 두 체질의 사람들에게 직접 자신의 몸이 냉한 편인가, 열이 있는 편인가를 물어보면 두 체질 다 자신의 몸이 찬 편이라고 대답한다.

이는 몸이 말랐으면 절대 열성 체질이 될 수 없고 몸이 상대적으로 냉해지기 때문이며 단지 체질에 따라 그 찬 정도의 크기가 다를 뿐이기 때문이다.

그런데 한소양 2형의 경우, 자신의 몸이 차다 하면서도 찬 맥주나 냉면 같은 것을 잘 먹느냐 물어보면 냉성(冷性)음식들을 이상하게도 잘 먹는다고 대답한다. 이는 한소양인이 몸은 비록 차지만 찬 음식들을 몸이 거부할 만큼 실질적으로 속이 냉하지 않기 때문이다.

그러나 실질적으로 몸이 정말 찬 체질인 한소음 2형의 경우는 처음부터 다르다. 냉면 같은 찬 음식은 자신의 몸에 맞지 않는다고 아예 좋아하지도 않으며 특히 맥주 같은 냉성의 술은 마시면 당장 몸에서 이상반응이 오는데 복통이 생기거나 대변이 묽어지거나 설사가 나는 것이 그것이다.[1]

몸이 여덟 체질 중에서 가장 찬 한소음인들은 냉성 음식을 자신의 몸 자체가 거부한다는 사실을 체험적으로 잘 알고 있다. 따라서 한소양 2형과 한소음 2형을 구별하는 가장 첫 기준은 이들의 한성(寒性)정도와 차이를 비교해보는 일이다.

대(大)·소변(小便) 또한 한열을 가리는 중요한 지표지만 한소양과 한소음, 둘 중 하나를 가리는 체질 감별지표로서는 의미가 없다. 이는 어디까지나 같은 체질 안에서 한열 정도를 가리는 위해 사용되는 것이지 특정 체질을 가리는 기준으로 사용되는 것은 아니기 때문이다. 따라서 같은 한소양 체질 안에서도 변이 굳은 사람이 있는가 하면 묽은 사람도 있으며 이는 한소음인도 마찬가지다.

한소양인과 한소음인을 가리는 두 번째 기준은 이들의 장기(臟器)대소 기능을 비교해보는 것이다.

예를 들어 한소양인의 장부구조는 비〉간〉폐〉신으로 비(脾)가 가장 강한 체질인데 반해 한소음인은 신〉간〉폐〉비로 비가 가장 약한 장기다.

한소양인의 비는 장부구조상에서는 물론 가장 강하지만 이 체질의 특성은 비(脾)가 실한 것이 아니라 신(腎)이 가장 허한 것이 병근인 체질이므로 열소양의 비만큼 강력하지 않다. 그러나 아무리 그렇다 해도 한소양인의 비는 실한 장기이므로 비가 가장 취약한 체질인 한소음인과는 소화기능에서 분명한 차이가 난다.

예를 들어 쉽게 잘 체하거나 소화기 장애를 지병(持病)으로 가지고 있는 분, 과식은 절대로 못하는 사람이 바싹 마른 체형을 가지고 있다면 한소음인일 가능성이 가장 많고, 반대로 몸이 마르고 빈약한데도 몸집에 비해 음식을 곧잘 먹고 쉽게 체하지도 않으며 때로는 과식도 할 수 있다면 한소양 체질로 볼 수 있다.

---

1) 그렇다고 찬 맥주를 마시고 난 후의 설사 여부로 한소양과 한소음 체질을 구분할 수는 없다. 평소 변이 무른 설사 경향의 한소양 2형이라면 맥주를 마신 후 설사하기도 하기 때문이다.

이 두 체질에 있어서 장부구조상의 공통점은 두 체질 다 중간 장기에서 간은 강하고 폐는 약하다는 태음성의 구조를 가지고 있다는 점이다. 따라서 이 체질은 둘 다 과음을 해도 몸이 잘 견뎌내는가 하면 두 체질 공히 호흡기가 약하여 쉽게 감기에 걸리고 기관지, 해소, 천식 등 호흡기 질환에 취약하다. 따라서 간이나 폐의 기능을 비교하는 것으로 이 두 체질을 구분하는 것은 불가능하다.

눈(眼)은 비당(脾黨)에 속했으므로 비가 발달한 한소양인의 눈과 비가 가장 약한 특징이 있는 한소음인의 눈을 비교해보는 것도 두 체질을 구분하는 유용한 관점이다. 한소양인의 눈은 안광이 나고 어딘가 날카로워 보이면서도 매서운 느낌이 든다.

반면에 한소음의 눈은 방금 울다 그친 사람의 그것처럼 눈이 촉촉하고 은은하며 잔잔한 느낌이 든다. 예민한 사람들은 눈빛만 보고도 소양인과 소음인을 구분할 수 있는데 한 눈에 날카롭고 매서운 느낌이 들면 소양인, 선(善)하고 잔잔한 느낌이 들면 소음인으로 볼 수 있다.

예를 들어 나이가 들고 한평생 몸이 수척한 체격으로 사신 분들 중에서 뭔가 대차고 까다롭고 신경질적이며 꼬장꼬장한 느낌이 드는 분들 중에 한소양인들이 압도적으로 많은 것이 사실이다.

유방은 비당(脾黨)에 속하여 한소양 여성의 경우 마른 몸집에 비해 유방이 상대적으로 작지 않은데 반해 한소음 여성은 유방이 거의 발달하지 않은 것도 특징이다.[2]

육(肉)은 비(脾)에 속했으므로 비가 강한 한소양인은 비록 몸이 말랐지만 어딘가 살집이 단단하고 근육질인 면이 있고 한소음인은 말랐으면서도 살집이 무르고 부드럽고 약한 느낌이 든다.

---

2) 그러나 열소음인 여성의 경우라면 상초인 폐당(肺黨)이 실하고 신(腎)이 강한 것이 특징이 되는 체질이므로 한소음인 여성과 달리 유방이 발달한 경우가 많다. 따라서 유방의 단순한 크기만으로 소음인 여부를 판단할 수는 없다.

	한열	소화기능	눈	유방	체형
한소양2형	허한(虛寒), 찬 성질의 음식을 곧잘 먹는다. 소화기능이 상대적으로 좋다. 몸이 찬 편이다.	소화기능이 나쁘지 않으며 과식을 할 수 있다.	눈에 안광(眼光)이 있고 날카로우며 매서운 느낌.	마른 몸집에 비해 유방이 상대적으로 작지 않다.	몸이 말랐지만 어딘가 살집이 단단하고 근육질인면
한소음2형	실한(實寒). 몸이 매우 차다. 냉수(冷水) 냉면, 맥주 등 찬 성질의 음식을 못 먹는다.	소화기능이 좋지 않아 쉽게 체하고 과식을 못한다.	방금 울다 그친 사람의 눈처럼 촉촉하고 잔잔한 느낌.	유방이 거의 발달하지 않은 것이 특징.	말랐으면서도 살집이 무르고 부드럽고 약한 느낌.

[표 36]

체질맥진에 능숙하지 못한 경우 이상과 같은 측면에서 살펴보아 체질을 분별해보고 일단 무슨 체질일 것이다 하는 판단이 서면 체질침을 시침(施鍼)한다.

체질에 따라 앞에서 제시한 처방을 반복침법으로 시침하는 경우 그 자리에서 즉각적인 통증의 경감 상태가 30~50% 혹은 그 이상이 되면 일단 자침의 목표는 달성된 셈이며 동시에 체질판단 정확성 여부도 이 자침 효과 여부에 따라 확진할 수 있다.

지금 보려고 하는 수척한 환자가 한소양인으로 판명이 나서 이 분에게 한소양 2형의 기본방인 신정격을 썼다 했을 때 이 환자에게 체질약을 투여하려면 어떤 기준으로 처방할 수 있을까를 생각해보자.

소양인은 이열병(裏熱病)과 표한병(表寒病)으로, 소음인은 반대로 표열병(表熱病)병과 이한병(裏寒病)으로 크게 나누는데 몸이 수척한 소양인은 표한병이, 소음인은 이한병이 오는 체질이 된다.

이제마 팔병태	여덟 체질	장부구조
비수한표한병(脾受寒表寒病)	한소양인	비>간>폐>신
비수한이한병(脾受寒裏寒病)	한소음인	신>간>폐>비

[표 37]

한소양인에게 투여되는 대표적 기본처방에는 형방지황탕(荊防地黃湯)과 독활지황탕이 있다.

형방지황탕은 신한복통설사(身寒腹痛泄瀉)및 망음(亡陰)증에, 독활지황탕은 식체비만(食滯痞滿)과 음허오열(陰虛午熱)증에 제시된 처방이지만 여기서는 체질병증의 변증은 무시하고 일단 한소양인으로 판단된 사람 중에서 어떤 기준에 의거하여 이 처방들을 선택하여 투여할 것인가를 문제 삼는다.

이 두 처방을 투여하는 조건은 앞서의 열체질(熱體質)에서와 같이 평소의 대변 경향이다. 한소양인으로 평소 대변이 굳거나 변비 경향을 보이는 사람에게는 독활지황탕을 투여하고 변이 무르거나 설사를 쉽게 잘 하는 경향이 있는 사람이라면 형방지황탕을 투여한다. 즉 바싹 마른 한소양 2형 중에서 평소 변이 굳은 편이고 변비 경향이 있는 사람이라면 독활지황탕이 그 사람의 대표 기본처방이 되고, 변이 무르고 설사를 쉽게 하는 설사 경향자는 형방지황탕이 대표 기본처방이 된다는 뜻이다.

여기서는 몸이 많이 수척한 사람에 제한하여 설명하고 있지만, 지황탕류(地黃湯類)의 약은 한소양 체질에게 쓰이는 약이므로 몸이 마르거나 기껏해야 보통 혹은 과체중 체형의 환자에게 쓰일 뿐 결코 비만의 환자에게는 쓸 수 없는 약이란 사실을 알 수 있다.

이상에서 살핀 대로 지금 보는 배우 수척한 환자가 한소양인으로 판명되었다면, 침은 한소양 2형의 기본방, 부치료방이 선택되고, 약은 환자의 대변 상태에 따라 독활지황탕, 형방지황탕 중에 하나를 선택 투여한다.

	맥상	유형	체형		
침치료	한소양인	소양맥 (좌촌맥)	2형	많이 마른 체형	침처방	기본방 : 신정격, 부방 : 비승격
약치료	비수한 표한병	소양맥 (좌촌맥)	보통, 보통이하, 많이 마른 체형		약처방	대변 굳거나 변비경향	독활지황탕
						대변 무르거나 설사경향	형방지황탕

[표 38]

임상에서 형방지황탕이 쓰이는 체질은 소음인과 여러 면에서 매우 유사하여 체질변증이나 외형적 모습으로는 구분하기 매우 어렵다.

소양인이지만 평소 몸이 차고 추위를 많이 타며 몸이 말랐으며 찬 것을 먹으면 쉽게 설사하고 여기다가 성격까지 내성적이면 수십 년의 체질임상을 한 경험 많은 전문가들마저도 소음인 이한증(裏寒證)으로 판단하여 소음인 약을 잘못 투여한다.

이때 관계부자이중탕, 곽향정기산 등의 소음인 이한증 약을 투여하면 처음 잠깐동안은 증세가 호전되는 듯하다 다시 나빠지는 결과를 낳는다. 따라서 몸이 마른 사람으로 설사를 쉽게 하거나 평소 장(腸)이 약한 사람에게 건간, 육계, 초과, 초두구 등 온위건비(溫胃健脾)제를 사용했을 때 생각처럼 잘 듣지 않으면 이 경우 거의 한소양인이 틀림없으며 이때는 형방지황탕이 증세를 극적으로 호전시키는 성약(聖藥)이 된다. 설사 환자에게 숙지황이 두 돈씩이나 들어가는 약을 투여해 병세를 호전시키는 것은 전통 한의학 약리로서는 설명이 되지 않는 부분이며 오직 체질의학적 접근만으로 설명되는 것이다.

이번에는 이 마른 체형의 환자가 소음인으로 판명되었다는 가정 하에 체질 처방약을 투여하는 경우를 살펴보자.

몸이 매우 마른 소음인은 여덟체질의 개념으로는 한소음, 그 중에서도 한소음 2형이 되며 침처방을 당연히 한소음 2형의 기본방, 부치료방에 선택한다. 그러나 약을 쓸 경우에는 문제가 간단치 않다. 몸이 많이 마른 한소음인의 경우 비수한이한병이 오는 경우가 대부분이지만, 가끔 신수열표열(腎受熱表熱病)이 오는 체질에서도 발견되기 때문이다.

따라서 한소음 2형의 소음인의 이한증 뿐 아니라 표열병에 쓰는 약 중에서도 투여할 경우가 생긴다. 이는 아무리 많이 마른 소음인이라도 체질침 개념으로는 한소음인으로 볼 수 있으나 이제마의 병증론적 분류에 의하면 이한증(裏寒證)이나 표열증(表熱證)자 모두가 될 수 있다는 의미다.

앞서 한열로 나눈 여덟 체질과 이제마의 팔병태 개념이 일백프로 일치하지 않고 90% 정도 같은 개념이라 말한 이유가 바로 여기에 있다.

소양인이나 태음인의 경우, 체형적으로 수척경향이면 표한증 병태와 거의 일치하고 비만 경향이면 이열증 병태와 일치하여 그 범위 안에서 한약을 골라 처방할 수 있었다.

그러나 소음인의 경우는 단지 몸이 수척한 경향의 체형을 가졌다 해서 모두 비수한이한병(脾受寒裏寒病)만 오는 체질이라고 단정 지을 수 없고 매우 드물지만 신수열표열(腎受熱表熱病)이 생기는 체질에서도 발견된다.[3]

따라서 몸이 많이 마른 한소음 2형에게 쓰일 수 있는 기본처방은 이한병, 표열병에 쓰이는 기본처방들인 곽향정기산(藿香正氣散), 관계부자이중탕(官桂附子理中湯), 팔물군자탕(八物君子湯), 보중익기탕(補中益氣湯)이 대표적이다.

이 처방들을 한소음인에게 선별하여 투여하는 선택기준은 이번에는 대변뿐 아니라 평소의 구갈(口渴) 상태및 한출(汗出)의 유무까지 포함된다. 즉 몸이 마른 한소음인 중에서 대변이 무르고 설사 경향자이면서 평소 갈증이 없는 사람이라면 곽향정기산, 대변이 무르고 설사 경향자이면서 평소 구갈(口渴)이 있는 사람은 관계부자이중탕을 쓴다. 한편 평소 변이 굳고 대변 경향자 중에서 땀이 없는 사람은 팔물군자탕을, 변이 굳고 대변 경향자면서 땀이 평소 많은 사람은 보중익기탕을 쓴다.

---

3) 이런 경우가 생기는 이유는 소음인의 경우 신대비소(腎大脾小)하므로 신대(腎大)를 특징으로 하는 열소음인의 경우라도 비소(脾小)특징의 한소음인 처럼 가끔 살이 많이 찌지 않는 사람들이 발견되기 때문이다.

침 처 료	한소음인	맥상 소음맥 (좌척맥)	유형 2형	체형 많이 마른 체형	침 처 방	기본방: 비정격, 부방 : 신승격	
약 치 료	비수한이한병	소음맥 (좌척맥)	보통, 보통이하, 많이 마른 체형		약 처 방	대변 무르거나 설사 경향 갈증 없다.	곽향정기산
						대변 무르거나 설사 경향 갈증 있다.	관계부자이중탕
	신수열표열병					대변 굳거나 변비 경향 땀이 없다.	팔물군자탕
						대변 굳거나 변비 경향 땀이 있다.	보중익기탕

[표 39]

수척(瘦瘠)체질의 치료 — 한소양 2형과 한소음 2형

맺는글

이 책에서 제시하는 체질치료를 원래의 정석대로 하자면 체질진맥을 통한 체질진단이 기본이고 필수다. 진맥으로 체질을 가릴 수 없다면 체질침이나 체질약을 쓸 수 없기 때문이다.

그러나 이 책을 다 읽었다 해서 자동으로 체질진맥을 할 수 있게 되는 것은 아니고 진맥의 숙달을 위해서는 일정한 훈련 기간이 필요하므로 당장 체질진료에 실전으로 활용할 수 없는 것이 문제다.

그렇다면 아직 체질맥진을 못 하는 상태지만 이 책에서 제시하는 이론대로 체질치료를 시도해 보고 그에 대한 치료효과를 직접 확인할 방도가 없을까. 이에 대해 곰곰이 생각하다 이 책 마지막 장에 두 가지 케이스에 대한 치료실제 편을 넣은 것이다.

바로 앞 장에서 부분적으로 설명한 치료편은 따로 발간되는 책, 2부 치료의 실제편에서 본격적으로 설명하는 것과 전혀 다른 방식이며 이는 아직 독자들이 체질맥진에 의한 체질진단에 익숙하지 않음을 고려한 것이다.

일단 교육의 편의상 체형이 명백히 뚱뚱한 사람과 명백히 마른 사람들에 국한하여 체질진맥 없이 치료에 활용할 수 있도록 설명했고 독자들은 일단 이 책의 이론대로 이 두 케이스의 환자들을 우선적으로 집중적 치료대상으로 삼아 치료를 시행해 볼 것을 권한다.

기대대로라면 이 실험적 체질치료에서 독자들은 강력한 체질치료의 효능을 부분적이나마 직접 확인하게 될 줄 확신한다. 결국 본인 스스로 실험적 체질치료를 통해 효능, 효과를 직접 체험하게 될 때야 비로소 이 책이 제시하는 체질치료 이론 전반에 확신을 갖게 될 것임은 물론이다.

시험적 체질치료에서 확신을 갖게 된 사람은 책의 내용을 두 번, 세 번 더 읽어 완전히 자기 것으로 만들고 무엇보다 체질맥진에 자신의 온 인생을 걸어 놓고 매진해주길 바란다. 당신은 놀라운 체질치료자가 될 것이다.

독자들이 많이 하는 질문들

체질관련 인터넷 사이트를 운영하면서 받은 많은 질문 가운데 독자들의 공부에 유용할 것이라 생각되는 질문들을 추려 소개한다.

1. 체질 치료에 있어서 여덟 체질뿐 만아니라 16유형까지를 다 감별해야 하나요?

체질침을 놓는 경우 정확하고 효과적인 치료를 위해서는 16유형 까지 다 알아야 합니다. 여덟 체질이 다시 16유형으로 세분되는 것은 8체질처방 만으로는 온전한 치료가 되지 않는 것을 경험하고 그 이유를 규명하는 과정에서 세분되었기 때문입니다. 그러나 체질한약을 투여하는 경우라면 16유형의 구분은 의미가 없습니다. 약처방을 위해서는 체질을 알고 한열 구분이 되면 다음에는 대소변 경향, 병증변증 등을 통해 바른 처방을 찾아 투여합니다.

2. 체질맥진에서 태양인과 소양인은 모두 좌측 촌부(寸部)에서 맥이 뜁니다. 그러므로 촌맥이 뛰는 사람 중에서 어떤 기준으로 태양인과 소양인을 감별해야 하는가요.

사실 본 책에서 제시하는 체질맥진의 가장 큰 한계와 문제는 태양인과 소양인을 맥만으로 따로 구분할 수 없다는 것입니다. 맥진만으로 태양인을 분별할 만한 맥진방법이 따로 없기 때문입니다. 이론적으로는 상중하초의 공간이론에 근거해 좌촌(左寸)에서 잡히는 맥 중에서 태양인과 소양인의 맥이 혼재한다고 돼 있고 태양인맥은 소양인의 맥보다 더 윗부분에서 잡히는 것으로 돼 있으나 실제로는 분별이 쉽지 않은 부분입니다. 본인이 태양인을 감별하는 방법은 촌맥이 나온 사람들 중 가운데 체질병증, 소증 등과 체형특징 등등을 종합하여 감별하는 방법을 취하고 있습니다. 다행이 태양인의 숫자가 희귀하여 실제 임상에서는 어려움을 많이 못 느끼나 이는 반드시 향후 해결되어야 할 부분입니다.

3. 체질은 유전됩니까? 유전된다면 열소음인이 한소음을 낳는 경우도 있습니까?

체질은 유전됩니다. 그러나 맨델의 유전법칙에 따르거나 혈액형, 곱슬머리, 색맹 등과 같은 특정 유전인자에 의한 유전과는 다른 개념입니다. 즉 체질의 유전이란 "자식이 부모로부터 형질을 물려받는 현상"으로 이해하면 됩니다. 체질 유전은 부모의 체질이 바로 당대의 자식에게 영향을 주는 것만은 아니며 드물지만 할아버지, 할머니의 체질을 닮기도 하고 심지어 외조부모님 체질을 닮기도 합니다. 그러므로 부부가 태음인인데 소양인 자식을 낳을 수 있으며 이 경우 자식은 부모로 부터가 아니라 조부모 혹은 외가로 부터 체질을 유전받은 것입니다. 한편 열소음인이 한 소음인을 낳을 수도 있는데 체질은 체질로 (예: 소음인 → 소음인) 유전되지 한, 열성이 함께 따라가며 유전되는 것은 아닙니다.

4. 사상의학에 관련한 다른 체질론들에 대하여 어떻게 생각하십니까?

현재 체질론은 5상 체질론(염동환), 8체질론(권도원), 24경락 체질론(염태환), 28운기 체질론(백붓), 64유형론(김현우)에 이어 640체질론(이동웅)을 주장하는 분까지 다양합니다. 이러한 다양한 체질이론들은 사상의학에서 발원한 체질의학이 보다 효율적인 임상을 추구하는 과정에서 세분화 된 것으로 이해됩니다. 그러나 이런 세분화을 이루는 데 있어서 가장 중요한 점은 첫째, 원래 체질이론의 모체가 되는 이제마의 사상의학 이론에 부합해야 하며, 둘째, 사상의학 원래 이론이 부정되거나 상충돼서는 안 되며, 셋째, 체질의 세분화에 따른 이론대로 치료했을 때 그에 따른 임상효과가 분명히 나타나야 한다는 전제가 있어야 합니다. 권도원의 팔체질 이론은 사상의학에서 벗어났으므로 사상의학

유관 체질론이라 할 수 없고, 28체질론은 사상의학과 관련없는 운기(運氣)론이 결합한 것이며, 오상론은 목화토금수의 오행(五行)이론, 24경락 체질론은 12경맥의 침구이론이 체질론과 결합한 체질론 입니다. 모든 이론은 주장하고 전개하는 이론에 따라 원칙적으로 다 가능할 것입니다. 원래의 사상의학을 이리 저리 변형시켜 이론을 전개할 수는 있으나 문제는 그렇게 해서 나온 이론대로 임상했을 때 어느 정도의 치료효능이 있느냐가 진정한 체질론의 가치를 인정받는 관건입니다.

5. 이 책에서 체질감별은 다양한 체질정보를 종합하고 분석하는 방법만으로는 안 되고 반드시 체질진맥에 의해서만 확진할 수 있다고 합니다. 그런데 이 책에는 여러 유명인들을 특정 체질인의 모델로 소개하고 있습니다. 그 분들의 체질은 모두 체질진맥을 짚고 확정한 것입니까?

좋은 질문입니다. 이 책에 소개된 유명인들의 체질을 일일이 체질진맥을 짚고 난 뒤 확정짓고 소개한 것은 아닙니다. 그러므로 책에 소개된 체질 모델들 중에서 해당 체질이 아닐 수 있는 개연성이 아주 없는 것은 아닙니다. 그러나 그럼에도 불구하고 많이 알려진 유명인들의 체질을 모델로 설정하여 소개하는 것은 나름대로의 교육적 의도가 있습니다.

체질을 연구하다보면 특정체질의 전형적(典型的) 형태를 발견하게 됩니다. 체질 진맥 없이도 그 사람의 외형, 형태, 기질 등에서 나타나는 모든 특질들이 특정 체질의 대표적인 형태와 타입을 예시하는 경우입니다. 이런 경우 독자들의 이해를 돕기 위해 유명인 중에서 그런 특질들을 가장 많이 가진 특정인을 선정하여 특정 체질의 전형으로 세운 것입니다. 그러므로 이 분들이 과연 그 체질이 맞는가 아닌가가 중요한 것이 아니라 이 책에서 저자가 왜, 어떤 기준으로 그 분들을 체질의 전형 모델로 내세웠을까를 생각하는 것이 중요합니다. 물론 임상 현장에서 실제적인 체질감별을 할 때는 이 책에 예시된 유명인들처럼 전형적 특징을 갖지 않은 사람들이 훨씬 많습니다. 그러므로 감별이 쉽지 않은 과제이며 여기에 체질진맥의 절대적 필요성이 강조됩니다. 그러나 체질론을 처음 공부하는 과정에서 체질의 가장 기본적이고도 전형적인 타입의 형태를 전혀 모르는 것과 아는 것과는 공부에 큰 차이가 있습니다. 따라서 이 책에서 예시된 체질의 다양한 특성

기준들과 실제적 체질의 모델로 선정된 유명인들의 특징들을 결합하여 선명한 데이터로 뇌리 속에 저장해 두는 것이 체질연구에 중요합니다.

이제마 선생님께서도 그분이 생전에 전혀 만나 본 적도 없는 역사적인 인물들을 사상체질의 체질의 모델들로 거론한 바 있습니다. 『동의수세보원』 초본권(草本卷) 병변(病變) 제사통(第四統)에 보면 "공자는 태양인으로 태어났고 우임금, 맹자는 태음인으로 났고, 순임금, 자사는 소양인으로 났고, 요임금, 증자는 소음인으로 났고, 한나라 태조는 태음인으로……"(孔子稟太陽, 大禹孟子稟太陰 帝舜子思稟少陽, 帝堯曾子稟少陰, 漢太祖 稟太陰……)하여 역사상 유명 인물들을 사상체질의 모델로 제시하였습니다. 이제마가 이렇게 역사적 인물들의 체질을 거론한 것은 비록 그분들을 직접 만나 체질을 보지 않았어도 글이나 행적, 삶을 중심으로 판단할 때 그 분들의 체질을 유추할 수 있었기 때문으로 이해할 수 있습니다.

참고로 유명인들을 어떤 사고와 분석 과정을 통해 체질의 모델로 선정하는지 예시하게 위해 제가 쓴 칼럼 하나를 소개합니다.

열소양인과 코미디언 이혁재

코미디언 이혁재 씨의 경우 첫 눈에 가장 인상 깊은 부분은 부리부리한 눈매다. 그리고 땅딸한 체격, 몸매는 둔해 보이지만 의외로 날쌔고 민첩한 행동, 재치있는 언변……등을 생각할 수 있다.

눈(眼)은 사상의학에서 비당(脾黨)에 속하므로 비실(脾實)을 특징으로 하는 열성 소양인은 눈이 발달한 형태를 보인다. 이는 신허(腎虛)를 특징으로 하는 한성 소양인의 특징과 여러모로 구분된다.

비실소양인[熱소양인]의 경우 비(脾)가 실(實)한 것이 특징이므로 사상의학적으로 비당(脾黨)에 속하는 모든 부위들이 발달한 형태를 보인다. 즉 위(胃)가 발달하여 왕성한 식욕과 소화작용을 갖게 되고, 비가 속한 상체와 흉곽은 발달하게 되며 여성의 경우 유방도 비당에 속하므로 여자는 큰 가슴의 소유자가 된다.

근육 역시 비당에 속하므로 열소양인은 근육이 발달하고 눈(眼)은 비당에 속해 안광이 빛나거나 매섭게 보이거나 힘이 들어가 보인다. 탤런트 겸 정치인 유인촌 씨의 눈이 그

예다. 반면에 태음인의 눈은 마치 황소의 눈을 보는 것처럼 착하고 선하게 보이는 경우가 많은데 노태우 대통령, 김대중 대통령의 눈이 그 예다.

소양인을 외형으로 판단할 때 가장 눈에 띠는 것은 바로 그 사람의 눈빛에서 읽게 되는 첫 인상이다. 사람의 눈빛은 대게 선입관에 큰 영향을 주기 마련인데 이를테면 똑똑해 보인다, 날카로워 보인다, 민첩해 보인다, 샤프하다 등등이 소양인들의 일반적 첫 인상이며 이는 대체로 눈빛과 눈매를 통해 받게 되는 느낌이다. 그러나 이는 물론 일반적 관점이며 모든 소양인을 눈빛만으로 판단할 수 있는 것은 아니다.

체질을 외형적 특징만 가지고 나누는 것은 무리가 있지만 자신이 타고난 특유의 장부 대소현상은 당연히 외적 형태로 발현되는 것이므로 그 특징을 체계적으로 공부하면 외형만 보고도 어느 정도 체질을 감별할 수 있으며 전체의 약 30퍼센트 정도가 외형적 특징만 가지고도 체질이 감별되는 전형적 범위로 생각된다. 변증론에도 체형기상으로 감별하는 조문이 가장 먼저 나오고 있으며, "인물의 형용을 자세히 관찰해서 재삼 연구하되, 만일 의심되는 점이 있으면 병증을 참작하여……"라 하고 있다.

코미디언 이혁재, 사물놀이의 김덕수, 테너 임웅균 등은 한 눈에 열소양인으로 알아볼 수 있는 비교적 쉽게 판별되는 열소양인이다.

6. 현재 체질의학을 하시는 분들의 주장에 따르면 네 체질의 분포 비율이 제각기 다릅니다. 사체질의 분포에 대해 어떤 견해를 가지고 있습니까?

네 체질의 분포(分布)에 대한 이제마 선생의 견해는 동의수세보원 변증론에 나옵니다. 여기서 그는 태음인 50%, 소양인 30%, 소음인 20%, 태양인은 극소수로 말하고 있습니다.

> 태소음양인을 오늘날까지 살펴보면, 한 마을 인구를 대략 만(萬) 명으로 잡고 논할 때, 태음인은 5,000명, 소양인은 3,000명, 소음인은 2,000명이며, 태양인 수는 매우 희귀해 3, 4명에서 10여 명에 불과하다.
>
> (太少陰陽人 以今時目見 一縣萬人數 大略論之則 太陰人五千人也 少陽人三千人也
> 少陰人二千人也 太陽人數 絶少 一縣中 或三四人 十餘人而已)

그러나 이런 견해는 『동의수세보원』의 신축본(辛丑本)에 나온 것이고 그 이전에 발간되었던 같은 책의 갑오(甲午)구본(舊本)을 보면 사상인 분포비율을 다르게 말하고 있는 것을 볼 수 있습니다. 즉, 갑오본의 사상인변증론에 다음과 같이 나옵니다.

북쪽 산골마을 인구를 대략 만(萬)명으로 잡고 말한다면 그 중에 소양인이 5,000명, 태음인이 3,000명, 소음인은 2,000명이며, 태양인 수는 매우 적어 3, 4명에서 10여 명에 불과하다.

한편 남쪽 평야 고을 인구를 만 명으로 잡는다면, 소양인과 태음인은 각기 4,000명이고, 소음인은 2,000명이며 태양인은 역시 매우 적어 3, 4명에서 10여 명에 불과하다.

(太少陰陽人以今時目見北道山谷一縣萬人數大略論之則 少陽人五千人也 太陰人三千人也 少陰人二千人也 太陽人數絶少一縣中或三四人十餘人而已, 以南中原野一縣萬人數大略論之則 少陽·太陰人各四千人也 少陰人二千人也 太陽人數 亦絶少一縣中或三四人十餘人而已)

이렇게 사상인 분포에 대한 견해가 시차(時差)에 따라 다르게 나타나고 있는데, 신축본과 갑오본의 차이를 살펴보면 소음인 20프로와 태양인이 극소수라는 점은 변하지 않고 있으나 단지 소양인과 태음인의 분포만 다르다는 것을 알 수 있습니다. 갑오본에서는 신축본과 달리 지역을 한 고을에 국한하지 않고 북쪽의 산골마을과 남쪽의 평야마을로 분리하여 각각의 분포를 다르게 말하고 있는데 여기서 눈에 띄는 것은 소양인의 분포입니다. 신축본에는 태음인이 가장 많다했지만 갑오본에는 북쪽 마을에 소양인이 가장 많다고 하고 있습니다. 남쪽 마을에도 소양인의 수가 신축본보다 많아, 소양인, 태음인을 둘 다 똑같이 각각 40%를 차지한다는 것입니다. 왜 같은 책이지만 저술 시기에 따라 이런 견해의 차이가 생겼는지를 살피는 것은 학자들의 몫이 되겠습니다만, 신축본에도 이런 문구가 있음을 눈여겨 볼 필요가 있습니다.

태양인 체형은 분별하기가 원래는 어렵지 않지만
사람의 수가 적어(人數稀罕) 분별하기 가장 어렵다(最爲難辨也).

원래는 체질감별이 어렵지 않은 체질이지만 워낙 사람 수가 적어 분별이 어려운 체질이 태양인이라면, 거꾸로 사람 수가 워낙 많아 분별하기 쉬운 체질도 있을 것입니다. 과연 있다면 이는 당연히 숫자적으로 가장 많은 태음인이 되어야 할 것입니다. 왜냐면 변증론에 태음인 수가 50%로 가장 많다고 되어있기 때문입니다. 그러나 그럼에도 불구하고 신축본에는 사람 수가 많아 분별하기 가장 쉬운 체질은 태음인이 아닌 소양인으로 되어 있음을 눈여겨 볼 필요가 있습니다.

> 소양인 체형은 상체는 성하나... (중략)
>
> 사람의 수가 많아(人數亦多) 분별하기 가장 쉽다(最爲易辨).

　실제로 본인이 임상에서 다년간 경험한 바에 의하면 소양인의 수가 생각보다 훨씬 많아 신축본의 견해보다는 갑오본의 분포견해가 훨씬 현실과 가깝다는 사실을 발견하였습니다. 물론 사상인의 정확한 분포비율은 지역, 민족, 국가에 따라 모두 차이가 있을 것이며 이 점에서 단지 한 마을의 예를 든 신축본 견해보다 북도와 남도의 두 고을을 분리해 예시한 갑오본 견해가 훨씬 합리적입니다.

7. 사암체질침의 기본처방, 부 치료방의 도출 원리는 이해가 되는데 그 외에 팔체질침에서와 같이 활력방, 중풍방, 정신방, 부계염증방 등 부가처방들이 있는지, 있다면 어떤 원리로 도출되는 것인가요?

　활력방, 중풍방 등 소위 부처방들은 권도원의 팔체질침에 나오는 처방개념이며 사암체질침에는 부치료방을 제외한 부처방이 없습니다. 본인은 과거 팔체질침 원리를 연구하는 과정에서 부처방들이 주치증상에 일치하는 효과를 보이지 않는 점을 발견했습니다. 즉 장계(臟系)염증방으로 만들어진 처방이 실제로는 부계(腑系)장부에 더 효과를 보이는 경우도 보았고, 그 역의 경우도 경험하였습니다. 어떤 부가 처방들은 기대한 치료효과가 나타나지 않기도 하였습니다. 어떤 원리로 특정 처방을 도출했을 때 이 처방이 다른 질환에는 작용하지 않고 유독 살균의 기능에만 효과가 있다거나 마비성 질환에만 효능을 보인다고 한다면 그렇게 되는 원리에 대한 납득할 만한 설명이 필요합니다. 특히 한의학적 원리로 도출된 처방들이 면역계 질환에만 유독 잘 듣거나, 살균의 목적으로만 기능하거나 하는 현대의학적 카데고리에 의한 분류가 가능한 것인지 의문이며 과연 특정 처방이 특정 현대의학적 카데고리에 묶인 병들에만 치료효능이 나타날 수 있는 것인지, 또한 그것이 원리적으로 가능한 것인지 심각히 생각해봐야 할 문제라 생각합니다. 본인은 이러한 팔체질침의 부가처방들이 임상에서 효율이 일치하지 않음을 경험하면서 부처방들의 원리와 해당 질병의 카데고리를 결정하는 원리와의 상관관계에 대해 회의(懷疑)하게 되었습니다. 따라서 사암체질침에서는 기본처방과 그 기본처방의 효능을 높여주는 부치료방 외에 다른 부가 처방들은 존재하지 않으며 이 두 처방만의 운용만으로도 다양한 질병들의 치료가 가능합니다.

8. 이 책에서 제시하는 여덟 체질 이론은 중간 장부의 대소로 나누는 이론에 기반하고 있어 권도원의 팔체질 이론과 다르지만 두 이론의 장부구조에 있어서는 유사점이 있어 보입니다. 어떤 면이 어떻게 다르며 권도원의 팔체질 이론을 보는 관점은 어떻습니까?

이 점에 있어서는 보다 자세히 정리한 아래 문건으로 답을 대신합니다. 아래 글은 원래 이 책의 본문 내용으로 작성되었으나 본 서에서 타 체질침 이론에 대해 너무 깊이 언급하는 것은 본 책의 목적이 아니라 생각되어 제외시켰던 문건입니다. 다소 길더라도 참고로 읽으시고 갖고 계신 질문에 답이 되시기 바랍니다.

독자들이 많이 하는 질문들

권도원 팔체질 의학 관련 글

권도원(權度沅)의 팔체질(八體質) 이론

　사람의 체질이 넷이 아니라 여덟이라는 사실을 국내에서 처음으로 제시한 분은 한의사 권도원(權度沅)박사가 처음이다. 그는 1965년 발표한 "체질침연구(體質針研究)"란 논문에서 팔체질(八體質)을 언급하며 이 체질들의 서로 다른 장부구조(臟腑構造)를 제시하였다. 그러나 그는 이 여덟 체질의 이름을 사상의학(四象醫學)적인 태소음양인(太少陰陽人)의 이름을 쓰지 않고 금음(金陰), 금양, 목음(木陰), 목양(木陽) 등 전혀 새로운 이름으로 명명(命名)했다.

　그는 이후에 자신이 제시한 여덟 체질은 이제마가 제시한 사상체질(四象體質)과 무관하며 이제마의 사상의학 이론과 자신의 팔체질 의학 이론은 상호관련 없는 별개의 이론이라 함으로서 두 체질의학 이론의 상호 연관성을 공식적으로 부인하였다. 그러나 창안자 자신의 이러한 부인에도 불구하고 국내 임상가에서는 이제마의 사상의학(四象醫學)과 권도원의 팔체질(八體質)의학은 같은 뿌리를 가졌으며 상호 깊은 연관성을 가진 것으로 인식하고 있다. 즉 팔체질(八體質) 의학의 금양인, 금음인 체질은 사상의학(四象醫學)적 개념으로는 태양인을 의미하고, 목양인, 목음인은 태음인을, 토양인, 토음인은 소양인을, 수양인, 수음인은 소음인을 의미하는 것으로 인식되고 있다. 이렇듯 국내 임상가에서 팔체질(八體質) 의학과 사상의학(四象醫學)이 하나의 동일한 체질의학적 치료체계로 간주되는 것은 실제에 있어서 이 팔체질 의학이 이제마의 사상의학이론체계로부터 근원(根源)했기 때문이다.

1965년 일본 동경에서 개최된 제1차 세계 침 학술대회에 처음 발표된 그의 논문 "체질침연구(體質針研究)"의 서문(序文)에는 이 팔체질(八體質)침 치료체계가 이제마의 사상의학에서 나온 것임을 다음과 같이 스스로 분명히 밝히고 있다.

> 한국에는 환자를 네 가지 유형의 체질로 분류하여 치료하는 새로운 영역의 의학이 있다. 즉, 한국이 낳은 위대한 철학자인 이제마(1836 – 1900)에 의하여 창작되어 1894년에 간행된 『동의수세보원』이라는 저술에 기초하는 의학이다. 이제마의 의학사상은 이단(異端)시 되어 상당기간 일반에게 잘 이해되지 못하고 있다. 그러나 최근의 10여 년간 점진적인 재인식이 시작되고 있다. 요 최근 5년 동안은 약물요법의 측면에서 괄목할만하다. 필자역시 이제마의 체질이론을 연구해 오던 차, 체질치료가 침술요법에도 적용될 수 있다는 가능성을 발견하고 이를 탐구하게 되었다.

그는 이 논문에서 자신의 체질침(體質針) 이론이 이제마의 체질이론에 기초하고 있어 『동의수세보원』을 연구한 결과 그 이론바탕 위에 자신의 팔체질 이론을 설립할 수 있게 되었다고 밝히면서 논문의 기본이론 편에 『동의수세보원』의 장부이론을 요약 소개하고 있다. 권박사는 초창기 사상체질의학회(四象體質醫學會)의 부회장직을 지낸 적이 있기도 하여 국내에서는 잘 알려진 사상의학 연구자요 학자로서 그의 학문체계가 이제마의 사상의학에서 출발하고 있음은 의심의 여지가 없는 사실이다. 그런데 이후(以後)에 어떤 연고로 자신의 세운 이론체계와 사상의학(四象醫學) 이론이 상호 연관성이 없는 것이라 단언하게 되었는지, 그 원인을 연구하고 추적하는 것 또한 체질의학의 연구과정에 매우 중요한 의미를 갖는다 할 것이다. 이는 장(章)을 달리하여 따로 설명하기로 한다.

권박사의 체질침 논문으로 알려진 가장 최초의 것은 1965년의 "체질침연구(體質針研究)"로 알려져 있지만, 그보다 더 이전(以前)에 작성된 체질침 논문이 그의 이론을 연구하는 후학들에 의해 발견되었다. 즉 동경대회 논문 발표 3년 전인 1962년 9월 7일 자로 작성된 소위 "체질침(體質針: Constitution Acupuncture)"이란 논문이다. 이 논문은 비록 공식적으로 발표되지는 않았으나 권의 팔체질(八體質) 의학체계를 연구하는데 매우 중요한 가치를 가지는데 이 논문에는 체질침 처방을 구성하는 방법 등 체질침 이론형성의 초기과정 사고(思考)를 엿볼 수 있기 때문이다. 이 논문 서론에서 권은 다음과 같이 자신의

권도원 팔체질 의학 관련 글

체질침 이론과 사상의학 이론과의 관련성에 관해 다음과 같이 쓰고 있다.

"중국 고대 침구서(針灸書) 중 『甲乙經』 1卷 16章에 따르면 고대인조차도 사람들의 체질적 바탕이 서로 다르기 때문에 침의 시술 방법도 사람들의 체질에 따라 달리해야 한다는 생각을 품었다. 그러나 이러한 생각이 있을지라도 그러한 체질침의 현실화가 아직 이루어지지 않은 이유는 체질침의 기초가 되어야 하는 체계적인 체질의학이 출현하지 않았기 때문이다. 이제 여기 한국에서 그러한 체질의학이 기원했다. 그것은 바로 사상체질의학이라는 것으로 약 70년 전인 1894년 4월 13일에 이제마라는 유명한 의사에 의하여 주창되었다. 잠시 동안이나마 이 체질의학은 세상 사람들의 몰지각으로 인해서 사장되었으나, 이제 다행히 재발굴되었다. 더욱이 지난 4, 5년 사이에 이 의학이 폭넓게 인식되었을 뿐 아니라 빠른 속도로 발전했다.

필자는 이 새로운 의학에 관심을 갖기 시작했고, 13년 전인 1949년 이후 이 체질의학을 공부해오면서, 각각의 체질적 병리(病理)에 따른 감별이론과 치료의 선별에 대한 이론에 자신감 있는 인식을 얻을 수 있었다. 그러한 인식은 나시금 필자에게 경락을 체질적으로 연구하게 하는 동기를 부여하였다. 마침내 필자는 이 연구를 통하여 체질침의 원리를 발견할 수 있었다."

이 논문이 3년 후 공식으로 발표된 제1차 논문과 다른 특징이 있다면 권은 이 논문에서 여덟 체질의 이름을 금음, 금양, 목음, 목양 등의 이름을 사용하지 않고 태양인, 태음인, 소양인, 소음인의 이름을 사용했다는 점이며, 논문 내의 임상사례에 있어서도 이제마의 태소음양인(太少陰陽人)의 명칭을 그대로 사용하고 있다는 점이다. 이 체질 명칭들은 1965년 1차 논문에서 태양인은 금상인(金象人), 태음인은 목상인(木象人), 소양인은 토상인(土象人), 소음인은 수상인(水象人)으로 각각 바뀌었다가 1972년 발표된 2차 논문에서 각각 오늘의 금양, 금음, 목양, 목음, 토양, 토음, 수양, 수음의 체질명으로 최종 변경되었다.

결국 현재 사용되고 있는 팔체질의 원래 최초명칭이 이제마의 태소음양인(太少陰陽人)이라는 점만 보더라도 권도원의 팔체질 이론은 이제마의 사상의학과 이론적 궤를 같이 하고 있음을 확인할 수 있으며 사상의학에서 세분된 형태라는 사실을 알 수 있다.

팔체질(八體質)의 장부구조와 사상의학

사체질(四體質)이 한열로 분화하여 팔체질(八體質)이 될 때 가장 먼저 생기는 질문은 권도원의 팔체질(八體質) 의학 이론과 어떻게 다른가 하는 문제가 될 것이다. 권도원은 자신의 팔체질 이론과 사상의학과의 상호 관련성을 부인하고 있으나 그럼에도 불구하고 임상계 에서는 이 두 의학체계가 연계되어 사용되고 있는 것이 사실이므로 차제에 두 의학 체계에 대한 공통점과 차이성에 대한 문제들을 짚어보는 것은 유의(有意)한 일이 될 것이다.

논의를 진행해 나감에 있어 유사한 용어로 인한 혼란을 사전에 방지하고 차이점을 분명히 하기 위해 "팔체질(八體質)"과 "여덟 체질"이란 용어를 분리하여 사용키로 한다. 즉 "팔체질(八體質)"이라 하면 권도원에 의해 체계화된 체질의학 체계를 말하며, "여덟 체질"이라하면 기존의 사상의학 체계가 한열로 분화되어 발생한, 이 책에서 말하는 여덟 가지 체질체계를 의미한다.

권은 그의 논문을 통해 팔체질과 각 체질의 장부구조를 밝혔는데 그 구조는 다음과 같다.[1]

팔체질	최강 장기	차강 장기	중간 장기	약 장기	최약 장기	병근 장기	기본처방
금음	폐	신	비	심	간	폐실	폐승격(-)
금양	폐	비	심	신	간	간허	간정격(+)
토음	비	폐	심	간	신	비실	비승격(-)
토양	비	심	간	폐	신	신허	신정격(+)
목음	간	심	비	신	폐	폐허	폐정격(+)
목양	간	신	심	비	폐	간실	간승격(-)
수음	신	간	심	폐	비	비허	비정격(+)
수양	신	폐	간	심	비	신실	신승격(-)

---

1) 권은 자신의 논문에서 각 체질의 음체질(금음, 목음, 토음, 수음)은 장(臟)이 아닌 부(腑)의 구조로 밝히고 있고 기본방 역시 그 부(腑)를 다스리는 처방을 사용하였으나 이후에 양체질(금양, 목양, 토양, 수양)과 마찬가지로 장(臟)을 다스리는 처방으로 바꿨다. 따라서 상기 장부구조 중 음체질은 부(腑)순서에 근거하여 장(臟)의 구조로 나타낸 것이다.

권은 각 체질의 장부구조를 위 〈도표〉와 같이 설정하고 장부구조 중에서 가장 강한 장기가 더욱 태과(太過)하여 발생하는 체질과 가장 약한 장기가 더욱 불급(不及)하여 발생하는 두 종류의 체질로 나누었다. 예컨대 금(金)체질의 경우, 폐(肺)→신(腎)→비(脾)→심(心)→간(肝) 의 장부구조를 가진 금음(金陰)체질과, 폐(肺)→비(脾)→심(心)→신(腎)→간(肝) 의 장부구조를 가진 금양(金陽)의 두 가지 체질로 나눠지는데, 전자(前者)의 경우 가장 강한 폐(肺)가 더욱 태과되는 것이 이 체질의 병근(病根)이 된다 했고, 후자(後者)의 경우 가장 약한 간(肝)이 더욱 불급해지는 것이 이 체질의 병근이 되는 체질이라 설정했다. 그런데 이 두체질의 장부구조를 자세히 살펴보면, 이 두 체질 모두 최강장기(最强臟器)는 폐(肺)가 되고 최약장기(最弱臟器)는 간(肝)이 됨으로서 두 장기의 구조만으로 보았을 때 폐대간소(肺大肝小)로 이제마의 태양인 구조와 같음을 알 수 있다.

　　권도원은 금음, 금양의 두 체질 중간에 배속된 장기들의 크기를 다르게 설정했는데 전자는 신(腎)→비(脾)→심(心)인데 반하여 후자는 비(脾)→심(心)→신(腎) 구조로 되어있어 여기서 심(心)을 제외하고 비(脾)와 신(腎)의 강약만 보면 금음체질에서는 신대비소(腎大脾小)로 돼있고, 금양체질에서는 비대신소(脾大腎小)의 구조로 돼 있다. 그러니까 이 두 체질의 장부구조에서 심(心)을 제외하고 따져보면 금음(金陰)인은 여덟 체질에서 말하는 소음성 태양인과, 금양(金陽)인은 소양성 태양인과 장부구조가 일치한다. 그러나 그렇다고 해서 이 두 체질을 용어만 다를 뿐 동일한 체질로 간주할 수 있느냐 하면 그렇지 않다. 그 가장 큰 이유는 여덟 체질에서는 폐비간신의 네 장기(臟器)로 구성된 장부구조지만 권도원의 팔체질(八體質)의 장부구조는 심(心)이 포함된 다섯 장기(臟器)의 구조로 돼 있기 때문이다.

　　장부구조에서 폐비간신(肺脾肝腎)의 네 장기에 심(心)을 포함하는 순간 이것은 사상의학과 관계없는 구조가 된다. 사상의학이란 다섯 장기 중에서 심을 빼고 오직 네 장기만의 대소를 논한 의학체계이기 때문이다. 뿐만 아니라 심(心)을 포함하여 만들어지는 장부구조는 심(心)이 중간 장기의 어느 순서에 배속되느냐에 따라 전체 장기의 강약순서가 달라지기 때문에 아무리 중간에 비〉신, 혹은 신〉비 의 사상의학적 장부구조를 가지고 있다 해도 사체질(四體質)에서 한열로 분화된 여덟 체질의 장부 강약 순서와 달라진다. 예를 들어 폐→신→비→간 의 구조를 가진 소음성 태양인 (한태양인)의 경우, 신(腎)은 전체 4 장기 중에서 2번째로 강한 장기가 되고 비(脾)는 네 장기 중 3번째여서 약한 장기가 되지만, 폐→신→비→심→간 의 구조를 가진 금양(金陽)체질에서의 비(脾)는 5 장기 중에서 중간 위치인 3번째에 위치하게 되어 강하지도 약하지도 않은 장기다. 즉 소음성 태양인에서의 비(脾)는 약한 장기지만, 금양체질에서는 약하지도 강하지도 않은 장기가 되어 이 둘의 장부구조가 동일하다고 볼 수 없다. 결과적으로 권(權)의 팔체질 의학과 이제마의 사상의학은 용어만 다를 뿐 실상은 같은 이론체계다 라고 말할 수 없다. 같은 체계가 되려면 장부구조가 같아야 하기 때문이다.

그러나 그렇다 하더라도 권의 팔체질 의학은 이제마의 사상의학이론과 관련이 없는 별개의 의학체계라 하기에는 너무나 사상의학과 연계성이 많은 의학체계라 말 하지 않을 수 없다. 왜냐하면 그가 제시한 팔체질의 장부구조가 오직 심(心)을 포함했다는 사실만 제외하면 모든 장부구조에 있어서 사상(四象)에서 한열로 분화된 여덟 체질과 전적으로 동일하기 때문이다. 중간장기를 제외하고 최강장기와 최약장기의 구조만 보더라도 금양(金陽), 금음(金陰)체질은 폐대간소(肺大肝小) 태양인과, 토양(土陽), 토음(土陰)체질은 비대신소(脾大腎小) 소양인과, 목양(木陽), 목음(木陰)체질은 간대폐소(肝大肺小) 태음인과, 수양(水陽), 수음(水陰)체질은 신대비소(腎大脾小) 소음인과 장부구조가 일치한다. 권도원이 애초부터 이제마의 사상의학과 별개의 체질의학을 만들려 했으면 왜 하필 이제마의 사장(四臟)구조와 일치시켜 자신의 팔체질론을 전개했는지 이해가 되지 않는 부분이다.

권은 그의 여러 논문 어디에서도 위 〈도표〉와 같은 팔체질(八體質)의 장부구조가 산출되는 원리와 이유에 대해 밝히지 않았다. 그러나 팔체질 장부구조가 나온 원리는 사상의학의 사장(四臟)을 중심으로 각각 최강(最强), 최약(最弱)한 특징을 갖는 병근(病根)체질로 설정한 후 그에 따른 오행(五行) 상생상극(相生相克) 관계로 산출한 장부구조임을 알 수 있다. 즉 위 도표에서 금음(金陰)체질의 장부구조인 폐→신→비→심→간 이 산출되는 원리를 보자.

금음(金陰)체질은 가장 강한 폐(肺)가 태과(太過)한 것이 병근(病根)이 된다 했을 때, 가장 태과한 금(金)이 목(木)에 금극목(金克木)하므로 간(肝)이 가장 약한 최약장기(最弱

권도원 팔체질 의학 관련 글

臟器)가 된다. 다음으로 화극금(火克金)의 관계에 있는 심(心)은 태과한 금(金)을 억제할 능력이 없어지므로 그 다음으로 약한 차약장기(次弱臟器)가 된다. 그리고 태과한 금(金)으로 인해 자(子)의 관계에 있는 수(水)가 더불어 좋아져 금생수(金生水)하여 신(腎)이 다음으로 강한 차강장기(次强臟器)가 되며, 금(金)의 태과에 일정 공헌을 한 모(母)인 비(脾)가 토생금(土生金)으로 다음 순서가 된다. 이렇게 산출된 구조가 금음인의 폐〉신〉비〉심〉간 장부구조다.

이번에는 폐〉비〉심〉신〉간 의 구조를 갖는 금양(金陽)체질의 장부구조가 산출되는 경위를 보자. 이 체질은 간(肝)이 불급한 것이 병근(病根)이 되는 체질이므로, 간(肝)이 불급하게 되면 금극목(金克木)이 왕성히 발생하여 폐(肺)가 가장 큰 최강장기(最强臟器)가 되고, 그 다음의 비(脾)는 불급한 간(肝)이 목극토(木克土)를 못하므로 그 다음으로 큰 차강장기(次强臟器)가 되고, 목(木)이 불급하지 않게 해주어야 할 모(母)의 관계인 신(腎)은 불급한 자(子)인 목(木)으로 인해 다음으로 작은 장기, 즉 차약장기(次弱臟器)가 되고, 불급한 간(肝)이 목생화(木生火)를 못하므로 화(火)의 장기(臟器)가 그 다음으로 작게 되는 것이다. 이렇게 태과(太過)와 불급(不及)한 장기(臟器)를 중심으로 상생(相生), 상극(相克)의 관계를 산출하면 나오는 것이 팔체질의 장부구조인데 권은 이렇게 산출된 장부구조를 팔체질의 실제적(實際的)인 장기구조로 보았다.

그런데 장기(臟器)는 오장(五臟)이 있으므로 심장을 포함하여 다섯 장기를 위에서 산출한 오행(五行)의 상생상극 요령으로 산출해보게 되면 아래 〈표〉와 같이 크게 5개의 장부구조가 된다. 이것을 태과, 불급 장기에 따라 두 가지로 산출하면 둘로 나뉘어 10개의 장부구조가 되고 이 장부구조의 역구조까지 합치면 도합 20개의 다양한 장부구조가 된다. 그런데 권도원은 이렇게 산출되는 20개 장부구조 중에서 하필 8개의 장부구조만 골라서 팔체질의 장부구조로 삼았다. 그가 선택한 장부구조는 사상의학적 길항장기, 즉 폐간(肺肝) 사이의 금극목(金克木)형과 비신(脾腎)사이의 토극수(土克水)형, 그리고 그 역의 경우까지 해 모두 4가지만으로 산출된 장부구조만을 선택한 것이다. 그가 원칙적으로 산출할 수 있는 목극토(간-비), 수극화(신-심), 화극금(심-폐) 장부구조를 제외시킨 것은 아다시피 사상의학에서 간대비소나 신대심소, 심대폐소라는 장부구조가 존재하지 않기 때문이다. 다시말해 권도원은 이제마가 그랬던 것처럼 심(心)을 제외한 폐간(肺

肝)과 비신(脾腎)사의의 길항관계로만 체질을 파악했고 간비(肝脾), 신심(腎·心), 심폐(心·肺) 간의 관계로 산출되는 장부구조들은 체질로 인정하지 않았다. 결국 여기서 우리는 권(權)의 팔체질(八體質)의학은 이제마의 사상의학과 별개의 다른 체질체계라 말하고 있음에도 불구하고 실상에 있어서는 그 장부구조가 이제마의 사상장부(四象臟腑)구조에서 똑같이 출발하고 있는 것임을 알 수 있다.

상생상극	장부대소	병근	장부구조	팔체질명	반대체질
금극목형	폐대간소	금태과형	폐>신>비>심>간	금음체질	목음체질
		목불급형	폐>비>심>신>간	금양체질	목양체질
토극수형	비대신소	토태과형	비>폐>심>간>신	토음체질	수음체질
		수불급형	비>심>간>폐>신	토양체질	수양체질
목극토형	간대비소	목태과형	간>심>신>폐>비	이 세 가지 장부구조는 팔체질 장부구조로 선택하지 않음	
		토불급형	간>신>폐>심>비		
수극화형	신대심소	수태과형	신>간>폐>비>심		
		화불급형	신>폐>비>간>심		
화극금형	심대폐소	화태과형	심>비>간>신>폐		
		금불급형	심>간>신>비>폐		

팔체질(八體質) 의학이론의 문제점

권도원은 사상의학을 연구한 학자였으며 그의 팔체질 이론은 앞서 살펴본 대로 의심할 바 없이 이제마의 사장(四臟) 장부구조에서 출발하고 있음에도 불구하고 어째서 그 자신은 사상의학(四象醫學)과 팔체질(八體質)의학은 별개의 체질론(體質論)이라 말 했는지 생각해보자.

권은 자신의 팔체질 장부구조를 산출할 때 사상의학 이론대로 심장(心臟)을 제외한 폐비간신(肺脾肝腎) 중심으로 장부구조를 산출했으면서도 결과적으로는 사장(四臟)아닌 오장(五臟)의 장부구조를 설정했다는 점이 매우 중요하다. 이는 사장(四臟)을 목화토금수 오행(五行)공식에 대입하여 장부순서를 산출하는 순간 필연적으로 5장 구조가 될 수밖에 없다는 점이다. 주지하다시피 이제마의 사상의학은 심(心)을 제외한 네 개 장기, 즉 폐비간신(肺脾肝腎)만으로 구성되는 의학이다. 그러므로 권도원이 장부구조에서 심(心)을 제외시키지 않고 이를 포함한 오장(五臟) 장부구조를 말하게 될 때, 팔체질 이론은 사상의학(四象醫學)과는 뭔가 어긋나는 이론구조가 될 수밖에 없는 것이다.

뿐만 아니라 권도원은 오장(五臟)으로 된 팔체질 장부구조를 전개하면서 장부관(臟腑觀)을 사상의학(四象醫學)적 장부관을 따르지 않고 중의학(中醫學)적 장상론(臟象論)체계를 따름으로서 더욱더 그의 의학 체계는 사상의학(四象醫學)과 관계없는 별도의 체질이론을 만들고 말았다. 즉, 사상의학의 장부(臟腑)체계는 사초(四焦)체계로 폐－위완, 비－위, 간－소장, 신－대장 등이 표리(表裏)관계를 이루고 있으나, 전통 중의학(中醫學)적 장부(臟腑)체계는 폐－대장, 비－위, 간－담, 신－방광 으로 전혀 다른데, 권은 자신의 장부관에서 후자인 전통 한의학 장부이론을 따르고 있다. 예를 들면, 권의 팔체질 중에서 목음(木陰)체질[2]의 가장 두드러진 병리증상은 대변이 묽고 설사를 잘 하는 것이라 돼 있는데 그 이유는 이 체질의 병근(病根)이 폐허(肺虛)기 때문에 폐가 약하면 대장(大腸)도 함께 약해지기 때문이라고 설명한다. 이는 전통 한의학 장부이론인 폐－대장의 표리(表裏)관계로 설명한 것이다. 그러나 이를 사상의학적 장부론(臟腑論)으로 재해석하면 대장(大腸)은 신당(腎黨)에 속해 있어 폐(肺) 아닌 신(腎)과 표리관계이므로 대장(大腸)이 선천적으로 약한 체질은 폐허(肺虛)인 목음(木陰)체질이 아니라 신허(腎虛)인 소양인 체질로 해석해야 마땅할 터인데도 권은 이런 사상의학(四象醫學)적 장부관(臟腑觀)을 따르고 있지 않다.

사실 이 점은 매우 중요한 쟁점으로 권(權)이 팔체질(八體質)이론을 발표한 초창기 당시부터 논쟁의 주제가 되었다. 사상의학자이며 한의사인 홍순용(洪淳用)은 권(權)의 1차 논문이 발표된 이듬해인 1966년 1월에 의림(醫林)지에 발표한 평론, 〈체질침(體質針)에 대한 소론(小論)〉에서 권의 체질침 이론이 사상의학적(四象醫學的) 장부관(臟腑觀)에 입각하지 않고 전통 한의학적(傳統韓醫學的) 장부관(臟腑觀)에 근거를 두고 있다고 다음과 같이 비판하는 글을 실었다.

---

2) 목음체질(Cholecystotonia) : 대변이 잦은 것이 특징이다. 그러나 그것이 건강과 크게 관계는 없다. 몸이 허약하여지면 항상 배꼽 주위가 불편하고 몸이 냉하며 다리가 무겁고 잠을 잘 못 잔다. 감정이 약하여 조금만 섭섭한 말을 들어도 자극을 심하게 받는다. 성질은 급한 편이며 독하지 못하다. 오른쪽이 약하다. 채식과 생선을 즐기면 아랫배가 편할 날이 없다. (팔체질의 특징 중에서 발췌)

의학(醫學)의 형성은 무엇보다도 중요한 것이 장부론(臟腑論)에 기초를 두어야 할 것인데 체질침의 내장상관론(內臟相關論)을 아무리 탐색하여 보아도 전적으로 사상의학(四象醫學)에 기본을 두었다고는 보기 희박한 감이 없지 않다.

태소음양인(太少陰陽人)의 장기(臟器)대소에 주안을 두고 있음은 사실이나 장질(臟質)과 부질(腑質)과의 상관성이 종래의 폐－대장, 비－위, 간－담, 심－소장, 신－방광과 같이 표리(表裏)관계를 그대로 인정하였으며 사상장부론(四象臟腑論)인 폐－위완, 비－위, 간－소장, 신－방광, 대장과의 계통성을 부정하여 버렸다.

이는 권도원 선생의 장기간에 걸친 약물적 임상실험과 개성(個性)연구에서 된 것이라 말하고 있으나 동무공(東武公) 학설의 특이성을 인정하는 후학으로서는 잘 납득이 가지 않는다.

(…중략…)

그런데 한 가지 알 수 없는 것은 권 선생이 『동의수세보원(東醫壽世保元)』의 체질론(體質論)에 형태론(形態論)적이 아니고 장부론(臟腑論)에 치중한 것이라 강조하였음에 체질침(體質針)론이 수세보원에 의거한 장부(臟腑)기능 비교인 줄 알았는데 사실은 사상의학(四象醫學)의 장부론(臟腑論)을 도외시하고 종래의 장부론을 그대로 인용하였음은 도저히 이해가 가지 않는다.[3]

이러한 홍순용의 비판적 문건이 제기되자 권도원은 같은 책, 차월호에서 "묵살(默殺)당한 진리(眞理)"라는 제목의 글로 반박을 하는데 이 문건을 보면 제기된 문제에 대한 권의 사고(思考)를 비교적 소상히 엿 볼 수 있다. 이 글에 따르면 권은 처음부터 전통적 장부론과 사상의학적 장부론의 차이를 모르고 혼돈하여 이론을 전개한 것이 아니라 나름대로 해석한 학문적 소신(所信)의 바탕에서 전개하고 있음을 알 수 있다. 즉, 권에 의하면 목화토금수(木火土金水)에 기반한 간심비폐신(肝心脾肺腎)의 전통 중의학 장부론(臟腑論)은 사상의학적 장부론 생리, 심지어는 서양의학적 장부생리에 까지 모두 공통된 의미가 있기 때문에 한의학적 장부생리가 『동의수세보원』에 와서 다르게 변질되는 것은 아니라는 것이다. 결국 그에 의하면 전통 장부론과 사상의학적 장부론 개념은 다르지 않다는 것이다.

소장화(小腸火)나 대장금(大腸金)은 그것들의 본질적인 생리작용을 표현한 동양의학의 만고불역(萬古不易)의 원리명(原理名)이며 누가 맘대로 소장(小腸)을 목(木)으로, 또는

---

3) 1966년 1월호 의림지 평론, "체질침에 대한 소론" (46－47쪽) 인용, 필자. 홍순용, 덕일한의원 원장 (작고).

대장(大腸)을 수(水)로 바꿔 호칭했다고 해서 그것들이 생리본질이 변하는 것은 아니다.

다시 말하면 한의학 본래의 소장(小腸) 생리작용과 『수세보원(壽世保元)』의 소장(小腸) 생리작용과 그리고 서양의학의 소장(小腸) 생리작용에는 공통된 의미가 있는 것이며 이러한 소장(小腸)의 생리작용을 한의학은 화(火)라는 부호로 표현하였다. 그러므로 한의학 본래의 소장(小腸)생리 본질이 수세보원(壽世保元)에 와서 변질되지 않는데 그 부호만 화(火)가 목(木)으로 변할 수 없다는 것이다.

결국 이러한 그의 학문적 해석이 자신의 팔체질(八體質) 이론을 전개하는데 있어 기존 장부개념을 따르는 이유임을 분명히 하고 있다. 권은 심지어 이제마도 기존 전통 장부론을 인정하였다고까지 주장하였다.

더욱이 이제마 선생은 그러한 부조리를 주장하는 독창자는 아니었으며 그의 위대성은 장부 본래의 생리본질을 그대로 인증하면서 다만 그 기능의 강약배열이 사람마다 부동(不同)함을 발견히고 그 부동성(不同性)을 사유형(四類型)으로 구분하여 체질론적으로 체계화한데 있는 것이다.

다시 말하면 모든 한방의서의 핵심이 되고 있는 장부 본질론이 수세보원에서는 일절 생략되고 있다는 것이 이제마선생의 한의학 본래의 장부본질에 대한 인증(認證)을 명약관화하게 설명해주고 있는 것이다.

권에 의하면 이제마식 장부론(臟腑論)은 동당(同黨)이론일 뿐이며 표리(表裏)관계로 볼 수 없기 때문에 장부(臟腑)의 표리(表裏)관계는 여전히 전통 장부론 개념을 따라야 한다는 것이다.

그러므로 우리는 수세보원에서 폐-위완은 상초에, 비-위는 중상초에, 간-소장은 중하초에, 그리고 신-방광,대장은 하초에 위치하고 있는 위치적으로 동당(同黨)이라는 뜻으로 해석하여야 하며 표리관계로 해석할 수는 없는 것이다.

그럼에도 불구하고 홍 선생이 꼭 체질침을 비(非)수세보원적이라고 단정해야 할 이유나 필요가 있다고 하면 첫째로 한의학 본래의 장부 표리관계가 틀렸고, 수세보원의 홍선생 해석(解釋)류의 표리관계가 옳다고 볼만한 실증이 제시되어야 하며……

결국 이 문건을 통해 분명히 알 수 있는 것은 권도원 선생이 이제마의 사상의학적 장부개념을 몰라서 쓰지 않은 것이 아니라 해석을 달리하고 있는데서 오는 결과임을 알 수 있게 된다. 즉 그는 사상의학적 장부론(臟腑論)에서 동당(同黨)이론을 표리(表裏)적으로 해석하지 않았던 것이다. 이는 어찌 보면 당시의 그로서는 당연한 사고(思考)일 수밖에 없는 것으로 보이는데 만일 그가 이제마적 장부개념으로 사고(思考)했다면 그는 자신의 체질침(體質針)이론을 세울 수 없었을 것이기 때문이다. 다시 말해 그가 전개한 체질침(體質針) 이론은 경락(經絡)체계를 떠나서는 존재할 수 없는 소위 침(鍼)치료 체계란 분명한 제한을 가지고 있었으며 그것도 오행(五行)의 구조로 움직이는 오수혈(五輸穴) 체계의 침법(鍼法)이었기 때문이다. 이제마의 사상의학은 원래부터 약치료(藥治療) 체계인데 권도원에 이르러 침치료(針治療) 체계로 체계화되는 과정에서 소위 침(鍼)체계가 갖는 경락(經絡)학적 장부론, 그리고 오행(五行)체계의 사고(思考)에서 벗어날 수 없었던 것이다. 다시 말해 침(鍼)이론을 전개하는데 있어 선택한 경락(經絡)학 체계는 권으로 하여금 사상의학적 사초(四焦)장부론을 무시하고 기존 경락학적 표리장부(表裏臟腑) 체계를 선택하게 했으며, 그가 선택한 오수혈(五輸穴)의 오행(五行)체계는 사장(四臟)체계로 구성되는 사상의학에서 심(心)이 포함된 오장(五藏)의 장부구조론으로 설정할 수밖에 없었던 것이다. 이 문제는 팔체질(八體質)의학 이론의 태생기 때부터 발생한 것이지만 기존 사상의학적 이론과 양립할 수 없는 괴리가 발생하게 될 때 결국 팔체질(八體質)의학과 사상의학(四象醫學)은 별개의 체질이론이라는 선언을 내릴 수밖에 없었을 것이다.

팔체질(八體質) 장부구조의 문제점

권도원의 체질침(體質針) 이론은 한의학(韓醫學) 학문의 역사적 관점에서 보았을 때 매우 획기적인 것으로 그의 학문적 공헌은 매우 높이 평가돼야 한다. 그러나 동시에 그의 이론에서 발견되는 몇 가지 오류들은 학문의 발전을 위해서 당연히 수정돼야 할 것이다.

권의 이론에서 발견되는 첫 번째 큰 오류는, 폐비간신(肺脾肝腎) 사장(四臟)의 태과불급을 오행(五行)적 상생상극 공식으로 산출한 장부구조를 실질적 인간의 장부구조로 해석한 데 있다. 그러나 그 장부구조는 오행(五行)으로 풀은 관념적 장부구조이지 실질적 장부구조는 아니다. 여기서 잠깐 팔체질의 장부구조와 사상에서 분화한 여덟 체질의 장부구조를 비교해 보기로 하자.

(도표 - 권의 팔체질과 한열분화 사상의 한열 여덟 체질 장부구조)

팔체질	장부구조 (관념적구조)	여덟 체질	장부구조 (실제적 구조)
금음인	폐>신>비>심>간	한태양인	폐>신>비>간
금양인	폐>비>심>신>간	열태양인	폐>비>신>간
토음인	비>폐>심>간>신	열소양인	비>폐>간>신
토양인	비>심>간>폐>신	한소양인	비>간>폐>신
목음인	간>심>비>신>폐	열태음인	간>비>신>폐
목양인	간>신>심>비>폐	한태음인	간>신>비>폐
수음인	신>간>심>폐>비	한소음인	신>간>폐>비
수양인	신>폐>간>심>비	열소음인	신>폐>간>비

위 도표의 왼편에 권도원의 팔체질과 그 장부구조, 오른편에는 사상(四象)에서 한열로 분화된 여덟 체질과 그 장부구조가 있다. 왼편의 팔체질 장부구조에서 일부러 심(心)을 제거하고 장부구조를 보면, 오른편의 여덟 체질의 장부구조와 완벽히 장부구조가 일치한다. 이는 두 체질론의 장부구조가 폐비간신(肺脾肝腎) 사장기(四臟器)의 길항관계에 공통기반을 두고 전개되었으므로 나타나는 당연한 결과다. 그러므로 심(心)을 제외하고 생각하면 이 두 체질론은 같은 것일 수밖에 없는 것이다. 그러나 그렇다 해서 이 두 체질론을 같다고 볼 수 없는 문제가 발생하는데 이는 팔체질(八體質) 이론은 심(心)을 포함한 오장(五臟)구조 체질론이고 사상의학은 사장(四臟)구조 체질론이므로 결국 장부구조가 다를 수밖에 없기 때문이다.

구체적으로 어떻게 다른지 예를 들어 보자. 예를 들어 간>신>심>비>폐 순서의 장부구조를 가지고 있는 목양(木陽)체질에서 심(心)은 간신(肝腎)과 비폐(脾肺) 사이 중간에 위치하고 있다. 따라서 이 체질장부구조에서 심은 다섯 장기 중에 강하지도 약하지도 않는 중간 위치의 장기가 되고, 그 앞에 있는 간신(肝腎)은 강한 장기, 뒤에 있는 비폐(脾肺)는 약한 장기가 된다. 한편 여덟 체질의 한태음 체질 장부구조는 간〉신〉비〉폐 의 구조를 갖고 있어 앞의 간신은 강한 장기, 뒤의 비폐는 약한 장기가 되어 장부의 대소구조로 보았을 때 목양체질과 한태음 장부구조는 심(心)을 제외하고도 동일하다 할 수 있다.

그러나 간〉심〉비〉신〉폐 장부구조를 갖는 목음(木陰)체질의 경우에는 다르게 나타난다. 즉 목음체질에서 심(心)은 두 번째로 강한 장기고 비(脾)는 세 번째여서 크지도 작지도 않은 중간 크기의 장기(臟器)가 되는 반면, 열태음인 장부구조는 간〉비〉신〉폐 의 구조로 비(脾)가 간(肝)다음으로 강한 장기(臟器)다. 즉 두 체질론에 있어 비(脾)의 크기는 서로 다르다. 이런 차이는 여타의 다른 체질들 간에도 동일하게 나타나는데 이는 심(心)을 포함한 오장(五臟)구조와 심(心)을 제외한 사장(四臟)구조의 차이 때문에 발생하는 문제다. 이렇게 심(心)이 들어가 오장의 구조가 되는 순간 사장 구조로 되어 있는 사상의학적 장부의 크기들이 달라지기 때문에 두 체질론은 같은 이론이 될 수 없으며 동시에 양립할 수 없는 이론이 되는 것이다. 여기서 양립할 수 없다는 것은 관점에 따라 두 이론 모두 수용의 여지가 있는 것이 아니라 두 이론 중 하나는 맞고 하나는 맞지 않게 되기 때문이다. 인간이 가진 실질적 장부구조란 관점에서 봤을 때 둘 다 맞을 수 없는 것은, 동일한 한 사람인데도 사상의학적으로는 비(脾)가 강한 체질이면서 동시에 팔체질 관점으로서는 비가 강하지도 약하지도 않은 체질이란 있을 수 없기 때문이다.

권의 두 번째 오류는 자신의 팔체질(八體質) 이론을 도출하는데 있어 기본은 사상의학에서 출발했으나 장부론은 전통 중의학 이론을 취함으로서 사상의학과의 관계성을 스스로 단절(斷切)시켰다는 점이다. 팔체질(八體質)의학은 앞서 고찰했듯 결코 사상의학과 별개의 체질론이 될 수 없으며 그러기 위해서는 이 이론에서 전개되는 모든 이론적 관점은 철저히 이제마적인 생, 병리론과 일치해야 한다. 권의 팔체질(八體質)별 체질 특성을 읽어 보면 사상체질을 한열로 나눈 여덟 체질의 특성과 유사한 점도 있고 다른 점도 있음을 볼 수 있다. 예컨대 수양(水陽)체질의 경우, 장부구조가 신〉폐〉간〉심〉비로 심(心)을 빼고 보면 열소음인의 신〉폐〉간〉비 의 장부구조와 같다. 즉 신폐(腎肺)가 강하고 간비(肝脾)가 약한 구조로 열소음인의 장부구조와 일치한다. 수양체질의 특성 중에 대표적 특징은 변비(便秘)로, 찬 음식을 먹으면 냉한 위가 더욱 냉해져 몸을 잘 상하는 수음(水陰)체질에 비해 열성을 띠고 있다. 그러므로 수양체질과 열소음인은 상호 장부구조도 같고 생리적 특성도 유사하게 나타난다. 그러나 목양(木陽)체질의 경우에 있어서는 전혀 다른 특성을 나타내고 있다. 목양체질은 임상가에서 일반적으로 열태음인으로 인식되는 체질이다. 그러나 목양(木陽)체질은 위 〈도표〉를 보면 팔체질(八體質)에서는 열태음인이 아니고 한태음인의 장부구조와 일치하고 있음을 볼 수 있다. 그러니까 임상에서 열성(熱性)을 가진 체질로 나타나는 장부구조를 팔체질에서는 목양(木陽)의 장부구조로 본 것이다. 그러나 한열로 분화된 여덟 체질에서는 그런 장부구조를 갖게 되면 논리적으로 한태음인이 되지 열태음이 될 수가 없다고 인식한다. 결국 두 체질의 생리적 특성이 정반대를 나타내고 있는데 장부구조가 같으면 생리 특성도 유사해야 함에도 결과는 반대로 나타나고 있다. 그럼 여기서 과연 어떤 장부구조가 열성(熱性)태음인 구조가 될 수 있고 어떤 장부구조가 한성(寒性)태음인 장부구조가 될 수 있는지 분석해 보자.

여덟 체질에서 열태음인은 중간(中間)장기의 구조가 비대신소(脾大腎小)의 소양인 구조를 가지고 있어 열태음인이 되었고 한태음인은 신대비소(腎大脾小)의 소음인 구조를 내포하고 있어 한태음인이 되었다. 즉 열체질인 소양인과 유사한 태음인은 열태음이 될 수밖에 없고 한체질인 소음인과 유사한 태음인은 한태음인이 될 수밖에 없는 분명한 논리로 구분되었다. 이에 반해 팔체질에서 열태음인으로 인정하는 목양(木陽) 체질의 장부구조는 간〉신〉심〉비〉폐로 중간 위치인 심(心)을 중심으로 볼 때 간신(肝腎)이 강하고 비폐(脾肺)가 약한 장부구조다. 즉 목양체질에서 신(腎)은 비(脾)보다 강하다. 이 장부구조가 나온 연유는 목양체질은 간(肝)이 태과한 것이 병근이 되는 체질로 이를 오행(五行)의 상생상극 공식으로 풀어 산출했기 때문이다. 즉 목양(木陽)의 장부구조는 간(肝)이 태과하여 폐를 눌르므로 가장 약한 장기가 되고, 태과한 폐로 인해 그 모(母)인 신(腎)이 다음으로 커져 둘째로 강한 장기가 되고, 비는 가장 약한 폐의 영향을 받아 두 번째로 약한 장기의 구조가 되어 간〉신〈심〈비〈폐 가 되었다. 이 구조에서 신(腎)은 비(脾)보다 강해 신대비소(腎大脾小)로 소음인 구조를 내포하고 있다. 즉 "소음성 태음인" 즉 "소음인과 유사한 태음인"이다. 그런데 팔체질에서 목양체질의 특징에 대해 설명하는 것을 보면 전혀 한태음인이 아닌 열태음인의 설명으로 돼 있다.

목양체질 : 풍채가 좋고 체구가 큰 사람이 많다. 눈사람처럼 어깨가 좁고 아래로 내려가면서 굵어져서 허리가 가장 크다. 건강한 사람은 항상 땀이 귀찮도록 많으며 몸이 괴

로울 때 땀을 흘리면 몸이 가벼워진다. 혈압이 높아야 건강하고 의욕도 왕성하다. 평소 말이 적고 숨이 짧아 노래가 잘 안 되는 음치가 많다. 말을 많이 하는 때 가장 피곤하다. 왼쪽 발이 잘 삐고, 왼쪽으로 오는 병이 많다. 채소와 생선을 많이 먹거나 육식을 적게 하면 이유 없이 피곤하고 눈이 아프며 발이 답답하다. 육식과 더운 목욕을 즐기면 살이 희고 채식과 생선을 즐기고 냉수욕을 자주하면 색이 어둡고 검어진다.(후략)

목음체질 : 대변이 잦은 것이 특징이다. 그러나 그것이 건강과는 크게 관계가 없다. 몸이 허약하여지면 항상 배꼽 주위가 불편하고, 몸이 냉하여 다리가 무겁고 잠을 잘 못 잔다. 감정이 약하여 조금만 섭섭한 말을 들어도 자극을 심하게 받는다. 성질이 급한 편이며 독하지 못하다. 오른쪽이 약하다. 채식과 생선을 즐기면 아랫배가 편할 날이 없다.

—— 이상 『팔체질침 이론』에서 인용

장부구조에서 소화흡수(消化吸收) 기관인 비(脾)가 약한 구조를 가지고 있는 목양(木陽)체질이 과연 풍채 좋고 뚱뚱한 체구를 가질 수 있는가? 또한 수(水)장기인 신(腎)이 강한 장부구조를 가진 사람이 과연 땀이 많고 혈압이 높은 열성(熱性)을 띨 수 있는 것인가? 권의 팔체질 장부구조가 과연 실질기능을 하는 장부로 구성된 것이라면 신(腎)이 강하고 비(脾)가 약한 소음인 중간 장부구조를 가진 체질이 열성(熱性)을 띠고 비대(肥大)한 체형이 된다는 해석은 논리적으로 불가능한 것이다. 위의 목양, 목음 체질특성을 읽어보면 한성(寒性)을 띠는 체질은 오히려 목음으로 돼 있는데, 목음(木陰)체질의 장부구조는 간〉심〉비〉신〉폐 로 돼 있다. 신(腎)보다 비(脾)가 더 강한 장기로 되어 그 구조만 보면 "소양성 태음인"의 장부구조인데 이를 팔체질에서는 한성(寒性)으로 규정함으로 여덟 체질의 그것과 정반대로 설명하고 있는 것이다.

그렇다면 여기서 권의 팔체질(八體質)에서 목양(木陽)체질을 왜 열성으로 인정했는지 그 논리적 근거를 살펴보자. 열성을 가진 태음인은 간열(肝熱)이 성(盛)한 체질이므로 권은 간(肝)의 태과를 병근(病根)으로 설정하고 오행(五行)적으로 장부구조를 산출했기 때문이다. 이는 목양(木陽)체질의 기본방이 간(肝)을 사(瀉)하는 간승격(肝勝格)이 된다는 사실에서도 알 수 있다. 만일 이것이 사실이라면 이는 권의 명백한 오류라 할 수 있다. 왜냐하면 음인(陰人)과 양인(陽人)의 생리는 반대인데도 이를 고려하지 않고 무조건 해당 장부가 실하면 열체질(熱體質)로 인정하는 단순 공식을 적용했기 때문이다. 음체질과 양체질이 각각 어떻게 열성(熱性)이 되고 한성(寒性)이 되는지를 살펴보기로 하자.

　태양인, 소양인은 각각 양(陽)체질이다. 이 두 체질의 폐대간소(肺大肝小), 비대신소(脾大腎小) 장부구조에서 폐(肺)와 비(脾)는 각각 강한 장기(臟器)들이고, 이들이 더욱 강해지면 열성(熱性)체질이 된다. 강한 장기가 더욱 강해진다는 것은 각각 폐양(肺陽)과 비양(脾陽)이 더욱 항진된다는 의미며 이렇게 양(陽)이 더 심화되면 체질은 자연히 열성(熱性)이 되는 것이다. 따라서 폐실(肺實) 태양인과 비실(脾實)소양인은 각각 열태양인, 열소양인이 된다. 반면에 양(陽)체질에서 약한 장기가 더 약해지면 체질은 한성(寒性)이 된다. 약한 장기가 더 약해진다는 것은 각각 간양(肝陽), 신양(腎陽)이 더 불급해진다는 의미며 이렇게 양(陽)이 더 약화될 때 체질은 자연히 한성(寒性)으로 된다. 따라서 간허(肝虛) 태양인과 신허(腎虛)소양인은 각각 한태양인, 한소양인이 된다. 이를 한 마디로 쉽게 말하면 강한 양(陽)이 더 많아질 때 열성이 되고 약한 양(陽)이 더 쇠약해질 때 한성(寒性)이 되는 것이다.

　한편 태음인과 소음인은 각각 음체질(陰體質)이며 이 음체질 생리는 앞서 말한 양체질(陽體質) 생리와 정반대다. 양(陽)체질에서 강한 장기가 더 강화되면 열성(熱性)체질로 되었으나 한(寒)체질에서는 강한 장기가 더 강해지면 한성(寒性)체질이 된다. 즉 태음, 소음인의 간대폐소(肝大肺小), 신대비소(腎大脾小) 구조에서 간(肝)과 신(腎)은 각각 강한 장기(臟器)들이고 이들이 더욱 강해지면 한성(寒性)체질이 되는 것이다. 강한 장기가 더욱 강해진다는 것은 각각 간음(肝陰)과 신음(腎陰)이 더욱 항진된다는 의미며 이렇게 음(陰)이 더 심화되면 체질은 자연히 한성(寒性)이 되는 것이다. 따라서 간실(肝實)태음인과 신실(腎實)소음인은 각각 한태음인, 한소음인이 된다. 음(陰)체질이란 기본적으로 몸이 찬 체질인데 이렇게 원래부터 찬 것이 더 심화되고 강화되면 몸은 더 차지게 되는 게 당연한 것이다. 반대로, 이 음체질(陰體質)들이 상대적으로 열(熱)성이 되려면 가지고 있는 음성(陰性)이 더 약화할 때 열성(熱性)이 된다. 간대폐소(肝大肺小) 태음인과 신대비소(腎大脾小) 소음인의 장부 중에서 약한 장부인 폐(肺)와 비(脾)가 더 약해지면 이는 폐음(肺陰)과 비음(脾陰)이 더 약해진다는 의미며 이렇게 되면 체질은 상대적으로 열성(熱性)이 된다.

『황제내경』소문(素問)의 통평허실론(通評虛實論)에 "사기(邪氣)가 성하면 실(實)하고, 정기(正氣)가 부족하면 허(虛)해진다."[4] 란 말이 있고, 영추(靈樞), 조경론(調經論)에 "양(陽)이 허하면 외한(外寒)이 되고, 음(陰)이 허하면 외열(外熱)이 되며, 양(陽)이 승(勝)하면 외열(外熱)이 되고, 음(陰)이 내한(內寒)이 된다."[5] 했는데, 이는 음양(陰陽)의 허실(虛實)에 따라 각각 허한(虛寒), 허열(虛熱), 실한(實寒), 실열(實熱)의 넷으로 나눈 것이다. 따라서 열태양인, 열소양인은 강한 양(陽)이 더 강해져 온 것으로 양(陽)이 승(勝)하여 실열(實熱)이 된 것이며, 한태양인, 한소양인은 양(陽)이 허하여 허한(虛寒)이 된 것이고, 한태음인, 한소음인은 음(陰)이 승하여 실한(實寒)이 된 것이고, 열태음, 열소음인은 음(陰)이 허하여 허열(虛熱)이 된 것이다. 즉, 양체질(陽體質)에서 양성(陽性)이 더 강해지면 열성(熱性)이되고, 양성(陽性)이 더 약해지면 한성(寒性)이 되며, 음체질(陰體質)에서 음성(陰性)이 더 강해지면 한성(寒性)이 되고 음성(陰性)이 더 약해지면 열성(熱性)되는 것이다. 이를 도표화 하면 아래와 같다.[6]

체 질		장부음양 편차	병정(病情)	한열허실(寒熱虛實)
양 체 질	열태양인, 열소양인	폐양실, 비양실	양승(陽勝)	실열(實熱)체질
	한태양인, 한소양인	간양허, 신양허	양허(陽虛)	허한(虛寒)체질
음 체 질	한태음인, 한소음인	간음실, 신음실	음승(陰勝)	실한(實寒)체질
	열태음인, 열소음인	폐음허, 비음허	음허(陰虛)	허열(虛熱)체질

권은 이러한 음인(陰人)과 양인(陽人)의 반대되는 생리와 장부음양을 고려하지 않고 단순히 장부구조상 강한 장부가 더욱 실(實)하면 열체질(熱體質)로, 더욱 약하면 한체질(寒體質)로 인정하는 단순 공식을 적용하여 장부구조를 산출하였다. 때문에 장부구조와 실제적 체질 특성이 일치하지 않는 오류가 나타나는 것은 피할 수 없게 되었다. 태음인의 열체질, 즉 열태음인은 간양(肝陽)이 실한 체질인데 이는 폐음(肺陰)이 약화되어 상대적으로 간양(肝陽)이 실해져 오기 때문에 목양(木)체질이 열성을 나타내려면 간실(肝實)

권도원 팔체질 의학 관련 글

---

4) 邪氣盛則實, 精氣(正氣)奪則虛.

5) 陽虛則外寒, 陰虛則外熱, 陽勝則外熱, 陰勝則內寒.

6) 이 설명은 본 책 본문에서 이미 다루고 있는 내용이다.

이 병근(病根)이 아닌 폐허(肺虛)가 병근이 되는 것을 기준으로 장부구조를 산출했어야 옳았다. 즉 폐(肺)가 불급하게 되면 금극목(金克木)이 되지 않아 목을 제어하지 못하므로 간(肝)이 가장 큰 최강장기(最强臟器)가 되고, 다음으로 불급한 폐(肺)로 인해 화극금(火克金) 관계에 있는 심(心)이 다음으로 큰 차강장기(次强臟器)가 되고, 폐(肺)를 불급하지 않게 해주어야 할 모(母)의 관계인 비(脾)는 자(子)인 금(金)으로 인해 다음으로 작은 장기, 즉 차약장기(次弱臟器)가 되고, 불급한 폐(肺)가 금생수(金生水)를 못하므로 수(水)의 장기(臟器)가 그 다음으로 작게 되어 간>심>비>신>폐 순서가 된다. 이 장부구조는 목음체질의 구조며 이 구조야 말로 진정한 열성체질의 장부구조가 되는 것이다.

■ 찾아보기

ㄱ

간보방(肝補方) • 297, 325-6, 330
간보법(肝補法) • 320
간수열이열병(肝受熱裏熱病) • 119, 127-8, 362, 364
간양상항(肝陽上亢) • 130, 206, 357
간양실(肝陽實) • 135, 139, 143-5, 149, 154, 203, 209-10, 332
간양허(肝陽虛) • 132-4, 137, 143-5, 154, 234, 331, 408
간양현훈(肝陽眩暈) • 139
간양화풍(肝陽化風) • 139
간음실(肝陰實) • 135, 137, 143-5, 149, 206, 209-10, 332, 408
간음허(肝陰虛) • 133-4, 143, 144-5, 154, 234, 331
갈근해기탕(葛根解肌湯) • 29, 272, 364
감성양식(感性樣式) • 55
검사근(檢查筋) • 81-2
『격치고(格致藁)』 • 101, 112, 115
경락변증(經絡辨證) • 32
경락학(經絡學) • 96, 402
경악전서(景岳全書) • 51
경외기혈(經外奇穴) • 324
경혈학(經穴學) • 93
고정맥(固定脈) • 80, 243
골상학(骨相學) • 56, 76
곽향정기산(藿香正氣散) • 29, 272, 378-80
관계부자이중탕(官桂附子理中湯) • 272, 378-80
권도원(權度沅) • 242, 269, 304, 307, 309, 317, 338, 384, 389, 390-1, 393-403
규맥(芤脈) • 247
금형인(金形人) • 50
기육견실(肌肉堅實) • 164
기저부(基底部) • 260
기허(氣虛) • 297
기허자(氣虛者) • 175

기혈(氣血) • 32, 34, 50
기혈변증(氣血辨證) • 32
길항장부(拮抗臟腑) • 142

ㄴ

낙침(落枕) • 341
『난경(難經)』 • 251-3, 280, 282, 284, 290, 294
내촉소장병(內觸小腸病) • 125, 127

ㄷ

다산(多産) • 25, 191, 224, 229
당귀(當歸) • 305
독활지황탕 • 377-8
『동무유고(東武遺稿)』 • 167, 173
동병이치(同病異治) • 29, 30
『동원십서(東垣十書)』 • 155
『동의보감(東醫寶鑑)』 • 28, 120, 156, 174-5, 345
『동의수세보원(東醫壽世保元)』 • 32, 57, 60-1, 70, 77-8, 89, 92, 100, 109-10, 118, 120-1, 124, 126-7, 164-7, 169, 172, 304, 351-2, 386-7, 392, 400
두견요둔(頭肩腰臀) • 167
둔부(臀部) • 18, 215

ㅁ

망음증(亡陰證) • 33, 122
맥경(脈經) • 247, 249, 251, 253
맥상(脈象) • 180, 242, 246, 247-9, 257, 261, 307, 363-4, 378, 380
맥요정미론(脈要精微論) • 251
맥후(脈候) • 248
명현(瞑眩)현상 • 346

사상의학 새 연구

목형인(木形人) • 50

ㅂ

바타(Vata) • 49
반복자침법 • 337-8, 340
변상의학(辭象醫學) • 31
변증의학(辨證醫學) • 31
병리관 • 34, 309
병변(病變) • 34, 172, 294, 298, 386
병증론(病證論) • 32, 105, 118, 120, 364, 378-9
보기약(補氣藥) • 34
보모사관(補母瀉官) • 312, 314, 317-8
보신지제(補腎之劑) • 131
보중익기탕(補中益氣湯) • 379-80
부맥(浮脈) • 247
부치료방(副治療方) • 329-32, 337-40, 356, 361, 372-3
불문진단(不問診斷) • 41
불임(不姙)증 • 199
비경(脾經) • 287, 289, 291, 292, 303, 312, 325, 327
비국(脾局) • 305-6
비기(脾氣) • 140
비당(脾黨) • 92-4, 156, 188, 359, 375, 386
비대신소(脾大腎小) • 107, 126, 132, 143, 145, 168, 170-1, 195, 310, 395, 396, 398, 405, 407
비만(肥滿) • 49, 110, 116, 140, 147-9, 151-2, 155-7, 159-64, 166, 168-72, 174, 176-9, 181-2, 186-8, 190, 196-8, 200, 204-7, 217, 222, 228-9, 235, 339, 355-6, 360, 362-5, 367, 377, 379
비소(脾小) • 143-5, 168, 379
비수한이한병(脾受寒裏寒病) • 377-80
비수한표한병(脾受寒表寒病) • 121, 123, 126-8, 352, 377
비양(脾陽) • 128, 130, 140, 154-6, 185, 190, 196-7, 220-3, 306, 322-3, 407
비양허(脾陽虛) • 140, 143-5, 149, 154, 216-7, 220-1, 330, 332
비위(脾胃) • 155, 170, 188, 253

비음실(脾陰實) • 133-5, 141, 143-6, 148, 154, 323, 326-8, 330-1
비음허(脾陰虛) • 137, 140-1, 143-5, 154, 215-7, 220-1, 330, 332, 408
비허증(脾實證) • 353

ㅅ

사단론(四端論) • 57-8, 169
사모보수(瀉母補讐) • 313-4, 316-7
사상방(四象方) • 271, 273, 352
『사상초본권(四象草本券)』 • 166, 170, 172
사심신물(事心身物) • 101, 112
『사암도인침구요결(舍岩道人針灸要訣)』 • 296-7
사암체질침 • 279, 315, 317-8, 322, 331, 333-5, 337, 341, 343-7, 356, 389
사암침(舍岩鍼) • 282-5, 290, 293-8, 302, 307-3, 317, 319, 328
사유양식(思惟樣式) • 55
사자보수(瀉子補讐) • 313, 314, 316-7
사체액(四體液) • 48
사초(四焦) • 93-4, 97, 198, 217, 235, 255-7
산맥(散脈) • 247
상대수척형 • 148, 179, 180, 197
『상한론(傷寒論)』 • 34, 97, 120-8
소양인(少陽人) • 26, 33-5, 50-1, 57-3, 66-78, 84, 96-7, 99, 103, 105, 107-10, 116-23, 126-8, 131-2, 136-7, 143, 145-53, 156, 163, 168, 170-3, 176, 183, 185, 188, 193, 195-201, 203, 207, 217, 222, 227, 255, 258, 261, 267, 270, 274, 305-6, 309-10, 315, 351-2, 357, 359, 362-3, 372-6, 378-9, 383-4, 386-9, 391, 393, 399, 405, 407
소음인(少陰人) • 32, 33-5, 50-1, 57-8, 61-3, 66-7, 71-4, 78, 96-9, 103, 105-10, 118-23, 127-9, 131, 140, 143, 145, 151-3, 155, 163-4, 167-8, 172-3, 183, 197-200, 209-2, 215-20, 222-3, 233, 235, 255, 258, 274, 305-6, 309, 372-6, 378-9, 384, 386-8, 391, 393, 396, 405-7

411

소음인범론(少陰人泛論) • 304

수곡출납(水穀出納) • 171

수사학적(修辭學的) • 18

수태음폐경(手太陰肺經) • 93

수형인(水形人) • 50

숙지황(熟地黃) • 39, 378

습담(濕痰) • 28

습울(濕鬱) • 18

승강완속(升降緩束) • 305-7

식체비만(食滯痞滿) • 377

신국(腎局) • 305-6, 320

신당(腎黨) • 92-4, 224, 399

신대비소(腎大脾小) • 107, 143, 145, 168, 379, 395-6, 405, 407

신대장(腎大腸) • 170

신방광(腎膀胱) • 253

신수열표열병(腎受熱表熱病) • 121, 127, 129, 380

신양(腎陽) • 36, 131-2, 140-1, 145, 155, 195-6, 215, 217, 220-1, 322-4, 330, 407

신양불급(腎陽不及) • 195

신양실(腎陽實) • 140-5, 154, 215, 217, 220-1, 332

신양허(腎陽虛) • 130, 133, 135, 141, 143-6, 148, 154, 217, 323, 326, 328, 330-1, 408

신음허(腎陰虛) • 133-5, 140-1, 143-7, 154, 323-6, 328, 331

신장(腎臟) • 18, 22, 36, 40, 93, 247, 279, 320

신한복통설사(身寒腹痛泄瀉) • 377

신허요통(腎虛腰痛) • 199

신혈(新穴) • 295

신형일체(身形一體)사상 • 58

실즉사기자(實則瀉其子) • 282, 311

심간신(心肝腎) • 253, 265

ㅇ

야간빈뇨(夜間頻尿) • 199

약치(藥治) • 127, 142, 361

양격산화탕(凉膈散火湯) • 362-3

양명병(陽明病) • 35, 97, 121

양열지기(陽熱之氣) • 171

양의(兩儀) • 101, 112, 114-5

양장인(陽臟人) • 51

양중양(陽中陽) • 179

양중음(陽中陰) • 179-80

양체질(陽體質) • 66, 72, 128-9, 136-8, 144, 200, 203, 394, 406-8

어혈(瘀血) • 18, 28

얼격(噎膈) • 125

MBTI • 64-8

열다한소탕(熱多寒少湯) • 73, 272, 364

열다형(熱多型) • 104, 105

열소양인(熱少陽人) • 66, 68-9, 104, 123, 126-9, 136-8, 140-1, 146-7, 153-6, 171, 176, 185-92, 195-201, 205, 207, 222-4, 227-9, 315-7, 322, 356-3, 386-7, 403, 407-8

열소음인(熱少陽人) • 104, 121, 123, 127, 129, 137-8, 140-1, 151, 154-5, 215-8, 220-1, 369, 375, 379, 384, 403-4, 408

열증(熱證) • 26, 33-4, 105, 119-20, 124-5, 128, 139, 141, 180, 206, 212, 357-8, 360, 363

열체질(熱體質) • 136-8, 151, 153, 203, 212, 215, 339, 356, 377, 405-6, 408

열태양인(熱太陽人) • 104, 125, 127, 131-4, 136-7, 143-4, 154-5, 229-1, 233-4, 236, 403, 407-8

열태음인(熱太陰人) • 104-5, 123, 127, 129, 134-5, 137, 139-40, 149, 152-6, 176, 190, 192, 200, 203-11, 213, 235, 318, 356-1, 364, 372, 403-5, 408

오링 테스트 • 71, 81, 83, 85

오수혈(五輸穴) • 281, 283-91, 302-3, 307, 311, 402

오수혈이론 • 283

오운육기(五運六氣) • 102

오행침법(五行鍼法) • 294

온장지제(溫腸之劑) • 272

왕숙화 • 241, 247, 249, 253-4

사상의학 새 연구

외감병증(外感病症) • 35

외감요척병(外感腰脊病) • 125, 127

요염좌(腰捻挫) • 341

위수열이열병(胃受熱裏熱病) • 121, 123, 126-8, 306, 362

위수한이한병(胃受寒裏寒病) • 127, 129, 306

위완수한표한병(胃脘受寒表寒病) • 123, 127-8

유맥(濡脈) • 247

육경변증(六經辨證) • 32

육경병(六經病) • 34, 97

육맥(六脈) • 249, 253, 265

육미지황탕(六味地黃湯) • 36, 131

육십구난(六拾九難) • 282

육장육부(六臟六腑) • 297, 313

음승즉한(陽勝卽熱) • 210, 223

음양병리(陰陽病理) • 37

음양화평지인(陰陽和平之人) • 23, 50, 51

음장인(陰臟人) • 51

음중양(陰中陽) • 179-80

음중음(陰中陰) • 179

음한지기(陰寒之氣) • 170-1

음허(陰虛) • 137, 323-4, 328, 408

음허오열(陰虛午熱) • 122, 377

음혈(陰血) • 130

『의방유취(醫方類聚)』 • 28, 120

『의학입문(醫學入門)』 • 28, 155, 174

이동원(李東垣) • 155, 321

이병동치(異病同治) • 29-30

이열병론 • 119

이제마(李濟馬) • 32, 34-7, 47, 51, 57-62, 67, 70, 72, 79, 89-93, 95, 97-101, 103, 106, 109-10, 112, 115, 118-28, 142, 153, 156, 165, 170, 175, 193, 197, 229-30, 236, 248, 255, 304-7, 319, 320-1, 361-4, 377-9, 384, 386-7, 391-402, 404

이종오(李鍾午) • 103, 242, 269

이한병(裏寒病) • 376, 379

임독맥혈(任督脈穴) • 295

ㅈ

자경(自經) • 282, 288, 291-2, 302

장개빈(張介賓) • 51

『장부론(臟腑論)』 • 92, 100, 156, 165-6, 170, 279-80, 282, 319-1, 399-402, 404

장부조절혈(臟腑調節穴) • 284

장상론(臟象論) • 170, 320-1, 399

장중경(張仲景) • 32, 34-5, 97, 306, 321

절대수척형 • 148-9, 179, 197

조의학(朝醫學) • 103-4

족소음경(足少陰經) • 18

족태양경(足太陽經) • 18, 96

좌혈우기(左血右氣)론 • 297

『주역(周易)』 • 112-4

증치의학(證治醫學) • 36, 120, 122

ㅊ

체질경혈(體質經穴) • 305

체질맥진(體質脈診) • 79-80, 198, 241-5, 249, 256-7, 260-2, 266, 268-1, 273, 275, 341, 376, 381-3

체질침(體質針) • 73, 103, 142, 267-8, 270-1, 283, 296, 298, 302, 304, 307-14, 317, 319, 322, 334, 337-8, 341-7, 352-3, 360, 364-5, 376, 379, 381, 383, 390, 392-3, 399-401

체형장대(體形長大) • 164

치병의학(治病醫學) • 17

치인의학(治人醫學) • 17

칠정(七情) • 58, 212

침법(鍼法) • 18, 142, 279-84, 290, 294, 296, 304-5, 307, 313, 334, 338-40, 376, 402

침치(鍼治) • 127, 361

ㅋ

카파(Kapha) • 50

ㅌ

타경(他經) • 282, 288, 291-2

태백혈 • 291, 303, 338

태소음양인(太少陰陽人) • 74, 96, 142, 144, 387, 391, 393, 400

태양병(太陽病) • 35, 96-7, 122

태양성(太陽性) • 108, 126, 128, 185, 215

태양인(太陽人) • 50-1, 57-8, 62-3, 67, 71-5, 93, 96-9, 103, 105-8, 116-9, 124-7, 129, 131-6, 140, 143, 145, 151-5, 170, 172-3, 183-5, 190, 200, 215, 218, 227-30, 233, 236-7, 255, 258, 309, 372, 383-8, 391-3, 395-396, 407

태음인(太陰人) • 35, 50, 57-8, 62-3, 67, 72-5, 78, 83, 96-9, 103-5, 108-10, 116-9, 123, 127-9, 134-5, 143, 145, 151-3, 156, 163-5, 168-9, 172-3, 176, 183, 195, 200-1, 203, 205, 207-11, 216, 220, 223, 255, 257-8, 274, 309, 317-8, 351, 357-9, 364, 372, 379, 384, 386-8, 391, 393, 396, 405-8

통평허실론(通評虛實論) • 136, 408

ㅍ

팔물군자탕(八物君子湯) • 379-80

팔병태(八病態) • 118, 123, 126-7, 361-2, 377, 379

팔체질(八體質) • 106, 144, 391-399

폐기허(肺氣虛) • 211

폐대간소(肺大肝小) • 107, 131, 134, 143, 145, 227, 233, 395-396, 398, 407

폐대장(肺大腸) • 253

폐보방(肺補方) • 297, 318

폐비간신(肺脾肝腎) • 99-100, 106, 142, 167, 320, 395, 398-9, 402-3

폐비명문(肺脾命門) • 253, 265

폐양실(肺陽實) • 132-4, 137, 143-5, 154, 234-5, 331, 408

폐양허(肺陽虛) • 135, 143-5, 149, 154, 209-10, 332

폐위완(肺胃脘) • 170

폐음허(肺陰虛) • 135, 137, 139-40, 143-5, 149, 154, 209-10, 332, 408

표한증(表寒證) • 128, 379

ㅎ

한다형(寒多型) • 104-5

한소양인(寒少陽人) • 68-9, 104, 123, 126-8, 136-7, 141, 146, 148, 153-5, 176, 195-201, 217-8, 229, 315-7, 322-3, 352, 363, 372-8, 403, 407-8

한열허실(寒熱虛實) • 125, 137, 241, 294, 308, 408

한태양인(寒太陽人) • 125, 127, 129, 131-4, 136-7, 143-4, 151, 154-5, 227, 230, 233-6, 238, 372, 395, 403, 407-8

한태음인(寒太陰人) • 104-5, 123, 127-8, 134-5, 137, 153-4, 176, 203, 205-6, 209-14, 318, 372, 403, 405, 407-8

합곡혈(合谷穴) • 305

항상맥(恒常脈) • 80, 243

해역(解㑊) • 124, 125

허즉보기모(虛則補其母) • 282, 311

허한(虛寒) • 33, 84, 106, 131-5, 137, 140, 175, 195-196, 200, 209-10, 216, 220-4, 236, 279-80, 310, 323, 330, 373-4, 376, 408

현맥(弦脈) • 247

혈허(血虛) • 297

형방사백산(荊防瀉白散) • 29, 272, 362-3

형방지황탕(荊防地黃湯) • 29, 30, 272, 351, 352, 362, 363, 377, 378

화형인(火形人) • 50

활맥(滑脈) • 247

『황제내경(黃帝內經)』 • 50, 58-9, 132, 136, 155, 176, 249, 251, 280, 284, 290, 297, 321, 408

흉격열증(胸膈熱證) • 362

히포크라테스 • 48, 54

사상의학 새 연구

사상의학 새 연구

인쇄 2010년 7월 5일 | 발행 2010년 7월 10일
지은이 · 정원조 | **펴낸이** · 한봉숙 | **펴낸곳** · 푸른사상사
등록 제2-2876호
주소 서울시 중구 을지로3가 296-10 장양B/D 7층
대표전화 02) 2268-8706(7) | **팩시밀리** 02) 2268-8708
메일 prun21c@yahoo.co.kr / prun21c@hanmail.net
홈페이지 www.prun21c.com

@ 2010, 정원조

ISBN 978-89-5640-759-3 93510

  값 85,000원

저자 **정원조**

경희대학교 한의과 대학 졸업.

경희대 한의대 대학원 석사 및 박사과정 졸업.

한의 내과학 박사.

대한 한의사협회 내과학회 이사.

대한 한의사협회 경락진단 학회 부회장.

미 일리노이 내쇼날유니버시티 대 교수 역임.

미 버지니아 킹스파크 한의대 교수.

현 세계 자연치료의학회(I.N.A) 명예회장.

미국 시카고 워싱턴 예담한의원 대표원장.

정원조박사 사상의학 연구소 소장.

논문 「생간온비탕이 TAA로 유발된 흰쥐의 간 손상에 미치는 영향에 관
     한 연구」
     「사상체질 감별에 있어서 한약을 이용한 오링테스트 결과보고」
     「흰쥐의 실험적 동맥경화증에 대한 생간건비탕의 효과」
     「사상체질맥 연구」

저서 『체질의학과 체질맥』
     『동유럽 기행』